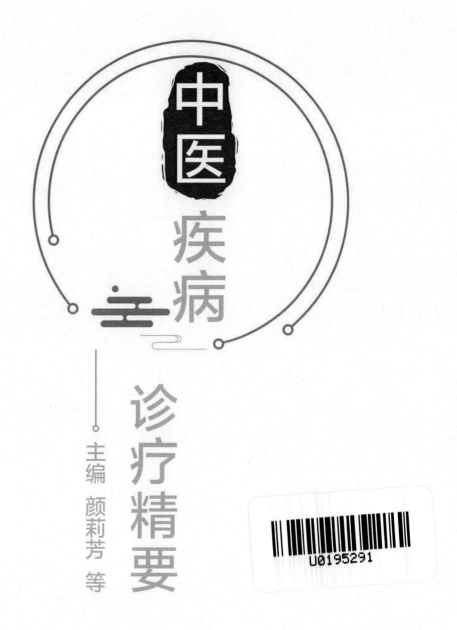

中医疾病

——

诊疗精要

主编　颜莉芳　等

河南大学出版社
HENAN UNIVERSITY PRESS

·郑州·

图书在版编目（CIP）数据

中医疾病诊疗精要 / 颜莉芳等主编 . —— 郑州 : 河南大学出版社 , 2022.2
ISBN 978-7-5649-5037-8

Ⅰ . ①中… Ⅱ . ①颜… Ⅲ . ①中医诊断学②中医治疗学 Ⅳ . ① R24

中国版本图书馆 CIP 数据核字 (2022) 第 034272 号

责任编辑：阮林要
责任校对：林方丽
封面设计：河南树青文化

出版发行 河南大学出版社
地址：郑州市郑东新区商务外环中华大厦 2401 号
邮编：450046
电话：0371-86059750（高等教育与职业教育出版分社）
　　　0371-86059701（营销部）
网址：hupress.henu.edu.cn
印　　刷：广东虎彩云印刷有限公司
版　　次：2022 年 2 月第 1 版
印　　次：2022 年 2 月第 1 次印刷
开　　本：787 mm × 1092 mm　1/16
印　　张：31.75
字　　数：713 千字
定　　价：128.00 元

编委会

作者简介

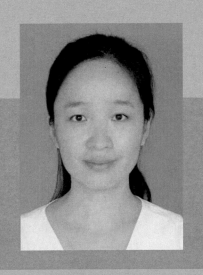

颜莉芳

颜莉芳，女，出生于 1981 年 4 月，籍贯：河南省濮阳市，农工民主党党员，全日制硕士研究生毕业于陕西中医药大学中医内科学专业。现就职于广州中医药大学惠州医院（惠州市中医医院）肿瘤内科，中西医结合副主任医师。惠州市中医药学会肿瘤专业委员会常务委员，惠州市抗癌协会传统医学专业委员会常务委员。在三甲医院从事中医肿瘤内科临床工作 10 余年，曾至中国中医科学院广安门医院肿瘤科进修学习。擅长肺癌、肝癌、食管癌、胃癌、直结肠癌、鼻咽癌、妇科恶性肿瘤等的中西医结合治疗。善于运用中医辨病辨证施治理念治疗各种各期肿瘤患者，以减轻放化疗副反应，减少肿瘤复发、转移，提高患者生存质量，延长患者生存期。在肿瘤的中医治疗疗程的设计上和康复疗养方面有丰富的临床经验。参与主持市级课题 4 项，发表学术论文 10 余篇。

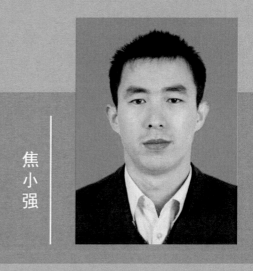

焦
小
强

　　焦小强，男，籍贯：甘肃省庆阳市，现就职于深圳市宝安区中医院，中医肺病科，副主任中医师。毕业于湖北中医学院，从事临床工作 15 年余，先后在湖南湘雅医院及广州呼吸病研究所进修学习，取得了 CRRT、国家重症 5C、重症超声、肺功能等技能资格，擅长慢性咳嗽、肺炎、慢阻肺、哮喘、肺结节等常见病的诊疗，尤其擅长呼吸危重症、肺血管疾病、非典型肺部感染、不明原因发热等疾病的诊治。

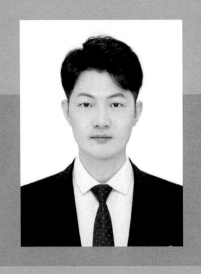

邢航

　　邢航，男，出生于 1985 年 10 月，籍贯：湖北省十堰市，汉族。2019 年 2 月博士毕业于澳门科技大学，现就职于深圳市人民医院，主治医师，主要研究方向：中医经方结合针灸治疗神经系统疾病。多年从事康复医学科工作，具有丰富的理论与实践经验。参与国家自然科学基金项目 1 项，广东省级科研项目 3 项，发表论文 7 篇（中文核心期刊 2 篇），参编著作 1 部。

　　参编著作《龙氏治脊疗法》，其中以第一作者在中文核心一级期刊（中文核心期刊中排名前 20%）发表 2 篇（《彭万年化裁经方治疗难治性小儿高热经验》《大杼穴"主膝痛不可屈伸"之理论新议》）。

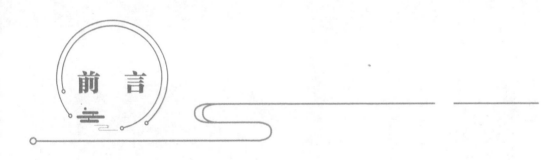

前　言

　　中医学之独特理论体系具有两大特点：一是总是继承前人之理论学说，并不断创新；二是始终紧密联系临床，经历实践－认识－再实践－再认识的辩证发展过程。随着新世纪的到来，科学与人文的融合已成为时代的主题，这就需要我们在新形势下认真思考中医学的学科定位与学术特征，系统总结中医临床思维与技能，从新的视角论述并学习常见内科疾病的中医辨证论治与治疗。

　　本书较全面地总结了古今中医学家的学术思想和丰富经验，以辨证论治为重点，围绕中医临床诊疗的优势项目，即临床常见疾病的中医内科治疗、针灸治疗及康复治疗进行剖析；同时，编入数十例疗效明显、理法方药资料较全、有代表性的临床病案，充分展示了当代中医学的临证思辨特点和处方用药经验。国学大师章太炎曾说："中医之成绩，医案最著。欲求前人之经验心得，医案最有线索可寻。循此钻研，事半功倍。"医案是临床医师技术水平的展示，也是医家中医理论和技术的高度集中体现，其理论之纯熟、辨证之精准、用药之巧妙，终将通过医案展示出来。无论思路与编者或合或悖，希望本书对广大读者均能有所帮助和启发。

　　在本书的编写过程中，全体编委会人员本着高度负责的态度和精神，精心编撰，通力合作，力争体现严谨科学、与时俱进的创新性，紧密结合临床实践的实用性，把握学科进展和诊治水平的先进性三个特点，然而中医科学博大精深，书中疏漏在所难免，恳请广大读者提出宝贵意见，以期总结经验，共同进步。

编　者
2022 年 2 月

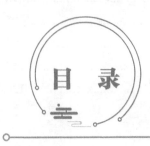

目　录

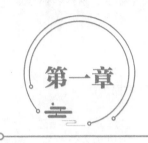

第一章　肺系病证

第一节　感冒

感冒是感受触冒风邪，犯卫表而导致的常见外感疾病，临床表现以鼻塞、流涕、喷嚏、咳嗽、头痛、恶寒、发热、全身不适、脉浮为其特征。

本病四季均可发生，尤以春冬两季为多。病情轻者多为感受当令之气，称为伤风、冒风、冒寒；病情重者多为感受非时之邪，称为重伤风。在一个时期内广泛流行、病情类似者，称为时行感冒。

早在《内经》即已有外感风邪引起感冒的论述，如《素问·骨空论》说："风者百病之始也……风从外入，令人振寒，汗出头痛，身重恶寒。"《素问·风论》也说："风之伤人也，或为寒热。"汉代张仲景《伤寒论·辨太阳病脉证并治》篇论述太阳病时，以桂枝汤治表虚证，以麻黄汤治表实证，提示感冒风寒有轻重的不同，为感冒的辨证治疗奠定了基础。

感冒病名出自北宋《仁斋直指方·诸风》篇。元·朱丹溪《丹溪心法·中寒二》提出："伤风属肺者多，宜辛温或辛凉之剂散之。"明确本病病位在肺，治疗应分辛温、辛凉两大法则。

及至明清，多将感冒与伤风互称，并对虚人感冒有进一步的认识，提出扶正达邪的治疗原则。至于时行感冒，隋·巢元方《诸病源候论·时气病诸候》中即已提示其属"时行病"之类，具有较强的传染性。如其所述："时行病者，春时应暖而反寒，冬时应寒而反温，非其时而有其气。是以一岁之中，病无长少，率相近似者，此则时行之气也。"即与时行感冒密切相关。

至清代，不少医家进一步强化了本病与感受时行之气的关系，林佩琴在《类证治裁·伤风》中明确提出了"时行感冒"之名。徐灵胎《医学源流论·伤风难治论》说："凡人偶感风寒，头痛发热，咳嗽涕出，俗谓之伤风……乃时行之杂感也。"指出感冒乃属触冒时气所致。

凡普通感冒（伤风）、流行性感冒（时行感冒）及其他上呼吸道感染而表现感冒特征者，皆可参照本节内容进行辨证论治。

一、病因病机

感冒是因六淫、时行之邪，侵袭肺卫；以致卫表不和，肺失宣肃而为病。

（一）病因

感冒是由于六淫、时行病毒侵袭人体而致病。以风邪为主因，因风为六淫之首，流动于四时之中，故外感为病，常以风为先导。

但在不同季节，每与当令之气相合伤人，而表现为不同证候，如秋冬寒冷之季，风与寒合，多为风寒证；春夏温暖之时，风与热合，多见风热证；夏秋之交，暑多夹湿，每又表现为风暑夹湿证候。但一般以风寒、风热为多见，夏令亦常夹暑湿之邪。至于梅雨季节之夹湿、秋季兼燥等，亦常可见之。再有遇时令之季，如旱天其情为火为热为燥，伤阴津，耗五脏之阴气血，其证为干燥竭液证，治多以润、清、凉育之，如冬旱、春旱、夏秋之旱都常出现，应按此调之。

若四时六气失常，非其时而有其气，伤人致病者，一般较感受当令之气为重。而非时之气夹时行疫毒伤人，则病情重而多变，往往相互传染，造成广泛的流行，且不限于季节性。正如《诸病源候论·时气病诸候》所言："夫时气病者，此皆因岁时不和，温凉失节，人感乖戾之气而生，病者多相染易。"

（二）病机

外邪侵袭人体是否发病，关键在于卫气之强弱，同时与感邪的轻重有关。《灵枢·百病始生》曰："风雨寒热不得虚，邪不能独伤人。"

若卫外功能减弱，肺卫调节疏解，外邪乘袭卫表，即可致病。如气候突变，冷热失常，六淫时邪猖獗，卫外之气失于调节应变，即每见本病的发生率升高；或因生活起居不当，寒温失调过度疲劳，以致腠理不密，营卫失和，外邪侵袭为病。

若体质虚弱，卫表不固，稍有不慎，即易见虚体感邪。它如肺经素有痰热、痰湿，肺卫调节功能低下，则更易感受外邪，内外相引而发病。加素体阳虚者易受风寒，阴虚者易受风热、燥热，痰湿之体易受外湿。正如清·李用粹《证治汇补·伤风》篇说："肺家素有痰热，复受风邪束缚，内火不得疏泄，谓之寒暄。此表里两因之实证也。有平昔元气虚弱，表疏腠松；略有不慎，即显风证者；此表里两因之虚证也。"

外邪侵犯肺卫的途径有二，或从口鼻而入，或从皮毛内侵。风性轻扬，为病多犯上焦。故《素问·太阴阳明论》篇说："伤于风者，上先受之。"肺处胸中，位于上焦，主呼吸，气道为出入升降的通路，喉为其系，开窍于鼻，外合皮毛，职司卫外，为人身之藩篱。故外邪从口鼻、皮毛入侵，肺卫首当其冲，感邪之后，随即出现卫表不和及上焦肺系症状。因病邪在外、在表，故尤以卫表不和为主。

由于四时六气不同，以及体质的差异，临床常见风寒、风热、暑湿三证。若感受风寒湿邪，则皮毛闭塞，邪郁于肺，肺气失宣；感受风热暑燥，则皮毛疏泄不畅，邪热犯肺，肺失清肃。如感受时行病毒则病情多重，甚或变生它病。在病程中亦可见寒与热的转化或错杂。

一般而言，感冒预后良好，病程较短而易愈，少数可因感冒诱发其他宿疾而使病情恶化。对老年、婴幼儿、体弱患者及时感重症，必须加以重视，防止发生传变，或同时夹杂其他疾病。

二、辨证论治

（一）辨证要点

本病邪在肺卫，辨证属表、属实，但应根据证情，区别风寒、风热和暑湿兼夹之证，还需注意虚体感冒的特殊性。

（1）临证以卫表及鼻咽症状为主，可见鼻塞、流涕、多嚏、咽痒、咽痛、周身酸楚不适、恶风或恶寒，或有发热等。若风邪夹暑、夹湿、夹燥，还可见相关症状。

（2）时行感冒多呈流行性，在同一时期发患者数剧增，且病证相似，多突然起病，恶寒、发热（多为高热）、周身酸痛、疲乏无力，病情一般较普通感冒为重。

（3）病程一般 3～7 d，普通感冒一般不传变，时行感冒少数可传变入里，变生它病。

（4）四季皆可发病，而以冬、春两季为多。

（5）本病通常可做血白细胞计数及分类检查、胸部 X 线检查，部分患者可见白细胞总数及中性粒细胞升高或降低；有咳嗽、痰多等呼吸道症状者，胸部 X 线摄片可见肺纹理增粗。

（二）病证鉴别

1. 感冒与风温

本病与诸多温病早期症状相类似，尤其是风热感冒与风温初起颇为相似，但风温病势急骤，寒战发热甚至高热，汗出后热虽暂降，但脉数不静，身热旋即复起，咳嗽胸痛，头痛较剧，甚至出现神志昏迷、惊厥、谵妄等传变入里的证候。而感冒发热一般不高或不发热，病势轻，不传变，服解表药后，多能汗出热退，脉静身凉，病程短，预后良好。

2. 普通感冒与时行感冒

普通感冒病情较轻，全身症状不重，少有传变。在气候变化时发病率可以升高，但无明显流行特点。若感冒 1 周以上不愈，发热不退或反见加重，应考虑感冒继发它病，传变入里。时行感冒病情较重，发病急，全身症状显著，可以发生传变，化热入里，继发或合并它病，具有广泛的传染性、流行性。

（三）治疗原则

感冒的病位在卫表肺系，治疗应因势利导，从表而解，遵《素问·阴阳应象大论》"其在皮者，汗而发之"之义，采用解表达邪的治疗原则。风寒证治以辛温发汗；风热证治以辛凉清解；暑湿杂感者，又当清暑祛湿解表。

（四）分证论治

1. 风寒束表证

恶寒重，发热轻，无汗，头痛，肢节酸疼，鼻塞声重，或鼻痒喷嚏。时流清涕，咽痒，咳嗽，咳痰稀薄色白，口不渴或渴喜热饮，舌苔薄白而润，脉浮或浮紧。

证机概要：风寒外束，卫阳被郁，腠理闭塞，肺气不宣。

治法：辛温解表。

代表方：荆防达表汤或荆防败毒散加减。两方均为辛温解表剂，前方疏风散寒，用于风寒感冒轻证；后方辛温发汗，疏风祛湿，用于时行感冒，风寒夹湿证。

常用药：荆芥、防风、苏叶、豆豉、葱白、生姜等解表散寒，杏仁、前胡、桔梗、甘草、橘红宣通肺气。

若表寒重，头痛身痛，憎寒发热，无汗者，配麻黄、桂枝以增强发表散寒之功用；表湿较重，肢体酸痛，头重头胀，身热不扬者，加羌活、独活祛风除湿，或用羌活胜湿汤加减；湿邪蕴中，脘痞食少，或有便溏，苔白腻者，加藿香、苍术、厚朴、半夏化湿和中；头痛甚，配白芷、川芎散寒止痛；身热较著者，加柴胡、薄荷疏表解肌。

2. 风热犯表证

身热较著，微恶风，汗泄不畅，头胀痛，面赤，咳嗽，痰黏或黄，咽燥，或咽喉蛾红肿疼痛，鼻塞，流黄浊涕，口干欲饮，舌苔薄白微黄，舌边尖红，脉浮数。

证机概要：风热犯表，热郁肌腠，卫表失和，肺失清肃。

治法：辛凉解表。

代表方：银翘散或葱豉桔梗汤加减。两方均有辛凉解表，轻宣肺气功能，但前者长于清热解毒，适用于风热表证热毒重者；后者重在清宣解表，适用于风热袭表，肺气不宣者。

常用药：金银花、连翘、黑山栀、豆豉、薄荷、荆芥辛凉解表，疏风清热；竹叶、芦根清热生津；牛蒡子、桔梗、甘草宣利肺气，化痰利咽。

若风热上壅，头胀痛较甚，加桑叶、菊花以清利头目；痰阻于肺，咳嗽痰多，加贝母、前胡、杏仁化痰止咳；痰热较盛，咳痰黄稠，加黄芩、知母、瓜蒌皮；气分热盛，身热较著，恶风不显，口渴多饮，尿黄，加石膏、黄芩清肺泄热；热毒壅阻咽喉，乳蛾红肿疼痛，加青黛、玄参清热解毒利咽；时行感冒热毒较盛，壮热恶寒，头痛身痛，咽喉肿痛，咳嗽气粗，配大青叶、蒲公英、鱼腥草等清热解毒；若风寒外束，入里化热，热为寒遏，烦热恶寒，少汗，咳嗽气急，痰稠，声哑，苔黄白相兼，可用石膏和麻黄内清肺热，外散表寒；风热化燥伤津，或秋令感受温燥之邪，伴有呛咳痰少，口、咽、唇、鼻干燥，苔薄，舌红少津等燥象者，可酌配南沙参、天花粉、梨皮清肺润燥，禁伍辛温之品。

3. 暑湿伤表证

身热，微恶风，汗少，肢体酸重或疼痛，头昏重胀痛，咳嗽痰黏，鼻流浊涕，心烦口渴，或口中黏腻，渴不多饮，胸闷脘痞，泛恶，腹胀，大便或溏，小便短赤，舌苔薄黄而腻，脉濡数。

证机概要：暑湿遏表，湿热伤中，表卫不和，肺气不清。

治法：清暑祛湿解表。

代表方：新加香薷饮加减。本方功能清暑化湿，用于夏月暑湿感冒、身热心烦、有汗不畅、胸闷等症。

常用药：金银花、连翘、鲜荷叶、鲜芦根清暑解热；香薷发汗解表；厚朴、扁豆化湿和中。

若暑热偏盛，可加黄连、山栀、黄芩、青蒿清暑泄热；湿困卫表，肢体酸重疼痛较甚，加豆卷、藿香、佩兰等芳化宣表；里湿偏盛，口中黏腻，胸闷脘痞，泛恶，腹胀，便溏，加苍术、白蔻仁、半夏、陈皮和中化湿；小便短赤加滑石、甘草、赤茯苓清热利湿。

感冒小结：体虚感冒应选参苏饮、血虚宜不发汗等补血解表。

三、预防调摄

（一）在流行季节须积极防治

（1）生活上应慎起居，适寒温，在冬春之际尤当注意防寒保暖，盛夏亦不可贪凉露宿。

（2）注意锻炼，增强体质，以御外邪。

（3）常易患感冒者，可坚持每天按摩迎香穴，并服用调理防治方药。

冬春风寒当令季节，可服贯众汤（贯众、紫苏、荆芥各 10 g，柴胡 10 g，甘草 3 g）；夏令暑湿当令季节，可服藿佩汤（藿香、佩兰各 10 g，薄荷 3 g，鲜者用量加倍）；如时邪毒盛，流行广泛，可用贯众、板蓝根、生甘草煎服。

（4）在流行季节，应尽量少去人口密集的公共场所，防止交叉感染，外出要戴口罩。室内可用食醋熏蒸，每立方米空间用食醋 5 ~ 10 mL，加水 1 ~ 2 倍，加热熏蒸 2 h，每日或隔日 1 次，做空气消毒，以预防传染。

（二）治疗期间应注意调养

（1）发热者须适当休息。

（2）饮食宜清淡。

（3）对时感重症及老年、婴幼儿、体虚者，须加强观察，注意病情变化，如高热动风、邪陷心包、合并或继发其他疾病等。

（4）注意煎药和服药方法。汤剂煮沸后 5 ~ 10 min 即可，过煮则降低药效。趁温热服，服后避风覆被取汗，或进热粥、米汤以助药力。得汗、脉静、身凉为病邪外达之象，无汗是邪尚未祛。出汗后尤应避风，以防复感。

（高立凡）

第二节　咳嗽

咳嗽是由六淫之邪侵袭肺系，或脏腑功能失调，内伤及肺，肺气不清，失于宣肃所成，临床以咳嗽，咳痰为主症的疾病。咳指有声无痰，嗽指有痰无声，咳嗽则是有声有痰之症也。

《素问·宣明五气论》："五气所病……肺为咳。"《素问·咳论》："五脏六腑皆令人咳，非独肺也。"《河间六书·咳嗽论》："咳谓无痰而有声，肺气伤而不清也，嗽为无声有痰，脾湿动而为痰也，咳嗽谓有声有痰……"《景岳全书》："咳嗽之要，止惟二证，何有二证？一曰外感，一曰内伤，而尽之矣。"

本病证相当于现代医学上的呼吸道感染，肺炎，急、慢性支气管炎，支气管扩张，肺结核，肺气肿等肺部疾病。

一、病因病机

（一）外感咳嗽

六淫外邪，侵袭肺系，多因肺的卫外功能减弱或失调，以致在天气寒暖失常、气温突变的情况下，邪从口鼻或皮毛而入，均可使肺气不宣，肃降失司而引起咳嗽。由于四时主气的不同，因而感受外邪亦有区别。风为六淫之首，其他外邪多随风邪侵袭人体，所以，外感咳嗽有风寒、风热和燥热之分。

（二）内伤咳嗽

内伤致咳的原因甚多，有因肺的自身病变；有因其他脏腑功能失调，内邪干肺所致。他脏及肺的咳嗽，可因嗜好烟酒，过食辛辣，熏灼肺胃；或过食肥甘，脾失健运，痰浊内生，上干于肺致咳；或由情志刺激，肝失条达，气郁化火，火气循经上逆犯肺，引起咳嗽。因肺脏自病者，常因肺系多种疾病迁延不愈，肺脏虚弱，阴伤气耗，肺的主气及宣降功能失常，而致气逆为咳。

外感咳嗽与内伤咳嗽可相互影响。外感咳嗽如迁延失治，邪伤肺气，更易反复感邪，咳嗽屡发，肺气日损，渐转为内伤咳嗽；而内伤咳嗽患者，由于脏腑虚损，肺脏已病，表卫不固，因而易受外邪而使咳嗽加重。

二、辨证论治

（一）辨证要点

首先辨外感与内伤。外感咳嗽多是新病，发病急，病程短，常伴肺卫表证，属于邪实，治疗当以宣通肺气、疏散外邪为主，根据脉象、舌苔、痰色、痰质及咳痰难易等情况，辨明风寒、风热、燥热之不同，治以发散风寒、疏散风热、清热润燥等法。内伤咳嗽多为久病，常反复发作，病程长，可伴见其他脏腑病证，多属邪实正虚，治疗当以调理脏腑，扶正祛邪，分清虚实主次处理。

（二）鉴别诊断

1. 哮病、喘证

哮病、喘证、咳嗽均有咳嗽的表现。哮病以喉中哮鸣有声，呼吸困难气促，甚则喘息不能平卧为主症，发作与缓解均迅速。喘证以呼吸困难，甚则张口抬肩，不能卧为主要临床表现。咳嗽则以咳嗽、咳痰为主症。

2. 肺胀

肺胀除咳嗽外，还伴有胸部膨满，咳喘上气，烦躁心慌，甚则面目紫暗，肢体水肿，病程反复难愈。

3. 肺痨

肺痨以咳嗽、咯血、潮热、盗汗、消瘦为主症的肺脏结核病，具有传染性，X线可见斑片状或空洞、实变等表现。

4. 肺癌

肺癌以咳嗽、咯血、胸痛、发热、气急为主要表现的恶性疾病，X线检查可见包块，细胞学检查可见癌细胞。

（三）治疗要点

外感咳嗽治宜疏散外邪，宣通肺气为主。内伤咳嗽治宜调理脏腑为主，健脾、清肝、养肺补肾，对虚实夹杂者应标本兼治。

（四）辨证论治

1. 风寒袭肺

证候：咽痒咳嗽声重，咳痰稀薄色白；鼻塞流涕、头痛，肢体酸痛，恶寒发热，无汗；舌苔薄白，脉浮或浮紧。

治则：疏风散寒，宣肺止咳。

方药：杏苏散。茯苓 20 g，杏仁、苏叶、法半夏、枳壳、桔梗、前胡、生甘草各 10 g，陈皮 5 g，大枣 5 枚，生姜 3 片。

加减应用：

（1）咳嗽甚者加矮地茶、金沸草各 10 g，祛痰止咳。

（2）咽痒者加葶苈子、蝉衣各 10 g。

（3）鼻塞声重者加辛夷花、苍耳子各 10 g。

（4）风寒咳嗽兼咽痛，口渴，痰黄稠（寒包火），加花粉 20 g，黄芩、桑白皮、牛蒡子各 10 g。

2. 风热咳嗽

证候：咳嗽频剧，咳声粗亢；痰黄稠，咳嗽汗出，咳痰不爽；发热恶风，喉干口渴，舌苔薄黄，脉浮数。

治则：疏风清热，宣肺止咳。

方药：桑菊饮。芦根 20 g，桑叶、菊花、薄荷、杏仁、桔梗、连翘、生甘草各 10 g。

加减应用：

（1）肺热内盛者加黄芩、知母各 10 g，以清泻肺热。

（2）咽痛、声嘎者配射干、赤芍各 10 g。

（3）口干咽燥，舌质红，加南沙参、天花粉各 20 g。

3. 风燥伤肺

证候：新起咳嗽，咳声嘶哑，咽喉干痛；干咳无痰或痰少而粘连成丝状，不易咳出或痰中带血丝；或初起伴鼻塞、头痛、微寒、身热等表证，舌质红干而少苔、苔薄白或薄黄，脉浮数或细数。

治则：疏风清肺，润燥止咳。

方药：桑杏汤。沙参、梨皮各 20 g，浙贝母 15 g，桑叶、豆豉、杏仁、栀子各 10 g。

加减应用：

（1）津伤甚者加麦冬、玉竹各 20 g。

（2）热重者加石膏 20 g（先煎）、知母 10 g。

（3）痰中带血丝加白茅根 20 g、生地 10 g。

（4）另有凉燥证乃由燥证加风寒证而成，可用杏苏散加紫菀、冬花、百部各 10 g 治之，以达温而不燥，润而不凉。

4. 痰湿蕴肺

证候：咳嗽反复发作，咳声重浊，胸闷气憋，痰色白或带灰色；伴体倦、脘痞、食少，腹胀便溏；苔白腻，脉濡滑。

治则：燥湿化痰、理气止咳。

方药：二陈汤合三子养亲汤。

二陈汤：茯苓 20 g，法半夏、陈皮、生甘草各 10 g。三子养亲汤：苏子 15 g，白芥子 10 g，莱菔子 20 g。

加减应用：

（1）寒痰较重者，痰黏白如泡沫者，加干姜、细辛各 10 g，温肺化痰。

（2）脾虚甚者加党参 20 g、白术 10 g，健脾益气。

5. 痰热郁肺

证候：咳嗽、气息粗促或喉中有痰声，痰稠黄、咳吐不爽或有腥味或吐血痰；胸胁胀满，咳时引痛，面赤身热，口干引饮，舌红，苔薄黄腻，脉滑数。

治则：清热肃肺，化痰止咳。

方药：清金化痰汤。茯苓 20 g，浙贝母 15 g，黄芩、山栀、知母、麦冬、桑白皮、瓜蒌、桔梗、生甘草各 10 g，橘红 6 g。

加减应用：

（1）痰黄而浓有热腥味者，加鱼腥草、冬瓜子各 20 g。

（2）胸满咳逆、痰多、便秘者，加葶苈子、生大黄各 10 g（先煎）。

6. 肝火犯肺

证候：气逆咳嗽，干咳无痰或少痰；咳时引胁作痛，面红喉干；舌边红，苔薄黄，脉弦数。

治则：清肝泻火，润肺止咳化痰。

方药：黛蛤散加黄芩泻白散。

黛蛤散：海蛤壳 20 g、青黛 10 g（包煎）。黄芩泻白散：黄芩、桑白皮、地骨皮、粳米、生甘草各 10 g。

加减应用：

（1）火旺者加冬瓜子 20 g，山栀、丹皮各 10 g，以清热豁痰。

（2）胸闷气逆者加葶苈子 10 g、瓜蒌皮 20 g，以理气降逆。

（3）胸胁痛者加郁金、丝瓜络各 10 g，以理气和络。

（4）痰黏难咳加浮海石、浙贝母、冬瓜仁各 20 g，以清热豁痰。

（5）火郁伤阴者加北沙参、百合各 20 g，麦冬 15 g，五味子 10 g，以养阴生津敛肺。

7. 肺阴虚损

证候：干咳少痰或痰中带血或咯血；潮热，午后颧红，盗汗，口干；舌质红、少苔，脉细数。

治则：滋阴润肺，化痰止咳。

方药：沙参麦冬汤。沙参、玉竹、天花粉、扁豆各 20 g，桑叶、麦冬、生甘草各 10 g。

加减应用：

（1）咯血者加白及 20 g，三七 15 g，侧柏叶、仙鹤草、阿胶（烊服）、藕节各 10 g，以止血。

（2）午后潮热，颧红者加银柴胡、地骨皮、黄芩各 10 g。

（3）肾不纳气、久咳不愈、咳而兼喘者可用参蚧散加熟地、五味子各 10 g。

三、其他治法

（一）中成药疗法

（1）麻黄止嗽丸、小青龙糖浆适用于风寒袭肺咳嗽。

（2）桑菊感冒片、蛇胆川贝液适用于风热咳嗽。

（3）秋燥感冒冲剂、二母宁嗽丸适用于风燥咳嗽。

（4）半贝丸、陈夏六君丸适用于痰湿蕴肺咳嗽。

（5）琼玉膏、玄参甘桔冲剂适用于肺阴虚损咳嗽。

（6）千金化痰丸、三蛇胆川贝末适宜用于肝火犯肺咳嗽。

（7）双黄连口服液、清金止嗽丸适用于痰热郁肺咳嗽。

（二）针灸疗法

（1）选肺俞、脾俞、合谷、丰隆等穴，以平补平泻手法，每日1次，适用于脾虚痰湿咳嗽。

（2）选肺俞、足三里、三阴交等穴，针用补法，每日1次，适用于肺阴虚损咳嗽。

（3）选肺俞、列缺、合谷等穴，毫针浅刺用泻法，每日1次，适用于外感咳嗽。

（4）选肺俞、尺泽、太冲、阳陵泉等穴，以平补平泻手法，每日1次，适用于肝火犯肺咳嗽。

（三）饮食疗法

（1）以薏苡仁、山药各60 g，百合、柿饼各30 g，同煮米粥，每早晚温热服食，适用于脾虚痰湿咳嗽。

（2）大雪梨1个，蜂蜜适量，去梨核入蜂蜜，放炖盅内蒸熟，每晚睡前服1个，适用于肺阴虚损咳嗽。

（3）新鲜芦根（去节）100 g、粳米50 g同煮粥，每日2次温服，适用于肺热咳嗽。

（4）百合30 g、糯米50 g，冰糖适量，煮粥早晚温服，适用于肺燥咳嗽。

四、预防调摄

（1）平素应注意气候变化，防寒保暖，预防感冒。

（2）易感冒者可服玉屏风散。

（3）加强锻炼，增强抗病能力。

（4）咳嗽患者饮食不宜过于肥甘厚味、辛辣刺激。

（5）内伤久咳者，应戒烟。

（焦小强）

第三节　哮病

哮病是由于宿痰伏肺，遇诱因引触，导致痰阻气道、气道挛急、肺失肃降、肺气上逆所致的发作性痰鸣气喘疾患。发时喉中哮鸣有声，呼吸气促困难，甚则喘息不能平卧。

一、病因病机

哮病的发生，乃宿痰内伏于肺，复因外感、饮食、情志、劳倦等诱因引触，以致痰阻气道，气道挛急，肺失肃降，肺气上逆所致。

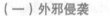

（一）外邪侵袭

外感风寒或风热之邪；未能及时表散，邪气内蕴于肺，壅遏肺气，气不布津，聚液生痰而成哮病之因。

（二）饮食不当

饮食不节致脾失健运，饮食不归正化，水湿不运，痰浊内生，上干于肺，壅阻肺气而发哮病。

（三）情志失调

情志不遂。肝气郁结，木不疏土；或郁怒伤肝，肝气横逆，木旺乘土均可致脾失健运，失于转输，水湿蕴成痰浊，上干于肺，阻遏肺气，发生哮病。

（四）体虚病后

素体禀赋薄弱，体质不强，或病后体弱（如幼年患麻疹、顿咳，或反复感冒，咳嗽日久等）导致肺、脾、肾虚损，痰浊内生，成为哮病之因。若肺气耗损，气不化津，痰饮内生；或阴虚火盛，热蒸液聚，痰热胶固；脾虚水湿不运，肾虚水湿不能蒸化，痰浊内生，均成为哮病之因。

哮病的病理因素以痰为根本，痰的产生责之于肺不能布散津液，脾不能转输精微，肾不能蒸化水液，以致津液凝聚成痰，伏藏于肺，成为哮病发生的"夙根"。此后每遇气候突变、饮食不当、情志失调、劳累过度等诱因导致气机逆乱而发作。

二、辨证论治

（一）辨证要点

1. 辨已发未发

哮病发作期和缓解期临床表现不同，发作期以喉中哮鸣有声，呼吸气促困难，甚则喘息不能平卧等为典型临床表现。缓解期无典型症状，若病程日久，反复发作，导致身体虚弱，平时可有轻度哮症，而以肺、脾、肾虚损为主要表现，或肺气虚，或肺气阴两虚，或脾气虚、肾气虚、肺脾气虚、肺肾两虚等。

2. 辨证候虚实

哮病属邪实正虚之证，发作时以邪实为主，证见呼吸困难，呼气延长，喉中痰鸣有声，痰粘量少，咯吐不利，甚则张口抬肩，不能平卧，端坐俯伏，胸闷窒塞，烦躁不安，或伴寒热，苔腻，脉实。未发时以正虚为主，肺虚者，气短声低，咳痰清稀色白，喉中常有轻度哮鸣音，自汗恶风；脾虚者，食少，便溏，痰多；肾虚者，平素短气息促，动则为甚，吸气不利，腰酸耳鸣。

3. 辨痰性质

发作期痰阻气道，气道挛急，肺失肃降，以邪实为主，痰有寒痰、热痰、痰湿之异，分别引起寒哮、热哮、痰哮。一般寒哮内外皆寒，其证喉中哮鸣如水鸡声，咳痰清稀，或色白如泡沫，口不渴，舌质淡，苔白滑，脉浮紧；热哮痰热壅盛，其证喉中痰鸣如吼，胸高气粗，咳痰黄稠胶黏，咯吐不利，口渴喜饮，舌质红，苔黄腻，脉滑数。寒热征象不明显，喘咳胸满，但坐不得卧，痰涎涌盛，喉如曳锯，咳痰黏腻难出者，为痰哮。

（二）类证鉴别

喘证：喘证与哮病的病因病机不同，喘证由外感六淫，内伤饮食、情志，或劳欲、久病，致邪壅于肺，宣降失司所致，或肺不主气，肾失摄纳而成；哮病乃宿痰伏肺，遇诱因引触，致痰阻气道，气道挛急，肺失肃降而成。临床表现亦有明显区别，哮病与喘证都有呼吸急促的表现，但哮必兼喘，而喘未必兼哮。哮指声响言，喉中有哮鸣声，是一种反复发作的独立性疾病；喘指气息言，为呼吸气促困难，是多种急慢性疾病的一个症状。

（三）治疗原则

发时治标，平时治本为哮病治疗的基本原则。发时攻邪治标，祛痰利气，寒痰宜温化宣肺，热痰当清化肃肺，痰浊壅肺应去壅泻肺，风痰当祛风化痰，表证明显者兼以解表；反复日久，正虚邪实者又当攻补兼顾，不可拘泥；平时扶正治本，阳气虚者应温补，阴虚者宜滋养，分别采取补肺、健脾、益肾等法，以冀减轻、减少或控制其发作。

（四）分证论治

1. 发作期

（1）寒哮。

证候：呼吸急促，喉中哮鸣有声，胸膈满闷如塞。咳不甚，痰少咯吐不爽；或清稀呈泡沫状，口不渴；或渴喜热饮，面色晦暗带青，形寒怕冷。或小便清，天冷或受寒易发，或恶寒、无汗、身痛。舌质淡、苔白滑。脉弦紧或浮紧。

治法：温肺散寒，化痰平喘。

方药：射干麻黄汤。若病久，本虚标实，当标本同治，温阳补虚，降气化痰，用苏子降气汤。

（2）热哮。

证候：气粗息涌，喉中痰鸣如吼，胸高胁胀。咳呛阵作，咳痰色黄或白，粘浊稠厚，咯吐不利，烦闷不安，不恶寒，汗出，面赤，口苦，口渴喜饮。舌质红，舌苔黄腻，脉滑数或弦滑。

治法：清热宣肺，化痰定喘。

方药：定喘汤。若病久痰热伤阴，可用麦门冬汤加沙参、冬虫夏草，川贝、天花粉。

（3）痰哮。

证候：喘咳胸满，但坐不得卧，痰涎涌盛，喉如曳锯，咳痰黏腻难出。呕恶，纳呆。口粘不渴，神倦乏力，或胃脘满闷，或便溏，或胸胁不舒，或唇甲青紫。舌质淡或淡胖，或舌质紫暗或淡紫，舌厚浊，脉滑实或带弦、涩。

治法：化浊除痰，降气平喘。

方药：二陈汤合三子养亲汤。如痰涎涌盛者，可合用葶苈大枣泻肺汤泻肺除壅；若兼意识蒙眬、似清似昧者，可合用涤痰汤涤痰开窍。

2. 缓解期

（1）肺虚。

证候：气短声低，咳痰清稀色白，喉中常有轻度哮鸣音，每因气候变化而诱发。面色㿠白，平素自汗，怕风，常易感冒，发前喷嚏频作，鼻塞流清涕。舌质淡，苔薄白。脉细弱或虚大。

治法：补肺固卫。

方药：玉屏风散。

（2）脾虚。

证候：气短不足以息，少气懒言，平素食少脘痞，痰多，便溏，倦怠无力，面色萎黄不华；或食油腻易腹泻；或泛吐清水，畏寒肢冷；或少腹坠感，脱肛。舌质淡，苔薄腻或白滑，脉象细软。

治法：健脾化痰。

方药：六君子汤。若脾阳不振、形寒肢冷、便溏者，加桂枝、干姜或合用理中丸以振奋脾阳；若中气下陷，见便溏、少腹下坠、脱肛等，则可改用补中益气汤。

（3）肾虚。

证候：平素短气息促，动则为甚，吸气不利，劳累后喘哮易发。腰酸腿软，脑转耳鸣。或畏寒肢冷，面色苍白；或颧红，烦热，汗出粘手。舌淡胖嫩，苔白；或舌红苔少。脉沉细或细数。

治法：补肾摄纳。

方药：金匮肾气丸或七味都气丸。阴虚痰盛者，可用金水六君煎滋阴化痰。

（焦小强）

第四节　喘证

喘证以呼吸困难，甚则张口抬肩、鼻翼翕动，难以平卧为特征，是肺系疾病常见症状之一，多由邪壅肺气，宣降不利或肺气出纳失常所致。

现代医学中的喘息性支气管炎、肺部感染、肺气肿、慢性肺源性心脏病、心源性哮喘等，均可参照本节进行辨证治疗。

一、病因病机

（一）外邪犯肺

外感风寒、风热之邪，或肺素有痰饮，复感外邪，卫表闭塞，肺气壅滞，宣降失常，肺气上逆而喘。

（二）痰浊内蕴

恣食肥甘油腻，过食生冷或嗜酒伤中，脾失健运，湿浊内生，聚湿成痰，上渍于肺，阻遏气道，肃降失常，气逆而喘。

（三）久病劳欲

久病肺虚，劳欲伤肾，肺肾亏损，气失所主，肾不纳气，肺气上逆而喘。

二、辨证论治

喘证的辨证，重在辨虚实寒热。实喘一般起病急，病程短，呼吸深长有余，气粗声高，脉有力；虚喘多起病缓慢，病程长，呼吸短促难续，气怯声低，脉无力；热喘胸高气粗，痰黄黏稠难咯，面赤烦躁、唇青鼻煽，舌红苔黄腻、脉数；寒喘面白唇青，痰涎清稀，舌苔白、脉迟。

治疗原则：实证祛邪降逆平喘，就虚证培补摄纳平喘。

（一）实喘

1. 风寒束肺

（1）证候：咳喘胸闷，痰稀色白，初起多兼恶寒发热、头痛无汗、身痛等表证，舌苔薄白，脉浮紧。

（2）治法：祛风散寒，宣肺平喘。

（3）方药：麻黄汤加减。方中麻黄、桂枝辛温发汗，散寒解表，宣肺平喘；杏仁、甘草降气化痰。若表寒不重，可去桂枝，即为宣肺平喘之三拗汤；痰白清稀量多起沫加细辛、生姜温肺化痰；痰多胸闷甚者加半夏、陈皮、白芥子理气化痰。

2. 风热袭肺

（1）证候：喘促气粗，痰黄而黏稠，身热烦躁，口干渴，汗出恶风，舌质红，苔薄黄，脉浮数。

（2）治法：祛风清热，宣肺平喘。

（3）方药：麻杏石甘汤加减。方中麻黄、石膏相使为用疏风清热，宣肺平喘；杏仁、甘草化痰利气。若痰多黏稠、烦闷者加黄芩、桑白皮、知母、瓜蒌皮、鱼腥草增强清热泻肺化痰之力，大便秘结者加大黄、枳实泻热通便，喘甚者加葶苈子、白果化痰平喘。

3. 痰浊壅肺

（1）证候：喘咳痰多、胸闷、呕恶、纳呆、口黏不渴，舌淡胖有齿痕，苔白厚腻，脉缓滑。

（2）治法：燥湿化痰，降逆平喘。

（3）方药：二陈汤合三子养亲汤加减。方中陈皮、半夏、茯苓、甘草燥湿化痰，理气和中；莱菔子、苏子、白芥子化痰降逆平喘，二方合用效专力宏。若痰涌、便秘、喘不能卧加葶苈子、大黄涤痰通便。

（二）虚喘

1. 肺气虚

（1）证候：喘促气短，咳声低弱，神疲乏力，自汗畏风，痰清稀，舌淡苔白，脉缓无力。

（2）治法：补肺益气定喘。

（3）方药：补肺汤合玉屏风散加减。方中人参、黄芪补益肺气；白术、甘草健脾补中助肺；五味子、紫菀、桑白皮化痰止咳，敛肺定喘；防风助黄芪益气护表。若兼见痰少质黏，口干，舌红少津，脉细数者，为气阴两虚。治宜益气养阴，敛肺定喘。方用生脉散加沙参、玉竹、川贝、桑白皮、百合养阴益气滋肺。

2. 肾气虚

（1）证候：喘促日久，气不得续，动则尤甚，甚则张口抬肩，腰膝酸软，舌淡苔白，脉沉弱。

（2）治法：补肾纳气平喘。

（3）方药：七味都气丸合参蛤散加减。方中熟地、山茱萸、山药、丹皮、泽泻、茯苓、五味子补肾纳气；人参大补元气，蛤蚧肺肾两补，纳气平喘。

3. 喘脱

（1）证候：喘逆加剧，张口抬肩，鼻煽气促，不能平卧，心悸，烦躁不安，面青唇紫，汗出如珠，手足逆冷，舌淡苔白，脉浮大无根。

（2）治法：扶阳固脱，镇摄纳气。

（3）方药：参附汤送服黑锡丹。方中人参、附子回阳固脱、救逆，黑锡丹降气定喘。

三、针灸治疗

（一）实喘

尺泽、列缺、天突、大柱，针刺，用泻法。

（二）虚喘

鱼际、定喘、肺俞，针刺，用补法，可灸。

（三）喘脱

定喘、肺俞、关元、神阙，灸法。

四、预防调摄

饮食宜清淡而富有营养，忌油腻酒醴及辛热助湿生痰动火食物。室内空气要保持新鲜，避免烟尘刺激。痰多者要注意排痰，保持呼吸道通畅。慎起居，适寒温，节饮食，薄滋味，戒烟酒，节房事。适当参加体育活动，增强体质。保持良好的心态。

（焦小强）

第五节　肺痈

肺痈是指由于热毒血瘀，壅滞于肺，以致肺叶生疮，形成脓肿的一种病证，在临床表现以咳嗽、胸痛、发热，咯吐腥臭浊痰，甚则脓血相兼为主要特征。

一、病因病机

本病主要是风热火毒，壅滞于肺，热盛血瘀，蕴酿成痈，血败肉腐化脓，肺络损伤而致本病。病位在肺，病理性质属实属热。热壅血瘀是成痈化脓的病理基础。

（一）感受外邪

多为风热毒邪，经口鼻或皮毛侵袭肺脏；或因风寒袭肺，未得及时表散，内蕴不解，郁而化热，邪热熏肺，肺失清肃，肺络阻滞，以致热壅血瘀，蕴毒化脓而成痈。

（二）痰热内盛

平素嗜酒太过，或嗜食辛辣煎炸厚味，蕴湿蒸痰化热，熏灼于肺，或原有其他宿疾，肺经及他脏痰浊瘀热，蕴结日久，熏蒸于肺，以致热盛血瘀，蕴酿成痈。

二、辨证论治

（一）辨证要点

辨病程阶段，初期辨证总属实证，热证。一般按病程的先后划分为初期、成痈期、溃脓期、恢复期四个阶段。初期痰白或黄，量少，质黏，无特殊气味；成痈期痰呈黄绿色，量多，质黏稠，有腥臭；溃脓期为脓血痰，其量较多，质如米粥，气味腥臭异常；恢复期痰色较黄，量减少，其质清稀，臭味渐轻。

（二）类证鉴别

风温：风温起病多表现为发热、恶寒、咳嗽、气急、胸痛等，但肺痈之寒战、高热、胸痛、咯吐浊痰明显，且喉中有腥味，与风温有别。且风温经正确及时治疗，一般邪在气分而解，多在一周内身热下降，病情向愈。如病经一周，身热不退或更盛，或退而复升，咯吐浊痰，喉中腥味明显，应进一步考虑有肺痈之可能。

（三）治疗原则

肺痈属实热证，治疗以祛邪为总则，清热解毒、化瘀排脓是治疗肺痈的基本原则。初期治以清肺散邪；成痈期则清热解毒，化瘀消痈；溃脓期治疗应排脓解毒；恢复期对阴伤气耗者治以养阴益气，如久病邪恋正虚者，当扶正祛邪，补虚养肺。

（四）分证论治

1. 初期

（1）证候：恶寒发热，咳嗽，胸痛，咳时尤甚。咯吐白色黏痰，痰量由少渐多，呼吸

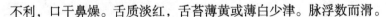

不利，口干鼻燥。舌质淡红，舌苔薄黄或薄白少津。脉浮数而滑。

（2）治法：疏散风热，清肺散邪。

（3）方药：银翘散加减。

2. 成痈期

（1）证候：身热转甚，时时振寒，继则壮热，胸满作痛，转侧不利，咳吐黄稠痰，或黄绿色痰，自觉喉间有腥味。咳嗽气急，口干咽燥，烦躁不安，汗出身热不解。舌质红，舌苔黄腻。脉滑数有力。

（2）治法：清肺解毒，化瘀消痈。

（3）方药：《千金》苇茎汤合如金解毒散加减。

3. 溃脓期

（1）证候：咳吐大量脓血痰，或如米粥，腥臭异常，有时咯血，胸中烦满而痛，甚则气喘不能卧。身热，面赤，烦渴喜饮。舌质红或绛，苔黄腻，脉滑数。

（2）治法：排脓解毒。

（3）方药：加味桔梗汤加减。

4. 恢复期

（1）证候：身热渐退，咳嗽减轻，咯吐脓血渐少，臭味不甚，痰液转为清稀。精神渐振，食欲渐增，或见胸胁隐痛，不耐久卧，气短，自汗，盗汗，低热，午后潮热，心烦，口燥咽干，面色不华，形体消瘦，精神萎靡；或见咳嗽，咯吐脓血痰日久不净，或痰液一度清稀而复转臭浊，病情时轻时重，迁延不愈。舌质红或淡红，苔薄。脉细或细数无力。

（2）治法：养阴益气清肺。

（3）方药：沙参清肺汤或桔梗杏仁煎加减。

（焦小强）

第六节　肺胀

肺胀是指以胸部膨满、憋闷如塞、喘息气促、嗽痰多、烦躁、心慌等为主要临床表现的一种病证。日久可见面色晦暗，唇甲发绀，脘腹胀满，肢体水肿。其病程缠绵，时轻时重，经久难愈，重者可出现神昏、出血、喘脱等危重证候。多种慢性肺系疾患反复发作，迁延不愈，导致肺气胀满，不能敛降。

现代医学的慢性阻塞性肺部疾患，常见如慢性支气管炎、支气管哮喘、支气管扩张、重度陈旧性肺结核等合并肺气肿及慢性肺源性心脏病、肺源性脑病等，出现肺胀的临床表现时，可参考本节进行辨证论治。

一、病因病机

本病的发生，多因久病肺虚，痰浊潴留，而至肺失敛降，肺气胀满，又因复感外邪诱使病情发作或加剧。

（一）久病肺虚

因内伤久咳、久哮、久喘、支饮、肺痨等慢性肺系疾患，迁延失治，以致痰浊潴留，壅阻肺气，气之出纳失常，还于肺间，日久导致肺虚，肺体胀满，张缩无力，不能敛降而成肺胀。

（二）感受外邪

久病肺虚，卫外不固，腠理疏松，六淫之邪每易反复乘袭，诱使本病发作，病情日益加重。

肺胀病变首先在肺，继则影响脾、肾，后期病及于心。外邪从口鼻、皮毛入侵，每多首先犯肺，导致肺气上逆而为咳，升降失常而为喘，久则肺虚，主气功能失常。若子耗母气，肺病及脾，脾失健运，则可导致肺脾两虚。母病及子，肺虚及肾，肺不主气，肾不纳气，则气喘日益加重，呼吸短促难续，尤以吸气困难，动则更甚。且肾主水，肾衰则不能化气行水，水邪泛溢肌表则肿，上凌心肺则喘咳心悸。肺与心脉相通，肺虚不能调节心血的运行，气病及血，则血瘀肺脉，肺病及心，临床可见心悸、发绀、水肿、舌质暗紫等症。心阳根于命门真火，肾阳不振，进一步导致心肾阳衰，可出现喘脱危候。

肺胀的病理因素主要为痰浊、水饮与血瘀。痰的产生，病初由肺气郁滞，脾失健运，津液不归正化而成；渐因肺虚不能化津，脾虚不能转输，肾虚不能蒸化，痰浊潴留益甚，喘咳持续难已。三种病理因素之间又可互相影响和转化，如痰从寒化则成饮；饮溢肌肤则为水；痰浊久留，肺气郁滞，心脉失畅则血滞为瘀；瘀阻血脉，"血不利则为水"。一般早期以痰浊为主，渐而痰瘀并见，终至痰浊、血瘀、水饮错杂为患。

肺胀的病性多属本虚标实，但有偏实、偏虚的不同，且多以标实为急。外感诱发时偏于邪实，平时偏于本虚。早期多属气虚、气阴两虚，病位以肺、脾、肾为主。晚期气虚及阳，或阴阳两虚，纯属阴虚者少见，病位以肺、肾、心为主。正虚与邪实多互为因果，阳虚致卫外不固，易感外邪，痰饮难蠲；阴虚致外邪，痰浊易从热化，故虚实诸候常夹杂出现，每致愈发愈频，甚则持续不已。

二、辨证论治

（一）辨证要点

1. 症状

以咳逆上气，痰多，喘息，胸部膨满，憋闷如塞，动则加剧，甚则鼻煽气促，张口抬肩，目胀如脱，烦躁不安等为主症。日久可见面色晦暗，面唇发绀，脘腹胀满，肢体水肿，甚或出现喘脱等危重证候。病重可并发神昏、动风或出血等症。有长期慢性咳喘病史，常因外感而诱发，病程缠绵，时轻时重；发病者多为老年，中青年少见。

2. 检查

体检可见桶状胸，胸部叩诊呈过清音，心肺听诊肺部有干湿性啰音，且心音遥远。X线检查见胸廓扩张，肋间隙增宽，膈降低且变平，两肺野透亮度增加，肺血管纹理增粗、紊乱，右下肺动脉干扩张，右心室增大。心电图检查显示右心室肥大，出现肺型 P 波等。血气分析检查可见低氧血症或合并高碳酸血症，PaO_2 降低，$PaCO_2$ 升高。血液检查红细胞和血红蛋白可升高。

（二）类症鉴别

肺胀与哮病、喘证均以咳而上气，喘满为主症，其区别如下。

1. 哮证

哮证是一种反复发作性的痰鸣气喘疾患，以喉中哮鸣有声为特征，常突然发病，迅速缓解，久病可致肺胀，而肺胀以喘咳上气、胸膺膨满为主要表现，为多种慢性肺系疾病日久积渐而成。

2. 喘证

喘证以呼吸困难，甚至张口抬肩、不能平卧为主要表现，可见于多种急慢性疾病的过程中。而肺胀是由多种慢性肺系疾病迁延不愈发展而来，喘咳上气，仅是肺胀的一个症状。

（三）分证论治

肺胀为多种肺病迁延不愈，反复发作而致，总属标实本虚，感邪发作时偏于标实，缓解时偏于本虚。偏实者须分清痰浊、水饮、血瘀。早期以痰浊为主，渐而痰瘀并重。后期痰瘀壅盛，正气虚衰，本虚与标实并重。偏虚者当区别气（阳）虚、阴虚。早期以气虚或气阴两虚为主，病位在肺、脾、肾。后期气虚及阳，甚则阴阳两虚，病变部位在肺、肾、心。

本病的治疗当根据标本虚实不同，有侧重地选用扶正与祛邪的不同治则。标实者，根据病邪的性质，分别采取祛邪宣肺，降气化痰，温阳利水，活血祛瘀，甚或开窍、息风、止血等法。本虚者，当以补养心肺、益肾健脾为主，或气阴兼调，或阴阳双补。正气欲脱时则应扶正固脱，救阴回阳。

1. 痰浊壅肺

证候：胸膺满闷，短气喘息，稍劳即重，咳嗽痰多，色白黏腻或呈泡沫，晨风自汗，脘痞纳少，倦怠无力，舌暗，苔薄腻或浊腻，脉稍滑。

分析：肺虚脾弱，痰浊内生，上逆于肺，肺失宣降，则胸膺满闷，咳嗽、痰多色白黏腻；痰从寒化饮，则痰呈泡沫状；肺气虚弱，复加气因痰阻，故短气喘息，稍劳即重；肺虚卫表不固，则畏风、自汗；肺病及脾，脾虚健运失常，故见脘痞纳少，倦怠无力；舌质暗，苔薄腻或浊腻，脉滑为痰浊壅肺之征。

治法：化痰降气，健脾益肺。

方药：苏子降气汤合三子养亲汤。二方均能降气化痰平喘，但苏子降气汤偏温，以上盛下虚，寒痰喘咳为宜；三子养亲汤偏降，以痰浊壅盛，肺实喘满，痰多黏腻为宜。其中，苏子、前胡、白芥子化痰降逆平喘；半夏、厚朴、陈皮燥湿化痰，行气降逆；白术、茯苓、甘草运脾和中。

若痰多，胸满不能平卧，加葶苈子、莱菔子泻肺祛痰平喘；症见短气乏力，易出汗，痰量不多者为肺脾气虚，酌加党参、黄芪、防风健脾益气，补肺固表；若因外感风寒诱发，痰从寒化为饮，喘咳，痰多黏白泡沫，见表寒里饮证者，宗小青龙汤意加麻黄、桂枝、细辛、干姜散寒化饮；饮郁化热，烦躁而喘，脉浮用小青龙加石膏汤兼清郁热。

2. 痰热郁肺

证候：咳逆，喘息气粗，胸部膨满，烦躁不安，痰黄或白，黏稠难咯；或伴身热微恶寒，微汗，口渴，溲黄便干，舌边尖红，苔黄或黄腻，脉滑数。

分析：痰浊内蕴，感受风热或郁久化热，痰热壅肺，故痰黄、黏白难咯；肺热内郁，清肃失司，肺气上逆，则喘咳气逆息粗，胸满；热扰于心，则烦躁；风热犯肺，则发热微恶寒，微汗；痰热伤津，则口渴，溲黄，便干；舌红，苔黄或黄腻，脉数或滑数均为痰热内郁之象。

治法：清肺化痰，降逆平喘。

方药：越婢加半夏汤或桑白皮汤。越婢加半夏汤宣泄肺热，用于饮热郁肺，外有表邪，喘咳上气，目如脱状，身热，脉浮大者；桑白皮汤清肺化痰，用于痰热壅肺，喘急胸满，咳吐黄痰或黏白稠厚者。

若痰热内盛，痰黄胶黏，不易咯出者，加瓜蒌皮、鱼腥草、海蛤粉、象贝母、桑白皮等清热化痰利肺；痰鸣喘息，不得平卧者，加射干、葶苈子泻肺平喘；便秘腹满者，加大黄、芒硝，通腑泄热以降肺平喘；痰热伤津，口舌干燥，加天花粉、知母、芦根以生津润燥；阴伤而痰量已少者，酌减苦寒之品，加沙参、麦门冬等养阴。

3. 痰蒙神窍

证候：神志恍惚，表情淡漠，谵妄烦躁，撮空理线，嗜睡神昏；或肢体瞤动，抽搐，咳逆喘促，咳痰不爽，舌质暗红或淡紫，苔白腻或淡黄腻，脉细滑数。

分析：痰迷心窍，蒙蔽神机，故见神志恍惚，表情淡漠，谵妄烦躁，撮空理线，嗜睡神昏；肝风内动，则肢体瞤动抽搐；痰浊阻肺，肺虚痰蕴，故咳逆喘促而咳痰不爽；舌质暗红或淡紫，乃心血瘀阻之征；苔白腻或淡黄腻，脉细滑数皆为痰浊内蕴之象。

治法：涤痰开窍，息风醒神。

方药：涤痰汤。本方可涤痰开窍，息风止痉。方中用二陈汤理气化痰；用胆南星清热涤痰，息风开窍；竹茹、枳实清热化痰利膈；菖蒲开窍化痰；人参扶正防脱。

若痰热较盛，烦躁身热，神昏谵语，舌红苔黄者，加黄芩、葶苈子、天竺黄、竹沥清热化痰；肝风内动，抽搐者，加钩藤、全蝎、另服羚羊角粉以凉肝息风；瘀血明显，唇甲青紫者，加桃仁、红花、丹参活血通脉；如热伤血络，见紫斑、咯血，便血色鲜者，配清热凉血止血药，如水牛角、白茅根、生地、丹皮、紫珠草、地榆等。另外，可选用安宫牛黄丸清心豁痰开窍，每次1丸，日服2次。

4. 阳虚水泛

证候：心悸，喘咳，咳痰清稀，面浮肢肿，甚则一身悉肿，腹部胀满有水，脘痞纳差，尿少，畏寒，面唇青紫，舌胖质黯，苔白滑，脉沉细。

分析：久病喘咳，肺脾肾亏虚，肾阳虚不能温化水液，水邪泛滥，则面浮肢肿，甚则一身悉肿，腹部胀满有水；水液不归州都之官，则尿少；水饮上凌心肺，故心悸，喘咳，咳痰清稀；脾阳虚衰，健运失职则脘痞纳差；脾肾阳虚，不能温煦则畏寒；阳虚血瘀，则面唇青紫；舌胖质黯，苔白滑，脉沉细为阳虚水泛之征。

治法：温肾健脾，化饮利水。

方药：真武汤合五苓散。真武汤温阳利水，五苓散健脾渗湿利水，使水湿由小便而解，两方配伍，可奏温肾健脾，利尿消肿之功。方中用附子、桂枝温肾通阳，茯苓、白术、猪苓、泽泻、生姜健脾利水，赤芍活血化瘀。

若水肿势剧，上凌心肺，见心悸喘满，倚息不得卧者，加沉香、黑白丑、川椒目、葶苈子行气逐水；血瘀甚，发绀明显者，加泽兰、红花、丹参、益母草、北五加皮化瘀行水。

5. 肺肾气虚

证候：呼吸浅短难续，声低气怯，甚则张口抬肩，倚息不能平卧，咳嗽，痰白如沫，咯吐不利，心慌胸闷，形寒汗出，面色晦暗，舌淡或黯紫，脉沉细数无力，或结代。

分析：久病咳喘，肺肾两虚，故呼吸浅短难续，声低气怯，甚则张口抬肩，倚息不能平卧；寒饮伏肺，肾虚水泛，则咳嗽痰白如沫，咯吐不利；肺病及心，心气虚弱，故心慌胸闷；阳气虚，则形寒；腠理不固，则汗出；气虚血行瘀滞，则面色晦暗，舌淡或黯紫，脉沉细数无力，或有结代。

治法：补肺纳肾，降气平喘。

方药：平喘固本汤合补虚汤。平喘固本汤补肺纳肾，降气化痰，补虚汤重在补肺益气。方中用党参、人参、黄芪、炙甘草补肺，冬虫夏草、熟地、胡桃肉、坎脐益肾，五味子敛肺气，灵磁石、沉香纳气归元，紫菀、款冬、苏子、法半夏、橘红化痰降气。

若肺虚有寒，怕冷，舌质淡，加肉桂、干姜、钟乳石温肺散寒；气虚瘀阻，颈脉动甚，面唇发绀明显者，加当归、丹参、苏木活血化瘀通脉；若肺气虚兼阴伤，低热，舌红苔少者，可加麦冬、玉竹、生地、知母等养阴清热。如见面色苍白、冷汗淋漓、四肢厥冷、血压下降、脉微欲绝等喘脱危象者，急用参附汤送服蛤蚧粉或黑锡丹补气纳肾，回阳固脱。病情稳定阶段，可常服皱肺丸。

另外，可选用验方：紫河车1具，焙干研末，装入胶囊，每服3g，适于肺胀之肾虚者；百合、枸杞子各250g，研细末，白蜜为丸，每服10g，日3次，适于肺肾阴虚的肺胀。

三、针灸治疗

（一）基本处方

肺俞、太渊、膻中。

肺俞、太渊为俞原配穴法，宣通肺气，止咳平喘；气会膻中，调气降逆。

（二）加减运用

1. 痰浊壅肺证

痰浊壅肺证加中脘、足三里、丰隆以健脾和中、运化痰湿。诸穴针用平补平泻法。

2. 痰热郁肺证

痰热郁肺证加大椎、曲池、丰隆以清化痰热，大椎、曲池针用泻法。余穴针用平补平泻法。

3. 痰蒙神窍证

痰蒙神窍证加水沟、心俞、内关以涤痰开窍、息风醒神，针用泻法。余穴针用平补平泻法。

4. 阳虚水泛证

阳虚水泛证加肾俞、关元、阴陵泉以振奋元阳、化饮利水。诸穴针用补法，或加灸法。

5. 肺肾气虚证

肺肾气虚证加肾俞、太溪、气海、足三里以滋肾益肺。诸穴针用补法，或加灸法。

（三）其他

1. 耳针疗法

取交感、平喘、肺、心、肾上腺、胸，每次取 2 ~ 3 穴，毫针刺法，中等刺激，每次留针 15 ~ 30 min，每日或隔日 1 次，10 次为 1 个疗程。

2. 保健灸法

经常艾足三里、关元、肺俞、脾俞、肾俞等穴，可增强抗病能力。

（焦小强）

第七节　肺痨

肺痨是由于正气不足，感染痨虫，侵蚀肺脏所致的具有传染性的一种慢性虚弱性疾患，以咳嗽、咯血、潮热、盗汗及身体逐渐消瘦为其主要临床特征。因痨虫蚀肺，劳损在肺，故称肺痨。

肺痨之疾，历代医家命名甚多，概而言之有以其具有传染性而命名的，如"尸注""虫疰""劳疰""传尸""鬼疰"等，《三因极一病证方论》言："以疰者，注也，病自上注下，与前人相似，故曰疰"；有根据症状特点而命名者，如《外台秘要》称"骨蒸"、

《儒门事亲》谓"劳嗽"等，而《三因极一病证方论》的"痨瘵"称谓则沿用直至晚清，因病损在肺较常见故后世一般多称肺痨。

历代医籍对本病的论述甚详，早在《内经》，对本病的临床特点即有较具体的记载，如《素问·玉机真脏论》云："大骨枯槁，大肉陷下，胸中气满，喘息不便，内痛引肩项，身热，脱肉破䐃……肩体内消。"《灵枢·玉版》篇云："咳，脱形，身热，脉小以疾"，均生动地描述了肺痨的主症及其慢性消耗表现，而将其归属于"虚劳"范围。汉代张仲景《金匮要略·血痹虚劳病脉证并治》篇正式将其归属于"虚劳"病中，并指出本病的一些常见并发症，指出"若肠鸣、马刀挟瘿者，皆为劳得之"。华佗《中藏经·传尸》的"传尸者……问病吊丧而得，或朝走暮游而逢……中此病死之全，染而为疾"，已认识到本病具有传染的特点，认为因与患者直接接触而得病。唐代王焘《外台秘要·传尸》则进一步说明了本病的危害："传尸之候……莫问老少男女，皆有斯疾……不解疗者，乃至灭门。"唐宋时期，并确立了本病的病因、病位、病机和治则。如唐代孙思邈《千金方》认为"劳热生虫在肺"，首先提出了病邪为"虫"，把"尸注"列入肺脏病篇，明确病位主要在肺。与此同期的王焘《外台秘要》也提出"生肺虫，在肺为病"，认识到肺痨是由特殊的"肺虫"引起的。病机症状方面宋代许叔微《普济本事方·诸虫尸鬼注》提出本病"肺虫居肺叶之内，蚀入肺系，故成瘵疾，咯血声嘶"。《三因极一病证方论》《济生方》则都提出了"痨瘵"的病名，明确地将肺痨从一般虚劳和其他疾病中独立出来，更肯定其病因"内非七情所伤，外非四气袭""多由虫啮"的病机。至元代朱丹溪倡"痨瘵至乎阴虚"之说，突出了病机重点。葛可久《十药神书》收载了治痨十方，为我国现存的第一部治痨专著。明代《医学入门》归纳了肺痨常见的咳嗽、咯血、潮热、盗汗、遗精、腹泻等六大主症，为临床提出了诊断依据。《医学正传》则提出了"杀虫"和"补虚"的两大治疗原则，至此使肺痨的病因、病机、症状、治则、治法、方药趋于完善。

根据本病临床表现及其传染特点，肺痨与现代医学的肺结核基本相同，故凡诊断肺结核者可参照本病辨证论治。

一、病因病机

肺痨的致病因素，不外内外两端。外因系指传染痨虫，内因则为正气虚弱，两者相互为因，痨虫传染是不可或缺的外因，正虚是发病的基础。痨虫蚀肺后，耗损肺阴，进而演变发展，可致阴虚火旺，或导致气阴两虚，甚则阴损及阳。

（一）感染"痨虫"

痨虫感染是引起本病的主要病因，而传染途径是经口鼻到肺脏，本病具有传染性。当与患者直接接触，问病看护或与患者同室寝眠、朝夕相处，都可致痨虫侵入人体为害。痨虫袭肺脏，腐蚀肺叶，肺体受损，耗伤肺阴，肺失滋润，清肃失司而发生肺痨咳嗽；如损伤肺中络脉，血溢脉外则咯血；阴虚火旺，迫津外泄，则潮热、盗汗。《三因极一病证方论·痨瘵诸证》指出："诸证虽曰不同，其根多有虫。"明确提出痨虫传染是形成本病的唯一因素。

(二)正气虚弱

禀赋不足,或后天嗜欲无度,酒色不节,忧思劳倦,损伤脏腑,或大病久病之后失于调治,如麻疹、外感久咳及产后等,耗伤气血精液,或营养不良,体虚不复,均可致正气亏虚,抗病力弱,使痨虫乘虚袭入,侵蚀肺体而发病。《古今医统·痨瘵》云:"凡人平素保养元气,爱惜精血,瘵不可得而传,惟夫纵欲多淫,苦不自觉,精血内耗,邪气外乘。"并提出"气虚血痿,最不可入痨瘵之门……皆能乘虚而染触"即是此意。

总之,本病病因是感染痨虫为患,而正虚是发病的关键。正气旺盛,虽然感染痨虫但可不一定发病,正气虚弱则感染后易于致病。另一方面感染痨虫后,正气的强弱不仅决定了病情的轻重,又决定病变的转归,这也是有别于其他疾病的特点。

本病的病位在肺。肺主气,司呼吸,受气于天,吸清呼浊。若肺脏本体虚弱,卫外不固,或因其他脏腑病变损伤肺脏,导致肺虚,则"痨虫"极易犯肺,侵蚀肺脏而发病。病机性质以阴虚为主,故临床上多见干咳、咽燥,以及喉痛声嘶等肺系症状。由于脏腑之间有互相资生和制约的关系,肺脏亏虚日久,必然会影响其他脏腑,其中与脾肾关系最为密切,同时也可涉及心肝。脾为肺之母,肺虚耗夺母气以自养,则致脾虚;脾虚不能化水谷为精微而上输以养肺,则肺脏益弱,故易致肺脾同病,土不生金,肺阴虚与脾气虚两候同时出现,症见神疲懒言、四肢乏力、食少便溏、身体消瘦等脾虚症状。肺肾相生,肾为肺之子,肺阴虚肾失滋生之源,或肾阴虚相火灼金,上耗母气,则可致肺肾两虚,相火内炽,常伴见骨蒸、潮热、咯血、男子遗精、女子月经不调等症状。若肺虚不能治肝,肾虚不能养肝,肝火偏旺,上逆侮肺,可见性急善怒,胁肋掣痛,并加重咳嗽、咯血。如肺虚心火乘客,肾虚水不济火,可伴见虚烦不寐、盗汗等症,甚则肺虚不能佐心治节血脉之运行,而致气虚血瘀,出现气短、心慌、唇紫等症。概括而言,初起肺体受损,肺阴耗伤,肺失滋润,病位在肺,继而肺脾同病,导致气阴两伤,或肺肾同病,而致阴虚火旺。后期脾肺肾三脏皆损,阴损及阳,元气耗伤,阴阳两虚。

二、辨证论治

(一)辨证要点

1. 辨病机属性

本病的辨证,须按病机属性,结合脏腑病机进行,故宜区别阴虚、阴虚火旺、气虚的不同,掌握与肺与脾肾的关系。临床一般以肺阴亏虚为主为先,如进一步演变发展,则表现为阴虚火旺,或气阴耗伤,甚或阴阳两虚。病变主脏在肺,以阴虚为主,阴虚火旺者常肺肾两虚,并涉及心肝;气阴耗伤者多肺脾同病;久延病重,由气及阳,阴阳两虚者厉肺脾肾三脏皆损。

2. 辨病情轻重

一般初起病情多轻,微有咳嗽,偶或痰中有少量血丝,咽干低热,疲乏无力,逐渐消

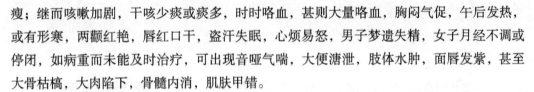

瘦；继而咳嗽加剧，干咳少痰或痰多，时时咯血，甚则大量咯血，胸闷气促，午后发热，或有形寒，两颧红艳，唇红口干，盗汗失眠，心烦易怒，男子梦遗失精，女子月经不调或停闭，如病重而未能及时治疗，可出现音哑气喘，大便溏泄，肢体水肿，面唇发紫，甚至大骨枯槁，大肉陷下，骨髓内消，肌肤甲错。

3. 辨证候顺逆

肺痨顺证表现为虽肺阴亏虚但元气未衰，胃气未伤，饮食如恒，虚能受补，咳嗽日减，脉来有根，无气短不续，无大热或低热转轻，无痰壅咯血，消瘦不著。逆证表现为骨蒸发热，持续不解；胃气大伤，食少纳呆，便溏肢肿；大量咯血，反复发作，短气不续，动则大汗，大肉脱陷，声音低微；虚不受补，脉来浮大无根，或细而数疾。

（二）相关检查

（1）肺部病灶部位呼吸音减弱，或闻及支气管呼吸音及湿啰音。

（2）X线胸片、痰涂片或培养结核菌、血沉、结核菌素试验等检查有助于诊断。

（三）鉴别诊断

1. 虚劳

虚劳同属于虚损类疾病的范围，病程较长。肺痨具有传染性，是一个独立的慢性传染性疾患；虚劳是由于脏腑亏损，元气虚弱而致的多种慢性疾病虚损证候的总称，不具传染性。肺痨病位主要在肺，病机主在阴虚，而虚劳五脏并重，以脾肾为主，病机以气血阴阳亏虚为要。肺痨是由正气亏虚、痨虫蚀肺所致，有其发生发展及演变规律，以咳嗽、咯血、潮热、盗汗为特征；而虚劳缘由内伤亏损，为多脏气血阴阳亏虚，临床特征表现多样，病情多重。

2. 肺痿

肺痿是肺部多种慢性疾患后期转归而成，如肺痈、肺痨、久嗽、久喘等导致肺叶痿弱不用，俱可成痿，临床以咳吐浊唾涎沫为主症，不具传染性；而肺痨是以咳嗽、咯血、潮热、盗汗为特征，由传染痨虫所致具有传染性，但少数肺痨后期迁延不复可以转为肺痿。

3. 肺痈

肺痨和肺痈都有咳嗽、发热、汗出。但肺痈是肺叶生疮，形成脓肿，临床以咳嗽、胸痛、咯吐腥臭浊痰，甚则脓血相兼为主要特征的一种疾病，发热较高，为急性病，病程较短，病机是热壅血瘀，属实热证；而肺痨的临床特点是有咳嗽、咯血、潮热、盗汗四大主症，起病缓慢，病程较长，为慢性病，病机是以肺阴亏虚为主，具有传染性。

4. 肺癌

肺癌与肺痨都有咳嗽、咯血、胸痛、发热、消瘦等症状。但肺痨多发于中青年，若发生在40岁以上者，往往在青少年时期有肺痨史；而肺癌则好发于40岁以上的中老年男性，多有吸烟史，表现为呛咳、顽固性干咳，持续不愈，或反复咯血，或顽固性胸痛、发热，伴进行性消瘦、疲乏等。肺痨经抗结核治疗有效，肺癌经抗结核治疗则病情继续恶化。此外，借助西医诊断方法，有助于两者的鉴别。

（四）治疗原则

本病的治疗原则是补虚培元和治痨杀虫，正如《医学正传·劳极》所提出的"一则杀其虫，以绝其根本，一则补其虚，以复其真元"为其两大治则。根据患者体质强弱而分别主次，但尤需重视补虚培元，增强正气，以提高抗痨杀虫的能力。调补脏腑重点在肺，并应重视脏腑整体关系，同时兼顾补脾益肾。治疗大法应根据"主乎阴虚"的病机特点，以滋阴为主，火旺者兼以降火，如合并气虚、阳虚见证者，又当同时兼以益气或温阳。杀虫主要是针对病因治疗，选用具有抗痨杀虫作用的中草药。

（五）分证论治

1. 肺阴亏损

主症：干咳，咳声短促，咳少量黏痰，或痰中有时带血，如丝如点，色鲜红。

兼次症：午后自觉手足心热，皮肤干灼，咽干口燥，或有少量盗汗，胸闷乏力。

舌脉：舌边尖红，苔薄少津；脉细或兼数。

分析：痨虫蚀肺，损伤肺阴，阴虚肺燥，肺失滋润，清肃失调故干咳少痰，咳声短促，胸闷乏力；肺损络伤，故痰中带血如丝如点，色鲜红；阴虚生热，虚热内灼，故手足心热，皮肤灼热；阴虚津少，无以上承则口燥咽干，皮肤干燥；舌红，苔薄少津，脉细或兼数，为阴虚有热之象。

治法：滋阴润肺，清热杀虫。

方药：月华丸加减。本方功在补虚杀虫，养阴止咳，化痰止血，是治疗肺痨的基本方。方中沙参、麦冬、天冬、生地、熟地滋阴润肺；百部、川贝母润肺止咳，兼能杀虫；阿胶、三七止血和营；桑叶、菊花清肃肺热；山药、茯苓甘淡健脾益气，培土生金，以资生化之源。可加百合、玉竹滋补肺阴。若咳嗽频而痰少质黏者，可合甜杏仁、蜜紫菀、海蛤壳以润肺化痰止咳；痰中带血较多者，宜加白及、仙鹤草、白茅根、藕节等以和络止血；若低热不退，可配银柴胡、地骨皮、功劳叶、胡黄连等以清退虚热，兼以杀虫；若久咳不已、声音嘶哑者，于前方中加诃子皮、木蝴蝶、凤凰衣等以养肺利咽，开音止咳。

2. 阴虚火旺

主症：咳呛气急，痰少质黏，反复咯血，量多色鲜。

兼次症：五心烦热，两颧红赤，心烦口渴，骨蒸潮热，盗汗量多，形体日益消瘦，或吐痰黄稠量多，或急躁易怒，胸胁掣痛，失眠多梦，或男子遗精，女子月经不调。

舌脉：舌红绛而干，苔薄黄或剥；脉细数。

分析：肺虚及肾，肺肾阴伤，虚火内迫，气失润降而上逆，故咳呛、气急；虚火灼津，炼液成痰，故痰少质黏；若火盛热壅痰蕴，则咳痰黄稠量多；虚火伤络，迫血妄行故反复咯血，色鲜量多；肺肾阴虚，君相火旺，故午后潮热、颧红骨蒸、五心烦热；营阴夜行于外，虚火迫津外泄故盗汗；肾阴亏虚，肝失所养，心肝火盛故性急易怒、失眠多梦；

肝经布两胁穿膈入肺，肝肺络脉失养，则胸胁掣痛；相火偏旺，扰动精室则梦遗失精；阴血亏耗，冲任失养则月经不调；阴精亏损，不能充养身体则形体日瘦；舌红绛而干，苔黄或剥，脉细数，乃阴虚火旺之征。

治法：补益肺肾，滋阴降火。

方药：百合固金汤合秦艽鳖甲散加减。百合固金汤功能滋养肺肾，用于阴虚阳浮，肾虚肺燥，咳痰带血，烦热咽干者。本方用百合、麦冬、玄参、生地滋阴润肺生津，当归、白芍、熟地养血柔肝，桔梗、贝母、甘草清热化痰止咳。秦艽鳖甲散滋阴清热除蒸，用于阴虚骨蒸、潮热盗汗等证。方中秦艽、青蒿、柴胡（用银柴胡）、地骨皮退热除蒸，鳖甲、知母、乌梅、当归滋阴清热，另加百部、白及止血杀虫。若火旺较甚、热象明显者，当增入胡黄连、黄芩苦寒泻火、坚阴清热；若咳痰黄稠量多，酌加桑白皮、竹茹、海蛤壳、鱼腥草等以清热化痰；咯血较著者，加丹皮、藕节、紫珠草、醋制大黄等，或配合十灰散以凉血止血；盗汗较著，加五味子、瘪桃干、糯稻根、浮小麦、煅龙骨、煅牡蛎等敛阴止汗；胸胁掣痛者，加川楝子、延胡索、广郁金等以和络止痛；烦躁不寐加酸枣仁、夜交藤、龙齿宁心安神；若遗精频繁，加黄柏、山茱萸、金樱子泻火涩精。服本方碍脾腻胃者可酌加佛手、香橼醒脾理气。

3. 气阴耗伤

主症：咳嗽无力，痰中偶夹有血，血色淡红，气短声低。

兼次症：神疲倦怠，食少纳呆，面色㿠白，午后潮热但热势不剧，盗汗颧红，身体消瘦。

舌脉：舌质嫩红，边有齿印，苔薄，或有剥苔；脉细弱而数。

分析：本证为肺脾同病，阴伤及气，清肃失司，肺不主气则咳嗽无力；气阴两虚，肺虚络损则痰中夹血，虚火不著故血色淡红；肺阴不足，阴虚内热，则午后潮热、盗汗、颧红；子盗母气，脾气亏损，肺脾两虚，宗气不足，故气短声低，神疲倦怠，面色㿠白；脾虚失运，故食少纳呆，聚湿成痰，则咳痰色白；舌质嫩红，边有齿印，脉细弱而数，苔薄或剥为肺脾同病，气阴两虚之象。

治法：养阴润肺，益气健脾。

方药：保真汤加减。本方功能补气养阴，兼清虚热。药用太子参、黄芪、白术、茯苓补益肺脾之气，麦冬、天冬、生地黄、五味子滋养润肺之阴，当归、白芍、熟地滋补阴血，陈皮理气运脾，知母、黄柏、地骨皮、柴胡滋阴清热，并可加冬虫夏草、百部、白及以补肺杀虫。若咳嗽痰白者，可加姜半夏、橘红等燥湿化痰；咳嗽痰稀量多，可加白前、紫菀、款冬、苏子温润止咳；咯血色红量多者加白及、仙鹤草、地榆等凉血止血药，色红者，可加山茱萸、阿胶、仙鹤草、参三七等，配合补气药，共奏补气摄血之功；若骨蒸盗汗者，酌加鳖甲、牡蛎、五味子、地骨皮、银柴胡等以益阴除蒸敛汗；如纳少腹胀、大便溏薄者，加扁豆、薏苡仁、莲肉、怀山药、谷芽等甘淡健脾之品，并去知母、黄柏苦寒伤中及地黄、当归、阿胶等滋腻碍胃之品。

4. 阴阳两虚

主症：咳逆喘息少气，痰中或夹血丝，血色暗淡，形体羸弱，劳热骨蒸，面浮肢肿。

兼次症：潮热，形寒，自汗，盗汗，声嘶或失音，心慌，唇紫，肢冷，或见五更泄泻，口舌生糜，大肉尽脱，男子滑精阳痿，女子经少、经闭。

舌脉：舌质光红少津，或淡胖边有齿痕；脉微细而数，或虚大无力。

分析：久痨不愈，阴伤及阳，则成阴阳俱损，肺、脾、肾多脏同病之证，为本病晚期证候，病情较为严重。精气虚损，无以充养形体，故形体羸弱，大肉尽脱；肺虚失降，肾虚不纳，则咳逆、喘息、少气；肺虚失润，金破不鸣故声嘶或失音；肺肾阴虚，虚火内盛，则劳热骨蒸、潮热盗汗；虚火上炎则口舌生糜；脾肾两虚，水失运化，外溢于肌肤则面浮肢肿；病及于心，心失所养，血行不畅则心慌、唇紫；"阳虚生外寒"则自汗、肢冷、形寒；脾肾两虚，肾虚不能温煦脾土，则五更泄泻；精亏失养，命门火衰，故男子滑精阳痿；精血不足，冲任失充，故女子经少、经闭；舌质光红少津，或淡胖边有齿痕，脉微细而数，或虚大无力，乃阴阳俱衰之象。

治法：温补脾肾，滋阴养血。

方药：补天大造丸加减。本方功在温养精气，培补阴阳，用于肺痨五脏俱伤，真气亏损之证。方中人参、黄芪、白术、山药、茯苓补益肺脾之气，枸杞、熟地、白芍、龟甲培补肺肾之阴，鹿角胶、紫河车、当归滋补精血以助阳气，酸枣仁、远志宁心安神。另可加百合、麦冬、阿胶、山茱萸滋补肺肾；若肾虚气逆喘息者，配冬虫夏草、蛤蚧、紫石英、诃子摄纳肾气；心慌者加丹参、柏子仁、龙齿镇心安神；见五更泄泻，配煨肉蔻、补骨脂补火暖土，并去地黄、阿胶等滋腻碍脾之品。阳虚血瘀唇紫水停肢肿者，加红花、泽兰、益母草、北五加皮温阳化瘀行水，咯血不止加云南白药。总之，阴阳两虚证是气阴耗伤的进一步发展，因下损及肾，阴伤及阳而致，病情深重，当注意温养精气，以培根本。

三、转归预后

肺痨的转归预后主要取决于患者正气的盛衰、病情的轻重和治疗是否及时。若肺损不著，正气尚盛，或诊断及时，早期治疗，可逐渐康复；若邪盛正虚，正不胜邪，或误诊失治，邪气壅盛，病情可加重，甚至恶化，由肺虚渐及脾、肾、心、肝，由阴及气及阳，形成五脏皆损。若正气亏虚，正邪相持，可致病情慢性迁延。从证候而言，初期主要为阴虚肺燥，若失治误治，一则向气阴耗伤转化，久治不愈阴损及阳，可成阴阳两虚，此时多属晚期证候；另有少数阴虚火旺者，伤及肺络，大量咯血可生气阴欲脱危候，预后不良。正如《明医杂著》说："此病治之于早则易，若到肌肉消灼，沉困着床，脉沉伏细数，则难为矣。"

（焦小强）

第八节　肺痿

肺痿是指肺叶痿弱不用，临床以咳吐浊唾涎沫为主症，为肺脏的慢性虚损性疾患。《金匮要略心典·肺痿肺痈咳嗽上气病》中说："痿者萎也，如草木之萎而不荣。"用形象比喻的方法以释其义。

肺痿之病名，最早记载于张仲景的《金匮要略》。该书将肺痿列为专篇，对肺痿的主症特点、病因、病机、辨证均做了较为系统的介绍。如《金匮要略·肺痿肺痈咳嗽上气病脉证并治》说："寸口脉数，其人咳，口中反有浊唾涎沫者何？师曰：为肺痿之病。""肺痿吐涎沫而不咳者，其人不渴，必遗尿，小便数，所以然者，以上虚不制下故也。"隋代巢元方在《金匮要略》的基础上，对本病的成因、转归等做了进一步探讨。其在《诸病源候论·肺痿候》论及肺痿曰："肺主气，为五脏上盖，气主皮毛，故易伤于风邪，风邪伤于脏腑，而气血虚弱，又因劳役大汗之后，或经大下而亡津液，津液竭绝，肺气壅塞，不能宣通诸脏之气，因成肺痿也。"明确认为是外邪犯肺，或劳役过度，或大汗之后，津液亏耗，肺气受损，壅塞而成。并指出其预后、转归与咳吐涎沫之爽或不爽、小便之利或不利、咽燥之欲饮或不欲饮等都有关联，如"咳唾咽燥欲饮者，必愈；欲咳而不能咳，唾干沫，而小便不利者难治"。唐·孙思邈《千金要方·肺痿门》将肺痿分为热在上焦及肺中虚冷二类，认为"肺痿虽有寒热之分，从无实热之例"。清代李用粹结合丹溪之说，对肺痿的病因病机、证候特点做了简要而系统的归纳。如《证治汇补·胸膈门》说："久嗽肺虚，寒热往来，皮毛枯燥，声音不清，或嗽血线，口中有浊唾涎沫，脉数而虚，为肺痿之病。因津液重亡，火炎金燥，如草木亢旱而枝叶萎落也。"《张氏医通·肺痿》对肺痈和肺痿的鉴别进行了分析比较，提出"肺痈属在有形之血……肺痿属在无形之气"。

综上所述，历代医家共同认识到肺痿是多种肺系疾病的慢性转归，故常与相关疾病合并叙述，单独立论者较少，并且提示肺痈、肺痨、久嗽、喘哮等伤肺，均有转化成为肺痿的可能。如明代王肯堂将肺痿分别列入咳嗽门和血证门论述，《证治准绳·诸气门》说："肺痿或咳沫，或咳血，今编咳沫者于此，咳血者入血证门。"《证治准绳·诸血门》还认为"久嗽咳血成肺痿"。戴原礼在《证治要诀·诸嗽门》中提到："劳嗽有久嗽成劳者，有因病劳久嗽者，其证往来寒热，或独热无寒，咽干嗌痛，精神疲极，所嗽之痰，或脓，或时有血，腥臭异常。"戴氏所指劳嗽之临床表现与肺痿有相似之处。陈实功在《外科正宗·肺痈论》中说："久嗽劳伤，咳吐痰血，寒热往来，形体消削，咯吐瘀脓，声哑咽痛，其候转为肺痿。"指出肺痈溃后，热毒不净，伤阴耗气，可以转为肺痿。唐代王焘《外台秘要·咳嗽门》引许仁则论云："肺气嗽经久将成肺痿，其状不限四时冷热，昼夜咳常不断，唾白如雪，细沫稠粘，喘息上气，乍寒乍热，发作有时，唇口喉舌干焦，亦有时唾血者，渐觉瘦悴，小便赤，颜色青白，毛耸，此亦成蒸。"说明肺痨久嗽，劳热熏肺，肺阴大伤，进一步发展则成肺痿；它如内伤久咳，或经常喘哮发作，伤津耗气，亦可形成肺痿。

在肺痿的治法方面，《金匮要略·肺痿肺痈咳嗽上气病脉证并治》对肺痿的治疗原则也做了初步的探讨，认为应以温法治之。清代李用粹《证治汇补·胸膈门》说："治宜养血润肺，养气清金。"喻嘉言《医门法律》对本病的理论认识和治疗原则做了进一步的阐述，此后，有的医家主张用他创制的清燥救肺汤疗虚热肺痿。张璐在其《张氏医通·肺痿》按喻嘉言之论将肺痿的治疗要点概括为"缓而图之，生胃津，润肺燥，下逆气，开积痰，止浊唾，补真气"，旨在"以通肺之小管"，"以复肺之清肃"。这些证治要点，理义精深，非常切合实用。

在肺痿的选方用药方面，《金匮要略》设甘草干姜汤以温肺中虚冷。唐代孙思邈《千金要方·肺痿门》指出虚寒肺痿可用生姜甘草汤、甘草汤，虚热肺痿可用炙甘草汤、麦门冬汤、白虎加人参汤，对《金匮要略》的治法有所补充。清代李用粹《证治汇补·胸膈门》主张根据本病的不同阶段分别施治："初用二地二冬汤以滋阴，后用门冬清肺饮以收功。"沈金鳌《杂病源流犀烛·肺病源流》进一步对肺痿的用药忌宜等做了补充，他说："其症之发，必寒热往来，自汗，气急，烦闷多唾，或带红线脓血，宜急治之，切忌升散辛燥温热。大约此证总以养肺、养气、养血、清金降火为主。"可谓要言不烦。

一、病因病机

本病病因可分久病损肺和误治津伤两个方面，而以前者为主。病变机制为肺虚津气失于濡养所致。

（一）久病损肺

如痰热久嗽，热灼阴伤；或肺痨久嗽，虚热内灼，耗伤阴津；肺痈余毒未清，灼伤肺阴；或消渴津液耗伤；或热病之后，邪热伤津，津液大亏，以致热壅上焦，消灼肺津，变生涎沫，肺燥阴竭，肺失濡养，日渐枯萎。若大病久病之后，耗伤阳气；或内伤久咳，冷哮不愈，肺虚久喘等，肺气日耗，渐伤及阳；或虚热肺痿日久，阴伤及阳，亦可致肺虚有寒，气不化津，津液失于温摄，反为涎沫，肺失濡养，肺叶渐痿不用。此即《金匮要略》所谓"肺中冷"之类。

（二）误治津伤

因医者误治，滥用汗、吐、下等治法，重亡津液，肺津大亏，肺失濡养，发为肺痿。如《金匮要略·肺痿肺痈咳嗽上气病脉证并治》说："热在上焦者，因咳为肺痿，肺痿之病……或从汗出，或从呕吐，或从消渴，小便利数，或从便难，又被快药下利，重亡津液，故得之。"

综上，本病总由肺虚，津气大伤，失于濡养，以致肺叶枯萎。其病位在肺，但与脾、胃、肾等脏腑密切相关。脾虚气弱，无以生化、布散津液，或胃阴耗伤，胃津不能上输养肺，土不生金，均可致肺燥津枯，肺失濡养；久病及肾，肾气不足，气化失司，气不化津，或因肾阴亏耗，肺失濡养，亦可发为肺痿。

因发病机制的不同，肺痿有虚热、虚寒之分。虚热肺痿，一为本脏自病所转归，一由失治误治，或它脏之病导致。因热在上焦，消亡津液，阴虚生内热，津枯则肺燥，肺燥且热，清肃之令不行，脾胃上输之津液转从热化，煎熬而成涎沫，或因脾阴胃液耗伤，不能上输于肺，肺失濡养，遂致肺叶枯萎。虚寒肺痿为肺气虚冷，不能温化布散脾胃上输之津液，反而聚为涎沫，复因治节无权，上虚不能制下，膀胱失于约束，而小便不禁。《金匮要略心典·肺痿肺痈咳嗽上气病》说："盖肺为娇脏，热则气灼，故不用而痿；冷则气沮，故亦不用而痿也。遗尿，小便数者，肺金不用而气化无权，斯膀胱无制而津液不藏也。"指出肺主气化，为水之上源，若肺气虚冷，不能温化，固摄津液，由气虚导致津亏，肺失濡养，亦可渐致肺叶枯萎不用。

二、辨证论治

（一）辨证要点

主要辨虚热虚寒，虚热证易火逆上气，常伴咳逆喘息，虚寒证常见上不制下，小便频数或遗尿。

（二）辨证候

1. 虚热证

咳吐浊唾涎沫，其质较黏稠，或咳痰带血，咳声不扬，甚则音哑，气急喘促，口渴咽燥，午后潮热，形体消瘦，皮毛干枯，舌红而干，脉虚数。

病机分析：肺阴亏耗，虚火内炽，肺失肃降，则气逆咳喘。热灼津液成痰，故咯吐浊唾涎沫，其质黏稠。燥热伤津，津液不能濡润上承，故咳声不扬，音哑，咽燥，口渴。阴虚火旺，灼伤肺络，则午后潮热，咳痰带血。阴津枯竭，内不能洒陈脏腑，外不能充身泽毛，故形体消瘦，皮毛干枯。舌红而干，脉虚数，乃是阴枯热灼之象。

2. 虚寒证

咯吐涎沫，其质清稀量多，不渴，短气不足以息，头眩，神疲乏力，食少，形寒，小便数，或遗尿，舌质淡，脉虚弱。

病机分析：肺气虚寒，气不化津，津反为涎，故咯吐多量清稀涎沫。阴津未伤故不渴。肺虚不能主气，则短气不足以息。脾肺气虚则神疲食少。清阳不升故头眩。阳不卫外则形寒。上虚不能制下，膀胱失约，故小便频数或遗尿。舌质淡，脉虚弱，皆属气虚有寒之征。

3. 寒热夹杂证

虚热及虚寒症状可以同时出现，或虚热症状较多，或虚寒症状较多，如咳唾脓血，咽干口燥，同时又有下利肢凉，形寒气短等，即是上热下寒之证。其情况亦可出现，可根据临床证候分析之。

（三）病证鉴别

肺痿为多种慢性肺系疾病转化而来，既应注意肺痿与其他肺系疾病的鉴别，又要了解其相互联系。

1. 肺痈

肺痿以咳吐浊唾涎沫为主症，而肺痈以咳则胸痛，吐痰腥臭，甚则咳吐脓血为主症。虽然多为肺中有热，但肺痈属实，肺痿属虚，肺痈失治久延，可以转为肺痿。

2. 肺痨

肺痨主症为咳嗽、咯血、潮热、盗汗等，与肺痿有别。肺痨后期可以转为肺痿重症。

（四）治疗要点

治疗总以补肺生津为原则。虚热证，治当生津清热，以润其枯；虚寒证，治当温肺益气，而摄涎沫。寒热夹杂证，治当寒热平调，温清并用。

临床以虚热证为多见，但久延伤气，亦可转为虚寒证。治应时刻注意保护津液，重视调理脾肾。脾胃为后天之本，肺金之母，培土有助于生金；肾为气之根，司摄纳，温肾可以助肺纳气，补上制下。不可妄投燥热之药，以免助火伤津，亦忌苦寒滋腻之品碍胃，切勿使用峻剂驱逐痰涎，犯虚虚之戒。

（五）分证论治

1. 虚热证

治法：滋阴清热，润肺生津。

方药：麦门冬汤合清燥救肺汤加减。前方润肺生津，降逆下气，用于咳嗽气逆，咽喉干燥不利，咳痰黏浊不爽。后方养阴润燥，清金降火，用于阴虚燥火内盛，干咳痰少，咽痒气逆。

药用麦门冬滋阴润燥；太子参益气生津；甘草、大枣、粳米甘缓补中；伍入半夏下气降逆，止咳化痰，以辛燥之品，反佐润燥之功；桑叶、石膏清泄肺经燥热；阿胶、麦冬、胡麻仁以滋肺养阴；杏仁、枇杷叶可化痰止咳。

如火盛，出现虚烦、咳呛、呕逆者，则去大枣，加竹茹、竹叶清热和胃降逆。如咳吐浊黏痰，口干欲饮，则可加天花粉、知母、川贝母清热化痰。津伤甚者加沙参、玉竹以养肺津。潮热加银柴胡、地骨皮以清虚热，退蒸。

2. 虚寒证

治法：温肺益气。

方药：甘草干姜汤或生姜甘草汤加减。前方甘辛合用，甘以滋液，辛以散寒。后方则以补脾助肺，益气生津为主。

药用甘草入脾益肺，取甘守津回之意；干姜温肺脾，使气能化津，水谷归于正化，则吐沫自止。肺寒不著者亦可改用生姜以辛散宣通，并取人参、大枣甘温补脾，益气生津。

另可加白术、茯苓增强健脾之功；尿频、涎沫多者加煨益智；喘息、短气可配钟乳石、五味子，另吞蛤蚧粉。

3. 寒热夹杂证

治法：寒热平调，温清并用。

　　方药：麻黄升麻汤加减。本方温肺散寒与清热润肺并用，适合于寒热夹杂、肺失润降之咽喉不利、咳唾脓血等症。

　　药用麻黄、升麻以发浮热，用当归、桂枝、生姜以散其寒，用知母、黄芩寒凉清其上热，用茯苓、白术以补脾，用白芍以敛逆气，用葳蕤、麦冬、石膏、甘草以润肺除热。

三、其他治法

（一）单方验方

　　（1）紫河车1具，研末，每日1次，每服3 g，适用于虚寒肺痿。

　　（2）熟附块、淫羊藿、黄芪、白术、党参各9 g，补骨脂12 g，茯苓、陈皮、半夏各6 g，炙甘草4.5 g，用于虚寒肺痿。

　　（3）怀山药30 g、太子参15 g、玉竹15 g、桔梗9 g，用于肺痿气虚津伤者。

　　（4）百合30 g煮粥，每日1次，适用于虚热肺痿。

　　（5）银耳15 g、冰糖10 g，同煮内服，适用于虚热肺痿。

　　（6）冬虫夏草10～15 g、百合15 g、鲜胎盘半个、鲜藕50 g，隔水炖服，隔天1次，连服10～15次为一疗程。

　　（7）新鲜萝卜500 g，白糖适量。将萝卜洗净切碎，用洁净纱布绞取汁液，加白糖调服。每天1次，常服。

　　（8）夏枯草15～25 g，麦冬15 g，白糖50 g。先将夏枯草、麦冬用水煎10～15 min，再加白糖煮片刻，代茶饮，每天1剂，常服，用于虚热肺痿。

（二）中成药

1. 六味地黄丸

功能与主治：滋阴补肾，用于虚热肺痿。

用法与用量：口服，一次8粒，一日3次。

2. 金匮肾气丸

功能与主治：温补肾阳，用于虚寒肺痿。

用法与用量：口服，一次8粒，一日3次。

3. 补中益气口服液

功能与主治：补中益气，升阳举陷，用于肺痿脾胃气虚，见发热、自汗、倦怠等症者。

用法与用量：口服，一次1支，一日3次。

4. 参苓白术散

功能与主治：益气健脾，和胃渗湿，用于肺痿脾胃虚弱，见食少便溏，或吐或泻，胸脘胀闷，四肢乏力等症者。

用法与用量：口服，一次5 g，一日3次。

5. 琼玉膏

功能与主治：滋阴润肺，降气安神，用于虚热肺痿。

用法与用量：口服，一次 1 勺，一日 2 次。

（三）艾灸

艾条点燃，对准足三里穴，并保持一定距离，使局部有温热感、皮肤微红为度。艾灸时间一般为 10 ~ 15 min，每日 1 次，用于虚寒肺痿。

（焦小强）

第九节　失音

失音是一个症状，凡是语声嘶哑，甚则不能发声者，统谓之失音。它主要由于感受外邪，肺气壅遏，声道失于宣畅；或精气耗损，肺肾阴虚，声道失于滋润所致。古代将失音称为瘖或喑。

早在《内经》就已经对人体的发音器官有了认识。如《灵枢·忧恚无言》提到："喉咙者，气之所以上下者也。会厌者，音声之户也。口唇者，音声之扇也。舌者，音声之机也。腭垂者，音声之关也。颃颡者，分气之所泄也。横骨者，神气所使，主发舌者也。"说明喉咙、会厌、唇舌、腭垂、颃颡、横骨均与发音有关。

关于失音，《内经》中指出有两种不同的情况：一是感受外邪。如《灵枢·忧恚无言》中提到"人卒然无音者，寒气客于厌，则厌不能发，发不能下，至其开阖不致，故无音"，《素问·气交变大论篇》有"岁火不及，寒乃大行……民病……暴瘖"，说明了在感受外邪的情况下，声门的开阖作用受到影响而病失音。二是脏气内伤。如《素问·宣明五气篇》中有"五邪所乱……搏阴则为瘖"。所谓阴者，五脏之阴也，手少阴心脉上走喉咙系舌本，手太阴肺脉循喉咙，足太阴脾脉上行结于咽、连舌本、散舌下，足厥阴肝脉循喉咙之后，上入颃颡而络于舌本，足少阴肾脉循喉咙系舌本，故皆主病瘖。五脏为邪所扰而失音，《灵枢·邪气脏腑病形》有"心脉……涩甚为瘖"。《素问·脉解篇》提出"内夺而厥，则为瘖痱，此肾虚也；少阴不至者；厥也"，《素问·大奇论篇》有"肝脉骛暴，有所惊骇，脉不至若瘖，不治自已"，《灵枢·忧恚无言》也有"人之卒然忧恚，而言无音"的记载。这些说明心气不足、肾精亏耗、突受惊扰等因素，皆可使心、肾、肝受损而失音；但是因情志变化而失音者，多可自愈。由此可见，《内经》所论述的两类失音，感受外邪者与肺有关，五脏内伤者，主要涉及心肝肾。

妇女因妊娠而失音者，称为"子瘖"。如《素问·奇病论篇》说："人有重身，九月而瘖……胞之络脉绝也……胞络者系于肾，少阴之脉贯肾系舌本，故不能言……无治也，当十月复。"

隋代巢元方《诸病源候论·卷二·风冷失声候》指出："声气通发，事因关户，会厌是音声之户，悬雍是音声之关。"宋代杨士瀛《仁斋直指方》指出："心为声音之主，肺为声音之门，肾为声音之根。"说明发声虽然与会厌、悬雍等有关，但从脏腑经络整体观点来看，实与心肺肾三脏有关。

宋代钱乙《小儿药证直诀·肾怯失音相似》提到："病吐泻及大病后，虽有声而不能言，又能咽药，此非失音，乃肾怯不能上接于阳故也，当补肾地黄丸主之，失音乃猝病耳。"将失音与重病大病之后无力发声的情况做了鉴别。

明代楼英《医学纲目》明确地将失音分为喉喑及舌喑两类，指出，"喑者，邪入阴部也。经云：邪搏于阴则为喑"；"邪入于阴，搏则为喑，然有二证：一曰舌喑，乃中风舌不转运之类，但舌本不能转运言语，而喉咽音声则如故也。二曰喉喑，乃劳嗽失音之类，但喉中声嘶，而舌本则能转运言语也。"这种分法，对失音的鉴别具有重要的指导意义。舌喑主要见于中风，而喉喑则是本节讨论的重点。

明代徐春甫《古今医统·卷四十六·声音候》对本症的认识较为深入，如说："舌为心之苗，心痛舌不能转，则不能语言，暴病者尚可医治，久病者不可治也，故心为声音之主者此也。肺者属金，主清肃，外司皮腠，风寒外感者，热郁于内，则肺金不清，咳嗽而声哑，故肺为声音之门者此也。肾者人身之根本，元气发生之主也，肾气一亏，则元气寝弱而语言瘖者有之。"并指出病分三因："有内热痰郁，窒塞肺金，而声哑及不出者，以及有咳嗽久远，伤气而散者，此内因也。有外受风寒，腠理闭塞，外束内郁，嗽而口声哑……此外因也。又有忽暴吸风，卒然声不出者，亦外因也。有因争竞，大声号叫，以致失声，或因歌唱伤气而声不出，此不内外因也，养息自愈。"这三类原因引起的失音，均属喉瘖的范畴。明代李梴《医学入门·卷四·瘰疬》说"咽疮失音者死"，指出了瘰疬出现喉头生疮而失音者，预后较差，难于治愈。

明代张景岳《景岳全书·声瘖》论述失音的辨证提到："实者其病在标，因窍闭而瘖也；虚者其病在本，因内夺而瘖。窍闭者，有风寒之闭，外感证也；有火邪之闭，热乘肺也；有气逆之闭，肝滞强也……此皆实邪之易治者也。至若痰涎之闭，虽曰有虚有实，然非治节不行，何致痰邪若此？此其虚者多而实者少，当察邪正分缓急而治之可也。内夺者，有色欲之夺，伤其肾也；忧思之夺，伤其心也；大惊大恐之夺，伤其胆也；饥馁疲劳之夺，伤其脾也；此非各求其属，而大补元气，安望其嘶败者复原，而残损者复振乎？此皆虚邪之难治也。"说明了，五脏皆可以为瘖，而以心、肺、肾三脏为主。失音的辨证要分虚实，实邪易治，虚邪难治。实邪为窍闭，可因风寒、火邪、气逆、痰涎所致；虚邪则有伤肾、伤心、伤胆、伤脾之分。并认为："此外复有号叫、歌唱、悲哭，反因热极暴饮水，或暴吹风寒而致瘖者……但知养息，则弗药可愈，是皆所当辨者。"指出有些情况是饮食、起居、生活不慎所造成的一时性失音，养息可愈。另外还有些喉科疾病的恢复期，也可自愈，如说："凡患风毒或病喉痛病既愈，而声则瘖者，此其悬雍已损，虽瘖无害也，不必治之。"张景岳对失音的辨证，亦将中风的舌强不语与之分开论治。

清代张璐《张氏医通·诸气门·瘖》指出："失音，大都不越于肺，然须以暴病得之为邪郁气逆，久病得之为津枯血槁；盖暴瘖总是寒包热邪，或本内热而后受寒，或先外感而食寒物……若咽破声嘶而痛是火邪遏闭伤肺……肥人痰湿壅滞气道不通而声……至若久病失音，必是气虚挟痰之故""更有舌瘖不能言者，亦当分别新久，新病舌瘖不能言，必是风痰为患……若久病或大失血后，舌萎不能言。"说明了失音与舌瘖有别，两者皆各有新病与久病之分，这对于辨证、治疗及预后的判断均有一定意义。

清代还出现了不少喉科专著，如《重楼玉钥》《咽喉脉证通论》《咽喉经验秘传》《尤氏喉科秘书》《包氏喉证家宝》《焦氏喉科枕秘》等，均认识到失音在多种喉科病证中都可出现，如有喉中呼吸不通、言语不出的喉痹，风痰所致的哑瘴喉风，喉癣久则喉哑的失音，虚损劳瘵咳伤咽痛的声哑。各书均未单独将失音列出，亦说明至清代已逐渐认识到失音仅是一个症状，可见于多种咽喉病证。

总之，对于失音一证，古代医家从脏腑经络的整体观点来看，以心、肺、肾三脏病变为主。其中属于中风的舌强不语（舌瘖），主要与心有关；属于喉瘖者，则与肺、肾有关。

本节内容以"喉瘖"为主，就主要见于各种原因引起的急性喉炎、慢性喉炎、喉头结核、声带创伤、声带小结、声带息肉等，也见于癔症性失音。若其他疾病而兼有失音的，也可参照本节辨证治疗。

一、病因病机

失音的致病因素多端，主要与感受外邪、久病体虚、情志刺激和用声过度有关，导致肺、肾、肝等脏腑功能失调，声道不利。

（一）外邪犯肺

由于风寒外袭，邪郁于肺，肺气失于宣畅，会厌开合不利，音不能出，以致卒然声嘎。如感受风热燥邪，或寒郁化热，肺受热灼，清肃之令不行，燥火灼津，声道燥涩，均可导致发音不利。或因热邪灼津为痰，痰热交阻，壅塞肺气，而使声音不扬。此外，也有因肺有蕴（痰）热、复感风寒、寒包热邪、肺气壅闭、失于宣肃而致失音者。

（二）肺肾阴虚

慢性疾患，久咳劳嗽，迁延伤正；或酒色过度，素质不强，以致体虚积损成劳，阴虚肺燥，津液被灼；或肺肾阴虚，虚火上炎，肺失濡润，而致声瘖。亦有因阴伤气耗、气阴两虚、无力鼓动声道而致失音者。如《古今医统》指出："凡患者久嗽声哑，乃是元气不足，肺气不滋。"

（三）气机郁闭

此因忧思郁怒，或突受惊恐，而致气机郁闭，声暗不出。情志因素致瘖与内脏功能失调密切有关。

（四）声道受损

用声过多、过强，损伤声道，津气被耗，也可导致失音。

综上所述，失音可归纳为外感和内伤所致两大类。外感属实，为"金实无声"；因感受外邪，阻塞肺窍，肺气壅遏，失于宣畅，会厌开合不利，而致声音嘶哑。内伤属虚，为

"金碎不鸣"；多系久病体虚、肺燥津伤，或肺肾阴虚、精气耗损，咽喉、声道失于滋润，而致发音不利。《临证指南医案·失音》亦有"金实则无声，金破碎亦无声"之说。一般说来，内伤失音临床表现多以阴虚为主，但因"声由气而发"，因此常可同时有气虚的一面。如属情志致病，郁怒伤肝，肝气侮肺，或悲忧伤肺，肺气郁闭，不能发音者，又属内伤中的实证。其他如高声号叫引起的一时性失音，由于声道受损，亦常有津气耗伤之候。

就病位而言，失音虽属喉咙和声道的局部疾患，病变脏器主要在肺系，但同时与肾密切相关。因喉属肺系，肺脉通于会厌，肾脉上系于舌，络于横骨，终于会厌。肺主气，声由气而发，肾藏精，精足则能化气，精气充足，自可上承于会厌，鼓动声道而发音。若客邪闭肺，或肺肾阴气耗损，会厌受病，声道不利，皆可导致失音。

二、辨证论治

（一）辨证要点

1. 辨外感内伤

对失音的辨证，当从发病缓急、病程长短，区别外感内伤。凡急性发病、病程短者，多属外感引起；病起缓慢、病程长者，多因内伤疾病所致。

2. 辨虚证实证

其一般可分为暴瘖、久瘖两类。暴瘖为卒然起病，多因邪气壅遏，窍闭而失音，其病属实；久瘖系逐渐形成，多因肺肾阴虚，声道燥涩而失音，或兼肺肾气虚，鼓动无力所致，其病属虚。但内伤气郁致瘖者也可属实，外感燥热表现为肺燥津伤者也可属虚。

（二）鉴别诊断

失音一证，应当分喉瘖和舌瘖。本节论述的为喉瘖，当与舌瘖相鉴别。喉瘖为喉中声嘶，或声哑不出，而舌本运转自如；舌瘖为舌本不能运转言语，而喉咽音声如故，每有眩晕、肢麻病史，或同时伴有口眼㖞斜及偏瘫等症。

（三）治疗原则

凡属暴瘖因邪气壅遏而致窍闭者，治当宣散清疏；久瘖因精气内夺所致者，治当清润滋养，或气阴并补。具体言之，实证则辨别风寒、痰热的不同，分别予以宣、清；久瘖应区分肺燥津伤与肺肾阴虚的轻重，或润或养。病缘气郁者，气郁化火，日久也可灼伤津液，导致肺肾阴虚，因此又当注意本虚与标实之间的关系，权衡施治。

凡失音日久，经治疗效果差者，可在辨证的基础上酌配活血化瘀之品，也可径以活血化瘀为主进行治疗，如《张氏医通》论失音中即有"若膈内作痛，化瘀为先，代抵当丸最妥"的记载。

（四）分证论治

1. 实证

（1）风寒：卒然声音不扬，甚则嘶哑；或兼咽痒，咳嗽不爽，胸闷，鼻塞声重，寒热，头痛等症，口不渴，舌苔薄白，脉浮；或兼见口渴，咽痛，烦热，形寒，气粗，舌苔薄黄，脉浮数者；或见卒然声暗，咽痛欲咳而咳不出，恶寒身困，苔白质淡，脉沉迟或弦紧。

病机分析：风寒袭肺，会厌开合不利，故卒然声音不扬，甚至嘶哑，肺被邪遏，气失宣畅，则咳嗽咽痒、胸闷、鼻塞声重；风寒束表，则见寒热头痛、舌苔薄白、脉浮。若邪热内郁，风寒外束，又可见口渴、咽痛、气粗、烦热、形寒等"寒包热"证。若肾虚受寒，太阳少阴两感，可见恶寒身困、苔白舌淡、脉沉迟或弦紧。

治法：疏风散寒，宣肺利窍。

方药：三拗汤、杏苏散加减。麻黄、苏叶、生姜功能疏风散寒，前胡、杏仁宣肺止咳，桔梗、甘草利咽化痰。

"寒包热"者，当疏风散寒，兼清里热，方用大青龙汤，或在疏风散寒的药物上配以石膏、黄芩、知母，并合蝉蜕、木蝴蝶以利咽喉、开声音。太阳少阴两感证，可用麻黄附子细辛汤。

（2）痰热：语声嘎哑，重浊不扬，咳痰稠黄，咽喉干痛，口干苦，或有身热。舌苔黄腻，脉滑数。

病机分析：风热犯肺，蒸液成痰，肺失清肃，故语声嘎哑，重浊不扬；痰热壅肺，则咳痰稠黄；邪热灼津，故见咽喉干痛、口苦；若风热在表，可见身热；舌苔黄腻、脉滑数乃痰热郁肺之征象。

治法：清肺泻热，化痰利咽。

方药：清咽宁肺汤加减。方中桔梗、甘草清利咽喉，桑白皮、黄芩、栀子清泻肺热；前胡、知母、贝母清宣肺气、化痰止咳。并可酌情选用蝉蜕、胖大海、牛蒡子、枇杷叶等清肺泻热、利咽开音之品。

若觉痰阻咽喉，哽痛不适，加僵蚕、射干消痰利咽；内热心烦，加石膏清热除烦；痰热伤阴，口渴、咽喉肿痛，加玄参、天花粉养阴清咽。

（3）气郁：突然声哑不出，或呈发作性，常因情志郁怒悲忧引发。心烦易怒，胸闷气窒，或觉咽喉梗塞不舒。舌苔薄，脉小弦或涩滞不畅。

病机分析：郁怒伤肝，肝气侮肺，悲忧伤肺，肺气郁闭，而致突然声哑不出；肝郁化火则心烦易怒；肝气上逆，肺气不降，则胸闷气窒，咽喉如物梗阻；脉小弦、涩滞不畅，是属肝郁之候。

治法：疏肝理气，开郁利肺。

方药：小降气汤、柴胡清肝汤加减。前方中紫苏、乌药、陈皮理气，白芍、甘草柔肝，用于肝郁暴逆、气闭为瘖；后方中柴胡疏肝，黄芩、栀子、连翘清肝泻肺，桔梗、甘草清利咽喉，用于气郁化火，有清肝散郁之功，并可兼清肺热。

对于气郁失音，尚可酌情选用百合、丹参养心解郁闷；厚朴花、绿梅花、白蒺藜、合欢花疏肝解郁，川楝子泻肝降气，木蝴蝶解郁通音。

肺气郁闭，胸闷气逆，配苏子、瓜蒌皮降气化痰。忧思劳心，精神恍惚，失眠多梦者，酌配党参、远志、茯神、石菖蒲、龙齿、酸枣仁以安神定志。

气郁所致的失音，虽应理气解郁，但忌过用辛香之品，若病久气郁化火伤津，当酌配润燥生津之品。

2. 虚证

（1）肺燥津伤：声嘶，音哑，咽痛，喉燥，口干；或兼咳呛气逆，痰少而黏。舌质红少津、苔薄，脉小数。

病机分析：燥火伤肺，声道燥涩而致声嘶、音哑；燥伤肺津，咽喉失于滋润，故咽喉干燥疼痛、口干；肺失清润，燥邪灼津为痰，则咳呛气逆、痰少质黏；舌红少津，脉象小数，乃属燥热蕴肺之象。

治法：清肺生津，润燥利咽。

方药：桑杏汤、清燥救肺汤加减。方中沙参、麦门冬、梨皮有生津润燥之功，桑叶、枇杷叶、栀子皮清宣肺热，杏仁、贝母化痰止咳，桔梗、甘草清利咽喉。可加蝉蜕、木蝴蝶利咽喉、开声音。

若兼微寒、身热、鼻塞、头痛等表证，可酌配荆芥、薄荷以疏风透表；燥火上逆、咳呛气急加桑白皮以清润止咳；津伤较著，口咽干燥、舌红唇裂加天门冬、天花粉滋润肺燥。

（2）肺肾阴虚：声音嘶哑逐渐加重、日久不愈，兼见干咳少痰，甚则潮热、盗汗、耳鸣、目眩、腰酸膝软、形体日瘦。舌质红，苔少，脉细数。

病机分析：肺阴不足，病损及肾，阴精不能上承，以致声音嘶哑日渐加重，久延不愈，肺失滋润，清肃无权，则干咳少痰；阴虚内热，阴不内守，故见潮热、盗汗；肾虚肝旺，而致耳鸣、目眩；肾虚，阴精不能充养腰脊，外荣形体，故腰膝酸软、形体日瘦；舌质红、苔少、脉细数为阴虚之象。

治法：滋养肺肾，降火利咽。

方药：百合固金汤、麦味地黄丸等加减。方中百合、麦门冬、熟地、玄参滋养肺肾，五味子、白芍滋阴敛肺，桔梗、甘草、贝母化痰利咽，当归养血活血。可酌加诃子肉、凤凰衣、木蝴蝶、蜂蜜等敛肺利咽、濡润声道之品。

虚火偏旺，潮热、盗汗、口干、心烦、颧红者，加知母、黄柏；兼有气虚、神疲、自汗、短气者，去玄参、生地，加黄芪、太子参。

如因用声过度，声道损伤，津气被耗而失音者，注意适当休息，避免大声说话。同时可用响声丸，每日含化 1 ~ 2 粒；或用桔梗、甘草、胖大海等泡茶服；也可配合养阴之剂内服，如二冬膏、养阴清肺膏等。

三、其他治法

（一）蒸汽吸入

风寒证用苏叶、藿香、佩兰、葱白各适量，水煎，趁热吸入其蒸汽。风热证用薄荷、蝉蜕、菊花、桑叶各适量，水煎，趁热吸入其蒸汽。

（二）针灸

主穴：天突、鱼际、合谷；配穴：尺泽、曲池、足三里。每日取主穴 1～2 个，配穴
1～2 个，暴瘖者用泻法，每日 1 次。

四、转归预后

凡外感风寒、痰热蕴肺的失音，一般容易治疗。但燥热伤肺所致者，如迁延日久，需
防其趋向肺虚劳损之途。

若肺肾阴虚，久瘖不愈，濒于虚损之境者，称为"哑劳"，每为严重征兆。如《简明
医毂》指出："酒色过度，肾脏亏损，不能纳气归元，气奔咽嗌，嗽痰喘胀，诸病杂糅，
致气乏失音者，俗名哑劳是也，神人莫疗。"（转引自《杂病广要·瘖》）当辨病求因，
分别对待。其他如因情志所伤、气郁失音，则又可呈反复性发作。

五、预防调摄

对失音患者，除药物治疗外，必须注意避免感冒，少进辛辣、厚味，并忌吸烟、饮酒。

风寒痰火所致者，宜宣宜清，切忌酸敛滋腻，以免恋邪闭肺，迁延不愈。

因痰热交结或肺燥津伤者，可食用梨子、枇杷、橙子等清润生津；肺肾两虚者，可以
白木耳、胡桃肉作为食疗。

由于情志郁怒所致的失音，则应避免精神刺激。

如与用声有关者，又当避免过度及高声言语，以利恢复。

（焦小强）

第十节　肺络张

肺络张是指因邪气犯肺，肺气痹阻，痰浊内蕴，肺络扩张所致，以慢性咳嗽，咯吐大
量黏痰或脓痰，间断咯血为主要表现的肺系疾病。由于感受六淫之邪，未经发散停留肺中，
蕴发为热，邪热犯肺，蕴结不解，而引起支气管扩张。正气虚弱，肺虚卫外不固，或素有
痰热蕴肺，或嗜过度，恣食肥美，以致湿热内盛等，则是人体易受外邪导致本病的内在因
素。内外之邪干及肺气，肺失清肃则为咳嗽，损伤肺络血溢脉外则为咯血。本病发病以邪
实为主，但经久不愈，肺肾不足，成虚实夹杂之证。

在现代医学中归属支气管扩张症，是常见的慢性支气管化脓性疾病，大多继发于呼吸
道感染和支气管阻塞，尤其是儿童或青年时期荨麻疹、百日咳合并支气管肺炎，由于破坏
支气管管壁，形成支气管管腔扩张和变形。其临床表现主要为慢性咳嗽，伴大量咳脓痰和
反复咯血；主要的发病因素为支气管－肺组织的感染和支气管阻塞，两者相互影响，导致

支气管扩张的发生和发展；亦有先天性发育缺陷及遗传因素引起者，但较为少见。

一、病因病机

本病主因素体正气不足，复感外邪所致，或因脾肺气虚，津液不得转运输布，致使痰湿内蕴，阻遏气道而发病。

1. 外邪侵袭

外邪入侵，以风寒、风热之邪为主。寒邪郁肺，化热生火，或风热之邪，均可灼伤肺络，熬液为痰，痰阻气道，致肺气上逆，而出现咳嗽、咳大量脓痰和（或）咯血。

2. 正气不足

先天禀赋不足或肺脾两虚。脾虚失运，水湿聚而为痰，上干于肺；肺虚卫外不固，易感外邪，肺虚宣发失司，气不布津，又因驱邪无力，致外邪反复入侵，迁延日久而致本病。

3. 痰瘀互结

肺脾亏虚，生成痰湿，加之久病入络，致血脉瘀阻，瘀痰互结，导致本病迁延不愈。在晚期易见变证迭起，出现气喘、虚劳等证。

本病病位在肺，而痰湿、火热、瘀血是主要病理因素。外邪的侵入与机体正气的虚损相关。由于本病常与幼年麻疹、百日咳或体虚之时感受外邪有关，因正气虚损，致痰湿留伏于肺，若再次感受外邪，或肝火犯肺，引动内伏之痰湿，致肺气上逆而出现咳嗽、咳吐脓痰；热伤血络，则见痰中带血或大咯血；久病入络或离经之血不散而形成瘀血，又可成为新的致病因素。本病从邪热犯肺到形成肺络损伤，是一个慢性渐进过程，因此，该病的病理性质为本虚标实、虚实夹杂，主要以肺脾两虚为本，外邪侵袭为标。本病初起时病位在肺，继之可渐及肝脾，久之可累及心肾，导致病情反复发作，迁延难愈，使正气日渐耗损，因此晚期易见喘促、虚劳等变证。

二、辨证

（一）临床表现

1. 主要症状

咳嗽、咳脓痰、咯血是肺络张，即支气管扩张的三大主症。此症状可轻重不一。轻者可无症状，上呼吸道感染后咳嗽、咳少量黄痰，无咯血或偶有痰中带血丝。重者可每天有咳嗽、咳痰，并常有黄脓性痰。其痰量可每天 2 ~ 3 口，或可达数十、数百毫升。多为脓性痰，放置后呈现泡沫、黏液、脓性物与坏死物沉淀分层现象。脓液常为黄色或黄绿色，可混有血迹。绿色者常为铜绿假单胞菌感染所致，有时为中性粒细胞过多所致。有时痰有恶臭，常是厌氧菌感染所致。

患者中约半数以上（50% ~ 90%）病程中有咯血，可为痰中带血或成口咯血；患者也可连续咯血，甚至是喷射状咯血，一次咯血量可几毫升乃至几十、几百毫升，甚至上千毫升。每天咯血量 < 50 mL 为少量，50 ～ 200 mL 为中量，> 200 mL 为大量。中、大量咯血均占咯血者 50%。大量咯血可能因支气管动脉或其血管瘤破裂所致。少数患者平时可无症状，反复发作性咯血为其唯一表现。此类较少感染、咳嗽及少痰者称为干性支气管扩张，约占咯血者 22%，也较少发生肺动脉高压和肺心病。结核性支气管扩张常属此类。痰中带血或小量咯血，常因黏膜炎性损害微小血管破损所致。剧咳、用力、高血压、凝血异常等均可诱发支气管扩张咯血。

支气管扩张的全身症状常有发热，高低不等，持续时间长短不一，与继发感染有关，是长期低热重要原因之一，也常是需要鉴别的疾病之一。重症常有消瘦、贫血、乏力，与感染消耗、进食少、咳痰多、蛋白丢失有关。儿童可因支气管扩张消耗而发育受阻。

支气管扩张症状轻重常与其部位、范围、类型及伴随感染和痰量多少等有关。下叶、舌叶、中叶支气管扩张因引流差、感染机会多而咳嗽、咳痰多。结核性支气管扩张上叶多见，引流较好而感染少，故症状少；但继发感染时痰液可增多，或有黄痰而易误诊为肺结核的恶化。痰量随体位变化常是支气管扩张的特征。

支气管扩张的病程往往较长，大多起病于儿童期，常继发于肺炎、百日咳、麻疹、流感、异物误吸后。有先天性诱发因素者更多见于儿童，早期即出现症状，而病程较长。病程可多达数年或 10 年以上。成人所表现的支气管扩张大多始于儿童期、成人也可继发于肺炎、肺化脓症、肺不张、继发性肺结核及胸膜炎所致胸膜肥厚粘连、肺间质纤维化，也多有长达数年的病史。

支气管扩张相关疾病的症状：对其认识有助于早发现和确立支气管扩张诊断，并减少无漏诊，还可及时对相关疾病做适当治疗。支气管扩张伴发先天性疾病如 Kartagener's 综合征，鼻窦炎扩张综合征均可由鼻塞、流涕或头痛、鼻窦压痛；囊性纤维化者可有腹胀、腹泻、粪恶臭等症状及汗液氯化钠升高、精子运动功能不良；伴发支气管扩张性哮喘者可有发作性喘息、呼吸困难；合并慢阻肺者可在慢阻肺咳、痰、喘症状基础上反复咳脓痰、咯血；支气管扩张继发于肺结核者常有结核病史，结核未愈者可有结核中毒症状，发热、盗汗、消瘦，甚至痰结核菌阳性。

2. 体征

轻度支气管扩张可无异常体征。重者可有贫血，苍白面容。胸廓可见鸡胸或因胸膜增厚粘连及肺不张等致一侧胸廓塌陷、畸形。可闻及吸气干鸣音及支气管扩张部位的固定性湿啰音。肺间质纤维化可因支气管扩张和（或）肺泡炎性渗出而出现浅表湿啰音（Velcro 啰音）。近 1/3 支气管扩张有杵状指，囊性支气管扩张有反复化脓性感染者易出现。支气管扩张伴慢阻肺者可有桶状胸，伴发哮喘者可有呼气哮鸣音。晚期重症支气管扩张肺功能严重减损者可有低氧血症而有发绀，以及至肺心病、呼吸衰竭与心力衰竭体征。

3. 常见并发症

（1）窒息：年老体弱、肺功能不全患者发生咯血时，因镇咳药物的使用咳嗽反射和呼吸中枢受抑制，血块不能咳出而发生窒息。

（2）呼吸衰竭：支气管扩张症患者可出现肺脏功能损害，导致呼吸衰竭。危重时，如不及时处理，会发生多脏器功能损害，甚至危及生命。

（二）辅助检查

1. 血炎性指标

血白细胞、中性粒细胞计数、C反应蛋白（CRP）、血沉（ESR）、降钙素原（PCT）升高时可反映疾病活动及感染加重。PCT是细菌感染的特异性标志物，对抗生素使用有指导意义。

2. 血清免疫球蛋白测定和血清蛋白电泳

支气管扩张症患者气道感染时各种免疫球蛋白均可升高，合并免疫功能缺陷时则可出现免疫球蛋白缺乏。严重、持续或反复、多部位感染，应注意有无免疫功能缺陷。

3. 血气分析

用于评估患者肺功能受损状态，判断有无缺氧和（或）二氧化碳潴留。

4. 血清IgE测定、烟曲霉抗原皮试、血清烟曲霉沉淀抗体

根据临床表现选择性测定以除外ABPA。

5. 痰检

支气管扩张症患者气道内常见流感嗜血杆菌、铜绿假单胞菌等致病微生物定植，致病菌的培养及药敏试验对抗菌药物的选择具有重要的指导意义，但抗菌药物使用前留痰、合格的深部痰标本、标本及时送检至关重要。

6. 类风湿因子、抗核抗体、抗中性粒细胞胞质抗体

根据病情必要时检测。

7. 肺功能检查

阻塞性通气功能障碍较为多见，病程较长时因支气管和周围肺组织纤维化，可出现限制性通气功能障碍，伴弥散功能下降，部分患者存在气道高反应性。所有患者均建议完善，且至少每年复查1次。

8. 胸部高分辨率CT扫描

胸部高分辨率CT扫描可确诊支气管扩张症，但对轻度及早期支气管扩张症的诊断作用尚有争议。支气管扩张通常发生于中等大小的支气管，后基底段是病变最常累及的部位。因左侧支气管与气管分叉角度较右侧为大，且左侧支气管较右侧细长，并由于受心脏和大血管的压迫，左肺较右肺好发。结核引起的支气管扩张多分布于上肺尖后段、下叶背段。根据CT征象支气管扩张可分为柱状型、囊状型、静脉曲张型及混合型。当扫描层面与支气管垂直时，囊状扩张的管腔旁伴行的肺动脉呈现点状高密度影，状似印戒，名为"印戒征"；当扫描层面与支气管平行时，支气管的管腔增宽，管壁增厚，互相平行的影像形似双轨，名为"轨道征"；当多个囊状扩张的支气管聚集成簇时，可见"蜂窝状"；ABPA常表现为中心性支气管扩张。如CT显示肺动脉扩张时，提示肺动脉高压，则预后不佳。

9. 支气管碘油造影

经导管或支气管镜在气道表面滴注不透光的碘脂质对比剂，直接显示扩张的支气管，但由于此项检查为创伤性检查，现已逐渐为胸部高分辨率 CT 所取代，极少应用于临床。

（三）诊断

1. 辅助检查

有下列四条中任意一条所列征象者均可诊断支气管扩张。

（1）普通胸片：显示卷发影，蜂窝征，多发囊状影，可伴发液平；不规则条状支气管充气征或双轨影，显示管壁增厚，管腔扩大。

（2）胸部 CT 片：示双轨征、杵状指、串珠征，可伴支气管集束征；连续层面示环形影，戒指征，斑点影，葡萄状影，蜂窝影；环、点影呈近端小远端大特点，或支气管环影直径大于并行的肺动脉影直径，均显示扩张支气管壁增厚。胸膜下 2 cm 内有蜂窝征，支气管征均应考虑支气管扩张。

（3）支气管造影：显示柱状、囊状、混合状支气管扩张，可分散或成集束状。

（4）纤维支气管镜检查：显示较大支气管管腔扩大，伴或不伴腔内分泌物及管壁变性或炎症。

2. 诊断支气管扩张的线索指征

（1）有慢性或反复性咳嗽、咳脓痰、咯血三大主症，或仅反复咯血。

（2）哮喘伴有咳脓痰，或哮喘伴咯血。

（3）有胸部固定性湿啰音，杵状指（趾）。

（4）有鸡胸、驼背、慢性鼻窦炎、内脏转位、发育不良。年轻患者有明显肺心病体征。

（5）有肺纹理重、多、乱、集束、肺不张、不规则条带影，胸膜增厚粘连。

（6）儿童有持久的肺不张，固定部位反复肺炎发作。

（7）重症慢阻肺与晚期肺间质纤维化，病灶广泛的慢性纤维空洞性肺结核、毁损肺，大片或广泛胸膜增厚粘连。

（8）幼年时患过麻疹、百日咳、肺炎、异物吸入、结核性胸膜炎、肺门纵隔淋巴结核、肺不张等病史。

（9）成人重症肺炎后慢性咳嗽、咳痰。

（10）家族性鼻窦炎、支气管扩张史。

（四）鉴别诊断

1. 慢性阻塞性肺疾病

慢性阻塞性肺疾病多有长期吸烟史，中老年发病，症状缓慢进展，活动后气促，反复咯血少见，肺功能表现为不完全可逆的气流受限。

2. 肺结核

肺结核常有咳嗽、咳痰、咯血等呼吸道症状和低热、盗汗、纳差、乏力、消瘦等结核中毒症状，血沉、结核抗体、PPD皮试、TB-SPOT、胸部影像学及痰结核菌检查可协助诊断。

3. 弥漫性泛细支气管炎（DPB）

弥漫性泛细支气管炎有持续咳嗽、咳痰及活动时呼吸困难症状，常合并慢性鼻旁窦炎或有既往史，胸部听诊断续性湿啰音，血清冷凝集试验效价增高（1∶64以上），低氧血 $PaO_2 < 80$ mmHg，FEV_1 占预计值 $< 70\%$ 以下，胸部CT见两肺弥散性小叶中心性颗粒样结节状阴影。

4. 肺脓肿

肺脓肿起病较急，有全身中毒症状，咳大量脓臭痰，胸部影像学可见密度较高的炎症阴影，其中可见伴有气液平面的空洞，通过有效治疗可以完全吸收。

5. 反复咯血

反复咯血需要与支气管肺癌、结核病及循环系统疾病进行鉴别。

三、治疗

（一）辨证论治

1. 急性期的治疗

（1）痰热伤肺。

主症：咳嗽、咳大量脓样黄白色稠痰，其气味或腥臭；咯血或痰中带血，口干、口渴，可伴发热恶寒、胸痛、大便秘结、尿黄、舌质红、苔黄腻、脉滑数或浮数。

治法：清肺泻火，凉血止血。

方药：清肺止血汤。

基本处方：生地黄15 g，牡丹皮15 g，仙鹤草30 g，苇茎15 g，鱼腥草30 g，桑白皮15 g，杏仁12 g，桔梗15 g。每日1剂，水煎服。

方解：本方以生地黄、牡丹皮、仙鹤草清热凉血止血，佐以苇茎、鱼腥草清肺泻火；桑白皮、杏仁、桔梗宣肺涤痰。全方合用可收清泻肺热，凉血之效。

加减：热盛加黄连12 g、黄芩15 g以清肺泻热，痰多加瓜蒌20 g、胆南星12 g、冬瓜仁20 g以清热化痰，大便秘结不通加大黄10 g泻热通腑，血色瘀黯、缠绵不止加三七末1.5 g冲服止血。

（2）肝火犯肺型。

主症：咳嗽、咳黄色脓痰、咯血、烦躁易怒、胸胁疼痛、口干、口苦、舌质红、舌苔薄黄干、脉弦数。

治法：清肝泻火止血。

方药：清肝止血汤。

基本处方：生地黄 15 g，牡丹皮 15 g，龙胆草 15 g，栀子 12 g，桑白皮 15 g，杏仁 15 g，生蒲黄 15 g，仙鹤草 30 g。每日 1 剂，水煎服。

方解：本方以龙胆草、栀子清肝泻火为主药，生地黄、牡丹皮、生蒲黄、仙鹤草凉血止血，佐以桑白皮、杏仁宣肺化痰。全方合用可收清泻肝火，凉血之效。

加减：胸胁痛明显者柴胡 12 g、桃仁 10 g 疏肝行气化瘀以止痛，痰多加浙贝母 15 g、瓜蒌皮 15 g 清热涤痰。

（3）相火灼金型。

主症：咳嗽咳痰或干咳无痰、痰中带血或反复咯血、口干咽燥、潮热盗汗、面赤颧红、舌质红少苔或无苔、脉细数。

治法：滋阴清热、凉血止血。

方药：滋阴止血汤。

基本处方：生地黄 15 g，牡丹皮 15 g，玄参 15 g，黄柏 15 g，知母 12 g，仙鹤草 30 g，川贝末 3 g（冲服），阿胶 12 g（烊化）。每日 1 剂，水煎服。

方解：本方以生地黄、玄参、牡丹皮、仙鹤草滋阴凉血止血，佐以知母、黄柏清热养阴；浙贝母、阿胶润肺燥，益肺阴以止血。全方合用可收滋阴泻火，凉血之效。

加减：痰多加枇杷叶 12 g、天花粉 15 g 加强清热化痰；反复咯血，加生蒲黄 15 g、白茅根 15 g 养阴止血；舌涸津伤，以生藕汁代茶徐徐咽下，以清热生津止血。

（4）气不摄血证。

主症：痰中带血或咳吐纯血。面色无华，神疲乏力，头晕目眩，耳鸣心悸，或肢冷畏寒。舌质淡，脉虚细或芤。

治法：益气温阳摄血。

方药：拯阳理劳汤加减。

基本处方：人参 6 g（另炖兑服），黄芪 10 g，白术 10 g，当归 10 g，陈皮 10 g，肉桂 3 g，仙鹤草 15 g，白及 19 g，阿胶珠 10 g，三七末 3 g（冲服），甘草 6 g。每日 1 剂，水煎服。

方解：本方以人参、黄芪、白术、肉桂、甘草益气温阳；仙鹤草、白及、阿胶珠、三七粉止血；当归、陈皮行气活血，使止血而不留瘀。全方合用可收益气摄血，收敛之效。

加减：无寒象者去肉桂。

（5）气阴亏虚证。

主症：呛咳少痰，痰中带血，气短神倦，自汗，口燥咽干，或有潮热，手足心热，脉细数无力。

治法：益气救阴，敛肺止血。

方药：生脉散。

基本处方：人参 10 g（另炖），麦门冬 20 g，五味子 9 g。每日 1 ～ 2 剂，水煎服。

方解：人参大补元气，麦门冬养阴润肺，益气生津，五味子敛肺生津，聚耗散之气。全方合用可收益气养阴之效。

加减：若病情急危，应急用生脉注射液 30 mL 加入 50% 葡萄糖液 20 mL 静脉注射。病情危重者，可加用生脉注射液加入 10% 葡萄糖液中静脉滴注，以敛阴固脱。

（6）血脱亡阳证。

主症：面色苍白，四肢厥冷，大汗淋漓，甚至昏厥，鼻息微，舌质淡，脉数细。

治法：益气回阳固脱。

方药：独参汤或参附汤。

基本处方：吉林参 30 g（另炖），或加制附子 15 g。

方解：吉林参大补元气，益气固脱，此时可谓"有形之血不能速生，而无形之气所当急固"，用于气随血脱之危候；制附子温肾壮阳，祛寒救逆。全方合用可收益气回阳固脱之效。

加减：若病情急危，应急用生脉注射液、参附芪注射液各 10 ～ 30 mL，分别加入 50% 葡萄糖液 20 mL 中静脉注射，或加入 10% 葡萄糖液中静脉滴注。

2. 迁延期的治疗

（1）痰浊阻肺。

主症：反复长期咳嗽、咳大量脓痰、痰色虽黄白黏稠，但易咳出，尤以早晚或变换体位后咳痰更多；气促、气紧，痰咳出后可以减轻，舌质红、苔白厚腻、脉滑。

治则：祛痰止咳平喘。

方药：支扩涤痰汤。

基本处方：鱼腥草 30 g，前胡 12 g，杏仁 12 g，浙贝母 12 g，冬瓜仁 15 g，薏苡仁 15 g，炙麻黄 12 g，桔梗 15 g，法半夏 12 g，瓜蒌仁 12 g。每日 1 剂，水煎服。

方解：本方以杏仁、冬瓜仁、薏苡仁、桔梗涤痰宣肺，佐以鱼腥草、前胡、浙贝母清肺化痰；炙麻黄、法半夏降气平喘。全方合用可收涤痰平喘之效。

加减：若湿痰化热恶寒加黄连 6 g、黄芩 15 g、青天葵 15 g 以加强清解肺热，痰黄稠难咳出加桑白皮 12 g、苇茎 15 g、煅礞石 8 g 宣肺化痰。

（2）肺脾两虚。

主症：反复咳嗽、咳痰量多、痰稀白或带泡沫，气短、少气懒言，胃纳减少、形体消瘦，易患伤风患感冒，舌质淡红、舌苔白润、脉细弱。

治法：益气健脾，祛痰止咳。

方药：三六汤。

基本处方：党参 30 g，茯苓 12 g，白术 12 g，黄芪 30 g，法半夏 12 g，陈皮 9 g，白芥子 9 g，莱菔子 12 g，紫苏子 12 g，炙甘草 6 g。每日 1 剂，水煎服。

方解：本方以党参、茯苓、白术、加黄芪培土生金，补益肺气，佐以白芥子、莱菔子、苏子蠲除顽痰、顺气降逆。全方合用可收益气健脾，燥湿化痰之效。

加减：喘重加厚朴 12 g、白果 10 g 以宽胸下气；兼伤风感冒，加防风 10 g、荆芥穗 10 g、柴胡 12 g 以疏解风邪。

（二）对症治疗

针对本病咳吐脓痰、咯血、感染等，采取相应的措施，以增强临床疗效。

1. 清除脓痰

（1）体位引流排痰：使病肺处于高位，其引流支气管的开口向下，可促使痰液顺体位引流至气管而咳出。应根据病变部位而采取不同体位，如病变部位在下叶前基底端、舌叶或中叶者，取头低足高略向健侧卧位，每日 2 ～ 4 次，每次 15 ～ 30 min。痰稠不易引流时，可加服祛痰、解痉剂，有助于引流。

（2）祛痰：可每次用鲜竹沥 15 mL，每日 3 次，口服；或天竺黄 0.5 ～ 1 g，研细冲服，每日 2 ～ 3 次；亦可用蛇胆川贝液、川贝清肺露、痰咳净等口服。

2. 控制感染

病轻者服用《济生》桔梗汤等方，即可获效；继发感染，出现全身症状如发热、咳吐大量脓痰、胸痛、咯血者，可视情况选用下列方法。

（1）复方鱼腥草合剂超声雾化：每次 10 mL，于体位引流后口腔雾化吸入，每日 1 ～ 2 次。

（2）清热解毒液直肠点滴：每次 100 mL，直肠点滴，每日 1 ～ 2 次。

（3）可用鱼腥草注射液、复方鱼腥草注射液、醒脑注射液肌内注射或静脉滴注。

3. 制止咯血

咯血时，患者应安静休息，消除紧张的心理状态。对于少量咯血（1 次咯血量 < 50 mL），用黛蛤散加减内服一般可达止咳效果；中量（1 次咯血量 50 ～ 300 mL）、大量（咯血量 > 300 mL）咯血者，应配合选用下述方法，以尽快控制继续出血。

（1）外敷散：取肉桂末 3 g、硫黄 18 g、冰片 9 g，用大蒜汁（或生姜汁）调诸药成干糊状，敷双侧涌泉穴（用塑料布或纱布包好，固定）。本方功可引血下行。临床观察表明，用方药内服的同时配以本法治疗，常可明显增强止血效果；亦可仅用大蒜捣泥状，外敷涌泉穴，方法同上。

（2）穴位注射：用鱼腥草注射液。选肺经郄穴孔最，取仰卧位，伸直上肢，于孔最穴处行常规皮肤消毒后，用备有 5 号短针头的注射器抽取鱼腥草注射液 2 ～ 4 mL（1 ～ 2 mg），快速垂直刺入穴位约 0.5 cm，然后缓缓向深部刺入约 1 cm，抽回无血，将药液徐徐注入。取双侧穴位同时注射，1 日 2 次，每次每穴用药液 2 mL，3 天为 1 个疗程。咯血止后，改为 1 日 1 次，剂量同上，双侧穴位注射，或左右穴位隔日交替注射，巩固治疗 2 ～ 3 天。

（3）针刺：取肺俞、巨骨、尺泽穴，配穴取列缺、孔最、太渊等。每次针 3 ~ 5 穴，平补平泻，留针 5 ~ 10 min。针灸对咯血有一定效果，尤其是少、中量咯血，且简便易行。

（4）大黄粉：每次 3 g，每日 3 ~ 4 次，功可清凉止血。

（三）其他治疗

1. 中药制剂

（1）鲜竹沥。

功效：清热化痰，适用于肺热咳嗽痰多、气喘胸闷。

用法：口服，每次 15 ~ 30 mL，每日 2 次或遵医嘱。

（2）痰咳净散。

功效：通窍顺气，止咳化痰，适用于咳嗽痰多、气促、气喘等症。

用法：含服，每次 0.2 g，每日 3 ~ 6 次。

（3）痰热清注射液。

功效：清热、化痰、解毒，适用于发热、咳嗽、咳痰不爽、咽喉肿痛、口渴等症。

用法：静脉滴注，每次 20 mL，加入 5% 葡萄糖注射液或 0.9% 氯化钠注射液 250 mL 中，每日 1 次。

（4）润肺膏。

功效：润肺益气，止咳化痰，适用于肺虚气弱，症见胸闷不畅、久咳痰嗽、气喘自汗等。

用法：口服或开水冲服，每次 15 g，每日 2 次。

2. 针灸

取穴：鱼际、孔最、尺泽、内关、外关、膈俞、膻中。

手法：辨虚实而采用补法或泻法。

3. 穴位敷贴

（1）痰热蕴肺。

取穴：双丰隆穴。

操作：大黄粉外敷双丰隆穴 1 ~ 2 h，疗程 7 ~ 10 d。

（2）肝火上炎。

取穴：双涌泉穴。

操作：大蒜泥外敷双涌泉穴 20 ~ 30 min，疗程 7 ~ 10 d。

（焦小强）

病案一　感冒（阳虚感冒，营卫不固）

一、病历摘要

姓名：黄××　　　　性别：男　　　　年龄：65 岁

过敏史：暂未发现。

主诉：鼻塞、流涕、咽痛、头痛、畏风 1 周。

现病史：自诉 1 周因受凉后开始出现鼻塞、流涕、咽痛、咳嗽，伴关节不利，有轻度咳嗽，痰量多清稀，自服感冒药无缓解，无恶心、呕吐，大小便正常。

二、查体

体格检查：体微胖，形寒肢冷，自汗出，身倦乏力，食纳一般，舌淡无苔，脉沉迟无力。

三、诊断

感冒（阳虚感冒，营卫不固）。

四、诊疗经过

治疗方法：温阳益气。

处方：玉屏风合桂枝加附子汤加减。

黄芪 30 g　　　白术 10 g　　　防风 10 g　　　桂枝 15 g

白芍 10 g　　　大枣 3 枚　　　生姜 10 g　　　熟附子 30 g

人参 10 g

3 剂，水煎服，一日两次，温服。

二诊，患者诉畏风消失，恶寒减轻，自觉喉中有痰，较前浓稠，苔白，脉弦缓。处方：

黄芪 30 g　　　白术 10 g　　　防风 10 g　　　人参 10 g

熟附子 15 g　　薏苡仁 30 g　　陈皮 10 g　　　法半夏 10 g

大枣 3 枚　　　生姜 10 g

五、讨论

患者体虚，阳虚卫外力弱，故服用感冒药无法自愈。故先以玉屏风散合桂枝加附子汤，温阳益气固表，使营卫得偕。二诊，症状缓解，痰变浓稠，舌已有苔。患者卫阳既虚，内湿已显，改用温阳益气，健脾化湿。现代人饮食不节，缺乏运动，外感多见气虚，阳虚，虚人感冒，慎不可发汗，中气虚寒者，辛凉解表剂要慎用。

（高立凡）

病案二　咳嗽（外寒内热）

一、病历摘要

姓名：高×× 　　　性别：男 　　　年龄：38岁

过敏史：暂未发现。

主诉：流涕、咽痛、发热、咳嗽3天。

现病史：3天前受寒后出现咽痛，自服清热解毒类中成药症状无好转，2天后出现发热，流清涕，喷嚏频作，咽痛，咳嗽，咯黄痰，胸膈痞闷，遂来我院就诊。胃纳正常，小便黄，大便3日未解。

二、查体

体格检查：T 37.4℃，双肺呼吸音清，舌淡苔薄白。脉浮紧，弦滑。

辅助检查：血常规提示淋巴细胞升高，白细胞正常。

三、诊断

中医诊断：咳嗽（外寒内热）。

西医诊断：急性支气管炎。

四、诊疗经过

首诊，治法：解表散寒，平胆疏肝，清里热。处方：

炙麻黄10g 　辛夷10g 　　川芎10g 　　细辛3g

玄参20g 　　桔梗10g 　　射干10g 　　黄芩10g

石膏60g 　　杏仁10g 　　化橘红6g 　　川贝母6g

白芍10g 　　牡丹皮15g 　柏子仁10g 　蝉蜕6g

生姜 10 g   大枣 3 枚

3 剂，煎服，一日两次，温服。

二诊，患者服药后，T 37.0℃，咳嗽稍减少，痰增多，咽痛好转，矢气频频，舌淡红苔薄黄，脉弦滑。治宜清降肺胃，化痰止咳。处方：

薏苡仁 15 g   甘草 6 g   白芍 15 g   牡丹皮 10

地黄 15 g   橘红 6 g   全瓜蒌 15 g   苦杏仁 10 g

法半夏 10   川贝 6 g   柏子仁 10 g   北沙参 15 g

草果 6 g

3 剂。药尽痊愈。

五、讨论

患者受寒后出现咽痛，自服清热解毒类中成药症状无好转，考虑"寒包火"。气源于胃，藏于肺，肺与大肠相表里，燥盛则肺不从足太阴脾化而为湿，而从手阳明大肠化气而为燥。治疗当解表散寒，平胆疏肝，清肺化痰。咳嗽为临床常见疾病，寒热虚实夹杂，临床要注意疾病起因，对症下药，方可有的放矢。

（焦小强）

病案三   咳嗽（痰热壅肺）

一、病历摘要

姓名：李××   性别：女   年龄：35 岁

过敏史：暂未发现。

主诉：咳嗽、咳痰 1 月余。

现病史：患者 1 月余前无明显诱因出现咳嗽、咳痰，痰量多，色黄质黏，不易咳出，呈阵发性，夜间尤甚，偶有胸闷气促，无发热恶寒，无咽干咽痛，无头晕头痛，无恶心呕吐，无腹痛腹泻等其他不适，遂至我科门诊就诊，门诊医师查体后诊断为"细菌性肺炎"，予静脉滴注"左氧氟沙星"，口服"苏黄止咳胶囊"（未规律口服）治疗，症状未见明显缓解。现为求系统治疗，遂来我科门诊就诊，查胸片提示，考虑双肺多发炎症，建议治疗后复查，门诊医师查体后拟"细菌性肺炎"收入我科进一步治疗。入院症见，神志清晰，精神疲倦，咳嗽、咳痰，咳大量黄色黏痰，不易咳出，呈阵发性，夜间较明显，咳嗽剧烈时可伴胸闷，无发热恶寒，无咽干咽痛，无头晕头痛，无恶心呕吐，无腹痛腹泻等其他不适。胃纳可，夜寐安，大便一日一行，质软成形，小便调。患者近期体重未见明显下降。

既往史：自诉患"过敏性鼻炎"多年；否认"高血压、糖尿病、冠心病、肾病"等其他慢性病史，否认"肝炎、结核、伤寒"等传染病病史，否认其他手术、中毒、外伤、输血史，预防接种史不详。

二、查体

体格检查：T 36.5℃，P 82 次 /min，R 20 次 /min，BP 96/71 mmHg。心前区无隆起，心尖冲动正常，位于第 5 肋间左锁骨中线内 0.5 cm，未触及震颤，心率 82 次 /min，律齐，各瓣膜听诊区未闻及杂音，未闻及心包摩擦音。腹平坦，未见胃肠型及蠕动波，未见腹壁静脉曲张，腹软，无压痛及反跳痛，未扪及肿块，肝脾肋下未及，墨菲征阴性，肝区、双肾区无叩击痛，移动性浊音阴性，肠鸣音正常，4 次 /min，无腹部血管杂音。脊柱四肢无畸形，双下肢无水肿。肛门及外生殖器未查。神经系统检查：生理性反射存在，病理性反射未引出。

专科检查：

视诊：口唇无发绀，颈静脉无充盈、怒张，胸廓无畸形，肋间隙无增宽，胸壁未见肿块、胸壁静脉无扩张。呼吸运动两侧对称，无端坐呼吸，未见三凹征，呼吸平顺。

触诊：气管居中，胸壁无触压痛，无握雪感，胸廓扩张度两侧均匀对称，双侧触诊语颤对称正常，未扪及胸膜摩擦感。

叩诊：双侧肺部叩诊呈清音，肺下界正常，肺下界移动度正常，心浊音界不大，肝上界浊音界正常。

听诊：双侧肺部呼吸音清，未闻及干湿性啰音，语音传导正常，未闻及胸膜摩擦音。

辅助检查。2021-06-28 我院发热门诊 CT 胸部平扫 + 三维成像提示，考虑双肺多发炎症，建议治疗后复查。血常规：EO% 8.40%。痰液常规：痰液镜检白细胞 3 + /HP，痰液镜检上皮细胞 + /HP。糖、肾功能六项：HCO_3^- 21.9 mmol/L。血脂四项：CHOL 6.63 mmol/L，LDL-C 4.03 mmol/L。FeNO：呼气 NO 浓度均值 168 ppb。吸入组变应原检测 7 项：猫、狗毛皮屑 0.42 IU/mL，柏树、梧桐、榆树、杨树、柳树 0.37 IU/mL，总 IgE 146.81 IU/mL。支气管激发试验阳性。肺功能检测：肺常规通气大致正常，MMEF、MEF50、MEF25 下降。尿常规 + 分析 + 沉渣定量、粪便隐血、粪便常规、心肌酶五项、心梗二项、NT-proBNP、电解质四项、凝血四项、血浆 D- 二聚体、PCT、C- 反应蛋白、血沉、肝功七项、食物组变应原检测 7 项未见明显异常。心电图：窦性心律，正常心电图。鼻旁窦 CT：①全组鼻窦炎；②双侧中鼻道软组织密度影，需鉴别于鼻息肉或分泌物；③双侧中、下鼻甲肥厚。

三、诊断

初步诊断：

中医诊断：咳嗽（痰热壅肺证）。

西医诊断：细菌性肺炎。

鉴别诊断：与肺结核相鉴别，肺结核多有如下特点。

（1）全身中毒症状，如午后低热、盗汗、疲乏无力、体重减轻、失眠、心悸。

（2）咳嗽咳痰，可伴有痰中带血、胸痛。

（3）X线胸片见病变多在肺尖或锁骨上下，密度不匀，消散缓慢，且可形成空洞或肺内播散。痰中可找到结核分枝杆菌。

（4）一般抗菌治疗无效。本例患者虽有咳嗽咳痰，但无结核中毒等症状，X线胸片不是斑片云雾状阴影，入院后需完善痰培养、痰涂片查抗酸杆菌等检查以鉴别。

最终诊断：

中医诊断：咳嗽（痰热壅肺证）。

西医诊断：1. 细菌性肺炎；2. 咳嗽变异性哮喘；3. 鼻窦炎。

四、诊疗经过

中医以"虚则补之，实则泻之"为基本原则，以"清热化痰，宽胸止咳"为法，方拟"千金苇茎汤合麻杏石甘汤"加减，予中成药苏黄止咳胶囊口服止咳化痰，中医特色外治法耳穴压豆，穴位贴敷法，中药熏洗。西医治疗以抗感染、祛痰止咳、抗气道过敏为原则，具体予左氧氟沙星静脉滴注抗感染，静脉滴注氨溴索注射液祛痰止咳，雾化吸入用布地奈德混悬液＋硫酸沙丁胺醇雾化吸入溶液解痉平喘，扩张支气管及对症补液治疗。

五、出院情况

神志清晰，精神可，咳嗽咳痰较前明显好转，偶有咳黄色黏痰，无明显胸闷气紧，无伴发热恶寒，无咽干咽痛，无头晕头痛，无恶心呕吐，无腹痛腹泻等不适，胃纳可，夜寐安，大小便可。舌质红，舌苔黄腻，脉滑数。

六、讨论

变异性哮喘（CVA）是一种特殊类型的哮喘，咳嗽是其唯一或主要临床表现，无明显喘息、气促等症状或体征，但有气道高反应性，很多人都是由于咳嗽持续发生或者反复发作，导致咳嗽迁延不愈，最终引发咳嗽变异性哮喘，所以说变异性哮喘严重影响着患者的正常生活，导致患者呼吸困难。咳嗽变异型哮喘属于不典型哮喘类型，主要是以咳嗽为主要表现的一种特殊类型的哮喘，发作的时候没有典型哮喘那种喉咙呼啦啦喘息的声音，但是做肺功能检查确实存在气道高反应的表现。

该案例中患者为年轻女性，平素嗜食辛甘厚腻之物，加之素体脾虚，失于健运，水谷不归正化，聚湿生痰，痰郁化热，上壅于肺，肺失宣降，故见咳嗽咳痰，痰多色黄质黏，日久肺气郁闭，可见咳甚时胸闷气紧。舌质红，舌苔黄腻，脉滑数均为痰热壅肺之征象，治法主要以"清热化痰，宽胸止咳"为法，方选"千金苇茎汤合麻杏石甘汤"加减。

（焦小强）

病案四 咳嗽（阴虚火旺）

一、病历摘要

姓名：孙××　　　性别：女　　　年龄：35岁

过敏史：暂未发现。

主诉：咳嗽咳痰2月余。

现病史：患者2月余前无明显诱因出现咳嗽咳痰，量少色黄质黏，晨起及夜间咳甚，白天活动后可减轻，伴鼻塞流清涕，无恶寒发热、头晕头痛，无胸痛心悸，无潮热盗汗，无咯血等症状，当时至沙井医院就诊，考虑为"支气管扩张"引起，予口服"阿莫西林""抗病毒口服液"后，症状未见缓解。患者遂于6月中旬至我科门诊就诊，诊断同前，予中药口服（具体不详），症状未见好转。现患者为求系统诊治，再次至我院门诊就诊，遂拟"支气管扩张伴感染"收入我科。入院症见，患者神志清晰，精神疲倦，咳嗽咳痰，量少色黄质黏，呼吸稍促，活动后尤甚，休息后可缓解，伴鼻塞、流清涕，时有耳鸣、腰膝酸软，无恶寒发热、头晕头痛，无胸痛心悸，无潮热盗汗，无咯血等其他症状。纳眠可，二便调。患者诉近1月以来体重下降约2.5 kg。

既往史：既往"乙型肝炎"病史35年；2018年于外院诊断"结核病"，口服药物1年后，医生予停药，后未规律复查；否认"高血压、糖尿病、冠心病、肾病"等慢性病史，否认"伤寒"等其他传染病病史，否认手术、中毒、外伤、输血史，预防接种史不详。

二、查体

体格检查：T 36.4℃，P 82次/min，R 20次/min，BP 94/69 mmHg。神志清晰，精神

弱，心前区无隆起，心尖冲动正常，位于第 5 肋间左锁骨中线内 0.5 cm，未触及震颤，心率 82 次 /min，律齐，各瓣膜听诊区未闻及杂音，未闻及心包摩擦音。腹平坦，未见胃肠型及蠕动波，未见腹壁静脉曲张，腹软，无压痛及反跳痛，未扪及肿块，肝脾肋下未及，墨菲征阴性，肝区、双肾区无叩击痛，移动性浊音阴性，肠鸣音正常，4 次 /min，无腹部血管杂音。脊柱四肢无畸形，双下肢无水肿。肛门及外生殖器未查。生理性反射存在，病理性反射未引出。

专科检查：

视诊：口唇无发绀，颈静脉无充盈、怒张，胸廓无畸形，肋间隙无增宽，胸壁未见肿块、胸壁静脉无扩张。呼吸运动两侧对称，无端坐呼吸，未见三凹征，呼吸平顺。

触诊：气管居中，胸壁无触压痛，无握雪感，胸廓扩张度两侧均匀对称，双侧触诊语颤对称正常，未扪及胸膜摩擦感。

叩诊：双侧肺部叩诊呈清音，肺下界正常，肺下界移动度正常，心浊音界不大，肝上界浊音界正常。

听诊：听诊双侧肺部呼吸音清，未闻及干湿性啰音，语音传导正常，未闻及胸膜摩擦音。

辅助检查。2021-06-15 我院发热门诊查 CT 胸部平扫 + 三维成像提示，右肺上叶支扩，周围慢性炎症；右肺下叶少许慢性炎症。痰涂片：白细胞 > 25 个 /LP，少量 G + 球菌。乙肝两对半定性提示小三阳。ESR 40.0 mm/h。痰液常规：痰液镜检白细胞 3 + /HP。粪便潜血：OB 弱阳性。肝功能：ALP 128 U/L。曲霉抗原试验 1.01；鼻旁窦平扫 + 三维成像 CT 诊断意见：全副鼻旁窦炎，未除外鼻息形成。粪便常规、心肌酶五项、心梗二项、NT-proBNP、糖肾功能六项、电解质四项、凝血四项、血浆 D 二聚体、降钙素原、C- 反应蛋白、涂片找抗酸杆菌、血脂四项、丙肝抗体定性、人免疫缺陷病毒抗体、梅毒抗体两项、心电图、肺炎支原体血清学试验、结核杆菌定性试验、神经元特异性烯醇化酶测定（NSE）（外送）、细胞角蛋白 19 片段测定（CYFRA21-1）（外送）、鳞状细胞癌相关抗原测定（SCC）（外送）未见明显异常。

三、诊断

初步诊断：

中医诊断：咳嗽（阴虚火旺证）。

西医诊断：支气管扩张伴感染。

鉴别诊断：应与肺脓肿相鉴别。

肺脓肿起病急，有高热、咳嗽、大量脓臭痰；X 线检查可见局部浓密炎症阴影，内有空腔液平。急性肺脓肿经有效抗生素治疗后，炎症可完全吸收消退。若为慢性肺脓肿则以往多有急性肺脓肿的病史。支持点：咳嗽，咳大量黄脓痰，曾有发热；不支持点：胸片未见空腔液平。

最终诊断：

中医诊断：咳嗽（阴虚火旺证）。

西医诊断：1. 支气管扩张伴感染；2. 鼻窦炎。

四、诊疗经过

中医治疗以"急则治其标，缓则治其本"为治则，以"养阴清热"为治法，方药选用"百合固金汤"加减；中医特色治疗予耳穴压豆、穴位贴敷法以调节脏腑阴阳。西医上以抗感染、止咳祛痰为原则，具体予左氧氟沙星＋注射用头孢他啶静脉滴注抗感染；盐酸氨溴索注射液静脉滴注祛痰止咳；雾化吸入乙酰半胱氨酸溶液＋口服桉柠蒎肠溶软胶囊促痰液排等对症补液治疗；并为明确管腔结构及感染病原体，行纤维支气管镜检查。

五、出院情况

患者神志清晰，精神可，偶有咳嗽，咳少量淡黄色黏痰，无恶寒发热、头晕头痛，无胸痛心悸，无潮热盗汗，无咯血，无腹痛腹泻等不适。胃纳可，夜寐安，大小便正常。舌质红，舌苔黄干少津，脉细数。体格检查：T 36.1℃，P 76 次/min，R 20 次/min，BP 108/66 mmHg。双肺呼吸音粗，未闻及干湿性啰音。

六、讨论

该例患者为中年女性，咳嗽咳痰 2 月余入院，病位在肺，肺主气，司呼吸，肾主纳气，正常的呼吸功能有赖于肾脏的辅助。肾精充足，吸入之气才能下纳入肾。缘患者先天禀赋不足，加之劳倦过度，肾精亏虚，故见呼吸短促，所谓"肺为气之主，肾为气之根"。又肺阴与肾阴有着相互资生、相互依存的关系。肾阴下亏不能上滋肺阴，虚火上炎，灼伤肺阴，故见咳嗽咳痰，痰量少色黄质黏。舌质红，舌苔黄干少津，脉细数，出现一派阴虚肺热之证。

百合固金汤是治疗肺肾阴虚、虚火灼津炼液证的有效方剂，病证中应抓住本虚标实的特点。该案例中，一方面由于肺肾为子母之脏，肺肾阴津虚损，不管由何脏开始，最终导致两脏阴津均不足，故可见时有耳鸣、腰膝酸软；肺阴不足，清肃失职则见咳嗽气喘；津不上承，则见咽喉燥痛。另一方面虚火内生，灼津炼液或灼伤肺络，则见咳痰量少黏稠或痰中带血，虚热蒸腾则见骨蒸潮热等症状。针对上述病证，主方从滋养肺肾之阴、化痰凉血两个角度立法。方中配伍百合、生地、熟地为主，滋肾润肺，金水相生，且百合养阴润肺止咳、清虚热佳，生地长于凉血清热，熟地善于滋阴填精。合麦冬、玄参进一步增强清热滋阴凉血之功。当归、白芍养血敛阴，当归还可治咳逆上气。贝母清热润肺化痰。桔梗、生甘草利咽止痛化痰，桔梗并作引经药，甘草调和诸药。另外，本方在临床上可用于肺结核、慢性支气管炎、支气管扩张咯血等症见干咳无痰或痰黏不爽，甚则痰中带血，咽喉燥痛、舌红少苔者，慢性咽喉炎、自发性气胸等中医辨证属肺肾阴虚、虚火上炎者，疗效可观。

（焦小强）

病案五　咳嗽（痰湿阻肺）

一、病历摘要

姓名：刘××　　　性别：男　　　年龄：62 岁

过敏史：暂未发现。

主诉：反复咳嗽、咳痰、气喘 10 余年，加重 3 天。

现病史：患者于 10 余年前无明显诱因出现咳嗽、咳痰、气促，活动后加重，休息后症状可缓解，发病当时无恶寒发热、无胸闷心慌、潮热盗汗、咯血等症状，当时未予重视，未系统治疗。10 年间每逢季节交替及天气转凉时即可出现咳嗽咳痰，活动后气促，症状逐渐加重。2020-12-24 至 2020-12-29 入住我科，查胸部 CT 示"①右肺下叶结节，目前考虑良性可能性大，建议定期复查；②双肺散在少许支扩，周围慢性炎症；③主动脉及冠状动脉硬化"，经抗感染、解痉平喘等治疗后缓解出院。出院后患者未规律服药。2 天前患者无明显诱因下出现活动后胸闷、气促，咳嗽、咳痰较前稍增加，未伴恶寒发热、胸闷胸痛、心悸气促、头晕头痛、恶心呕吐、肌肉酸痛、全身乏力等不适，纳眠差，口苦口干。遂今日至我院急诊就诊，急诊拟"慢性支气管炎"收入我科。入院症见，神清，精神疲倦，咳嗽、咳痰、气促，无恶寒发热、头晕头痛、胸闷胸痛、心悸心慌、恶心呕吐、全身乏力等不适，纳可，眠差，二便正常。近期否认有活禽接触史，体重未见明显改变。

既往史：2017 年、2018 年由于"胰腺炎"于当地住院治疗。2019-12 于外院行"胆管结石取石手术"，患者曾较长时间内间断因身体不适自行购买"阿莫西林""头孢""索米痛片"等药物口服。否认"高血压、糖尿病、冠心病、肾病"等慢性病史，否认"肝炎、结核、伤寒"等传染病病史，否认中毒、外伤、输血史，预防接种史不详。

二、查体

体格检查：发育正常，营养良好，形体适中，神志清晰，自主体位，表情自然，正常面容，言语清晰准确，对答切题，呼吸稍促，查体合作。全身皮肤、黏膜无黄染，无皮疹及出血点，无皮下结节、水肿，无肝掌、蜘蛛痣。全身浅表淋巴结未触及肿大。头颅大小、形态正常，眼睑无水肿，结膜无充血水肿，巩膜无黄染，角膜透明，双侧瞳孔等大等圆，直径约 3 mm，对光反射灵敏。耳郭正常未见畸形，外耳道未见异常分泌物，乳突区无压痛。鼻外观正常，未见鼻翼翕动，鼻腔未见出血、阻塞、异常分泌物，各鼻窦区无压痛。无张口呼吸，唇无发绀，咽无充血，扁桃体无肿大。颈软，无抵抗，无颈静脉充盈、怒张，气管居中，甲状腺未触及肿大。胸部查体详见专科情况。心前区无隆起，心尖搏动正常，位于第 5 肋间左锁骨中线内 0.5 cm，未触及震颤，心浊音界无扩大或缩小，心率 59 次 /min，律齐，各瓣膜听诊区未闻及杂音，未闻及心包摩擦音。双侧桡动脉、足背动脉搏动正常。毛细血管搏动征阴性，无脉搏短促、水冲脉、枪击音。腹平坦，未见胃肠型及蠕动波，未见腹壁静脉曲张，腹软，无压痛及反跳痛，未扪及肿块，肝脾肋下未及，墨菲征阴性，肝区、双肾区无叩击痛，移动性浊音阴性，肠鸣音正常，4 次 /min，无腹部血管杂音。脊柱四肢无畸形，双下肢无水肿。肛门外观无异常。四肢肌力、肌张力正常。生理性反射存在，病理性反射未引出。

专科检查：

视诊：口唇无发绀，颈静脉无充盈、怒张，胸廓无畸形，肋间隙无增宽，胸壁未见肿块、胸壁静脉无扩张。呼吸运动两侧对称，无端坐呼吸，未见三凹征，呼吸浅快。

触诊：气管居中，胸壁无触压痛，皮肤无握雪感，胸廓扩张度两侧均匀对称，双侧触诊语颤对称正常，未扪及胸膜摩擦感。

叩诊：双肺叩诊呈清音，肺下界正常，肺下界移动度正常，心浊音界不大，肝上界浊音界正常。

听诊：双肺呼吸音清，双下肺可闻及湿性啰音，语音传导正常，未闻及胸膜摩擦音。

辅助检查。血常规 + CRP 快检示，HCT 0.390，MONO 0.74×10^9/L，CRP 20.97 mg/L。糖肾五项 GLU 7.68 mmol/L，CR 62.3 μ mol/L，MP–Ab 1 ∶ 80。BNP、心肌酶四项、心梗二项、电解质四项、凝血四项、D– 二聚体、血气分析、降钙素原、肝功七项未见明显异常。CEA、血沉、细胞角蛋白 19 片段、神经元特异性烯醇化酶未见明显异常。肺功能检查：常规通气，肺通气功能大致正常，MMEF50、MEF25 下降。舒张试验阴性。舒张后通气结论：吸入舒张剂后最优值：FVC 改变率 1.60%，绝对值变化 40 mL，舒张后 FVC/pred 87.7%，FEV1/FVC 75.17%，FEV1/Pred 82.5%。心脏彩超提示：左房稍大，左室整体收缩活动欠协调。肝胆胰脾彩超提示：脂肪肝。

三、诊断

初步诊断：

中医诊断：咳嗽（痰湿阻肺证）。

西医诊断：1. 慢性支气管炎；2. 右肺小结节；3. 支气管扩张伴感染。

鉴别诊断：本病考虑慢性支气管炎可能性大，需与以下疾病鉴别。

（1）支气管结核：可表现为刺激性咳嗽、咯血，同时伴有低热、盗汗等毒血症，病程长，体形消瘦。该患者病程短，无外周毒血症表现，近期体重无下降。暂不考虑，必要时可完善结核菌素筛查。

（2）支气管肿瘤：可表现为刺激性干咳、咯血丝痰，无发热、咳痰表现，中老年多发，病程长者有恶病质。该患者病程短，无恶病质，无咯血、咳痰，胸片未见结节占位影像表现。暂不能除外，必要时完善胸部 CT 以除外。

（3）咳嗽变异性哮喘：多由刺激性气体、花粉等诱发，呈发作性，以咳嗽为主要表现，多青少年时期发病，病程长。该患者急性发病，病程短，咳嗽呈刺激性，可自行缓解。暂不考虑，必要时可行刺激实验进一步明确。

最终诊断：

中医诊断：咳嗽（痰湿阻肺证）。

西医诊断：1. 慢性支气管炎；2. 右肺小结节；3. 支气管扩张伴感染；4. 脂肪肝。

四、诊疗经过

2021-03-08 初诊。患者因"反复咳嗽、咳痰、气喘 10 余年，加重 2 天"入院。患者反复咳嗽咳痰，双下肺可闻及湿啰音，影像学示双肺周围散在炎症，入院查血常规：EO、CRP 升高，结合患者症状、体征、病史及辅助检查结果，同意目前"慢性支气管炎"诊断；咳嗽是指肺失宣降，肺气上逆作声，咯吐痰液而言，有声无痰为咳，有痰无声为嗽，多以咳嗽并称。肺虚脾弱，痰浊内生，上逆于肺，则咳嗽痰多色白黏腻；痰从寒化成饮，则痰呈泡沫状；痰湿中阻，脾为湿困，故兼见胸闷脘痞纳少、腹胀，大便时溏。舌质淡红、苔少，脉濡滑乃痰浊内蕴之候。本病属中医"咳嗽病"范畴，病位在肺脾，病性属虚实夹杂。中医外治法予贴敷疗法以止咳化痰、安神沐足方以定志安神，针刺疗法以舒筋活络止痛。中医治疗以"急则治其标，缓则治其本"为治则，以"燥湿化痰，宣降肺气"为治法，方药选用"半夏厚朴汤合三子养亲汤"加减，为了加强祛痰止咳、平喘的作用，西医治疗以舒张支气管、解痉平喘、止咳祛痰为原则，具体予复方异丙托溴铵雾化吸入舒张支气管，多索茶碱静脉滴注解痉平喘。中成药予苏黄止咳胶囊（0.45 g×24 粒，1.35 g/次，tid）止咳、桉柠蒎胶囊口服（0.3 g×18 粒，0.3 g/次，tid）。

并嘱：提高肌体卫外功能，增强皮毛腠理适应气候变化的能力；积极预防上呼吸道感染，防止病原体的进一步蔓延。体虚易感冒者常服玉屏风散。改善环境卫生，消除烟尘和有害气体的危害，加强劳动保护。吸烟者戒烟。锻炼身体，增强体质，提高抗病能力。注意起居有节，劳逸结合，保持室内空气清新。忌食辛辣、香燥、肥甘厚味及寒凉之品。保持心情舒畅，避免性情急躁、郁怒化火伤肺。发病后注意休息，清淡饮食，多饮水，以排痰。

五、出院情况

患者神清，精神可，偶有咳嗽、咳痰，气促较前好转，胃脘部闷胀感较前减轻，肝区处疼痛好转，无恶寒发热、头晕头痛、胸闷胸痛、心悸心慌、恶心呕吐、全身乏力等不适，纳可，眠差，二便正常。质淡红，舌苔少，脉滑。查体：BP 120/70 mmHg。双下肺未闻及湿啰音，心律齐，腹软，压痛、无反跳痛，肝区无叩击痛，双下肢无水肿。

六、讨论

老年慢性支气管炎即系本案患者，本病发病初期症状较轻，常不引起患者重视，等到病变持续进展并发慢性阻塞性肺气肿、慢性肺源性心脏病时，就会引起心肺功能障碍，严重影响患者健康，降低生活质量，甚至导致死亡。急性发作期治疗：非药物治疗多为生活方式指导，劝导患者戒烟，尽量避免吸入空气中有害粉尘和气体，多吃蔬菜、水果、优质蛋白饮食，保持心态平衡，可以在家中进行吸氧治疗，每次 1～2 h，每日 2～3 次。注意控制氧气流量，一般为 1～2 L/min，切勿高流量吸氧。药物治疗以控制感染和祛痰、镇咳、解痉、平喘为主。

慢性支气管炎是西医的病名，现代医学认为它是一种非特异性的支气管炎症，在中医的认识当中，它主要归类在咳嗽和喘证中。早在 2000 多年前的《黄帝内经》当中，就已经把咳嗽作为病名列出来，认为这种疾病主要的病变部位是在肺，但同时与其他的脏器牵连，故而有"五脏六腑皆令人咳"的说法；东汉时期的《伤寒论》和《金匮要略》，也把咳嗽进行了详细的描述，有咳嗽、气喘、咳痰时，甚至胸痹之病，咳唾喘息，胸背痛，都可用瓜蒌薤白白酒汤进行治疗的记载；而后在《景岳全书》中记载道"咳证虽多，无非肺病"；到了明朝，医典中将肺病咳嗽分为外感和内伤两大类，现代中医一般也会将慢性支气管炎分为外感和内伤两类来进行治疗。

（焦小强）

病案六　哮病（热哮证）

一、病历摘要

姓名：陈××　　　　性别：女　　　　年龄：47 岁

过敏史：青霉素过敏，鸡蛋、牛奶、大米、大豆、玉米过敏。

主诉：咳嗽咳痰气喘 10 余年，加重 3 天。

现病史：患者 10 余年前无明显诱因出现咳嗽咳痰气喘，喉中哮鸣，咳中量黄色黏痰，难咳出，无胸闷胸痛、头痛头晕、恶寒发热等症状，上述症状反复发作，患者多次到当地医院就诊及治疗（具体不详），于 2021-05-13 在我院住院治疗，诊断为"支气管哮喘"，予扩张支气管等治疗后患者病情好转出院，出院后口服"孟鲁司特钠片 10 mg，qn，羧甲司坦口服溶液 10 mL tid，吸入布地奈德福莫特罗粉吸入剂 1 吸 bid"，3 天前患者无明显诱因再次出现咳嗽咳痰气喘，咳少量黄色黏痰，难咳出，少许胸闷，轻微发热，无胸痛、头痛头晕等症状。患者在当地诊所静脉滴注抗生素治疗（具体不详），咳嗽、气喘症状未见明显缓解，遂至我院急诊诊治，考虑为"支气管哮喘"，予"静脉滴注甲泼尼龙琥珀酸钠、盐酸氨溴索及雾化吸入布地奈德混悬液 + 复方异丙托溴铵溶液"对症处理，患者症状稍缓解，为求进一步治疗，急诊拟"支气管哮喘"收入院，入院症见，神清，精神疲倦，咳嗽咳痰气喘，咳少量黄色黏痰，难咳出，咳喘时喉中有痰声，伴少许胸闷，轻微发热，无鼻塞流涕、头晕头痛、胸痛等症，纳眠一般，小便黄，大便调。近期体重无明显变化。

既往史：既往过敏性鼻炎病史，否认"高血压、糖尿病、冠心病、肾病"等慢性病史，否认"肝炎、结核、伤寒"等传染病病史，否认手术、中毒、外伤、输血史，预防接种史不详。

二、查体

体格检查：T 37.0℃，P 112 次 /min，R 24 次 /min，BP 147/92 mmHg。神志清晰，精神疲倦，口唇无发绀，颈静脉无充盈、怒张，胸廓无畸形，肋间隙无增宽，胸壁未见肿块、胸壁静脉无扩张。呼吸运动两侧对称，无端坐呼吸，未见三凹征，呼吸平顺。气管居中，胸壁无触压痛、无握雪感，胸廓扩张度两侧均匀对称，双侧触诊语颤对称正常，未扪及胸膜摩擦感。双侧肺部叩诊呈清音，肺下界正常，肺下界移动度正常，心浊音界不大，肝上界浊音界正常。双侧肺部呼吸音增粗，散在全呼气相哮鸣音，未闻及湿性啰音，语音传导正常，未闻及胸膜摩擦音。心前区无隆起，心尖冲动正常，位于第 5 肋间左锁骨中线内 0.5 cm，未触及震颤，心率 112 次 /min，律齐，各瓣膜听诊区未闻及杂音，未闻及心包摩擦音。腹部及神经系统检查未见异常。

专科检查：

视诊：口唇无发绀，颈静脉无充盈、怒张，胸廓无畸形，肋间隙无增宽，胸壁未见肿块、胸壁静脉无扩张。呼吸运动两侧对称，无端坐呼吸，未见三凹征，呼吸平顺。

触诊：气管居中，胸壁无触压痛、无握雪感，胸廓扩张度两侧均匀对称，双侧触诊语颤对称正常，未扪及胸膜摩擦感。

叩诊：双侧肺部叩诊呈清音，肺下界正常，肺下界移动度正常，心浊音界不大，肝上界浊音界正常。

听诊：听诊双侧肺部呼吸音增粗，散在全呼气相哮鸣音，未闻及湿性啰音，语音传导正常，未闻及胸膜摩擦音。

辅助检查。2021-06-27 五分类血常规 + CRP 快检示，WBC 5.43×10^9/L；NEUT% 90.70%，LYMP 0.40×10^9/L，LYMP% 7.40%，MXD% 1.80%，EO 0.01×10^9/L，EO% 0.10%。常规心电图：窦性心律不齐。粪便常规 + 潜血、pro-BNP、凝血四项、降钙素原、CRP、ESR、肺炎支原体血清学试验、肝功七项未见明显异常；尿常规 + 分析 + 沉渣定量 WBC 44.70 个 /μL，EC 57.40 个 /μL，Mucus 83.67 个 /μL，EC 10 个 /HP；血脂四项检查 CHOL 8.82 mmol/L，LDL-C 5.89 mmol/L。痰液一般细菌培养及鉴定示，少量曲霉菌生长，复查痰液培养及涂片后未见明显异常；GM 试验未见明显异常。一氧化氮呼气测定：CaNO 5.5。24 h 动态心电图示，窦性心律；极偶发室上性期前收缩；极偶发室上性期前收缩。复查血常规 + CRP 示，红细胞计数 5.28×10^{12}/L，平均 RBC 体积 70.7 fL，平均 RBC 血红蛋白量 22.1 pg，平均 RBC 血红蛋白浓度 312 g/L。电解质四项示，K^+ 3.20 mmol/L，Na^+ 135.90 mmol/L，Cl^- 107.50 mmol/L，CA 1.77 mmol/L。心肌酶四项未见明显异常。

三、诊断

初步诊断：

中医诊断：哮病（热哮证）。

西医诊断：1. 支气管哮喘；2. 细菌性肺炎；3. 过敏性鼻炎。

鉴别诊断：应与心源性哮喘相鉴别。

心源性哮喘，发作时的症状与哮喘相似，但其发病机制与病变本质则与支气管哮喘截然不同，患者多有高血压、冠状动脉粥样硬化性心脏病、风湿性心脏病和二尖瓣狭窄等病史和体征，常见阵发性咳嗽，咳粉红色泡沫痰，两肺可闻及广泛的湿啰音和哮鸣音，左心界扩大，心率增快，心尖部可闻及奔马律。使用洋地黄、利尿剂、氨茶碱有效；而过敏性哮喘患者常对某些特异物质过敏，如吸入冷空气、花粉、尘螨等，使用 β_2 受体激动剂、氨茶碱有效，该患者因受凉后出现气喘、咳嗽咳痰，使用沙美特罗替卡松、沙丁胺醇治疗有效，故暂不考虑心源性哮喘。

最终诊断：

中医诊断：哮病（热哮证）。

西医诊断：1. 支气管哮喘；2. 细菌性肺炎；3. 过敏性鼻炎；4. 血脂异常；5. 电解质紊乱（低钾、低钙）。

四、诊疗经过

中医以"急则治其标，缓则治其本"为治则，以"清热宣肺，化痰定喘"为治法，结合中医外治法及口服中成药及中药综合治疗；西医予以舒张支气管、解痉平喘、抗感染、止咳祛痰为原则，具体予吸入布地奈德福莫特罗粉剂吸入剂及雾化吸入布地奈德＋特布他林加强解痉平喘；静脉滴注盐酸氨溴索注射液及雾化吸入乙酰半胱氨酸溶液祛痰，静脉滴注头孢孟多酯钠抗感染，静脉滴注多索茶碱注射液解痉平喘，静脉滴注甲泼尼龙琥珀酸钠抗感染平喘及对症补液治疗。

五、出院情况

患者神清，精神可，间断咳嗽咳痰，痰少易咯出，无气喘痰鸣，无胸闷心悸，无发热，无鼻塞流涕、头晕头痛、胸痛等症，纳眠一般，二便调。舌质淡红，舌苔薄白，舌下络脉未见异常，脉滑。查体：听诊双侧肺部呼吸音清，双肺无明显湿啰音，语音传导正常，未闻及胸膜摩擦音。

六、讨论

支气管哮喘的防治在中医上一直强调急则治其标，从气、痰、瘀入手，痰饮虽为发病的宿根，但不是唯一的病理因素。哮喘发病时有痰饮、气滞、血瘀三个病理因素相互影响，临床常见有喉中痰鸣、气息喘促，甚至出现颜面、口唇、四肢末节青紫等痰瘀气阻症状。所以治疗时利气、祛痰、化瘀三者应该相互兼顾，并且以利气为先。气顺则痰消，气行则血畅。平哮汤可利气消痰，化瘀平喘；缓则治其本，以脾脏虚损为先，巩固疗程。中医认为痰饮内伏于肺，是哮喘的宿根，而痰饮内伏根于脾虚湿蕴，上不能输精以养肺，水谷不从正化，反为痰饮内伏于肺，下不能助肾以制水，温养不行、痰饮久伏，久伤肾脏而咳喘。故哮喘初期缓解期，常以脾弱多见，临床常见有痰多食少、乏力气短、不足以息。舌通常偏淡、苔薄白、脉细软。治疗时应该以扶脾为先，兼见肺、肾虚后者，应兼防固之。

该例患者以"咳嗽咳痰气喘"为主症，既往过敏性鼻炎病史，中医认为此病的原因多为肺、脾、肾虚损，卫表不固，导致风寒邪气侵染，引起患者鼻塞、鼻痒及鼻腔分泌物增多等不适。该例患者属痰热壅肺，肺失清肃，肺气上逆，故喘而气粗息涌，痰鸣如吼，热蒸液聚生痰，痰热胶结，故咳痰粘浊稠厚不利，色黄。痰火郁蒸，灼伤津液则小便黄。舌质红，苔黄腻，脉滑数，一派痰热内盛之热哮征。

（焦小强）

病案七　肺胀病（痰浊阻肺）

一、病历摘要

姓名：郑××　　　性别：男　　　年龄：85岁

过敏史：暂未发现。

主诉：反复咳嗽、咳痰、气喘10余年，加重3天。

现病史：缘患者10余年前无明显诱因下开始出现咳嗽咳痰，咳痰量多，为黄白色泡沫样痰，伴活动后气促，呼吸困难，休息后不可缓解，日常活动明显受限，无恶寒发热，无胸痛心悸，无潮热盗汗，无咯血等症状，患者多次至我院门诊就诊，诊断为"慢性阻塞性肺疾病"，经治疗后症状可缓解。但每逢季节交替及天气转凉时即出现咳嗽咳痰，活动后喘息，症状逐渐加重，休息后症状仍不可缓解，自述长期使用雾化吸入剂，3天前患者再次出现咳嗽咳痰加重，咳少量白色黏痰，易咳出，咳时咽痛，气喘胸闷，动则加重，无发热恶寒，无头晕头痛、心悸胸痛、咯血等症状，遂至我院门诊就诊，查CT胸部平扫示，左肺上叶小结节，考虑炎性结节，建议复查；双肺肺气肿并左肺上叶少量慢性炎症；主动脉、冠状动脉硬化；考虑双肾囊肿。为进一步诊治，门诊拟以"慢性阻塞性肺疾病（急性加重期）"收入我科。入院症见，患者神清，精神疲倦，咳嗽咳痰，咳少量白色黏痰，易咳出，咳时咽痛，气喘胸闷，动则加重，日常生活稍受限，夜间可平卧，无发热恶寒，无胸痛、咯血，无恶心呕吐、腹痛腹泻等不适，口干、口苦，偶有反酸，纳眠可，小便调，大便稍溏。否认近期有活禽接触史，近期体重有所下降。

既往史：既往有原发性高血压史20余年，最高血压180 mmHg，现口服"氨氯地平"qd，自述血压控制可，否认"糖尿病、冠心病、肾病"等慢性病史，否认"肝炎、结核、伤寒"等传染病病史，2014年行胆囊切除术及腰椎手术，具体不详，否认中毒、外伤、输血史，预防接种史不详。

二、查体

体格检查：神志清晰，精神疲倦，发育正常，营养良好，形体适中，自主体位，表情自然，正常面容，言语清晰准确，对答切题，呼吸平顺，查体合作。全身皮肤、黏膜无黄染，无皮疹及出血点，无皮下结节、水肿，无肝掌、蜘蛛痣。毛发的生长及分布均匀。全身浅表淋巴结未触及肿大。头颅大小、形态正常，眉毛浓密，眼睑无水肿，结膜无充血水肿，巩膜无黄染，角膜透明，双侧瞳孔等大等圆，直径约3 mm，对光反射灵敏。无张口呼吸，唇无发绀，咽充血，右侧咽后壁可见白色脓点，扁桃体稍肿大。颈软，无抵抗，无颈静脉充盈、怒张，气管居中，甲状腺未触及肿大。肺部查体详见专科情况。心前区无隆起，心尖冲动正常，位于第 5 肋间左锁骨中线内 0.5 cm，未触及震颤，心率 125 次 /min，律齐，各瓣膜听诊区未闻及杂音，未闻及心包摩擦音。腹平坦，未见胃肠型及蠕动波，未见腹壁静脉曲张，腹软，无压痛及反跳痛，未扪及肿块，肝脾肋下未及，墨菲征阴性，肝区、双肾区无叩击痛，移动性浊音阴性，肠鸣音正常，4 次 /min，无腹部血管杂音。脊柱四肢无畸形，双下肢无水肿。肛门及外生殖器未查。神经系统检查，生理性反射存在，病理性反射未引出。

专科检查：

视诊：口唇无发绀，颈静脉无充盈、怒张，胸廓无畸形，肋间隙无增宽，胸壁未见肿块、胸壁静脉无扩张。呼吸运动两侧对称，无端坐呼吸，未见三凹征，呼吸稍促。

触诊：气管居中，胸壁无触压痛，无握雪感，胸廓扩张度两侧均匀对称，双侧触诊语颤对称正常，未扪及胸膜摩擦感。

叩诊：双侧肺部叩诊呈清音，肺下界正常，肺下界移动度正常，心浊音界不大，肝上界浊音界正常。

听诊：听诊双侧肺部呼吸音粗，未闻及干湿性啰音，语音传导正常，未闻及胸膜摩擦音。

辅助检查。2021-07-25 我院门诊 CT 胸部平扫示，左肺上叶小结节，考虑炎性结节，建议复查；双肺肺气肿并左肺上叶少量慢性炎症；主动脉、冠状动脉硬化；考虑双肾囊肿。CRP 10.00 mg/L。入院后检查，（急）血浆 D- 二聚体测定 D-Dimer 1867.0 ng/mL。（急）血气分析 HCO_3^-（AB），实际碳酸氢盐 29.2 mmol/L，BE（B）全血剩余碱 4.5 mmol/L，Ca^{2+} 离子钙 1.07 mmol/L。2021-07-25 12：37（急）电解质四项（干化学法），K^+ 3.47 mmol/L。尿常规 + 分析 + 沉渣定量，沉渣红细胞 17.90 个 /μL。血沉 – 测定 ESR 23.0 mm/h。肺炎支原体血清学试验 MP-Ab 1 ：80。肝功七项、血脂四项、大便常规 + 潜血、神经元特异性烯醇化酶测定、细胞角蛋白 19 片段测定、鳞状细胞癌相关抗原测定、肿瘤标志物五项、降钙素原、糖肾五项、凝血四项、心梗二项、BNP、心肌酶四项未见异常。肝胆胰脾彩超、双肾输尿管膀胱彩超、腹主动脉彩超：胆囊切除术后腹主动脉中段局限性瘤样扩张（考虑腹主动脉瘤，建议进一步检查）脂肪肝，肝囊肿，双肾囊性病变。CT 全主动脉平扫 + CTA（胸部 + 腹上区 + 耻区）示，下段腹主动脉瘤伴大量附壁血栓形成，全主动脉粥样硬化、多发小溃疡形成，双肾多发囊肿。

三、诊断

初步诊断：

中医诊断：肺胀病（痰浊阻肺证）。

西医诊断：1. 慢性阻塞性肺病伴急性加重；2. 急性化脓性扁桃体炎；3. 原发性高血压 3 级（高危组）；4. 主动脉、冠状动脉硬化；5. 双肾囊肿。

鉴别诊断：应与支气管哮喘及支气管扩张相鉴别。

（1）支气管哮喘：多在儿童或青少年期起病，以发作性喘息为特征，发作时两肺布满哮鸣音，常有家庭或个人过敏史，症状经治疗后可缓解或自行缓解。哮喘的气流受限多为可逆性，其支气管舒张试验阳性。某些患者可能存在慢性支气管炎合并支气管哮喘，在这种情况下，表现为气流受限不完全可逆，从而使两种疾病难以区分。该患者为年老发病，无喘鸣症状，故不考虑支气管哮喘。

（2）支气管扩张：有反复发作咳嗽、咳痰特点，常反复咯血。合并感染时咯大量脓性痰。查体常有肺部固定性湿性啰音。部分胸部 X 片显示肺纹理粗乱或呈卷发状，高分辨 CT 可见支气管扩张改变。患者无咯血，无大量脓性痰等症状，入院后完善 CT 检查明确诊断。

最终诊断：

中医诊断：肺胀病（痰浊阻肺证）。

西医诊断：1. 慢性阻塞性肺病伴急性加重；2. 急性化脓性扁桃体炎；3. 原发性高血压 3 级（高危组）；4. 主动脉、冠状动脉硬化；5. 双肾囊肿；6. 脂肪肝；7. 肝囊肿。

四、诊疗经过

2021-07-25 初诊。患者为老年男性，反复咳嗽、咳痰、气喘，慢性起病，病程长。既往有慢性阻塞性肺疾病病史，可以诊断为慢性阻塞性肺疾病，现气喘明显，听诊双肺呼吸音粗，血常规 CRP 升高，结合症状、体征、辅助检查，目前慢性阻塞性肺疾病伴急性加重，诊断明确。考虑患者久病，渐积而成，病程缠绵，经常反复发作，难于根治，病位在肺，注意防变证。该例患者肺虚脾弱，痰浊内生，上逆于肺，故可见咳嗽痰多，色白黏腻；肺气虚弱，复加气因痰阻，故短气喘息，稍劳即著；舌淡、苔浊腻，脉滑乃肺脾气虚，痰浊内蕴之候。故中医治则宜标本兼治，治法以燥湿化痰、宣降肺气为治法，方药选用"半夏厚朴汤合三子养亲汤"加减，为了加强平喘、祛痰止咳的作用，西医方面同时予布地奈德及沙丁胺醇雾化吸入舒张支气管，茚达特罗格隆溴铵吸入剂解痉平喘，头孢曲松钠针静脉滴注抗感染，盐酸氨溴索注射液静脉滴注祛痰止咳，甲泼尼龙琥珀酸钠抗感染，复方氯己定漱口液改善口腔卫生及对症补液治疗；中成药予苏黄止咳胶囊（0.45 g×24 粒，1.35 g/ 次，tid）止咳。

并嘱：注意环境卫生，消除烟尘和有害气体的危害，加强劳动保护。注意起居有节，劳逸结合，保持室内空气清新。忌食辛辣、香燥、肥甘厚味及寒凉之品。保持心情舒畅，避免性情急躁、郁怒化火伤肺。发病后注意休息，清淡饮食，多饮水，以利排痰。

五、出院情况

患者神清，咳嗽咳痰减轻。咳少量白色黏痰，气喘减轻，日常生活稍受限，夜间可平卧，无发热恶寒，无胸痛、咯血，无恶心呕吐、腹痛腹泻等不适，口干、口苦，偶有反酸，纳眠可，小便调，大便稍溏。舌质淡红，舌苔白腻，脉弦滑数。体格检查：T 36.6℃，P 110 次 /min，R 22 次 /min，BP 130/78 mmHg。神志清晰，精神疲倦，咽稍充血，扁桃体稍肿大。心率：110 次 /min，律齐，未闻及瓣膜杂音。

六、讨论

慢性阻塞性肺疾病的预防主要是避免发病的高危因素、急性加重的诱发因素及增强肌体免疫力。急性加重期需要积极的抗感染治疗，在稳定期的话要注意药物治疗、氧疗、呼吸功能康复及手术治疗，常用的药物包括气管扩张剂、茶碱类的药物，再就是糖皮质激素类的药物。日常生活要进行长期的吸氧，改善患者的缺氧状况，要重用呼吸功能的康复锻炼，平时进行呼吸肌锻炼及体力锻炼。

戒烟是预防该病的重要措施，也是最简单易行的措施，在疾病的任何阶段戒烟都有益于防止该病的发生和发展。控制职业和环境污染，减少有害气体或有害颗粒的吸入，可减轻气道和肺的异常炎症反应。积极防治婴幼儿和儿童期的呼吸系统感染，可能有助于减少以后该病的发生。流感疫苗、肺炎链球菌疫苗等对防止该病患者反复感染可能有益。加强体育锻炼，增强体质，提高机体免疫力，可帮助改善机体一般状况。此外，对于有慢性阻塞性肺疾病高危因素的人群，应定期进行肺功能监测，以尽可能早期发现慢性阻塞性肺疾病并及时予以干预。

半夏厚朴汤有行气散结及化痰的功效，主要用于咳嗽咳痰、痰不容易咳出，再就是胸闷这样的症状。一般情况下对于慢性阻塞性肺疾病的患者可以运用半夏厚朴汤，但是只能是作为辅助用药。慢性阻塞性肺疾病的患者的治疗一般情况下需要进行综合的治疗，要控制危险因素，再就是要早期干预，要重视稳定期的治疗。本案辅以三子养亲汤温肺化痰、降气消食，主治咳嗽痰喘、痰多、胸痞食少、腹胀、舌苔白腻脉滑。方中白芥子温肺化痰、益气散结，紫苏子降气化痰止咳平喘，莱菔子消食导滞下气祛痰。白芥子长于豁痰，紫苏子长于降气，莱菔子长于消食，临床常用于治疗慢性支气管炎、支气管哮喘、肺心病、肺气肿等痰壅、气逆、食滞的患者。

（焦小强）

病案八　肺络张（痰热壅肺）1

一、病历摘要

姓名：李××　　性别：男　　年龄：35岁

过敏史：暂未发现。

主诉：间断咳嗽、咳痰20余年，腹痛、腹泻10 h。

现病史：患者于 20 年前无明显诱因出现阵发性咳嗽，咳大量黄白色黏痰，无恶寒、发热，无头晕、头痛，无胸痛、心悸，无潮热盗汗，无咯血等症状，于当地医院就诊，诊断为"支气管扩张"，经抗感染等对症处理后症状稍缓解。此后患者长期以来咳嗽、咳痰反复，多次于当地医院治疗，受凉后咳嗽、咳痰加重。患者进食海鲜后出现腹痛难忍，伴腹泻，解除水样便，伴恶心、呕吐，呕出胃内容物，就诊于我院急诊。查 CT 胸部平扫示，左肺支气管扩张合并感染；血常规 + CRP 示，WBC 32.15×10^9/L，NEUT 28.07×10^9/L，NEUT% 87.30%，LYMP 3.34×10^9/L，LYMP% 10.40%，MONO 0.61×10^9/L，MXD% 1.90%；心肌酶四项示，CK–MB 42.3 U/L；电解质四项示，Na^+ 146.30 mmol/L；肌钙蛋白未见异常。静脉滴注左氧氟沙星、泮托拉唑钠，肌内注射山莨菪碱后患者腹痛症状逐渐缓解，为行系统治疗，急诊拟"肺炎、急性胃肠炎"收入我科。入院症见，患者神志清晰，精神疲倦，阵发性咳嗽，咳少量黄色黏痰，自觉腹部隐痛，伴恶心、呕吐，伴腹泻，全身乏力，低热，无头晕，无气喘，无胸痛、心悸，无潮热盗汗，无咯血等症状，纳眠差，小便调。否认近期有活禽接触史及新冠肺炎接触史。

既往史：既往体健，否认"高血压、糖尿病、冠心病、肾病"等慢性病史，否认"肝炎、结核、伤寒"等传染病病史，否认手术、中毒、外伤、输血史，预防接种史不详。

二、查体

体格检查：神志清晰，精神欠佳，发育正常，营养良好，形体适中，自主体位，表情自然，正常面容，言语清晰准确，对答切题，呼吸平顺，查体合作。全身皮肤、黏膜无黄染，无皮疹及出血点，无皮下结节、水肿，无肝掌、蜘蛛痣。毛发的生长及分布均匀。全身浅表淋巴结未触及肿大。头颅大小、形态正常，眉毛浓密，眼睑无水肿，结膜无充血水肿，巩膜无黄染，角膜透明，双侧瞳孔等大等圆，直径约 3 mm，对光反射灵敏。耳郭正常未见畸形，外耳道未见异常分泌物，乳突区无压痛。鼻外观正常，未见鼻翼翕动，鼻腔未见出血、阻塞、异常分泌物，各鼻窦区无压痛。无张口呼吸，唇无发绀，咽无充血，扁桃体无肿大。颈软，无抵抗，无颈静脉充盈、怒张，气管居中，甲状腺未触及肿大。肺部查体详见专科查体。心前区无隆起，心尖冲动正常，位于第 5 肋间左锁骨中线内 0.5 cm，未触及震颤，心浊音界无扩大或缩小，心率 83 次/min，律齐，各瓣膜听诊区未闻及杂音，未闻及心包摩擦音。腹平坦，未见胃肠型及蠕动波，未见腹壁静脉曲张，腹软，压痛，无反跳痛，未扪及肿块，肝脾肋下未及，墨菲征阴性，肝区、双肾区无叩击痛，移动性浊音阴性，肠鸣音正常，4 次/min，无腹部血管杂音。脊柱四肢无畸形，双下肢无水肿。肛门及外生殖器未查。神经系统检查示，生理性反射存在，病理性反射未引出。

专科检查：

视诊：口唇无发绀，颈静脉无充盈、怒张，胸廓无畸形，肋间隙无增宽，胸壁未见肿块、胸壁静脉无扩张。呼吸运动两侧对称，无端坐呼吸，未见三凹征，呼吸平顺。

触诊：气管居中，胸壁无触压痛、无握雪感，胸廓扩张度两侧均匀对称，双侧触诊语颤对称正常，未扪及胸膜摩擦感。

叩诊：双侧肺部叩诊呈清音，肺下界正常，肺下界移动度正常，心浊音界不大，肝上界浊音界正常。

听诊：听诊双侧肺部呼吸音粗，左肺可闻及局限性湿啰音，语音传导正常，未闻及胸膜摩擦音。

辅助检查：CT 胸部平扫示，左肺支气管扩张合并感染；血常规 + CRP 示，WBC 32.15×10^9/L，NEUT 28.07×10^9/L，NEUT% 87.30%，LYMP 3.34×10^9/L，LYMP% 10.40%，MONO 0.61×10^9/L，MXD% 1.90%；心肌酶四项示，CK-MB 42.3 U/L；电解质四项示，Na^+ 146.30 mmol/L；肌钙蛋白未见异常。血常规示，WBC 24.27×10^9/L，RBC 4.16×10^{12}/L，NEUT 23.19×10^9/L，NEUT% 95.50%，LYMP 0.48×10^9/L，LYMP% 2.00%，MXD% 2.10%，EO% 0.30%；凝血四项检测示，APTT 26.6 s，TT 16.9 s，D-Dimer 283.0 ng/mL；肝功七项示，TP 62.1 g/L，ALB 38.1 g/L，CRP 10.4 mg/L，PCT 6.47 ng/mL。

三、诊断

初步诊断：

中医诊断：肺络张（痰热壅肺证）。

西医诊断：1. 支气管扩张伴感染；2. 急性胃肠炎；3.（电解质紊乱）高钠血症。

鉴别诊断： 可与以下疾病相鉴别。

（1）慢性支气管炎。①多发生在中年以上的患者，在气候多变的冬、春季节咳嗽、咳痰明显，多为白色黏液痰，感染急性发作时可出现脓性痰，但无反复咯血史。听诊双肺可闻及散在干湿啰音。②支持点：咳嗽，咳痰。③不支持点：曾有反复咯血；双肺呼吸音低，未闻及干湿性啰音。

（2）肺脓肿。①起病急，有高热、咳嗽、大量脓臭痰；X 线检查可见局部浓密炎症阴影，内有空腔液平。急性肺脓肿经有效抗生素治疗后，炎症可完全吸收消退。若为慢性肺脓肿，则以往多有急性肺脓肿的病史。②支持点：咳嗽，咳大量黄脓痰；曾有发热。③不支持点：胸片未见空腔液平。

最终诊断：

中医诊断：肺络张（痰热壅肺证）。

西医诊断：1. 支气管扩张伴感染；2. 急性胃肠炎；3.（电解质紊乱）高钠血症。

四、诊疗经过

患者因"间断咳嗽、咳痰 20 余年，腹痛、腹泻 10 h"入院。结合患者症状、体征及辅助检查，目前左肺支气管扩张诊断明确，本次合并胃肠道感染，继续给予抗感染治疗，治疗中复查电解质，监测患者内环境；结合患者舌苔、脉象，属"肺络张病"。西医以抗感染、积极完善相关检查为原则，具体予头孢孟多酯钠联合左氧氟沙星抗感染，泮托拉唑抑酸护胃及对症补液治疗。中医外治法予耳穴压豆调节脏腑功能，予穴位贴敷法疏理宣降肺气，予中药熏洗疏风宣肺散热，予大中药封包治疗背俞穴疏通经络。中医治疗以"急则治其标，缓则治其本"为治则，以"清热泻热，止咳化痰"为治法，方药选用"桑白皮汤合千金苇茎汤"加减。

并嘱：慎避风寒，提高肌体卫外功能，增强皮毛腠理适应气候变化的能力；积极预防上呼吸道感染，防止病原体的进一步蔓延。改善环境卫生，消除烟尘和有害气体的危害，加强劳动保护。锻炼身体，增强体质，提高抗病能力。注意起居有节，劳逸结合，保持室内空气清新。忌食辛辣、香燥、肥甘厚味及寒凉之品。保持心情舒畅，避免性情急躁、郁怒化火伤肺。发病后注意休息，清淡饮食，多饮水，以利排痰。

五、出院情况

患者阵发性咳嗽，咳少量黄色黏痰，腹部偶发隐痛，腹泻、恶心等症状较前明显好转。无呕吐，无全身乏力，纳眠可，小便调。舌质红，苔薄黄，脉滑。体格检查：生命体征平稳。双侧肺部叩诊呈清音，听诊双侧肺部呼吸音粗，左肺可闻及局限性湿啰音，语音传导正常，未闻及胸膜摩擦音。

六、讨论

支气管扩张有弥漫性和局限性的，弥漫性的支气管扩张通常继发于一些先天性的疾病，如纤毛运动障碍的患者，天生较其他人更容易发生感染，也更容易发生弥漫性的支扩，而局限性的可能是由于局部的肺炎或者异物阻塞等。气道局部防御能力下降，容易发生反复的感染，感染会导致支气管正常的结构，如软骨、平滑肌等受到损害，同时感染也会刺激脓液分泌，堵塞管腔，导致管腔逐步扩大，最后形成支气管扩张，且受累部位气道结构也已经扭曲。扩张的支气管内常充满黏稠液体，造成患者的呼吸困难或者反复咳嗽。支气管扩张，首先它是一个慢性疾病，多在幼儿时期反复的肺炎、百日咳，包括麻疹，没有治愈，造成了肺结构的破坏。支气管扩张最为常见的表现就是反复的咳嗽、咳痰，有时会咳脓痰，伴或不伴有咯血，这是支气管内充满分泌物导致的。如果患者支气管扩张情况较为严重，或者合并有其他的疾病如慢阻肺，就会出现喘息和呼吸困难。有些患者还会出现咯血，因为肺部的血管受到扩张的支气管侵蚀所致。

因为患者是反复的咳嗽，咳脓痰，在康复期的时候要注意加强痰液引流，可以拍背，让患者一个适合的体位就是病灶在下有利于痰液排出。注意预防感染，避免感冒，急性感染有可能会加重病情。在急性发作期的时候，这种多数合并有铜绿假单胞菌，使用抗生素的时候要覆盖到这种细菌。部分患者支扩会出现咯血，如咯血量大的时候一定要到医院，因为有可能会引起窒息。另外，如果是指局限在一个段肺叶的病灶，可以做手术切除。支气管扩张是一种化脓性疾病，是由于各种急性或者慢性的支气管感染，以及支气管阻塞，导致管壁的结构被破坏，弹性丧失，纤维组织增生并替代原有组织，使支气管永久性的扩张。扩张的支气管内常常积聚有浓稠的液体，更加容易诱发感染的发生，引起恶性循环。

此例患者为风寒之邪，在表不解，入里化热，与内停之宿痰交结而成痰热壅肺，肺气既不得宣散，又不得清肃下行，因而喘急奔迫。久病必兼瘀，故用清肃辛凉之苇茎汤，清肺化痰，止咳平喘。千金苇茎汤由薏苡仁、冬瓜子、桃仁、苇茎等药物组成，具体剂量辨证选量，起到清肺化痰、清热解毒的作用，对于肺炎感染、肺脓肿、肺结核有较好的疗效，加桑白皮、浙贝母法半夏、瓜蒌，增清热化痰之力；用紫苏子、杏助桃仁、桔梗引药入肺经，止咳逆上气，加强止咳定喘之力；伍以黄芩、黄连清上、中焦热，鱼腥草助清肺化痰之力，热清痰化，咳喘自平。

（焦小强）

病案九　肺络张（痰热壅肺）2

一、病历摘要

姓名：马××　　性别：男　　年龄：42 岁

过敏史：暂未发现。

主诉：反复咳嗽咳痰 7 年，咯血 4 天。

现病史。缘患者 7 年前无明显诱因出现咳嗽咳痰，咳少许黄白痰，痰黏难咳，无恶寒发热、头晕头痛，无胸痛心悸，无潮热盗汗，无咯血等症状，未予重视及就诊，咳嗽咳痰症状反复。4 天前起，患者多次咳痰后发现痰中有鲜红色血丝，间断发作，未予重视，昨日咳嗽咳痰时咯鲜红色血约 50 mL，伴低热，最高体温约 37.5℃，遂至我院急诊就诊。查CT 胸部平扫提示：①左肺上叶舌段支气管扩张，并双肺感染灶，未除外特殊感染；②左肺上叶钙化灶；③附见：考虑脂肪肝。查血常规：白细胞计数 11.13×10^9/L，中性粒细胞计数 8.15×10^9/L。予抗感染及止血对症处理后，为求进一步治疗，急诊拟"支气管扩张伴感染"收入我科。入院症见：患者神志清晰，精神疲倦，阵发性咳嗽咳痰，咳少量黄白痰，痰黏难咳，痰中可见鲜红色血丝，无腹痛腹泻，无排黑便，无恶寒发热、潮热盗汗、气喘、胸痛心悸等症状，纳眠一般，大便秘结，小便稍黄。否认近期有活禽接触史，近期体重无明显变化。

既往史：既往有"高脂血症"病史，目前规律口服"阿托伐他汀钙 1# Qd"治疗；10年前在外院诊断为"精神分裂症"，目前口服"利培酮片"治疗，诉目前病情稳定。否认"高血压、糖尿病、冠心病、肾病"等慢性病史，否认"肝炎、结核、伤寒"等传染病病史，于 10 年前因"阑尾炎"在外院行"阑尾切除术"（具体不详），1 年前因"皮肤脓肿"行手术治疗（具体不详），否认其他手术、中毒、外伤、输血史，预防接种史不详。

二、查体

体格检查：T 36.7℃，P 93 次 /min，R 20 次 /min，BP 132/96 mmHg。神志清晰，精神疲倦，口唇无发绀，颈静脉无充盈、怒张，胸廓无畸形，肋间隙无增宽，胸壁未见肿块、胸壁静脉无扩张。呼吸运动两侧对称，无端坐呼吸，未见三凹征，呼吸平顺。气管居中，胸壁无触压痛、无握雪感，胸廓扩张度两侧均匀对称，双侧触诊语颤对称正常，未扪及胸膜摩擦感。双侧肺部叩诊呈清音，肺下界正常，肺下界移动度正常，心浊音界不大，肝上界浊音界正常。听诊双侧肺部呼吸音稍粗，未闻及干湿性啰音，语音传导正常，未闻及胸膜摩擦音。心前区无隆起，心尖冲动正常，位于第 5 肋间左锁骨中线内 0.5 cm，未触及震颤，心率 93 次 /min，律齐，各瓣膜听诊区未闻及杂音，未闻及心包摩擦音。腹部及神经系统检查未见异常。

专科检查：

视诊：口唇无发绀，颈静脉无充盈、怒张，胸廓无畸形，肋间隙无增宽，胸壁未见肿块、胸壁静脉无扩张。呼吸运动两侧对称，无端坐呼吸，未见三凹征，呼吸平顺。

触诊：气管居中，胸壁无触压痛、无握雪感，胸廓扩张度两侧均匀对称，双侧触诊语颤对称正常，未扪及胸膜摩擦感。

叩诊：双侧肺部叩诊呈清音，肺下界正常，肺下界移动度正常，心浊音界不大，肝上界浊音界正常。

听诊：听诊双侧肺部呼吸音稍粗，未闻及干湿性啰音，语音传导正常，未闻及胸膜摩擦音。

辅助检查。2021-07-09 我院 CT 胸部平扫示，左肺上叶舌段支气管扩张，并双肺感染灶，未除外特殊感染；左肺上叶钙化灶；考虑脂肪肝。血常规：白细胞计数 11.13×10^9/L，中性粒细胞计数 8.15×10^9/L。入院后检查：肝功七项示，丙氨酸氨基转移酶 71 U/L。血脂四项检查示，甘油三酯 1.99 mmol/L。痰液常规、肿瘤标志物五项未见异常。常规心电图检查示，窦性心律，早期复极；心脏彩超示，静息状态下心内结构及收缩活动未见异常。γ干扰素释放试验阳性。神经特异性烯醇化酶测定、细胞角蛋白 19 片段、鳞状细胞癌相关抗原测定、抗环瓜氨酸肽抗体、抗双链 DNA 抗体定性、抗心磷脂抗体三项、抗角蛋白抗体、抗中性粒细胞胞质抗体二项、梅毒抗体两项、人免疫缺陷病毒抗体测定、乙肝两对半定性未见异常，复查血常规未见异常，复查凝血四项示 FIB 1.22 g/L。纤维支气管镜检查：左肺上叶舌段支气管见血痂。

三、诊断

初步诊断：

中医诊断：肺络张（痰热壅肺证）。

西医诊断：1. 支气管扩张伴感染；2. 高脂血症；3. 精神分裂症；4. 脂肪肝。

鉴别诊断：与慢性支气管炎鉴别。

慢性支气管炎多发生在中年以上的患者，在气候多变的冬、春季节咳嗽、咳痰明显，多为白色黏液痰，感染急性发作时可出现脓性痰，但无反复咯血史。听诊双肺可闻及散在干湿啰音。患者有长期咳嗽、咳痰症状，但目前反复咯血；双肺呼吸音稍粗，未闻及干湿性啰音。

最终诊断：

中医诊断：肺络张（痰热壅肺证）。

西医诊断：1. 支气管扩张伴咯血；2. 高脂血症；3. 精神分裂症；4. 脂肪肝。

四、诊疗经过

中医以"急则治其标，缓则治其本"为治则，以"清热泻热，止咳化痰"为治法，结合口服中成药及中医外治法综合治疗，中药方选用"桑白皮汤合千金苇茎汤"加减；西医予治疗以抗感染、止咳祛痰、止血为原则，具体予左氧氟沙星针及头孢孟多酯钠针静脉滴注抗感染，盐酸氨溴索注射液静脉滴注祛痰止咳，口服卡巴克洛片、静注矛头蝮蛇血凝酶、口服云南白药止血及对症补液治疗。

五、出院情况

患者神志清晰，精神良好，咳嗽咳痰明显缓解，偶有咯血，无腹痛腹泻，无排黑便，无恶寒发热、潮热盗汗、气喘、胸痛心悸等症状，纳眠可，二便调，舌质淡红，舌苔薄黄，舌下络脉未见异常，脉弦滑。

六、讨论

支气管扩张是呼吸科常见的一类疾病，因为肺部支气管的结构发生变化，痰液、血流引流不畅，很容易并发感染，特别是天气变化、受凉的情况下容易产生感染。对于发生支气管扩张伴感染的患者，一定要积极合理地使用抗生素，根据痰培养的药敏结果，针对性地使用抗生素，防止患者的肺功能进一步恶化。

　　该案中患者以"咳嗽、咳痰、咯血"为主症，缘患者久病，正气亏虚，外感邪气，肺气壅盛而失于宣降，痰浊内蕴化热，痰热壅肺，故痰黄黏稠难咯；复感外邪，风热犯肺，灼伤肺络，故见痰中血丝；热灼津亏则大便秘结；舌质红，苔黄腻，脉弦滑，一派痰热壅肺之征象。中医治疗以清热泻热、止咳化痰为治法，方药选用"桑白皮汤合千金苇茎汤"加减。

（焦小强）

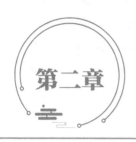

第二章　脑系病证

第一节　痴呆

痴呆是多由髓减脑消或痰瘀痹阻脑络，神机失用而引起在无意识障碍状态下，以呆傻愚笨、智能低下、善忘等为主要临床表现的一种脑功能减退性疾病。轻者可见神情淡漠、寡言少语、反应迟钝、善忘等；重者为终日不语，或闭门独居，或口中喃喃、言词颠倒，或举动不经、忽笑忽哭，或不欲食、数日不知饥饿等。

《左传》对本病有记载，曰："成公十八年，周子有兄而无慧，不能辨菽麦，不知分家犬"，"不慧，盖世所谓白痴。"晋代《针灸甲乙经》以"呆痴"命名。唐代孙思邈在《华佗神医密传》中首载"痴呆"病名。明代《景岳全书·杂证谟》有"癫狂痴呆"专篇，指出本病由多种病因渐致而成，临床表现具有"千奇百怪""变易不常"的特点，病位在心及肝胆二经；若以大惊猝恐，一时偶伤心胆而致失神昏乱者，宜七福饮或大补元煎主之；本病"有可愈者，有不可愈者，亦在乎胃气元气之强弱"。陈士铎《辨证录》立有"呆病门"，认为"大约其始也，起于肝气之郁；其终也，由于胃气之衰"，对呆病症状描述也甚详，且提出"开郁逐痰、健胃通气"为主的治法，用洗心汤、转呆丹、还神至圣汤等。《石室秘录》曰："治呆无奇法，治痰即治呆也。"王清任《医林改错·脑髓说》曰："高年无记性者，脑髓渐空。"另外，古人在中风与痴呆的因果关系方面也早有认识。《灵枢·调经论》曰："血并于上，气并于下，乱而善忘。"《临证指南医案》指出："中风初起，神呆遗尿，老人厥中显然。"《杂病源流犀烛·中风》进而指出："有中风后善忘。"这是中医较早有关血管性痴呆的记载。

西医学诊断的老年性痴呆、脑血管性痴呆及混合性痴呆、代谢性脑病、中毒性脑病等，可参考本节进行辨证论治。

一、病因病机

痴呆有因老年精气亏虚、渐成呆傻，亦有因情志失调、外伤、中毒等引起者。虚者多因气血不足、肾精亏耗，导致髓减脑消、脑髓失养；实者常见痰浊蒙窍、瘀阻脑络、心肝火旺，终致神机失用而致痴呆。临床多见虚实夹杂证。

（一）脑髓空虚

脑为元神之府，神机之源，一身之主，而肾主骨生髓通于脑。老年肝肾亏损或久病血气虚弱，肾精日亏，则脑髓空虚，心无所虑，精明失聪，神无所依而使灵机记忆衰退，出现迷惑愚钝、反应迟钝，发为痴呆。此类痴呆发病较晚，进展缓慢。

（二）气血亏虚

《素问·灵兰秘典论》："心者，君主之官，神明出焉。"《灵枢·天年》曰："六十岁心气始衰，苦忧悲。"年迈久病损伤于中，或情志不遂木郁克土，或思虑过度劳伤心脾，或饮食不节损伤脾胃，皆可致脾胃运化失司，气血生化乏源。心之气血不足，不能上荣于脑，神明失养则神情涣散，呆滞善忘。

（三）痰浊蒙窍

《石室秘录》云："痰气最盛，呆气最深。"久食肥甘厚味，肥胖痰湿内盛；或七情所伤，肝气久郁克伐脾土；或痫、狂久病积劳，均可使脾失健运，痰湿上扰清窍，脑髓失聪而致痴呆。

（四）瘀阻脑络

七情久伤，肝气郁滞，气滞则血瘀；或中风、脑部外伤后瘀血内阻，均可瘀阻脑络，脑髓失养，神机失用，发为痴呆。

（五）心肝火旺

年老精衰，髓海渐空，复因烦恼过度，情志相激，水不涵木，肝郁化火，肝火上炎；或水不济火，心肾不交，心火独亢，扰乱神明，发为痴呆。

总之，痴呆病位在脑，与肾、心、肝、脾四脏功能失调相关，尤以肾虚关系密切。其基本病机为髓减脑消，痰瘀痹阻，火扰神明，神机失用。其证候特征以肾精、气血亏虚为本，以痰瘀痹阻脑络邪实为标。其病性不外乎虚、痰、瘀、火。

虚，指肾精、气血亏虚，髓减脑消；痰，指痰浊中阻，蒙蔽清窍；瘀，指瘀血阻痹，脑脉不通；火，指心肝火旺，扰乱神明。痰、瘀、火之间相互影响，相互转化，如痰浊、血瘀相兼而致痰瘀互结；肝郁、痰浊、血瘀均可化热，而形成肝火、痰热、瘀热，上扰清窍；若进一步发展耗伤肝肾之阴，水不涵木，阴不制阳，则肝阳上亢，化火生风，风阳上扰清窍，使痴呆加重。虚实之间也常相互转化，如实证的痰浊、瘀血日久，损伤心脾，则气血不足，或伤及肝肾，则阴精不足，均使脑髓失养，实证由此转化为虚证；虚证病久，气血亏乏，脏腑功能受累，气血运行失畅，或积湿为痰，或留滞为瘀，又可因虚致实，虚实兼夹而成难治之候。

二、诊断要点

（1）痴呆是一种脑功能减退性疾病，临床以呆傻愚笨、智能低下、善忘等为主要表现。本病记忆力障碍是首发症状，先表现为近记忆力减退，进而表现为远记忆力减退。

（2）起病隐匿，发展缓慢，渐进加重，病程一般较长。患者可有中风、头晕、外伤等病史。

（3）相关检查：神经心理学检查，颅脑 CT、MRI、脑电图、生化等检查，有助于明确病性。

三、鉴别诊断

（一）郁病

郁病是以情志抑郁不畅，胸闷太息，悲伤欲哭或胸胁、胸背、脘胁胀痛，痛无定处，或咽中如有异物不适为特征的疾病；主要因情志不舒、气机郁滞所致，多见于中青年女性，也可见于老年人，尤其是中风过后常并发郁病，郁病无智能障碍症状。而痴呆可见于任何年龄，虽亦可由情志因素引起，但其以呆傻愚笨为主，常伴有生活能力下降或人格障碍，症状典型者不难鉴别。

部分郁病患者常因不愿与外界沟通而被误认为痴呆，取得患者信赖并与之沟通后，两者亦能鉴别。

（二）癫证

癫证是以沉默寡言、情感淡漠、语无伦次、静而多喜为特征的精神失常疾病，俗称"文痴"，可因气、血、痰邪或三者互结为患，以成年人多见。痴呆则属智能活动障碍，是以神情呆滞、愚笨迟钝为主要表现的脑功能障碍性疾病。另一方面，痴呆的部分症状可自制，治疗后有不同程度的恢复；重证痴呆患者与癫证在临床证候上有许多相似之处，临床难以区分，CT、MRI 检查有助于鉴别。

（三）健忘

健忘是指记忆力差，遇事善忘的一种病证，其神识如常，晓其事却易忘，但告知可晓，多见于中老年患者；由于外伤、药物所致健忘，一般经治疗后可以恢复。而痴呆老少皆可发病，以神情呆滞或神志恍惚，不知前事或间事不知、告知不晓为主要表现，虽有善忘但仅为兼伴症，其与健忘之"善忘前事"有根本区别。

健忘可以是痴呆的早期临床表现，这时可不予鉴别，健忘病久也可转为痴呆，CT、MRI 检查有助于两者的鉴别。

四、辨证论治

（一）辨证要点

本病乃本虚标实之证，临床上以虚实夹杂者多见。本虚者不外乎精髓、气血，标实者

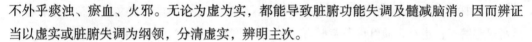

不外乎痰浊、瘀血、火邪。无论为虚为实，都能导致脏腑功能失调及髓减脑消。因而辨证当以虚实或脏腑失调为纲领，分清虚实，辨明主次。

1. 辨虚实

本病病因虽各有不同，但终不出虚实两大类。虚者，以神气不足、面色失荣、形体枯瘦、言行迟弱为特征，并结合舌脉、兼次症，分辨气血、肾精亏虚；实者，智能减退、反应迟钝，兼见痰浊、瘀血、风火等表现。由于病程较长，证情顽固，还需注意虚实夹杂的病机属性。

2. 辨脏腑

本病病位主要在脑，但与心、肝、脾、肾相关。若年老体衰、头晕目眩、记忆认知能力减退、神情呆滞、齿枯发焦、腰膝酸软、步履艰难，为病在脑与肾；若兼见双目无神，筋惕肉𥆧，毛甲无华，为病在脑与肝肾；若兼见食少纳呆，气短懒言，口涎外溢，四肢不温，五更泻泄，为病在脑与脾肾；若兼见失眠多梦，五心烦热，为病在脑与心肾。

（二）治疗原则

虚者补之，实者泻之。补虚益损，解郁散结是其治疗大法。脾肾不足，髓海空虚之证，宜培补先天、后天，以冀脑髓得充，化源得滋；对于气郁血瘀痰滞者，气郁应开，血瘀应散，痰滞应清，以冀气充血活，窍开神醒。

（三）分证论治

1. 髓海不足

主症：耳鸣耳聋，记忆模糊，失认失算，精神呆滞。

兼次症：发枯齿脱，腰脊酸痛，骨痿无力，步履艰难，举动不灵，反应迟钝，静默寡言。

舌脉：舌瘦色淡或色红，少苔或无苔，多裂纹；脉沉细弱。

分析：肾主骨生髓，年高体衰，肾精渐亏，脑髓失充，灵机失运，故见精神呆滞、举动不灵、反应迟钝、记忆模糊、失认失算等痴呆诸症。肾开窍于耳，其华在发，肾精不足，故耳鸣耳聋，发枯易脱。腰为肾府，肾主骨，精亏髓少，骨骼失养，故见腰脊酸痛、骨痿无力、步履艰难；齿为骨之余，故齿牙动摇，甚则早脱。舌瘦色淡或色红，苔少或无苔，多裂纹，脉沉细弱为精亏之象。

治法：补肾益髓，填精养神。

方药：七福饮加减。方中重用熟地滋阴补肾，营养先天之本；合当归养血补肝；人参、白术、炙甘草益气健脾，强壮后天之本；远志、杏仁、宣窍化痰。本方填补脑髓之力尚嫌不足，应选加鹿角胶、龟板胶、阿胶、紫河车、猪骨髓等血肉有情之品，还可以本方加减制蜜丸或膏剂以图缓治，或可用参茸地黄丸或河车大造丸补肾益精。

若肝肾阴虚，年老智能减退，腰膝酸软，头晕耳鸣者，可去人参、白术、紫河车、鹿角胶，加怀牛膝、生地、枸杞子、女贞子、制首乌；若兼言行不一，心烦溲赤，舌质红，少苔，脉细而弦数，是肾精不足，水不制火而心火妄亢，可用六味地黄丸加丹参、莲子心、菖蒲等心宣窍；也有舌质红而苔黄腻者，是内蕴痰热，干扰心窍，可加用清心滚痰丸去痰热郁结，俟痰热化净，再投滋补之品；若肾阳亏虚，症见面白无华，形寒肢冷，口中流涎，舌淡者，加热附片、巴戟天、益智仁、淫羊藿、肉苁蓉等。

2. 气血亏虚

主症：呆滞善忘，倦怠嗜卧，神思恍惚，失认失算。

兼次症：少气懒言，口齿含糊，词不达意，心悸失眠，多梦易惊，神疲乏力，面唇无华，爪甲苍白，纳呆食少，大便溏薄。

舌脉：舌质淡胖边有齿痕，脉细弱。

分析：心主神明，心之气血亏虚，神明失养，故见呆滞善忘、神思恍惚、失认失算等痴呆症状。心血不足，心神失养，故心悸失眠、多梦易惊；血虚不荣肌肤爪甲，故面唇无华、爪甲苍白。气虚则少气懒言，神疲乏力，倦怠嗜卧；脾气不足，胃气亦弱，故纳呆食少；脾气亏虚，水湿不化，故大便溏薄；气血亏虚，脉道失充，故脉细弱。

治法：益气养血，安神宁志。

方药：归脾汤加减。方中以人参、黄芪、白术、甘草补脾益气；当归养肝血而生心血；茯神、枣仁、龙眼肉养心安神；远志交通心肾而定志宁心；木香理气醒脾，以防益气补血之药滋腻滞气。

纳呆食少，加谷芽、麦芽、鸡内金、山楂等消食；纳呆伴头重如裹，时吐痰涎，头晕时作，舌苔腻，加陈皮、半夏、生薏苡仁、白豆蔻健脾化湿和胃；纳呆伴舌红少苔，加天花粉、玉竹、麦冬、生麦芽养阴生津；失眠多梦，加夜交藤、合欢皮；若舌质偏暗，舌下有青筋者，加入川芎、丹参等以养血活血；若伴情绪不宁，易忧善愁者，可加郁金、合欢皮、绿萼梅、佛手等理气解郁之品。

3. 痰浊蒙窍

主症：终日无语，表情呆钝，智力衰退，口多涎沫。

兼次症：头重如裹，纳呆呕恶，脘腹胀痛，痞满不适，哭笑无常，喃喃自语，呆若木鸡。

舌脉：舌质淡胖有齿痕，苔白腻；脉滑。

分析：痰浊壅盛，上蒙清窍，脑髓失聪，神机失运，而致表情呆钝、智力衰退、呆若木鸡等症。痰浊中阻，中焦气机不畅，脾胃受纳运化失司，故脘腹胀痛、痞满不适、纳呆呕恶。痰阻气机，清阳失展，故头重如裹。口多涎沫，舌质淡胖有齿痕，苔腻，脉滑均为痰涎壅盛之象。

治法：健脾化浊，豁痰开窍。

方药：洗心汤加减。方中党参、甘草培补中气；半夏、陈皮健脾化痰；附子助阳化痰；茯神、枣仁宁心安神，神曲和胃。

若纳呆呕恶，脘腹胀痛，痞满不适以脾虚明显者，重用党参、茯苓，可配伍黄芪、白术、山药、麦芽、砂仁等健脾益气之品；若头重如裹，哭笑无常，喃喃自语，口多涎沫以痰湿重者，重用陈皮、半夏，可配伍制南星、莱菔子、佩兰、白豆蔻、全瓜蒌、贝母等理气豁痰之品；痰浊化热，上扰清窍，舌质红，苔黄腻，脉滑数者，将制南星改用胆南星，并加瓜蒌、栀子、黄芩、天竺黄、竹沥；若伴有肝郁化火，灼伤肝血心阴，症见心烦躁动，言语颠倒，歌笑不休，甚至反喜污秽，或喜食炭灰，宜用转呆丹加味，本方在洗心汤基础上，加用当归、白芍柔肝养血，丹参、麦冬、天花粉滋养心胃阴液，用柴胡合白芍疏肝解郁，用柏子仁合茯苓、枣仁加强养心安神之力；属风痰瘀阻，症见眩晕或头痛，失眠或嗜睡，或肢体麻木阵作，肢体无力或肢体僵直，脉弦滑，可用半夏白术天麻汤；脾肾阳虚者，用金匮肾气丸，加干姜、黄芪、白豆蔻等。

4. 瘀血内阻

主症：言语不利，善忘，易惊恐，或思维异常，行为古怪。

兼次症：表情迟钝，肌肤甲错，面色黧黑，甚者唇甲紫黯，双目暗晦，口干不欲饮。

舌脉：舌质暗，或有瘀点瘀斑；脉细涩。

分析：瘀阻脑络，脑髓失养，神机失用，故见表情迟钝、言语不利、善忘、思维异常、行为古怪等痴呆症状。瘀血内阻，气血运行不利，肌肤失养，故肌肤甲错、面色黧黑，甚者唇甲紫黯。口干不欲饮，舌质暗或有瘀点瘀斑，脉细涩均为瘀血之象。

治法：活血化瘀，通络开窍。

方药：通窍活血汤加减。方中麝香芳香开窍，活血散结通络；桃仁、红花、赤芍、川芎活血化瘀；葱白、生姜合菖蒲、郁金以通阳宣窍。

如瘀血日久，血虚明显者，重用熟地、当归，再配伍鸡血藤、阿胶、鳖甲、蒸首乌、紫河车等以滋阴养血；气血不足，加党参、黄芪、熟地、当归益气补血；气虚血瘀为主者，宜补阳还五汤加减；若见肝郁气滞，加柴胡、枳实、香附疏肝理气以行血；久病血瘀化热，致肝胃火逆，症见头痛、呕恶等，应加钩藤、菊花、夏枯草、栀子、竹茹等清肝和胃之品；若痰瘀交阻伴头身困重，口流涎沫，纳呆呕恶，舌紫黯有瘀斑，苔腻，脉滑，可酌加胆南星、半夏、莱菔子、瓜蒌以豁痰开窍；病久入络者，宜加蜈蚣、僵蚕、全蝎、水蛭、地龙等虫类药以疏通经络，同时加用天麻、葛根；兼见肾虚者，可加益智仁、补骨脂、山药。

5. 心肝火旺

主症：急躁易怒，善忘，判断错误，言行颠倒。

兼次症：眩晕头痛，面红目赤，心烦不寐，多疑善虑，心悸不安，咽干口燥，口臭口疮，尿赤便干。

舌脉：舌质红，苔黄；脉弦数。

分析：脑髓空虚，复因心肝火旺，上扰神明，故见善忘、判断错误、言行颠倒、多疑善虑等痴呆之象。心肝火旺，上犯巅顶，故头晕头痛；气血随火上冲，则面红目赤。肝主疏泄，肝性失柔，情志失疏，故急躁易怒。心肾不交则心烦不寐、心悸不安。口臭口疮、口干舌燥、尿赤便干为火甚伤津之象，舌质红、苔黄、脉弦数均为心肝火旺之候。

治法：清热泻火，安神定志。

方药：黄连解毒汤加减。方中黄连可泻心火，黄芩、栀子清肝火，黄柏清下焦之火。加用生地清热滋阴，菖蒲、远志、合欢皮养心安神，柴胡疏肝。本方大苦大寒，中病即止，不可久服，脾肾虚寒者慎用。

若心火偏旺者用牛黄清心丸，大便干结者加大黄、火麻仁。

五、预后转归

痴呆的病程一般较长。虚证患者，若长期服药，积极接受治疗，部分精神症状可有明显改善，但不易根治；实证患者，以及时有效地治疗，待实邪去，方可获愈。虚中夹实者，病情往往缠绵，更需临证调理，方可奏效。

（邢　航）

第二节　痫病

痫病是指以短暂的感觉障碍，肢体抽搐，意识丧失，甚则仆倒，口吐涎沫，两目上视或口中怪叫，移时苏醒，醒后如常人为主要临床表现的一种反复发作性神志异常的病证，俗称"羊痫风""痫厥""胎病"，尤以青少年多发，男性多于女性。

痫病的有关论述首见于《内经》，如《灵枢·癫狂》记有："癫疾始生，先不乐，头重痛，视举，目赤，甚作极，已而烦心。"此后历代医家对其病因、症状及治疗都有丰富的论述。

《难经·五十九难》云："癫疾始发，意不乐，僵仆直视，其脉三部阴阳俱盛是也。"巢元方《诸病源候论》中将不同病因引起的痫病，分为风痫、惊痫、食痫、痰痫等，描述其发作特点为"痫病……醒后又复发，有连日发者，有一日三五发者"。陈无择《三因极一病证方论·癫痫方论》指出："癫痫病皆由惊动，使脏气不平，郁而生涎，闭塞诸经，厥而乃成。或在母胎中受惊，或少小感风寒暑湿，或饮食不节，逆于脏气。"朱丹溪《丹溪心法·痫》："无非痰涎壅塞，迷乱心窍。"《古今医鉴·五痫》指出："夫痫者有五等，而类五畜，以应五脏，发则卒然倒仆，口眼相引，手足搐搦，背脊强直，口吐涎沫，声类畜叫，食顷乃苏。"以上论述指出了惊恐、饮食不节、母腹中受惊、偶感风寒、痰涎等是致痫的主要病因。

《证治准绳·痫》指出痫病与卒中、痉病等病证的不同："痫病仆时口中作声，将醒时吐涎沫，醒后又复发，有连日发者，有一日三五发者。中风、中寒、中暑之类则仆时无声，醒时无涎沫，醒后不再复发。痉病虽亦时发时止，然身强直反张如弓，不如痫之身软，或如猪犬牛羊之鸣也。"

对于本病治疗，《扁鹊心书》记载："痫，中脘灸五十壮。"《备急千金要方》："痫之为病，目反、四肢不举，灸风府……又灸项上、鼻人中、下唇承浆，皆随年壮。"《临证指南医案·癫痫》："痫之实者，用五痫丸以攻风，控涎丸以劫痰，龙荟丸以泻火；虚者，当补助气血，调摄阴阳，养营汤、河车丸之类主之。"王清任则认为痫病的发生与元气虚"不能上转入脑髓"和脑髓瘀血有关，并创龙马自来丹、黄芪赤风汤治之。

现代医学的癫痫病，出现痫病的临床表现时，可参考本节进行辨证论治。

一、病因病机

痫病之发生，多由先天因素，七情所伤，痰迷心窍，脑部外伤或其他疾病之后造成脏腑功能失调，气机逆乱，阴阳失衡，元神失控所致，而尤以痰邪作祟最为重要。心脑神机失用为本，风、痰、火、瘀致病为标，先天遗传与后天所伤是两大致病因素。

（一）先天因素

痫病始于幼年者，与先天因素密切相关。先天因素有两方面：一是如《素问·奇病论》中所说："因未产前腹内受损……或七情所致伤胎气"；二是父母禀赋不足，或父母本身患癫痫，导致胎儿精气不足，影响胎儿发育，出生后，小儿脏气不平，易生痰生风，导致痫病发作。

（二）七情失调

七情失调主要责之于惊恐。由于突受大惊大恐，"惊则气乱""恐则气下"，造成气机逆乱，进而损伤肝肾，致使阴不敛阳而生热生风，痫病发作。小儿脏腑娇嫩，元气未充，神气怯弱，或素蕴风痰，更易因惊恐而发生本病。正如《三因极一病证方论·癫痫叙论》指出："癫痫病，皆由惊动，使脏气不平。"

（三）痰迷心窍

过食醇酒厚味，以致脾胃受损，精微不布，湿浊内聚成痰；或劳伤思虑，脏腑失调，气郁化火，火热炼液成痰，一遇诱因，痰浊或随气逆，或随风动，蒙蔽心窍，壅塞经络，从而发生痫证。即如《丹溪心法》指出的"无非痰涎壅塞，迷闷孔窍"，故有"无痰不作痫"之说。

（四）脑部外伤

由于跌仆撞击，或出生时难产，均能导致颅脑受伤。外伤之后，气血瘀阻，血流不畅则神明遂失；筋脉失养，则血虚动风而发病。

此外，或因六淫之邪所干，或因饮食失调，或患他病之后，均可致脏腑受损，积痰内伏，一遇劳作过度，生活起居失于调摄，遂致气机逆乱而触动积痰，痰浊上扰，闭塞心窍，壅塞经络，发为痫病。

痫病病位主要责之于心肝，而与五脏均有关联。本病的发生，主要是由于风、火、痰、瘀等病理因素导致心、肝、脾、肾脏气失调，引起一时性阴阳紊乱，气逆痰涌，火炎风动，蒙蔽清窍，心脑神机失用所致。其中，心脑神机失用为本，风、火、痰、瘀致病为标，病理因素又总以痰为主。

二、诊断要点

（一）症状

（1）任何年龄、性别均可发病，但多在儿童期、青春期或青年期发病，多因先天因素或有家族史，每因惊恐、劳累、情志过极、饮食不节、头部外伤等诱发。

（2）痫病大发作，突然昏倒，不省人事，两目上视，四肢抽搐，口吐涎沫，或有异常叫声，移时苏醒，醒后除疲乏无力外，一如常人。

（3）痫病小发作，突然呆木，瞬间意识丧失，面色苍白，动作中断，手中物件落地，或头突然向前下垂，两目上视，多在数秒至数分钟恢复，清醒后对上述症状全然无知等。

（4）局限性发作可见多种形式，如口、眼、手等局部抽搐，而无突然昏倒，或凝视，或无语言障碍，或无意识动作等，多在数秒至数分钟即止。

（5）发作前可有眩晕、胸闷等先兆。

（二）检查

脑电图呈阳性反应，必要时做脑 CT、MRI 等相应检查，有助于诊断。

三、鉴别诊断

（一）中风

痫病重证应与中风相鉴别。痫病重证与中风均有突然仆倒、不省人事的主证，但痫证无半身不遂、口眼㖞斜等症，且醒后一如常人；而中风亦无痫证之口吐涎沫、两目上视或口中怪叫等症，醒后遗留偏瘫等后遗症状。

（二）厥证

两者均无后遗症，厥证除见突然仆倒、不省人事主证外，还有面色苍白、四肢厥冷，但无口吐涎沫、两目上视、四肢抽搐和口中怪叫之见症，临床上亦不难区别。

四、辨证论治

痫病主要辨别发病持续时间和间隔时间的长短，一般持续时间长则病重，时间短则病轻；间隔时间长则病轻，时间短则病重。确定病性属风、痰、热、瘀，辨证施治。

本病治疗宜分标本虚实。频繁发作，以治标为主，着重清肝泻火，豁痰息风，开窍定痫；平时则补虚以治其本，宜益气养血，健脾化痰，滋补肝肾，宁心安神。

（一）发作期

1. 阳痫

证候：病发前多有眩晕、头痛而胀、胸闷乏力、喜欠伸等先兆症状，或无明显症状，旋即仆倒，不省人事，面色潮红或紫红，牙关紧闭，两目上视，项背强直，四肢抽搐，口吐涎沫或喉中痰鸣，或发怪叫，移时苏醒，除感疲乏、头痛外，一如常人，舌质红，苔黄腻，脉弦数或弦滑。

分析：此为癫痫大发作。先天不足或肝火偏旺，郁久化热，火动生风，煎熬津液，结而为痰，痰火阻闭心窍，则发痫病典型症状；舌红、苔黄腻，脉弦滑或弦数，均为痰热壅盛之象。

治法：开窍醒神，清热涤痰息风。

处方：黄连解毒汤或以此方送服定痫丸。

方中以黄芩、黄连、黄柏、栀子苦寒直折，清泻上、中、下三焦之火。定痫丸源于《医学心悟》，有豁痰开窍、息风止痉之功。方中贝母、胆南星苦凉性降，用以清化热痰，其中贝母甘润，使苦燥而不伤阴；半夏燥湿化痰；天麻息风化痰。可加全蝎、僵蚕以助天麻息风止痉之功，朱砂、琥珀镇静安神，石菖蒲、远志宁心开窍。

2. 阴痫

证候：发痫则面色晦暗青灰而黄，手足清冷，双眼半开半合，昏聩偃卧，手足拘急；或抽搐时作，口吐涎沫，一般口不啼叫，或声音微小；或仅为呆木无知，不闻不见，不动不语；或动作中断，手中物件落地；或头突然向前倾下，又迅速抬起；或二目上吊数秒乃至数分钟即可恢复，病发后对上述症状全然无知，多一日频作十数次或数十次，醒后周身疲乏；或如常人，舌质淡，苔白腻，脉多沉细或沉迟。

分析：此为癫痫发作不典型者或癫痫小发作。饮食劳倦，脾胃受损，精微不布，湿浊内聚成痰；或久病不愈，气血亏虚，脏腑失调，痰湿内结，上蒙清窍，而致痫病诸证，痰湿尚未化热，故无热象；瘛疭频发，耗伤气血，故醒后周身疲乏；舌脉俱为痰湿之象。

治法：开窍醒神，温化痰涎。

处方：五生饮加减。

方以生南星、生半夏、生白附子辛温燥湿祛痰；半夏降逆散结；川乌大辛大热，散寒除滞；黑豆补肾利湿。可加二陈汤以健脾除痰。

兼气虚者，加党参、黄芪、白术以补气；血虚者，加当归、丹参、夜交藤养血而不滋腻。

（二）休止期

1. 痰火扰神

证候：急躁易怒，心烦失眠，气高息粗，痰鸣辘辘，口苦咽干，便秘溲黄，病发后，病情加重，甚则彻夜难眠，目赤，舌红，苔黄腻，脉多沉弦滑而数。

分析：过食醇酒厚味，聚湿成痰，痰浊郁久化热或肝郁化火，炼液为痰，痰火上扰清窍心神，故见急躁易怒，心烦失眠，气高息粗，痰鸣辘辘，口苦，甚则彻夜难眠，目赤；痰热伤津则咽干，便秘溲黄；舌脉俱为痰热之象。

治法：清肝泻火，化痰开窍。

处方：当归龙荟丸加减。

方中以龙胆草、青黛、芦荟直入肝经而泻肝火；大黄、黄连、黄芩、黄柏、栀子苦寒而通泻上、中、下三焦之火，其中尤以大黄推陈致新，降逆而不留邪，涤痰散结；配木香、麝香辛香走窜，通窍而调气，使清热之力益彰；又恐苦寒之药太过，以当归和血养肝。诸药相合，使痰火得泻，气血宣通，阴阳调顺，神安志宁而病向愈。可加茯苓、姜半夏、橘红，健脾益气化痰，以宏药力。

若大便秘结较重者，可加生大黄；若痰黏者，可加竹沥水。

2. 风痰闭阻

证候：发病前后多有眩晕、胸闷、乏力等先兆症状，发作时猝然仆倒，昏不识人，喉中痰鸣，口吐白沫，手足抽搐，舌质红，苔白腻，脉多弦滑有力。

分析：痰浊上扰，清阳不展，则发作前后常有眩晕、胸闷、乏力等症；肝风内动，肝气不畅，则情志不舒；风痰上涌，则痰多；苔白腻，脉滑，均为肝风挟痰浊之象。

治法：平肝息风，豁痰开窍。

处方：定痫丸。

方中天麻、全蝎、僵蚕平肝息风止痉，川贝母、胆南星、姜半夏、竹沥、石菖蒲涤痰开窍而降逆，琥珀、茯神、远志、辰砂镇心安神定痫，茯苓、陈皮健脾益气化痰，丹参理血化瘀通络。

若痰黏不利者，可加瓜蒌；若痰涎清稀者，可加干姜、细辛；若纳呆者，可加白术、茯苓。

3. 心脾两虚

证候：反复发痫不愈，神疲乏力，面色无华，身体消瘦，纳呆便溏，舌质淡，苔白腻，脉沉弱。

分析：反复发痫不愈，耗伤气血，不能濡养全身，上充于面，故神疲乏力，面色无华，身体消瘦；后天之本不运，则纳呆便溏；舌脉均为气血耗伤，痰浊留滞之象。

治法：补益气血，健脾宁心。

处方：六君子汤合温胆汤加减。

方中以四君子汤健脾益气，陈皮、半夏、竹茹化除留滞之痰，枳实行气散结，姜枣养胃而调诸药。可加远志、枣仁、夜交藤以宁心安神。

若食欲缺乏，加神曲、山楂、莱菔子行气消食导滞；若体虚不盛，可酌加僵蚕、蜈蚣息风化痰，通络止痉；若溏者，加焦薏苡仁、炒扁豆、炮姜等健脾止泻。

4. 肝肾阴虚

证候：痫证频作，神思恍惚，面色晦暗，头晕目眩，两目干涩，耳轮焦枯不泽，健忘失眠，腰膝酸软，大便干燥，舌红苔薄黄，脉沉细而数。

分析：先天不足，或突受惊恐，造成气机逆乱，进而损伤肝肾，或痫证频发而耗伤肝肾，致使阴不敛阳，虚风内动，故痫证频作；肝肾精血不能上充，而脑为髓之海，肝开窍于目，肾开窍于耳，故神思恍惚，面色晦暗，头晕目眩，两目干涩，耳轮焦枯不泽，健忘失眠；肾虚则腰膝酸软；精血不足则阴液亏虚，肠道失濡，故见大便干燥；舌脉均为阴虚有热之象。

治法：滋养肝肾，平肝息风。

处方：大补元煎加减。

方中以人参、炙甘草、熟地黄、枸杞子、怀山药、当归、山茱萸、杜仲益气养血，滋养肝肾；可加鹿角胶、龟板胶养阴益髓，牡蛎、鳖甲滋阴潜阳。

若心中烦热者，可加竹叶、灯心草；若大便秘结甚者，可加火麻仁、肉苁蓉。

5. 瘀阻清窍

证候：平素头晕头痛，常伴单侧肢体抽搐，或一侧面部抽动，颜面口角青紫，舌质暗红或有瘀斑，舌苔薄白，脉涩或弦。多继发于颅脑外伤、产伤、颅内感染性疾患或先天脑发育不全。

分析：瘀血阻窍或颅脑外伤等致平素头痛头晕，脑络闭塞，脑神失养，气血失调而肝风内动，痰随风动，常伴侧肢体抽搐；风痰闭阻，心神被蒙，痰蒙清窍故而发病，舌苔脉象均为瘀血阻络之象。

治法：活血祛瘀，息风通络。

处方：通窍活血汤加减。

方中赤芍、川芎、桃仁、红花活血祛瘀；麝香、老葱通阳开窍，活血通络；地龙、僵蚕、全蝎息风定痫。

若兼痰热，可加竹沥、胆南星；若兼肝火上扰，加菊花、石决明；若兼阴虚，加麦冬、鳖甲；若兼心肾亏虚，加党参、枸杞、熟地黄。

五、针灸治疗

1. 发作期

（1）基本处方：水沟、后溪、合谷、太冲、腰奇。

水沟属督脉，后溪通督脉，二穴合用，通督调神；合谷配太冲，合称"四关"，可开关启闭；腰奇是治疗癫痫的经外奇穴。

（2）加减运用：主要有以下几种。

阳痫：加十宣或十二井穴（选3～5穴）点刺出血，以清热泻火、开关启闭。余穴针用泻法。

阴痫：加足三里、关元、三阴交以益气养血、温化痰饮，针用补法。余穴针用平补平泻法。

病在夜间发作：加照海以调阴跷。诸穴针用平补平泻法。

病在白昼发作：加申脉以调阳跷。诸穴针用平补平泻法。

2. 休止期

（1）基本处方：百会、大椎、风池、腰奇。

百会、大椎同经相配，通督调神；风池位于头部，为脑之分野，足少阳经别贯心，经脉交会至百会，可疏调心脑神机；腰奇是治疗癫痫的经外奇穴。

（2）加减运用：主要有以下几类。

痰火扰神证：加行间、内关、合谷、丰隆以豁痰开窍、清热泻火，针用泻法。余穴针用平补平泻法。风痰闭阻证：加本神、太冲、丰隆以平肝息风、豁痰开窍。诸穴针用泻法。

心脾两虚证：加心俞、脾俞以补益心脾、益气养血。诸穴针用补法。

肝肾阴虚证：加肝俞、肾俞、太溪以补益肝肾、潜阳安神，针用补法。余穴针用平补平泻法。

瘀阻清窍证：加太阳、膈俞以活血化瘀，太阳刺络出血。余穴针用泻法。

（3）其他：有以下两类疗法。

耳针疗法：取脑、神门、心、枕、脑点，每次选 2 ~ 3 穴，毫针强刺激，留针 30 min，间歇捻针，隔日 1 次；或埋揿针，3 ~ 4 日换 1 次。

穴位注射疗法：取足三里、内关、大椎、风池，每次选用 2 ~ 3 穴，用维生素 B_1 注射液，每穴注射 0.5 mL。

（邢　航）

第三节　癫狂

癫病以精神抑郁，表情淡漠，沉默痴呆，语无伦次，静而少动为特征；狂病以精神亢奋，狂躁刚暴，喧扰不宁，毁物打骂，动而多怒为特征。癫病与狂病都是精神失常的疾病，两者在临床上可以互相转化，故常并称。

癫之病名最早见于马王堆汉墓出土的《足臂十一脉灸经》"数癫疾"。癫狂病名出自《内经》。该书对于本病的症状、病因病机及治疗均有较详细的记载。

在症状描述方面，如《灵枢·癫狂》篇说："癫疾始生，先不乐，头重痛，视举，目赤，甚作极，已而烦心""狂始发，少卧，不饥，自高贤也，自辨智也，自尊贵也，善骂詈，日夜不休。"

在病因病机方面，《素问·至真要大论篇》说："诸躁狂越，皆属于火。"《素问·脉要精微论篇》说："衣被不敛，言语善恶，不避亲疏者，此神明之乱也。"《素问·脉解篇》又说："阳尽在上，而阴气从下，下虚上实，故狂癫疾也。"指出了火邪扰心和阴阳失调可以发病。《灵枢·癫狂》篇又有"得之忧饥""得之大恐""得之有所大喜"等记载。明确指出情志因素亦可以导致癫狂的发生。《素问·奇病论篇》说："人生而有病癫疾者，此得之在母腹中时。"指出本病具有遗传性。

在治疗方面，《素问·病能论篇》说："帝曰：有病怒狂者，其病安生？岐伯曰：生于阳也。帝曰：治之奈何？岐伯曰：夺其实即已，夫食入于阴，长气于阳，故夺其食则已，使之服以生铁落为饮，夫生铁落者，下气疾也。"至《难经》则明确提出癫与狂的鉴别要点，如《二十难》记有"重阳者狂，重阴者癫"，而《五十九难》对癫狂二证则从症状表现上加以区别，其曰："狂癫之病何以别之？然：狂疾之始发，少卧而不饥，自高贤也，自辩智也，自倨贵也，妄笑好歌乐，妄行不休是也。癫疾始发，意不乐，僵仆直视，其脉三部阴阳俱盛是也。"对两者的鉴别可谓要言不烦。

汉代张仲景《金匮要略·五脏风寒积聚病脉证治》说："邪哭（作"入"解）使魂魄不安者，血气少也，血气少者属于心，心气虚者，其人则畏；合目欲眠，梦远行而精神离散，魂魄妄行。阴气衰者为癫，阳气衰者为狂。"对本病的病因做进一步的探讨，提出因心虚而血气少，邪乘于阴则为癫，邪乘于阳则为狂。

唐宋以后，对癫狂的证候描述更加确切，唐代孙思邈《备急千金要方·风癫》曰："示表癫邪之端，而见其病，或有默默而不声，或复多言而漫说，或歌或哭，或吟或笑，或眠坐沟渠，瞰于粪秽，或裸形露体，或昼夜游走，或嗔骂无度，或是蜚蛊精灵，手乱目急。"对癫狂采用针药并用的治疗方式。

金元时期对癫狂的病因学说有了较大的发展。如金代刘完素《素问玄机原病式·五运主病》说："经注曰多喜为癫，多怒为狂，然喜为心志，故心热甚则多喜而为狂，况五志所发，皆为热，故狂者五志间发。"元代朱丹溪《丹溪心法·癫狂篇》云："癫属阴，狂属阳……大率多因痰结于心胸间。"提出了癫狂的发病与"痰"有关的理论，并提出"痰迷心窍"之说，对于指导临床实践具有重要意义，也为后世许多医家所遵循。此时不仅对病因病机的认识更臻完善，而且从实践中也积累了一些治疗本病的经验。如治癫用养心血、镇心神、开痰结，治狂用大吐下之法。此外，《丹溪心法》还记有精神治疗的方法。

及至明清两代，不少医家对本病证治理法的研究多有心得体会。如明代楼英《医学纲目》卷二十五记有："狂之为病少卧，少卧则卫独行，阳不行阴，故阳盛阴虚，令昏其神。得睡则卫得入于阴，而阴得卫镇，不虚，阳无卫助，不盛，故阴阳均平而愈矣。"对《内经》狂病，由阴阳失调而成的理论有所发挥。再如李梴、张景岳等对癫狂二证的区别，分辨甚详。明代李梴《医学入门·癫狂》说："癫者异常也，平日能言，癫则沉默；平日不言，癫则呻吟，甚则僵卧直视，心常不乐""狂者凶狂也，轻则自高自是，好歌好舞，甚则弃衣而走，逾垣上屋，又甚则披头大叫，不避水火，且好杀人。"明代张介宾《景岳全书·癫狂痴呆》说："狂病常醒，多怒而暴；癫病常昏，多倦而静。由此观之，则其阴阳寒热，自有冰炭之异。"明代王肯堂《证治准绳》中云："癫者，俗谓之失心风。多因抑郁不遂……精神恍惚，言语错乱，喜怒不常。"这一时期的医家肯定了癫狂痰迷心窍的病机，治疗多主张治癫宜解郁化痰、宁心安神为主；治狂则先夺其食，或降其火，或下其痰，药用重剂，不可畏首畏尾。明代戴思恭《证治要诀·癫狂》提出："癫狂由七情所郁，遂生痰涎，迷塞心窍。"明代虞抟《医学正传》以牛黄清心丸治癫狂，取其豁痰清心之意。

至王清任又提出了血瘀可病癫狂的论点，并认识到本病与脑有着密切的关系。如王清任《医林改错》癫狂梦醒汤谓："癫狂一证……乃气血凝滞脑气，与脏腑气不接，如同做梦一样。"清代何梦瑶《医碥·狂癫痫》剖析狂病病机为火气乘心，劫伤心血，神不守舍，痰涎入踞。清代张璐《张氏医通·神志门》集狂病治法之大成："上焦实者，从高抑之，生铁落饮；阳明实则脉伏，大承气汤去厚朴加当归、铁落饮，以大利为度；在上者，因而越之，来苏膏，或戴人三圣散涌吐，其病立安，后用洗心散、凉膈散调之；形证脉气俱实，当涌吐兼利，胜金丹一服神效……《经》云：喜乐无极则伤魄，魄伤则狂，狂者意不存，当以恐胜之，以凉药补魄之阴，清神汤。"

综上，历代医家则对癫狂的病因、病机、临床症状及治疗进行了较多的论述，对后世有较大的影响。

癫病与狂病都是精神失常的疾患，其表现类似于西医学的某些精神病，精神分裂症的精神抑郁型、心境障碍中躁狂抑郁症的抑郁型、抑郁发作大致相当于癫病。精神分裂症的紧张性兴奋型及青春型、心境障碍中躁狂抑郁症的躁狂型、躁狂发作、急性反应性精神病的反应兴奋状态大致相当于狂病。凡此诸病出现症状、舌苔、脉象等临床表现与本节所述相同者，均可参考本节进行辨证论治。

一、病因病机

癫狂发生的原因，总与七情内伤密切相关，或以思虑不遂，或以悲喜交加，或以恼怒惊恐，皆能损伤心、脾、肝、胆，导致脏腑功能失调和阴阳失于平秘，进而产生气滞、痰结、火郁、血瘀等，蒙蔽心窍而引起神志失常。狂病属阳，癫病属阴，病因病机有所不同。如清代叶天士《临证指南医案》龚商年按："狂由大惊大恐，病在肝胆胃经，三阳并而上升，故火炽则痰涌，心窍为之闭塞。癫由积忧积郁，病在心脾包络，三阴蔽而不宣，故气郁则痰迷，神志为之混淆。"

癫狂发生的存在原发病因、继发病因和诱发因素。原发病因有禀赋不足，情志内伤和饮食不节；继发病因有气滞、痰结、火郁、血瘀等；诱发因素有情志失节，人事拂意，突遭变乱及剧烈的情志刺激。癫病起病多缓慢，渐进发展，癫病病位在肝、脾、心、脑，病之初起多表现为实证，后转换为虚实夹杂，病程日久，损伤心、脾、脑、肾，转为虚证。狂病急性发病，狂病病位在肝、胆、胃、心、脑，病之初起为阳证、热证、实证，渐向虚实夹杂转化，终至邪去正伤，渐向癫病过渡。

兹从气、痰、火、瘀四个方面对本病的病因病机列述如下。

（一）气机阻滞

《素问·举痛论篇》有"百病皆生于气"之说，平素易怒者，由于郁怒伤肝，肝失疏泄，则气机失调，气郁日久，则进一步形成气滞血瘀，或痰气互结，或气郁化火，阻闭心窍而发为癫狂。正如《证治要诀·癫狂》所说"癫狂由七情所郁，遂生痰涎，迷塞心窍"。

（二）痰浊蕴结

自从金元时期朱丹溪提出癫狂与"痰"有关的论点以后，不少医家均宗其说。如明代张景岳《景岳全书·癫狂痴呆》说："癫病多由痰气，凡气有所逆，痰有所滞，皆能壅闭经络，格塞心窍。"近代张锡纯《医学衷中参西录·医方》明确指出"癫狂之证，乃痰火上泛，瘀塞其心与脑相连窍络，以致心脑不通，神明皆乱"。由于长期的忧思郁怒造成气机不畅，肝郁犯脾，脾失健运，痰涎内生，以致气血痰结；或因脾气虚弱，升降失常，清浊不分，浊阴蕴结成痰，则为气虚痰结。无论气郁痰结或气虚痰结，总由"痰迷心窍"而病癫病。若因五志之火不得宣泄，炼液成痰，或肝火乘胃，津液被熬，结为痰火；或痰结日久，郁而化火，以致痰火上扰，心窍被蒙，神志遂乱，也可发为狂病。

（三）火郁扰神

《内经》早就指出狂病与火有关。如《素问·至真要大论篇》指出："诸躁狂越，皆属于火。"《素问·阳明脉解篇》又说："帝曰：病甚则弃衣而走，登高而歌，或至不食数日，逾垣上屋，所上之处，皆非其素所能也，病反能者何也？岐伯曰：四肢者，诸阳之本也，阳盛则四肢实，实则能登高也""帝曰：其妄言骂詈不避亲疏而歌者何也？岐伯曰：阳盛则使人妄言骂詈，不避亲疏而不欲食，不欲食故妄走也。"因阳明热盛，上扰心窍，以致心神昏乱而发为狂病。《景岳全书·癫狂痴呆》亦说："凡狂病多因于火，此或以谋为失志，或以思虑郁结，屈无所伸，怒无所泄，以致肝胆气逆，木火合邪，是诚东方实证也，此其邪盛于心，则为神魂不守，邪乘胃，则为暴横刚强。"

综上，胃、肝、胆三经实火上升扰动心神，皆可发为狂病。

（四）瘀血内阻

由于血瘀使脑气与脏腑之气不相连接而发狂。如清代王清任《医林改错》说："癫狂一证，哭笑不休，詈骂歌唱，不避亲疏，许多恶态，乃气血凝滞，脑气与脏腑气不接，如同做梦一样。"并自创癫狂梦醒汤治疗本病。另外，王清任还创立脑髓说，其曰："灵机记性在脑者，因饮食生气血，长肌肉，精汁之清者，化而为髓""小儿无记性者，脑髓未满，高年无记性者，脑髓渐空。"联系本病的发生，如头脑发生血瘀气滞，使脏腑化生的气血不能正常地充养元神之府，或因血瘀阻滞脉络，气血不能上荣脑髓，则可造成灵机混乱，神志失常发为癫狂。

综上所述，气、痰、火、瘀均可造成阴阳的偏盛偏衰，而历代医家多以阴阳失调作为本病的主要病机。如《素问·生气通天论篇》说："阴不胜其阳，则脉流薄疾，并乃狂。"又《素问·宣明五气论篇》说："邪入于阳则狂，邪入于阴则痹，搏阳则为癫疾。"《难经·二十难》说："重阳者狂，重阴者癫。"所谓重阴重阳者，医家论述颇不一致。有说阳邪并于阳者为重阳，阴邪并于阴者为重阴；有说三部阴阳脉皆洪盛而牢为重阳，三部阴阳脉皆沉伏而细为重阴；还有认为气并于阳而阳盛气实者为重阳，血并于阴而阴盛血实者为重阴。概言之，两种属阳的因素重叠相加称为重阳，如平素好动、性情暴躁，又受痰火阳邪，此为重阳而病狂；两种属阴的因素重叠相加，称为重阴，如平素好静，情志抑郁，又受痰郁阴邪，此为重阴而病癫。此后在《诸病源候论》《普济方》及明清许多医家的著述中，也都说明机体阴阳失调，不能互相维系，以致阴虚于下，阳亢于上，心神被扰，神明逆乱而发癫狂。

此外，张仲景《伤寒论》尚有蓄血发狂的记载，应属血瘀一类；由于思虑太过，劳伤心脾，气血两虚，心失所养亦可致病。《医学正传·癫狂痫证》说："癫为心血不足。"癫狂病的发生还与先天禀赋有关，若禀赋充足，体质强壮，阴平阳秘，虽受七情刺激也只是短暂的情志失畅；反之禀赋素虚，肾气不足，复因惊骇悲恐，意志不遂等七情内伤，则每可引起阴阳失调而发病。禀赋不足而发病者往往具有家族遗传性，其家族可有类似的病史。

二、诊断要点

（一）诊断

1. 发病特点

本病发生与内伤七情密切相关，性格暴躁、抑郁、孤僻、易于发怒、胆怯疑虑等是发病的常见因素，头颅外伤、中毒病史对确定诊断也有帮助。但其主要诊断依据是灵机、情志、行为三方面的失常。所谓灵机即记性、思考、谋虑、决断等方面的功能表现。

2. 临床表现

本病的临床症状大致可分为四类，兹分述于后。

（1）躁狂症状。如弃衣而走，登高而歌，数日不食而能逾垣上屋，所上之处，皆非其力所能，妄言骂詈，不避亲疏，妄想丛生，毁物伤人，甚至自杀等，其证属实热，为阳气有余的症状。

（2）抑郁症状。如精神恍惚，表情淡漠，沉默痴呆，喃喃自语或语无伦次，秽洁不知，颠倒错乱，或歌或笑，悲喜无常，其证多偏于虚，为阴气有余的症状，或为痰气交阻。

（3）幻觉症状。幻觉是患者对客观上不存在的事物，却感到和真实的一样，可有幻视、幻听、幻嗅、幻触等症。如早在《灵枢·癫狂》就对幻觉症状有明确的记载："目妄见，耳妄闻……善见鬼神。"再如明代李梃《医学入门·癫狂》记有："视听言动俱妄者，谓之邪祟，甚则能言平生未见闻事及五色神鬼。"此处所谓邪祟，即为幻觉症状。

（4）妄想症状。妄想是与客观实际不符合的病态信念，其判断推理缺乏令人信服的根据，但患者坚信其正确而不能被说服。正如《灵枢·癫狂》所说："自高贤也，自辨智也，自尊贵也。"《中藏经·癫狂》也说："有自委曲者，有自高贤者。"此外，还可有疑病、自罪、被害、嫉妒等妄想症状。

这些临床症状不是中毒、热病所致，头颅 CT 及其他辅助检查没有阳性发现。

总之，癫病多见抑郁症状，呆滞好静，其脉多沉伏细弦；狂病多见躁狂症状，多怒好动，其脉多洪盛滑数，这是两者的区别。至于幻觉症状和妄想症状则既可见于癫病，也可见于狂病。

（二）鉴别诊断

1. 痫病

痫病是以突然仆倒、昏不知人、四肢抽搐为特征的发作性疾患，与本病不难区分。但自秦汉至金元时期，往往癫、狂、痫同时并称，常常混而不清，尤其是癫病与痫病始终未能明确分清，以及至明代王肯堂才明确提出癫狂与痫病的不同。如《证治准绳·癫狂痫总论》说："癫者或狂或愚，或歌或笑，或悲或泣，如醉如痴，言语有头无尾，秽洁不知，积年累月不愈"；"狂者病之发时猖狂刚暴，如伤寒阳明大实发狂，骂詈不避亲疏，甚则登高而歌，弃衣而走，逾垣上屋，非力所能，或与人语所未尝见之事"；"痫病发则昏不知人，眩仆倒地，不省高下，甚而瘛疭抽掣，目上视，或口眼㖞斜，或口作六畜之声。"至此已将癫狂与痫病截然分开，为后世辨证治疗指出了正确方向。

2. 谵语、郑声

谵语是因阳明实热或温邪入于营血，热邪扰乱神明，而出现神志不清、胡言乱语的重症。郑声是指疾病晚期心气内损，精神散乱而出现神识不清，不能自主，语言重复，语声低怯，断续重复而语不成句的垂危征象。狂病与谵语、郑声在症状表现上是不同的，如《东垣十书·此事难知集·狂言谵语郑声辨》记有"狂言声大开自与人语，语所未尝见事，即为狂言也。谵语者，合目自语，言所日用常见常行之事，即为谵语也。郑声者，声战无力，不相接续，造字出于喉中，即郑声也"。

3. 脏躁

脏躁好发于妇人，其症为悲伤欲哭，数欠伸，像如神灵所作，但可自制，一般不会自伤及伤害他人，与癫狂完全丧失自知力的神志失常不同。

三、辨证论治

（一）辨证要点

1. 癫病审查轻重

精神抑郁、表情淡漠、寡言呆滞是癫病的一般症状，初发病时常兼喜怒无常、喃喃自语、语无伦次、舌苔白腻，此为痰结不深，证情尚轻。若病程迁延日久，则见呆若木鸡、目瞪如愚、灵机混乱，舌苔渐变为白厚而腻，乃痰结日深，病情转重。久则正气日耗，脉由弦滑变为滑缓，终至沉细无力。倘使病情演变为气血两虚，而症见神思恍惚、思维贫乏、意志减退者，则病深难复。

2. 狂病明辨虚实

狂病应区分痰火、阴虚的主次先后，狂病初起是以狂暴无知、情感高涨为主要表现，概由痰火实邪扰乱神明而成。病久则火灼阴液，渐变为阴虚火旺之证，可见情绪焦躁、多言不眠、形瘦面赤舌红等症状。这一时期，分辨其主次先后，对于确定治法处方是很重要的。一般来说，亢奋症状突出、舌苔黄腻、脉弦滑数者，是痰火为主；而焦虑、烦躁、失眠、精神疲惫，舌质红少苔或无苔，脉细数者，是阴虚为主。至于痰火、阴虚证候出现的先后，则需对上述证候、舌苔、脉象的变化做动态的观察。

（二）治疗原则

1. 解郁化痰，宁心安神

癫病多虚，为重阴之病，主于气与痰，治疗宜解郁化痰，宁心安神，补养气血为主要治则。

2. 泻火逐痰，活血滋阴

狂病多实，为重阳之病，主于痰火、瘀血，治疗宜降其火，或下其痰，或化其瘀血，后期应予滋养心肝阴液，兼清虚火。

概言之，癫病与狂病总因七情内伤，使阴阳失调，或气并于阳，或血并于阴而发病，故治疗总则以调整阴阳，以平为期，如《素问·生气通天论篇》所说："阴平阳秘，精神乃治。"

（三）分证论治

1. 癫病

（1）痰气郁结：精神抑郁，表情淡漠，寡言呆滞，或多疑虑，语无伦次，或喃喃自语，喜怒无常，甚则忿不欲生，不思饮食。舌苔白腻，脉弦滑。

病机分析：因思虑太过，所愿不遂，使肝气被郁，脾失健运而生痰浊。痰浊阻蔽神明，故出现抑郁、呆滞、语无伦次等症；痰扰心神，故见喜怒无常，忿不欲生；又因痰浊中阻，故不思饮食。苔腻、脉滑皆为气郁痰结之征。

治法：疏肝解郁，化痰开窍。

方药：逍遥散合涤痰汤加减。药用柴胡配白芍疏肝柔肝，可加香附、郁金以增理气解郁之力，其中茯苓、白术可以健脾化浊。涤痰汤为二陈汤增入胆南星、枳实、人参、石菖蒲、竹茹而成，胆南星、竹茹辅助二陈汤化痰，石菖蒲合郁金可以开窍，枳实配香附可以理气，人参可暂去之。

单用上方恐其效力不达，须配用十香返生丹，每服 1 丸，日服 2 次，是借芳香开窍之力，以奏涤痰散结之功；若癫病因痰结气郁而化热者，症见失眠易惊，烦躁不安而神志昏乱，舌苔转为黄腻，舌质渐红，治当清化痰热，清心开窍，可用温胆汤送服至宝丹。

（2）气虚痰结：情感淡漠，不动不语，甚则呆若木鸡，目瞪如愚，傻笑自语，生活被动，灵机混乱，甚至目妄见，耳妄闻，自责自罪，面色萎黄，便溏溲清。舌质淡，舌体胖，苔白腻，脉滑或脉弱。

病机分析：癫久正气亏虚，脾运力薄而痰浊益甚。痰结日深，心窍被蒙，故情感淡漠而呆若木鸡，甚至灵机混乱，出现幻觉症状；脾气日衰故见面色萎黄、便溏、溲清诸症。

舌淡胖，苔白腻，脉滑或弱皆为气虚痰结之象。

治法：益气健脾，涤痰宣窍。

方药：四君子汤合涤痰汤加减。药用人参、茯苓、白术、甘草四君益气健脾以扶正培本。再予半夏、胆南星、橘红、枳实、石菖蒲、竹茹涤除痰涎，可加远志、郁金，既可理气化痰，又能辅助石菖蒲宣开心窍。

若神思迷惘、表情呆钝、症情较重，是痰迷心窍较深，治宜温开，可用苏合香丸，每服 1 丸，日服 2 次，以豁痰宣窍。

（3）气血两虚：病程漫长，病势较缓，面色苍白，多有疲惫不堪之象，神思恍惚，心悸易惊，善悲欲哭，思维贫乏，意志减退，言语无序，魂梦颠倒。舌质淡，舌体胖大有齿痕，舌苔薄白，脉细弱无力。

病机分析：癫病日久，中气渐衰，气血生化乏源，故面色苍白、肢体困乏、疲惫不堪；因心血内亏，心失所养，可见神思恍惚、心悸易惊、意志减退诸症。舌胖、脉细是气血俱衰之征。

治法：益气健脾，养血安神。

方药：养心汤加减。方中人参、黄芪、甘草补脾益气；当归、川芎养血；茯苓、远志、柏子仁、酸枣仁、五味子宁心神；更有肉桂引药入心，以奏养心安神之功。

若兼见畏寒蜷缩、卧姿如弓、小便清长、下利清谷者，属肾阳不足，应加入温补肾阳之品，如补骨脂、巴戟天、肉苁蓉等。

2. 狂病

（1）痰火扰心：起病急，常先有性情急躁，头痛失眠，两目怒视，面红目赤，突然狂暴无知，情感高涨，言语杂乱，逾垣上屋，气力逾常，骂詈叫号，不避亲疏，或毁物伤人，或哭笑无常，登高而歌，弃衣而走，渴喜冷饮，便秘溲赤，不食不眠。舌质红绛，苔多黄腻，脉弦滑数。

病机分析：五志化火，鼓动阳明痰热，上扰清窍，故见性情急躁，头痛失眠；阳气独盛，扰乱心神，神明昏乱，症见狂暴无知，言语杂乱，骂詈不避亲疏；四肢为诸阳之本，阳盛则四肢实，实则登高、逾垣、上屋，而气力超乎寻常。舌绛苔黄腻，脉弦而滑数，皆属痰火壅盛，且有伤阴之势。以火属阳，阳主动，故起病急骤而狂暴不休。

治法：泻火逐痰，镇心安神。

方药：泻心汤合礞石滚痰丸加减。方中大黄、黄连、黄芩苦寒直折心肝胃三经之火，知母滋阴降火而能维护阴液，佐以生铁落镇心安神。礞石滚痰丸方用青礞石、沉香、大黄、黄芩、朴硝，逐痰降火，待痰火渐退，礞石滚痰丸可改为包煎。

胸膈痰浊壅盛，而形体壮实、脉滑大有力者，可采用涌吐痰涎法，三圣散治之，方中瓜蒂、防风、藜芦三味，劫夺痰浊，吐后如形神俱乏，当以饮食调养。阳明热结，躁狂谵语，神志昏乱，面赤腹满，大便燥结，舌苔焦黄起刺或焦黑燥裂，舌质红绛，脉滑实而大者，宜先服大承气汤急下存阴，再投凉膈散加减清以泻实火；病情好转而痰火未尽、心烦失眠、哭笑无常者，可用温胆汤送服朱砂安神丸。

（2）阴虚火旺：狂病日久，病势较缓，精神疲惫，时而躁狂，情绪焦虑、紧张，多言善惊，恐惧而不稳，烦躁不眠，形瘦面红，五心烦热。舌质红，少苔或无苔，脉细数。

病机分析：狂乱躁动日久，必致气阴两伤，如气不足则精神疲惫，仅有时躁狂而不能持久。由于阴伤而虚火旺盛，扰乱心神，故症见情绪焦虑、多言善惊、烦躁不眠、形瘦面红等。舌质红，脉细数，也为阴虚内热之象。

治则：滋阴降火，安神定志。

方药：选用二阴煎加减，送服定志丸。方中生地、麦门冬、玄参养阴清热，黄连、木通、竹叶、灯心草泻热清心安神，可加用白薇、地骨皮清虚热，茯神、炒酸枣仁、甘草养心安神。定志丸方用人参、茯神、石菖蒲、甘草，其方健脾养心，安神定志，可用汤药送服，也可布包入煎。

若阴虚火旺兼有痰热未清者，仍可用二阴煎适当加入全瓜蒌、胆南星、天竺黄等。

（3）气血凝滞：情绪躁扰不安，恼怒多言，甚则登高而歌，弃衣而走，或目妄见，耳妄闻；或呆滞少语，妄思离奇多端，常兼面色暗滞，胸胁满闷，头痛心悸；或妇人经期腹痛，经血紫黯有块。舌质紫黯有瘀斑，舌苔或薄白或薄黄，脉细弦，或弦数，或沉弦而迟。

病机分析：本证由血气凝滞使脑气与脏腑气不相接续而成，若瘀兼实热，苔黄，脉弦致，多表现为狂病；若瘀兼虚寒，苔白，脉沉弦而迟，多表现为癫病。但是无论属狂属癫，均以血瘀气滞为主。

治则：活血化瘀，理气解郁。

方药：选用癫狂梦醒汤加减，送服大黄䗪虫丸。方中重用桃仁合赤芍活血化瘀，还可加用丹参、红花、水蛭以助活血之力，柴胡、香附理气解郁，青陈皮、大腹皮、桑白皮、苏子行气降气，半夏和胃，甘草调中。

如蕴热者可用木通加黄芩以清之，兼寒者加干姜、附子助阳温经。大黄䗪虫丸方用大黄、黄芩、甘草、桃仁、杏仁、芍药、干生地、干漆、虻虫、水蛭、蛴螬、䗪虫，可祛瘀生新，攻逐蓄血，但需要服较长时期。

四、其他治法

1. 单方验方

（1）黄芫花：取花蕾及叶，晒干研粉，成人每日服 1.5～6 g，饭前一次服下，10～20 d 为 1 个疗程，主治狂病属痰火扰心者。一般服后有恶心、呕吐、腹泻等反应，故孕妇、体弱、素有胃肠病者忌用。

（2）巴豆霜：1～3 g，分 2 次间隔半小时服完，10 次为 1 个疗程，一般服用 2 个疗程，第一个疗程隔日 1 次，第二个疗程隔两日 1 次。主治狂病，以痰火扰心为主者。

2. 针灸

取穴以任督二脉、心及心包经为主，其配穴总以清心醒脑、豁痰宣窍为原则，其手法多采用三人或五人同时进针法，狂病多用泻法，大幅度捻转，进行强刺激；癫病可用平补平泻的手法。

（1）癫病主方：①中脘、神门、三阴交；②心俞、肝俞、脾俞、丰隆。两组可以交替使用。

（2）狂病主方：①人中、少商、隐白、大陵、丰隆；②风府、大椎、身柱；③鸠尾、上脘、中脘、丰隆；④人中、风府、劳宫、大陵。每次取穴一组，四组穴位可以轮换使用。狂病发作时，可独取两侧环跳穴，用四寸粗针，行强刺激，可起安神定志作用。

3. 灌肠疗法

痰浊蒙窍的癫病：以生铁落、牡蛎、石菖蒲、郁金、胆南星、法半夏、礞石、黄连、竹叶、灯心草、赤芍、桃仁、红花组方，先煎生铁落、礞石 30 min，去渣加其他药物煎 30 min，取汁灌肠。

4. 饮食疗法

心脾不足者：黄芪莲子粥，取黄芪，文火煎 10 min，去渣，入莲子、粳米，煮成粥。

心肾不交者：百合地黄粥，生地切丝，煮 1 ~ 2 min，去渣，入百合、粳米煮成粥，加蜂蜜适量。

五、转归预后

癫病属痰气郁结而病程较短者，以及时祛除壅塞胸膈之痰浊，复以理气解郁之法，较易治愈；若病久失治，则痰浊日盛而正气日虚，乃成气虚痰结之证；或痰郁化热，痰火渐盛，转变为狂病。

气虚痰结证如积极调治，使痰浊渐化，正气渐复，则可以向愈，但较痰气郁结证易于复发。若迁延失治或调养不当，正气愈虚而痰愈盛，痰愈盛则症愈重，终因灵机混乱、日久不复成废人。

气血两虚治以扶正固本，补养心脾之法，使气血渐复，尚可向愈，但即使病情好转，也多情感淡漠，灵机迟滞，工作效率不高，且复发机会较多。

狂病骤起先见痰火扰心之证，急投泻火逐痰之法，病情多可迅速缓解；若经治以后，火势渐衰而痰浊留恋，深思迷惘，其状如癫，乃已转变为癫病。如治不得法或不及时，致使真阴耗伤，则心神昏乱日重，其证转化为阴虚火旺；若此时给予正确的治疗，使内热渐清而阴液渐复，则病情可向愈发展。如治疗失当，则火愈旺而阴愈伤，阴愈亏则火愈亢，以致躁狂之症时隐时发，时轻时重。

另外，火邪耗气伤阴，导致气阴两衰，则迁延难愈。狂病日久出现气血凝滞，治疗得法，血瘀征象不断改善，则癫狂症状也可逐渐好转。若病久迁延不愈，可形成气血阴阳俱衰，灵机混乱，预后多不良。

六、预防调摄

癫狂之病多由内伤七情而引起，故应注意精神调摄。

（邢　航）

第四节　健忘

健忘是指以记忆力减退、遇事善忘为主要临床表现的一种病证，亦称"喜忘""善忘""多忘"等。

关于本病的记载，《素问·调经论》有载："血并于下，气并于上，乱而喜忘。"《伤寒论·辨阳明病脉证并治》有载："阳明证，其人善忘者，必有蓄血，所以然者，本有久瘀血。"自宋代《圣济总录》中称"健忘"后，本病名沿用至今。

历代医家认为本证病位在脑，与心脾肾虚损、气血阴精不足密切相关，亦有因气血逆乱、痰浊上扰所致。

宋·陈无择《三因极一病证方论·健忘证治》曰："脾主意与思，意者记所往事，思则兼心之所为也……今脾受病，则意舍不清，心神不宁，使人健忘，尽心力思量不来者是也。"

元代《丹溪心法·健忘》认为："健忘精神短少者多，亦有痰者。"

清·林佩琴《类证治裁·健忘》指出："人之神宅于心，心之精依于肾，而脑为元神之府，精髓之海，实记性所凭也。"明确指出了记忆与脑的关系。

清·汪昂《医方集解·补养之剂》曰："人之精与志，皆藏于肾，肾精不足则肾气衰，不能上通于心，故迷惑善忘也。"

清·陈士铎《辨证录·健忘门》亦指出："人有气郁不舒，忽忽有所失，目前之事，竟不记忆，一如老人之健忘，此乃肝气之滞，非心肾之虚耗也。"

现代医学的神经衰弱、神经官能症、脑动脉粥样硬化等疾病，出现健忘的临床表现时，可参考本节进行辨证论治。

一、病因病机

本病多由心脾不足、肾精虚衰所致。

盖心脾主血，肾主精髓，思虑过度，伤及心脾，则阴血损耗；房事不节，精亏髓减，则脑失所养，皆能令人健忘。高年神衰，亦多因此而健忘。

故本病证以心、脾、肾虚损为主，但肝郁气滞、瘀血阻络、痰浊上扰等实证亦可引起健忘。

二、诊断要点

脑力衰弱，记忆力减退，遇事易忘。现代医学的神经衰弱、脑动脉硬化及部分精神心理性疾病中出现此症状者，亦可作为本病的诊断依据。

三、辨证论治

健忘可见虚、实两大类，虚证多见于思虑过度，劳伤心脾，阴血损耗，生化乏源，脑失濡养，或房劳，久病年迈，损伤气血阴精，肾精亏虚，导致健忘；实证则见于七情所伤，久病入络，致瘀血内停，痰浊上蒙。临床以本虚标实、虚多实少、虚实兼杂者多见。

本病以本虚标实、虚多实少、虚实夹杂者多见，治疗当以补虚泻实，以补益为主。

（一）心脾不足

证候：健忘失眠，心悸气短，神倦纳呆，舌淡，脉细弱。

分析：思虑过度，耗心损脾。心气虚则心悸气短；脾气虚则神倦纳呆；心血不足，血不养神则健忘失眠；舌淡，脉细为心脾两虚之征。

治法：补益心脾。

处方：归脾汤加减。

本方具有补益心脾作用，用于心脾不足引起的健忘。方中人参、炙黄芪、白术、生甘草补脾益气；当归身、龙眼肉养血和营；茯神、远志、酸枣仁养心安神；木香调气，使补而不滞。

（二）痰浊上扰

证候：善忘嗜卧，头重胸闷，口黏，呕恶，咳吐痰涎，苔腻，脉弦滑。

分析：喜食肥甘，损伤脾胃，脾失健运，痰浊内生，痰湿中阻，则胸闷、咳吐痰涎、呕恶；痰浊重着黏滞，故嗜卧、口黏；痰浊上扰，清阳闭阻，故善忘；苔腻，脉弦滑为内有痰浊之象。

治法：降逆化痰，开窍解郁。

处方：温胆汤加减。

方中半夏、苍术、竹茹、枳实化痰泄浊，白术、茯苓、甘草健脾益气，加菖蒲、郁金开窍解郁。

（三）瘀血闭阻

证候：突发健忘，心悸胸闷，伴言语迟缓，神思欠敏，表现呆钝，面唇暗红，舌质紫黯，有瘀点，脉细涩或结代。

分析：肝郁气停，瘀血内滞，脉络被阻，气血不行，血滞心胸，心悸胸闷；神识受攻，则突发健忘，神思不敏；脉络血瘀，气血不达清窍，则表现迟钝；唇暗红，舌紫黯，有瘀点，脉细涩或结代均为瘀血闭阻之象。

治法：活血化瘀。

处方：血府逐瘀汤加减。

方中桃仁、红花、当归、生地黄、赤芍、牛膝、川芎化瘀养血活血，柴胡、枳壳、桔梗行气以助血行，甘草益气扶正。

（四）肾精亏耗

证候：遇事善忘，精神恍惚，形体疲惫，腰酸腿软，头晕耳鸣，遗精早泄，五心烦热，舌红，脉细数。

分析：年老精衰，或大病，纵欲致肾精暗耗，髓海空虚，则遇事善忘、精神恍惚；精衰则血少，上不达头，则头晕耳鸣；下不荣体，则形体疲惫；肾虚，则腰酸腿软；精亏，则遗精早泄；五心烦热，舌红，脉细数均为肾之阴精不足之象。

治法：补肾益精。

处方：河车大造丸加减。

方中紫河车大补精血，熟地黄、杜仲、龟甲、牛膝益精补髓，天门冬、麦门冬滋补阴液，人参益气生津，黄柏清相火。加菖蒲开窍醒脑，酸枣仁、五味子养心安神。

四、其他治疗

（一）针灸治疗

1. 基本处方

四神聪透百会、神门、三阴交。

四神聪透百会，穴在巅顶，百会属督脉，督脉入络脑，针用透刺法，补脑益髓，养神开窍；神门为心之原穴，三阴交为足三阴经交会穴，二穴相配，补心安神，以助记忆。

2. 加减运用

（1）心脾不足证：加心俞、脾俞、足三里以补脾益心，诸穴针用补法。

（2）痰浊上扰证：加丰隆、阴陵泉以蠲饮化痰，针用平补平泻法，余穴针用补法。

（3）瘀血闭阻证：加合谷、血海以活血化瘀，针用平补平泻法，余穴针用补法。

（4）肾精亏耗证：加心俞、肾俞、太溪、悬钟以填精益髓，诸穴针用补法。

（二）其他针灸疗法

1. 耳针疗法

取心、脾、肾、神门、交感、皮质下，每次取 2 ~ 3 穴，中等刺激，留针 20 ~ 30 min，隔日 1 次，10 次为 1 个疗程；或用王不留行籽贴压，每隔 3 ~ 4 d 更换 1 次，每日按压数次。

2. 头针疗法

取顶颞后斜线、顶中线、颞后线、额旁 1 线、额旁 2 线、额旁 3 线、枕上旁线，平刺进针后，快速捻转，120 ~ 200 次 /min，留针 15 ~ 30 min，间歇运针 2 ~ 3 次，每日 1

次，10 ~ 15 次为 1 个疗程。

3. 皮肤针疗法

取胸部夹脊穴，用梅花针由上至下叩刺，轻中等度刺激，每日或隔日 1 次，10 次为 1 个疗程。

五、转归预后

针刺和中药治疗本病有较好的疗效，如配合心理治疗则效果更佳。对老年人之健忘，疗效一般。本节所述健忘，是指后天失养、脑力渐至衰弱者，先天不足、生性愚钝的健忘不属于此范围。

（邢　航）

第五节　神昏

神昏是以神志丧失且不易逆转为特征的一种病证，又称昏迷、昏不知人、昏谵、昏愦等。

神昏有程度不同，现代医学分为轻、中、重三度。祖国医学虽未明确分度标准，但从所用术语含义来看，大致有轻重之别。轻者称神识朦胧，时清时昧；重者昏谵、神昏、昏不识人、不知与人言等；最重者常称昏愦，或其状如尸、尸厥等。

神昏只是一个症，不作为病证名称理解，是很多疾病发展到危重阶段时所出现的一个共同病理反映。

现代医学中的昏迷，是由于大脑皮质和皮下网状结构发生高度抑制，脑功能严重障碍的一种病理状态。由急性传染性疾病、感染性疾病、内分泌及代谢障碍性疾病、水电解质平衡紊乱、中毒、物理性损害等引起的昏迷，可参照中医神昏辨证论治。

一、病因病机

（一）阳明腑实

感受寒邪，或温热、湿热之邪，入里化热，热与糟粕相合，结于胃肠，浊气上熏于心，扰于神明而神昏谵语。《伤寒论》中的神昏谵语，皆因阳明腑实所致。正如陆九芝所说："胃热之甚，神为之昏，从来神昏之病；皆属胃家。"温病中因阳明腑实而致昏迷的记载亦颇多。如《温病条辨·中焦篇》第六条："阳明温病，面目俱赤，肢厥，甚则通体皆厥，不瘛疭，但神昏，不大便七八日以外，小便赤，脉沉伏，或并脉亦厥，胸腹坚满，甚则拒按，喜凉饮者，大承气汤主之。"《温热病篇》第六条："湿热证，发痉，神昏笑妄，脉洪数有力，开泄不效者，湿热蕴结胸膈，宜仿凉膈散，若大便数日不通者，热邪闭结胃肠，宜仿承气急下之例。"阳明腑实是热性病发生昏迷的重要因素，因而通下法在救治昏迷患者中占有重要位置。

（二）热闭心包

热闭心包而产生昏迷的理论，是温病学首创，是温病学的一大贡献。除伤寒阳明腑实所造成的神昏之外，又提出了热闭心包的理论，为救治神昏开辟了新的途径。热闭心包有两个传变途径，一是逆传，由卫分证不经气分，而直陷心营，阻闭心包，使神明失守而昏迷。这种逆传，往往是由于所感受有温热之邪毒力太盛，或素体阴虚，外邪易于内陷，或误治引起内陷，这就是叶天士所说的"逆传心包"。另一个传变途径是顺传，由卫分经气分，再传入心营而出现神昏，这种昏迷虽较逆传者出现较晚，但是由于邪热不解，对阴液的耗伤较重。

（三）湿热酿痰蒙蔽心包

感受热之邪，湿热交蒸酿痰，痰浊蒙蔽心包，心明失守而神昏。这是叶天士所说的"湿与温合，蒸郁而蒙蔽于上，清窍为之壅塞，浊邪害清也"。

湿为阴邪，热为阳邪，湿遏则热伏，热蒸则湿横，湿热郁蒸，最易闭窍动风，所以薛生白在《湿热病篇》中说"是证最易耳聋干呕，发痉发厥"，《湿热病篇》全篇中有许多条都记载了昏厥的症状。《温病条辨·上焦篇》第四十四条亦有"湿温邪入心包，神昏肢厥"的记载。至于吸收秽浊之气而昏迷者，亦有称为发痧者，其实质也是湿热秽浊之邪，如《温病条辨·中焦篇》第五十六条："吸受秽湿，三焦分布，热蒸头胀，身痛呕逆，小便不通，神识昏迷，舌白不渴……"《湿温病篇》第十四条："温热证，初起即胸闷不知人，瞀乱大叫痛，湿热阻闭中上二焦……"皆是由湿热秽浊之气而致昏迷者。

（四）瘀热交阻

由于湿热之邪入营血，煎熬阴液，则血行凝涩而成瘀血。热瘀交阻于心窍而神昏。或素有瘀血在胸膈，加之热邪内陷，交阻于心窍，亦可发生神昏，正如叶天士所说"再有热传营血，其人素有瘀伤宿血在胸膈中，挟热而搏，其舌必紫而暗，扪之湿，当加入散血之品，如琥珀、丹参、桃仁、丹皮等。不尔，瘀血与热为伍，阻遏正气，遂变如狂发狂之证"。何秀山亦说："热陷包络神昏，非痰迷心窍，即瘀阻心窍。"（《重订通俗伤寒论》犀地清络饮，何秀山按）

"热入血室"及"下焦蓄血"所产生的昏迷谵狂，其机制与瘀血交阻相似，只是交阻的部位不同而已。热入血室在胞宫，下焦蓄血者在膀胱（部位尚有争议），热入血室者，乃妇人于外感热病过程中，经水适来适断，热邪乘虚陷入血室，与血搏结，瘀热冲心，扰于神明，遂发昏狂，正如薛生白于《湿热病篇》第三十二条所说："湿热证，经水适来，壮热口渴，谵语神昏，胸腹痛，或舌无苔，脉滑数，邪陷营分，宜大剂犀角、紫草、茜草、贯众、连翘、鲜菖蒲、银花露等味。"

伤寒下焦蓄血者，是因为太阳表证不解，热邪随经入腑，与血搏结而不行，瘀热冲心，扰乱神明，其人发狂。如《伤寒论》所说："太阳病六七日，表证仍在，反不结胸，其人发狂者，以热在下焦，少腹当鞕满，小便自利者，下血乃愈，抵当汤主之。"

瘀热交阻的部位，虽然有在心、在胸膈、在下焦、在胞宫之异，但因心主血脉，血分之瘀热，皆可扰于心神而发昏谵或如狂发狂，其病机有共同之处。

（五）气钝血滞

外邪入里化热，病久不解，必伤于阴，络脉凝瘀，阴阳两困，气钝血滞，灵机不运，神识昏迷、呆顿。这种昏迷，薛生白在《湿热病篇》第三十四条中阐述得很清楚。他说："湿热证，七八日，口不渴，声不出，与饮食也不欲，默默不语，神识昏迷，进辛开凉泄、芳香逐秽，俱不效，此邪入厥阴，主客浑受，宜仿吴又可三甲散，醉地鳖虫、醋炒鳖甲、土炒穿山甲、生僵蚕、柴胡、桃仁泥等味。"薛生白在本条自注中，对气钝血滞的昏迷又做了进一步的解释，他说："暑热先伤阳分，然病久不解，必及于阴，阴阳两困，气钝血滞而暑湿不得外泄，遂深入厥阴，络脉凝瘀，使一阳不能萌动，生气有降无升，心主阻遏，灵气不通，所以神不清而昏迷默默也。破滞破瘀，斯络脉通而邪得解矣。"这种昏迷，在热病后期的后遗症多见，表现昏迷或呆痴、失语等。

（六）心火暴盛

素体肝肾阴虚，加之五志过极，或嗜酒过度，或劳逸失宜，致肝阳暴涨，阳升风动，心火偏亢，神明被扰，瞀乱而致昏迷。这一病机是由刘河间所倡导，他在《素问玄机原病式·火类》中说："由于将息失宜，而心火暴甚，肾水虚衰，不能制之，则阴虚阳实，而热气拂郁，心神昏冒，筋骨不用，而卒倒无知也，多因喜怒思悲恐之五志有所过极而卒中者，由五志过极，皆为热甚故也。"

（七）正虚邪实

正气不足，邪气乘之，神无所倚而致昏迷，《灵枢·九宫八风篇》中说："其有三虚而偏中于邪风，则为击仆偏枯矣"。击仆即卒然昏仆，如物击之速。《金匮要略·中风历节篇》说："络脉空虚，贼邪不泻……入于腑，即不识人，邪入于脏，舌即难言，口吐涎。"不识人，即昏迷之谓。《东垣十书·中风辨》说："有中风者，卒然昏愦，不省人事，痰涎壅盛，语言謇涩等证，此非外来风邪，乃本气自病也。"东垣之论，以气虚为主。

（八）痰蔽清窍

脾失健运，聚湿生痰，痰郁化热，蒙蔽清窍，猝然昏仆。

对中风昏仆，朱丹溪以痰立论，他在《丹溪心法·中风篇》说："中风大率主血虚有痰，治痰为先，次养血行血。"

（九）肝阳暴涨，上扰清窍

暴怒伤肝，肝阳暴涨，气血并走于上，或夹痰火，上扰清窍，心神昏冒而卒倒不知。《素问·生气通天论》曰："阳气者，大怒则形气绝，而血菀于上，使人薄厥。"《素问·调经论》曰："血之与气，并走于上，则为大厥，厥则暴死，气复返则生，不返则死。"张山雷根据上述经文加以阐发，著《中风斠诠》，强调镇肝潜阳，摄纳肝肾，故以

"镇摄潜阳为先务，缓则培其本"。

二、诊断要点

（一）临床表现

临床神识不清，不省人事，且持续不能苏醒为特征。病者的随意运动丧失，对周围事物如声音、光等的刺激全无反应。

（二）鉴别诊断

1. 与癫痫鉴别

癫痫，卒然仆倒，昏不知人，伴牙关紧闭、四肢抽搐、僵直，发作片刻又自行停止，复如常人，并有反复发作，每次发作症状相似的特点。而昏迷，可伴抽搐，亦可无抽搐僵直，一旦昏迷后，非经治疗则不易逆转，且无反复发作史。

2. 与厥证鉴别

厥证，发作呈突然昏仆，常伴四肢厥冷，少有抽搐，短时间即可复苏，醒后无偏瘫、失语、口眼㖞斜等后遗症，且每次发作都有明显诱因，如食厥之因于食、酒厥之因于酒、暑厥之因于暑、气厥之因于气等。昏迷除外伤外，都是在原发病恶化的基础上发生的，神志复苏以后，原发病仍然存在。

3. 与脏躁鉴别

脏躁往往在精神刺激下突然发病，多发于青壮年妇女，可表现为抽搐、失语、瘫痪、暴喘等多种状态，发作时神志不丧失，可反复发作，发作后常有情感反应，如哭笑不能抑制或忧郁寡欢等，每次发作大致相似，与昏迷可资鉴别。

三、辨证论治

（一）闭证

1. 热陷心包

主证：昏愦不语，灼热肢厥，或伴抽搐、斑疹、出血、便干溲赤、面赤目赤，可因邪气大盛、正气不支而身热骤降、四肢厥冷、大汗淋漓、面色苍白。舌干绛而蹇，脉细数而疾，或细数微弱。

治法：清心开窍，泄热护阴。

方药：清营汤加减。

水牛角 30～50 g（先煎），生地黄、玄参、麦冬、丹参、连翘各 15 g，竹叶心 6 g，黄连 10 g，甘草 6 g。水煎服。

加减：抽搐者加羚羊角 5 g（先煎）、钩藤 20 g、地龙 15 g。

2. 阳明热盛

主证：身热大汗，烦渴引饮，躁扰不安，渐至谵语神昏，四肢厥冷，面赤目赤。若成阳明腑实证，则大便鞭结，腹部坚满。舌红苔黄，脉洪大。甚则舌苔黄燥或干黑起芒刺，脉沉实或沉小而躁疾。

治法：清气泄热。

方药：大承气汤。

大黄 15 g，芒硝、枳实各 12 g，厚朴 10 g，水煎服。

加减：口渴引饮者，加石膏 30 g、知母 15 g。

3. 湿热酿痰，蒙蔽心窍

主证：神志朦胧或时清时昧，重者亦可昏愦不语，少有狂躁，身热不扬，午后热甚，胸脘满闷。舌红苔黄腻，脉濡滑或滑数。

治法：宣扬气机，化浊开窍。

方药：菖蒲郁金汤加减。

石菖蒲、郁金各 15 g，栀子、连翘、牛蒡子、牡丹皮、菊花各 12 g，竹沥适量（冲服），姜汁适量（冲服），玉枢丹 1 粒（研冲），水煎服。

4. 瘀热交阻

主证：昏谵或狂，胸膈窒塞疼痛拒按，身热夜甚，唇甲青紫。下焦蓄血者，少腹硬满急结，大便鞭，其人如狂。热入血室者，经水适来适断，谵语如狂，寒热如疟。舌绛紫而润，或舌蹇短缩，脉沉伏细数。

治法：清热化瘀，通络开窍。

方药：犀地清络饮。

犀角汁 20 mL（冲），粉丹皮 6 g，青连翘 4.5 g（带心），淡竹沥 60 mL（和匀），鲜生地 24 g，生赤芍 4.5 g，桃仁 9 粒（去皮），生姜汁 2 滴（同冲），鲜茅根 30 g，灯心草 1.5 g，鲜石菖蒲汁 10 mL（冲服）。

5. 气钝血滞

主证：大病之后，神情呆痴，昏迷默默，口不渴，声不出，与饮食亦不欲，语言謇涩，肢体酸痛拘急，胁下锥刺，肌肉消灼。舌黯，脉沉涩。

治法：破滞化瘀，通经活络。

方药：通经逐瘀汤。

刺猬皮 9 g，薄荷 9 g，地龙 9 g，皂刺 6 g，赤芍 6 g，桃仁 6 g，连翘 9 g，银花 9 g。

加减：血热，加山栀、生地；风冷，加麻黄、桂枝；虚热，加银柴胡、地骨皮；喘咳，加杏仁、苏梗。

6. 五志过极，心火暴盛

主证：素有头晕目眩，卒然神识昏迷，不省人事，肢体僵直抽搐，牙关紧闭，两手握固，气粗口臭，喉中痰鸣，大便秘结。舌红苔黄腻，脉弦滑而数。

治法：凉肝息风，清心开窍。

方药：镇肝息风汤。

怀牛膝 30 g，生赭石 30 g，川楝子 6 g，生龙骨 15 g，生牡蛎 15 g，生龟板 15 g，生杭芍、玄参、天冬各 15 g，生麦芽、茵陈各 6 g，甘草 4.5 g。

7. 痰浊阻闭

主证：神识昏蒙，痰声辘辘，胸腹痞塞，四肢欠温，面白唇暗。舌淡苔白腻，脉沉缓滑。

治法：辛温开窍，豁痰息风。

方药：涤痰汤送服苏合香丸。

半夏、胆星、橘红、枳实、茯苓、人参、菖蒲、竹茹、甘草、生姜、大枣。

（二）脱证

1. 亡阴

主证：神昏舌强，身热汗出，头汗如洗，四肢厥冷，喘促难续，心中憺憺，面红如妆，唇红而艳。舌绛干萎短，脉虚数或细促。

治法：救阴敛阳。

方药：生脉散加味。

人参 12 g（另炖），麦冬 20 g，五味子、山萸肉各 15 g，黄精、龙骨、牡蛎各 30 g，水煎服。

2. 阳脱

主证：神志昏迷，目合口开，鼻鼾息微，手撒肢厥，大汗淋漓，面色苍白，二便自遗，唇舌淡润，甚则口唇青紫，脉微欲绝。

治法：回阳救逆。

方药：参附汤。

加减：人参 15 g、制附子 12 g、水煎服。

四、预后预防

（一）预后

（1）昏迷患者，可以红灵丹、通关散等搐鼻取嚏，有嚏者生，无嚏者死，为肺气已绝。

（2）正衰昏迷，寸口脉已无，趺阳脉尚存者，为胃气未败，尚可生；若趺阳脉已无，为胃气已绝，胃气绝者死。

（3）厥而身温汗出，入腑者吉；身冷唇青，入脏者凶，指甲青紫者死。或醒或未醒，或初病或久病；忽吐出紫红色者死。

（4）口干、手撒、目合、鼻鼾、遗溺，为五脏绝，若已见一二症，唯大剂参、附，兼灸气海、丹田，间有活者。

（5）若高热患者，突然出现体温骤降、冷汗淋漓、四肢厥冷、脉微欲绝者，为邪气太

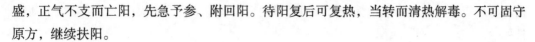

盛，正气不支而亡阳，先急予参、附回阳。待阳复后可复热，当转而清热解毒。不可固守原方，继续扶阳。

（二）预防调护

本病预防主要是及时治疗各种可引起神昏的病证，防止其恶化。

（邢　航）

第六节　脑梗死

脑梗死，又称缺血性脑卒中，包括脑动脉血栓形成和脑栓塞。脑动脉血栓形成是由于脑动脉粥样硬化，造成脑组织缺血、缺氧，局部软化坏死，使管腔狭窄或闭塞。脑栓塞主要是因为心脏栓子脱落或全身其他部位的血栓脱落而阻塞脑动脉，引起脑栓塞。本病属于中医"中风"的范畴。

一、病因病机

本病多见于脑动脉粥样硬化、高血压、各种脑动脉炎、先天性血管畸形、糖尿病、高脂血症、真红细胞增多症，造成血液的有形成分凝聚，使管腔狭窄或闭塞。当脑血栓形成后，侧支循环代偿不足，脑组织缺血、缺氧而引起脑水肿及毛细血管周围点状出血，软化、坏死的脑组织逐渐被吞噬细胞清除而形成空腔，深部脑白质软化，常为缺血性梗死。

本病属于中医"中风中经络"的范畴，多因劳倦过度，暴饮饱食，脾失健运，脾虚生痰，痰热互结，肝风夹痰流窜经络，或肝肾阴虚，肝阳上亢，气血衰少，风火相煽，瘀血阻滞，气血逆上，犯于脑而发病。总之，其病位在脑，与心、肝、肾、脾的关系密切。

二、辨证论治

（一）诊断要点

本病多见于有高血压及动脉粥样硬化病史的老年人，常在安静的状态下发病。发病较慢，多意识清醒。脑局部定位体征根据梗死部位的不同而异。临床表现为偏瘫、意识障碍、失语，以及病变同侧视力障碍、视神经锥体束交叉综合征，同时伴有同侧霍纳综合征（瞳孔缩小、眼睑下垂、眼球后陷等），可有进行性智力减退。

（1）出现头痛、偏瘫、抽搐等，为颈内动脉脑梗死。

（2）起病较急，病变较重，可有意识障碍、三偏综合征、瘫痪严重、偏瘫肢体程度不等、头面部及上肢偏瘫重于下肢，伴有感觉障碍，为大脑中动脉梗死。

（3）下肢偏瘫重于上肢，出现精神症状，如迟钝、淡漠或欣快夸大、精神错乱等，为大脑前动脉梗死。

（4）眩晕、恶心、呕吐、吞咽困难、声音嘶哑、对侧半身痛温觉减退或消失，亦可出现眼球震颤，伴同侧霍纳综合征、面部感觉障碍及上下肢共济失调，为小脑后下动脉梗死。

（5）出现严重的意识障碍、四肢偏瘫、瞳孔缩小，为基底动脉梗死。

（二）辅助检查

1. 生化、心电图检查

生化、心电图检查有助于病因诊断。

2. 脑脊液检查

脑脊液检查多数正常。

3. CT检查

24～48 h内可见低密度梗死区。

（三）鉴别诊断

1. 脑出血

CT检查显示不规则斑片状、条索状高密度阴影。脑出血患者多有原发性高血压史，疾病初期即出现血压明显升高、头痛、呕吐等颅内压增高的症状。

2. 脑膜刺激征

脑膜刺激征表现为颈强直，Kernig征、Brudzinski征阳性，多见于脑出血、脑膜炎、蛛网膜下腔出血、颅内压增高等患者，而且出现得较早。

（四）分证论治

1. 脉络空虚，风邪阻络

症状：口眼㖞斜，口角流涎，言语不利，半侧肢体肌肤不仁，手足麻木，不能握物，甚至半身不遂，可有肢体拘急，关节酸痛，舌质暗，苔薄黄，脉弦浮或弦细。

治法：养血活血，祛风通络。

方药：大秦艽汤加减。秦艽12 g，当归尾10 g，赤芍6 g，川芎6 g，生地20 g，熟地12 g，羌活6 g，川牛膝30 g，生石膏30 g，黄芩10 g，防风10 g，茯苓20 g。

肝火旺盛，表现为头晕、头痛、面红目赤者，加夏枯草、磁石；手足拘急者，加白僵蚕、全蝎；言语謇涩者，加石菖蒲、广郁金；风热者，加桑叶、菊花、薄荷。

2. 肝肾阴虚，风痰上扰

症状：平素头晕头痛，心烦易怒，口舌生疮，耳鸣、眩晕，少寐多梦，五心烦热，腰膝酸软，口眼㖞斜，视物不清，声音嘶哑，舌强语謇，半身不遂，舌质红或苔腻，脉弦滑。

治法：滋补肝肾，化痰通络。

方药：镇肝息风汤加减。怀牛膝30 g，生龙骨30 g，生白芍、天门冬、玄参、生地、醋龟甲、茵陈、川楝子、炒杜仲各10 g，竹茹6 g，代赭石30 g，生牡蛎30 g。

痰热较重者，加胆南星、竹沥、川贝母；头痛者，加夏枯草、菊花；半身不遂者，加钩藤、地龙、穿山甲；舌强语謇者，加石菖蒲；五心烦热者，加龙齿、丹参、夜交藤。

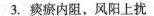

3. 痰瘀内阻，风阳上扰

症状：突然眩晕，恶心呕吐，舌强语謇，视物模糊，肢体麻木，吞咽困难，喝水发呛，或半身不遂，头胀、胸闷，纳呆，舌质暗红而胖，苔白腻或黄腻，脉弦滑。

治法：活血化痰，息风醒脑。

方药：息风化痰活血汤。天麻10 g，生石决明30 g，郁金15 g，九节菖蒲10 g，法半夏10 g，陈皮10 g，茯苓15 g，青竹茹15 g，炒枳实10 g，土鳖虫10 g，全蝎10 g，蜈蚣1条，桑寄生15 g，钩藤15 g。

头痛者，加羌活；头晕者，加菊花。

4. 脾虚痰湿，痰浊上扰

症状：平素头痛头晕，胸满痞闷，时欲呕吐，倦怠乏力，少食多寐，突然眩晕，恶心呕吐，视物不清，舌强语謇，步态不稳，肢体麻木，或半身不遂，饮食发呛，舌体胖，舌质暗，苔白腻，脉弦滑。

治法：燥湿豁痰，息风开窍。

方药：半夏白术天麻汤加减。法半夏10 g，天麻30 g，茯苓10 g，炒白术30 g，钩藤15 g，川芎10 g，郁金10 g，胆南星10 g，生姜10 g。

肢体瘫痪者，加羌活、威灵仙、桑枝。

5. 气虚血瘀，经络不通

症状：倦怠乏力，心慌气短，半身不遂，肢软无力，偏身麻木，口眼㖞斜，口角流涎，言语謇涩，手足肿胀，大便稀溏，舌质淡，苔薄白，脉细涩。

治法：益气活血，通经活络。

方药：补阳还五汤加减。生黄芪30 g，当归尾6 g，地龙6 g，川芎6 g，桃仁6 g，红花6 g，川牛膝30 g，益母草10 g，甘草6 g。

言语謇涩者，加九节菖蒲、冰片、郁金以豁痰开窍；大便溏稀者，去桃仁，加炒白术、党参、山药以健脾化湿；手足肿胀者，加茯苓、伸筋草、桂枝以健脾温阳通络。

三、其他治疗

1. 针刺疗法

（1）主穴：四神聪透百会、太阳、率谷、风府、廉泉、风池、合谷、太冲、环跳、阳陵泉、绝骨。

（2）配穴：脉络空虚，风邪阻络，加太渊、手三里、大椎、曲池；肝肾阴虚，风痰上扰，加太溪、肝俞、三阴交、丰隆；气虚血瘀，经络闭阻，加足三里、气海、关元；脾虚痰湿，痰浊上扰，加丰隆、隐白、天枢、解溪、公孙；语言不利，加廉泉、通里、哑门；流涎，加地仓、承浆；口角㖞斜，加牵正、地仓、颊车；上肢肩关节半脱位，加肩髃、肩前、肩髎；肘关节屈伸不利，加天井、小海、清冷渊、三阴络；手腕下垂，加阳谷、阳池、阳溪、会宗、腕骨；手指关节屈伸不利，合谷透后溪；下肢膝关节屈伸不利，加风市、膝阳关、阳陵泉；足内翻，加绝骨、申脉、昆仑；足外翻，加三阴交、太溪；足下垂加解溪、太冲、行间；肌张力增高，加风市、阳陵泉、血海、太冲；肌张力低下，加气海、足三里、关元，或加艾灸、温针灸、隔姜灸。

（3）操作：用毫针刺，每次选 6 ~ 8 个穴，每日 1 次，每次留针 40 min，20 d 为 1 个疗程。头针平补平泻，其他穴位按辨证使用补泻手法。

2. 刺血疗法

（1）操作：十二井穴及十宣放血，交替使用。

（2）随证配穴：头痛、眩晕或耳门动脉搏动明显者，加耳尖、大椎、太阳、百会放血；舌强、呕恶者，加刺金津、玉液放血。

（3）常用方法：①取手足十二针（双侧曲池、内关、合谷、阳陵泉、足三里、三阴交）、双侧手足十指尖，点刺出血6滴以上；②取百会、四神聪、双侧太阳穴，患侧上肢的曲泽、手三里、中渚，患侧下肢的阴市、风市、委中、丰隆、阳关，三棱针点刺放血；③取手足十二井穴，配合风池、合谷、劳宫、太冲、肝俞、肩井、涌泉，点刺放血。

3. 按摩疗法

依据经络学说，按照经络取穴，可分别运用一指禅推法、按法、搓法、抹法、拿法、滚法、揉法、叩法、击法、抖法等，主要用于局部或全身按摩。

4. 艾灸疗法

（1）随证配穴：中风先兆，取绝骨、足三里，每次 3 ~ 7 壮。脾虚痰湿，痰浊上扰，取百会、大椎、中脘、足三里、丰隆、脾俞、胃俞，每次 3 ~ 7 壮。气虚血瘀，经络不通，取百会、气海、膈俞、血海、关元，隔姜灸，每次 3 ~ 9 壮。肝阳上亢，取阳陵泉、肝俞、胆俞、太冲、期门，隔蒜灸，每次 4 ~ 8 壮。肌张力低下，隔姜灸。肌张力增高，隔蒜灸。上热下凉，取大椎、心俞、肝俞、膏肓，隔蒜灸；取脾俞、胃俞、肾俞、腰阳关、命门、至阳，隔姜灸；取太溪、涌泉，隔盐灸。注意高血糖患者慎用。

（2）疗程：15 d 为 1 个疗程，休息 3 d，再进行下 1 个疗程的治疗。

5. 偏瘫良肢位的摆放

（1）健侧卧位的正确姿势。

健侧卧位是健侧肢体处于下方的侧卧位。患者的头侧枕于枕头上，躯干与床面保持近垂直，患侧上肢用枕头垫起，不使上肢处于内收位，肩关节屈曲，最好稍大于 90°，上肢尽可能伸直，手指伸展开。用软枕垫起处于上方的患侧下肢，保持在屈髋、屈膝位，足部最好也垫在枕头上，不能悬于软枕的边缘。健侧卧位的优点：可改善患侧的血液循环，减轻患侧肢体的痉挛，预防患肢水肿，易于保持姿势。

（2）仰卧位的正确姿势。

患者头部枕于枕头上，脸处于正中位，躯干平展，在患侧臀部至大腿下方垫一个长软枕，以防患侧髋关节外旋，髋关节若长期外旋或向外固定，容易导致步行时形成外旋步态。在患侧肩胛骨下方放一个枕头，使肩部上抬，并使肘部伸直、腕关节背伸、手指伸开，手上不要握东西。患侧下肢伸展，可在膝下放一小枕头，形成膝关节屈曲，足底可用枕头抵住，也可用床架支撑起被褥，避免足部受压而致下垂变形。

下肢呈屈曲倾向的患者，膝关节下不要放小枕头，因为这样容易使髋、膝关节形成屈曲状，长期下去会导致腘绳肌、屈髋肌缩短，使髋关节挛缩变形。

（3）帮助患者坐稳。

患者坐不稳，主要是因为平衡功能减退，所以帮助患者坐稳的关键是平衡训练。

左右平衡训练：患者坐位，家属坐于其患侧，将患者的重心移向自己。家属一手放在患者的腋下，一手放在其健侧腰部，嘱患者头部保持直立，使患侧躯干拉长。然后让患者将重心转移至健侧，家属一手抵住患者患侧腰部，另一手压在患者同侧肩部，嘱患者尽量拉长健侧躯干，并且头部保持直立。重复做重心转移的动作，患者的主动性会逐渐增加，而家属也要相应地减少辅助的力量，直至患者能自己完成重心的转移。

前后平衡训练：患者坐在椅子上，双足平放于地上，家属指导患者的手向前触碰自己的足趾。患者双足不要向下蹬地。向前触碰的程度以患者能返回坐位，且保持正确的端坐姿势而无足跟离地为宜。患者也可双手练习向下触脚。

以上动作，随着病情的恢复而逐渐增加难度。

（4）预防肩关节半脱位。

应在脑梗死发病的早期开始预防肩关节半脱位。在卧、坐、站等体位中均应注意保持肩胛骨的正确位置，如采取患侧卧位、仰卧位时，垫软枕于肩背部，使肩前屈；坐位时，将患肢放于前方桌面上，轮椅坐位时，应将患肢放在轮椅桌上；立位时，可使用角巾或肩吊带。目前，人们对吊带的使用有争议，但在患侧肌张力弛缓时，使用吊带有一定的辅助作用，肌张力增高后，不宜持续使用角巾吊带。在转换体位姿势、穿脱衣、洗擦身等动作时，均要注意保护肩关节。总之，采取早期预防措施和康复护理手段，可使肩关节半脱位的发生率降低。

6. 肢体运动障碍训练（介入时间：确诊24 h之后）

（1）木钉训练。

目的：健侧上肢带动患侧上肢，促进分离运动。

（2）腕关节运动功能训练。

目的：扩大腕关节活动度，增加与腕关节活动相关肌肉的力量。

（3）髋关节控制能力训练。

目的：提高髋关节的控制能力，诱发患者屈髋屈膝的分离运动，诱发患者的摆腿能力。

（4）上肢联带运动抑制训练（肩关节屈曲、肘关节伸展运动）。

目的：诱发上肢分离运动，缓解上肢痉挛。

（5）肩关节被动关节活动度维持训练。

目的：预防肩关节挛缩、肩周炎、肩手综合征、肩关节半脱位等并发症。

（6）下肢跟腱牵拉训练。

目的：预防跟腱挛缩、足内翻、足下垂，提高下肢本体运动感觉。

（7）易化下肢分离运动训练。

目的：抑制患侧下肢联带运动，易化下肢分离运动，提高下肢的控制能力。

（8）偏瘫步态训练。

目的：抑制患侧下肢伸肌联带运动，诱发髋关节、膝关节、踝关节屈曲的分离运动，缓解躯干下肢痉挛，提高患侧下肢支撑体重的能力。

（9）偏瘫单腿训练。

目的：改善平衡功能，提高躯干的控制能力，诱发患侧下肢支撑体重的能力。

（10）搭桥训练。

目的：训练骨盆的控制能力，诱发下肢分离运动，缓解躯干、下肢痉挛，提高床上生活能力。

（11）坐位平衡训练。

目的：骨盆控制训练，腰背肌肉训练，躯干旋转训练。

（12）下肢肌力训练。

目的：股四头肌训练，防止下肢痉挛，为步行做准备。

7. 心理康复

（1）脑梗死后的常见症状。

脑梗死可导致多种功能障碍，具有病死率高、致残率高、再发率高、恢复期长的特点。由于病后带来的经济负担、家庭和社会地位的改变，以及肢体功能的障碍，增加了患者对再次发作的不安感和对死亡的恐惧感。其主要表现为终日心烦意乱，忧心忡忡，惶恐，对外界刺激易出现惊跳反应，多梦易惊，坐立不安，面肌或手指震颤，肌肉紧张，有时疼痛抽动，经常感到疲乏，或常见心悸、气促、呼吸不畅、头昏头晕、多汗、口干、面部发红或苍白等症。此外，病后患者极易产生特殊的心理压力，表现为恐惧、猜疑、焦虑不安、悲观、抑郁等心理障碍。其中，抑郁是较常见的症状，临床表现为情感基调低沉、灰暗，轻者仅有心情不佳、心烦意乱、苦恼、高兴不起来，重者可有悲观绝望、心情沉重，常可出现睡眠障碍，思维内容多消极悲观，患者过分贬低自己，严重的自责自罪可产生自杀意念和行为。

（2）心理干预。

脑梗死患者的康复主要是功能训练，为了促进恢复，还要建立良好的医患关系。因此，在康复过程中，治疗师不仅要了解患者的身体状况，还要及时发现和解决患者的心理问题，帮助其回归家庭和社会。

治疗师要热情宽容地对待患者，为其制订康复计划，解除患者和家属的焦虑。对于患者来说，漫长的康复训练伴随着苦痛，由于肢体活动障碍，因而迫切期望功能尽早恢复，有时可能会出现愤怒的情绪，甚至对治疗师发生攻击性的行为。治疗师应理解患者的这种情绪反应，并帮助、鼓励他们稳定情绪，成为患者的倾诉对象和心理疏导师。此外，还要及时发现患者在康复过程中出现的精神症状，掌握患者的家庭和社会关系，针对具体原因给予解决，必要时请精神科医生会诊。如果患者在发病前就存在对家庭或职业场所的不满，那么在康复期间就应尽量做适当的调整。患者的家居环境要适当改造，以方便患者的日常生活。

8. 语言康复

凡是有语言障碍的患者都可以接受语言治疗，即治疗师与被训练者之间的双向交流。因此，对伴有语言障碍、行为障碍、智力障碍或精神疾病的患者，以及语言功能持续停留在某一水平的患者，要进一步改善语言障碍，进行语言康复训练。

（1）模拟发音。

通过照镜子检查自己的口腔动作是不是与语言治疗师做的口腔动作一样，模仿治疗师发音，包括汉语拼音的声母、韵母和四声。

（2）单词练习。

从最简单的数字、词、儿歌或歌曲开始，让患者自动从嘴里发出。如拿出一张图片，治疗师说："这是一个书……"患者回答："书包。"以自动语言为线索，进行提问，口头表达，如治疗师说"男"，让患者接着说"女"；治疗师说"热"，让患者接着说"冷"；治疗师说"跑"，让患者接着说"跳"；等等。

（3）复述单词。

图片与对应的文字卡片相配，然后给患者出示一组卡片，并说几遍图中物品的名称，请患者一边看图与字，一边注意听。反复说10次，让患者看字卡或图卡后提问："这是什么？"以相互关联的单词集中练习，可增加效果。例如：烟、火柴、烟灰缸一组，桌子、椅子、书架一组等。

（4）阅读理解及朗读。

训练对单词的认知，包括视觉认知和听觉认知。

（5）家庭训练。

治疗师应将评价及制订的治疗计划介绍并示范给家属，让家属通过观察、阅读指导手册等方法学会训练技术，再逐步过渡到回家对患者进行训练，还要定期检查和评估，并调整训练课题，告知家属注意事项。

（6）器材和仪器。

器材和仪器包括录音机、录音带、呼吸训练器、镜子、秒表、压舌板、喉镜、单词卡、图卡、短语和短文卡、动作画卡和情景画卡等。

（7）改善口唇的闭合功能。

偏瘫患者往往表现为口微张或唇紧贴于齿外，且经常流涎，可进行一些功能训练，如吞咽功能训练、口唇闭合训练等。

（邢　航）

第七节　脑出血

脑出血是指脑实质内的非外伤性出血，多数发生在大脑半球，约占80%，少数可发生于额、顶、枕或颞叶，原发于脑干和小脑者约占20%。脑出血是发病率和死亡率很高的疾病，属于中医"中风"的范畴。

一、病因病机

本病最常见的病因是高血压引起的脑动脉硬化破裂，如大脑中动脉的豆纹动脉和基底动脉的旁正中动脉都是由动脉主干直接发出的小分支，它们接受的压力较高，在高血压时尤为明显。这些小动脉硬化，使血管阻力增大，可引起小动脉壁缺氧，代谢障碍和纤维坏死变性，在此基础上继发血管扩大，甚至形成小动脉瘤，在用力、受到刺激或血压骤然增高时可导致血管破裂出血。脑动脉瘤、脑动脉炎、脑肿瘤、白血病、凝血机制不良等也可导致本病的发生。脑出血、脑血肿在1 cm以上者，常同时存在脑室积血、蛛网膜下腔出血。

出血的好发部位在基底核区。按照出血部位与内囊的关系可分为：①外侧型：出血部位在壳核、带状核和外囊附近；②内侧型：出血部位在内囊内侧和丘脑附近；③混合型：为外侧型或内侧型扩延的结果。在脑出血恢复期，血块和被破坏的脑组织逐渐被吸收，血块小者形成胶质瘢痕，血块大者形成中风囊。

本病属于中医"中风中脏腑"的范畴。本病的发生，多因患者脏腑阴阳失调，肝肾阴虚，肝阳偏亢，引动肝风，肝风夹痰上扰，血随气逆菀于上，以及痰浊阻闭经络，蒙蔽清窍，心神无主，气血升降失常，更因忧思恼怒，或恣酒嗜甘，或因劳倦所伤，房事过度，年高气衰，情绪激动，形体肥胖，痰浊湿盛等。本病分为急性期和恢复期，急性期即中脏腑发病早期，患者以猝然昏仆、半身不遂、神志障碍（如思睡嗜睡、意识蒙眬等）为主，此期不属本节的治疗范畴；恢复期即治疗（已通过紧急抢救）后期。

二、诊断要点

1. 发病率

脑出血常见于50岁左右有原发性高血压史的患者，多因情绪激动，过度兴奋，剧烈活动，大便用力而诱发。发病前常无预感，突然起病，往往在数分钟或数小时内达高峰，部分患者出现头痛、呕吐、局灶性神经功能障碍体征、意识障碍、高热、血压变化等。据有关资料统计，脑出血的常见症状及发病率为：头痛占17%，破入脑室者占80%；呕吐占50%，破入脑室者占70%；意识障碍与出血部位和出血量有关，基底核外侧出血为最常见的类型，表现为三偏综合征，其中，病灶对侧偏瘫、偏身感觉障碍占8%，但此型神志清楚或仅有轻度的意识障碍，而内侧型、破入脑室者占72%，此型重度昏迷；偏瘫与出血部位有关，内囊后肢型占7.9%，单纯丘脑与小脑出血则一般无偏瘫；失语以基底核外侧型较多，占6.6%～90%，丘脑出血则很少失语；颈项强直占50%左右，深昏迷时此症状消失；视神经乳头边缘不清占50%，视盘水肿占20%。

2. 临床症状

（1）全脑症状：为脑出血、脑水肿和颅内压增高所致，表现为剧烈头痛、呕吐、嗜睡和昏迷等。意识障碍的程度与颅内压高低呈现正比，轻者意识清楚或轻度障碍。

（2）生命体征的改变：在昏迷时，多伴有呼吸、脉搏和血压不同程度的改变。

3. 各部位出血的临床表现

（1）内囊出血：主要出现对侧三偏综合征。按照出血部位的不同，可将其分为三种类型：①内囊外侧型：出血灶在外囊、壳核和带状核附近，临床特点为意识障碍较轻，偏瘫初期肌张力低，之后很快出现肌张力增高，共同偏视明显，中线症状不明显。此型发病率较高，外科手术治疗效果较好，易继发蛛网膜下腔出血。②内囊内侧型：出血灶在内囊内侧、丘脑附近，血液常穿破脑室，可直接破坏丘脑下部和中脑。其临床表现为意识障碍重，早期出现严重的昏迷，瘫痪肢体肌张力低下，共同偏视少见，常伴有高烧、双侧瞳孔小如针尖、去皮质强直发作、分离型斜视、呕吐、呕血、尿崩、高血糖、呼吸障碍等症状。此型多因丘脑下部及上部脑干等中线结构损伤所致。③内囊混合型：出血灶较大，波及内囊内、外侧，多由内囊外侧型进展所致，出血灶达6 cm以上则邻近组织损伤亦较重。初期表现为外侧型症状，之后出现严重的昏迷、偏瘫及向病灶共同偏视，若穿破脑室则出现中线症状。本型常合并脑疝及继发性脑出血，预后较差，若如期手术可降低死亡率。内囊部出血若病情进展，血肿继续增大，可继发脑疝、向脑室或蛛网膜下腔穿破。

（2）尾状核头部出血：由于该部与侧脑室相连的面积较大，出血很容易破入侧脑室，而对内囊区的锥体束及感觉传导束影响不大，因而其特征一般为无意识障碍，始终神志清楚，部分患者虽可出现短暂性意识障碍，但神志很快恢复，均以突然头痛、呕吐发病。检查显示有明显的脑膜刺激征，若血肿较大则累及内囊前肢，引起对侧偏瘫及意识障碍。

（3）丘脑出血：有特殊的症状和体征，但往往不够典型。按照出血部位的不同，可将其分为以下几种类型：①丘脑后外侧出血：主要表现为丘脑综合征（偏身感觉障碍，即对侧深浅感觉障碍消失或减退，丘脑性自发性疼痛，感觉过度；分离性轻偏瘫，系丘脑性不全瘫，特征为下肢重于上肢，上肢近端重于远端；肌张力低与感觉性共济失调；少数有眼位异常）。②丘脑前内侧出血：主要表现为精神障碍，神志错乱，优势半球损害可伴失语，非优势半球损害可出现体像障碍。严重者可有视盘水肿、意识障碍和生命体征改变。③左侧丘脑出血：特征为感觉障碍重于运动障碍；眼球运动障碍，如不能上视；丘脑性失语，即语言迟滞，重复语言及语义性错语症。④右侧丘脑出血：特征为结构性失用症，左半身出现体像障碍，对形状、体积、长度、重量产生错觉；偏侧痛觉缺失，表现为偏瘫无知症及偏瘫失认症；偏身忽视症。

（4）脑桥出血：临床特点是症状及体征多样化，脑桥内有展神经核、内侧纵束及双眼侧视中枢，因血肿常扩展向上而累及中脑的动眼神经核，故眼部运动障碍多见，表现为双侧瞳孔针尖样缩小，眼球震颤，单眼不能外展，双眼垂直注视麻痹，双眼向病灶侧偏视等。因脑桥内纤维束比较分散，故多见运动障碍对称典型的偏瘫、交叉瘫、四肢瘫、双下肢瘫或单侧性面瘫。轻型者，出血量小于 1 mL，局限于脑桥实质内，破坏少，水肿轻，因此恢复较快，预后良好。重型者，血肿大，或破入第四脑室，患者迅速昏迷，四肢瘫痪，瞳孔针尖样缩小，中枢性高热，呼吸不规则，血压不稳定，病势进行性恶化，终至死亡。

（5）脑叶出血：脑叶出血后较易破入邻近的蛛网膜下腔，不易破入脑室系统。因而，其特征为意识障碍少见而轻微；偏瘫与同向凝视麻痹较少，程度较轻；脑膜刺激征明显；枕叶出血可有一过性黑蒙与皮层性偏盲；顶叶出血可有同向偏盲及轻偏瘫，优势半球者可有失语；额叶出血可有智力障碍，尿失禁，轻微偏瘫。

（6）小脑出血：轻型者，多无意识障碍，查体可见眼震及共济失调；重型者，颅内压力迅速升高，患者很快昏迷，常于数小时内死亡，或因枕骨大孔疝而引起呼吸麻痹。

（7）脑室出血：①原发性脑室出血：多表现为突然发病，剧烈头痛，频繁呕吐，躁动不安，深度昏迷，双侧瞳孔极小，眼球浮动，亦有中枢性高热，呼吸不规则，去皮质强直，但无明显偏瘫，常于 24 ～ 48 h 内致死。②继发性脑室出血：其表现因出血部位不同，脑室内的积血量及是否阻塞脑脊液通路而轻重不一。轻者无局限性神经体征，仅有头痛、呕吐及脑膜刺激征阳性；重者意识障碍，癫痫发作，肢体瘫痪，肌张力增高，腱反射亢进及双侧病理征阳性。若因血凝块阻塞脑脊液通路，可致颅内压急剧增高，患者深度昏迷、高热，去皮质强直，甚至因脑疝而死。

三、辅助检查

1. 脑脊液检查

脑出血发病后 6 h，80%的脑脊液呈均匀血性，压力增高，并可见红细胞、白细胞（尤其是白细胞）及蛋白质增多。

2. 外周血象检查

脑出血后，外周血象的白细胞计数可升高，有些患者可有暂时性血糖及尿素氮增高。

3. 尿常规检查

尿常规检查可有轻度蛋白尿和尿糖阳性。

4. 颅脑 CT 检查

对于脑出血，CT 可为临床定性、定位与定量诊断提供可靠的影像学根据。从 CT 上可将脑出血分为三期：急性期、血肿吸收期和囊肿形成期。

5. 磁共振（MRI）检查

高磁场条件下，脑内血肿的 MRI 信号反映了含氧血红蛋白（HbO_2）–脱氧血红蛋白（DHB）–正铁血红蛋白（MHB）–含铁血黄素的演变规律。从时相上可分为四期：超急性期（24 h 内）、急性期（2 ～ 7 d）、亚急性期（8 d ～ 1 个月）、慢性期（1 ～ 2 个月）。

6. 脑超声波检查

脑内出血者约半数以上显示中线波向病灶对侧移位达 3 mm 以上。若起病不久即出现中线波移位，则更有助于脑内出血的诊断。

7. 脑血管造影

脑血管造影可见中线血管移位，大脑前动脉与中动脉间距加宽，大脑中动脉向上或向下移位，但大约 1/6 的脑出血患者因血肿累及的范围太小，常不被发现。

8. 其他检查

脑电图、脑放射性核素扫描，均对诊断脑出血有一定的参考意义。另外，心电图可表现为不同程度的 T 波与 ST 段的改变。

四、鉴别诊断

本病应与脑部其他疾病所引起的半身不遂相鉴别。如因脑肿瘤等病引起的半身不遂，发病则较缓慢，症状逐渐加重，临床上常可见到同侧眼睑下垂、眼球内转、瞳孔散大、对光调节消失、头痛经常突然发作、发作时眼眶疼痛。由于脑部病变的情况不同，其预后也不同。

五、辨证论治

1. 闭证

（1）阳闭。

症状：突然昏仆，不省人事，牙关紧闭，口噤不开，面赤身热，气粗息高，抽搐项强，二便失禁；或两手紧握，躁扰不宁，口眼㖞斜，半身不遂，痰声辘辘，语言不利，大便干燥，唇舌红，苔黄腻，脉滑数。

治法：凉肝清脑息风，化痰开窍。

方药：先灌服（或鼻饲）安宫牛黄丸、至宝丹以辛凉开窍，再配以羚角钩藤汤加减。钩藤 15 g，羚羊角粉 0.2 g（另冲），珍珠母 12 g，天竺黄 15 g，菊花 12 g，龟甲 12 g，石菖蒲 15 g，竹茹 12 g，夏枯草 15 g，蝉蜕 15 g，丹皮 12 g，白芍 12 g。

痰多者，加胆南星、竹沥；热甚者，加黄芩、山栀子、生地；神志不清者，加郁金、石菖蒲；抽搐者，加蜈蚣、全蝎、僵蚕。

（2）阴闭。

症状：突然昏仆，口噤不开，两手紧握，肢体强痉，静卧不烦，四肢不温；或半身不遂，昏迷不知人事，痰声辘辘，语言不利，二便失禁，面白唇紫，苔白腻，脉沉滑。

治法：镇肝息风，涤痰开窍。

方药：先灌服（或鼻饲）苏合香丸，以温宣开闭，再配以化痰开闭汤。羚羊角粉 0.2 g（另冲），菊花 10 g，胆南星 9 g，竹茹 12 g，淡竹沥 2 g（冲服），白矾 3 g（冲服），赤芍 10 g。

2. 脱证

（1）阳脱。

症状：突然昏仆，不省人事，目合口开，鼻鼾息微，手撒肢冷，汗多不止，肢体松弛性瘫痪，舌痿，脉微欲绝。

治法：益气回阳，扶正固脱。

方药：参附汤加减。人参 30 g，制附子 1.5 g，姜 3 片，大枣 5 枚。

（2）阴脱。

症状：面赤足冷，虚烦不安，脉极弱或浮大无根。

治法：峻补真阴，佐以扶阳。

方药：地黄饮子加减。熟地 15 g，麦冬 12 g，石斛 12 g，巴戟天 12 g，肉苁蓉 12 g，五味子 9 g，石菖蒲 6 g，远志 6 g，制附子 10 g（先煎 1 h），山萸肉 12 g，干姜 10 g，肉桂 6 g。

3. 中风后遗症期

（1）气虚血滞，脉络瘀阻。

症状：口眼歪斜，半身瘫痪，肢软无力，或肢体麻木，语言不清，面色㿠白，口角流涎，自汗，手足肿胀，智力障碍，舌淡紫或有瘀斑，苔白，脉细涩或虚弱。

治法：益气活血通络。

方药：补阳还五汤加减。黄芪 60 g，当归尾 12 g，川芎 12 g，桃仁 9 g，地龙 12 g，赤芍 12 g，红花 9 g，石菖蒲 9 g，远志 15 g，丹参 9 g。

痰涎壅盛者，加半夏、远志以化痰；语言不清者，加冰片、穿山甲；口眼㖞斜者，加白附子、防风、全蝎、蜈蚣；智力障碍者，加制首乌、黄精。

（2）肝肾阴虚，脉络瘀阻。

症状：半身不遂，患侧僵硬拘挛，语言謇涩，口眼㖞斜，头痛头晕，耳鸣，五心烦热，大便干，小便黄，舌红，苔黄，脉弦数。

治法：滋阴潜阳，活血通络。

方药：大补元煎加减。熟地 20 g，山茱萸 10 g，山药 19 g，女贞子 9 g，龟甲 30 g，黄柏 9 g，知母 9 g，白芍 20 g，石斛 9 g，牛膝 12 g，当归 12 g，生龙骨 20 g，生牡蛎 20 g，桃仁 9 g，红花 9 g。

（3）风痰阻窍，络脉瘀阻。

症状：舌强言謇，肢体麻木，胸闷，腹胀，或口眼㖞斜，舌暗，苔腻，脉弦滑。

治法：息风化痰通络。

方药：天麻 12 g，白术 30 g，胆南星 9 g，白附子 9 g，石菖蒲 9 g，远志 6 g，桃仁、全蝎、木香、甘草各 6 g，丹参 15 g，当归 12 g，赤芍 9 g，地龙 10 g。

六、其他治疗

1. 针刺疗法

（1）操作。①闭证：刺络放血，急救多取人中、内关、中封，毫针刺，用泻法。取血海、膈俞、十二井穴，用三棱针点刺放血；或在风池、心俞、肝俞、至阳刺络放血，加火罐。痰多加丰隆，高热加大椎，大便干燥加天枢、大肠俞。②脱证：灸百会、合谷，用三角灸；涌泉、神阙、足三里、气海，隔姜灸、麦粒灸。

（2）随证配穴。①不省人事，可用醒脑开窍法，取双侧内关、神庭透百会、人中、十宣，患侧三阴交、极泉、尺泽、太冲透涌泉、委中等穴位，多用泻法，有利于偏瘫者恢复正常和整体功能的改善。②气虚血瘀，半身不遂，用督脉十三针法（百会、风府、大椎、陶道、身柱、神道、至阳、筋缩、脊中、悬钟、命门、腰阳关、长强），平补平泻。③气虚血亏，用任脉十二针法（承浆、廉泉、天突、紫宫、膻中、鸠尾、上脘、中脘、下脘、气海、关元、中极），任脉为阴脉之海，可调理脾胃，用补法，加艾灸。④中风后半身不遂，二便功能障碍，用俞募配穴法（中府、膻中、巨阙、期门、章门、天枢、中脘、关元、中极、胃俞、三焦俞、大肠俞、小肠俞、膀胱俞），平补平泻。体针取四神聪、百会、风池，上肢瘫痪取大椎、肩髃、外关、曲池或曲泽、内关、后溪、合谷、尺泽，下肢瘫痪取腰阳关、委中、足三里、阳陵泉、殷门、悬钟或环跳、解溪、太冲。⑤痰多，加丰隆、天枢；呃逆，加天突、内关、膈俞；失语，加语言三针（承浆穴旁开0.5寸各一针）、通里、哑门；智力障碍，加智三针、四神聪；运动失调，加四天庭、风池、身柱、大椎；流涎，加地仓、廉泉、承浆。⑥痉挛期，肘关节痉挛取肘三针（天井穴旁开0.5寸各一针）；腕关节痉挛取三阳穴（阳溪、阳池、阳谷）；膝关节屈伸不利，加血海、风市、伏兔、阳陵泉；距小腿关节痉挛、足内翻，加绝骨、昆仑、申脉、地五会；足下垂加太冲、解溪。急性期可中西医结合其他抢救措施；恢复期（病情稳定后）操作多用头针用平补平泻法，背俞穴多用补法，余穴多用泻法。⑦松弛性瘫痪期，多采用补法，配合艾灸，以铺灸较好。每日1次，留针30 min，10 d为1个疗程，休息7 d后进行下1个疗程的治疗。每次选15穴左右。

2. 按摩疗法

（1）按摩步骤：先按摩患者的肩颈部和头面部，再按背腰亏虚部，最后按四肢和胸腹部。

（2）按摩力度：先轻后重，循序渐进。

（3）按摩次数：每天1次，每次1 h。

（4）按摩方法：发病1周内，患者取仰卧位进行按摩，上半身比下半身稍高，以后可取仰卧位、侧卧位或坐位。根据按摩部位的不同，可有不同的方法：①头面部：按揉患者头面部的肌肉和四神聪、百会、囟会、印堂、太阳、人中、阳白、角孙、风池、肩井、天柱等穴位，采用按法、抹法、扫散法、拿法等手法。②肩颈部：用手指拿捏患者肩颈部的斜方肌和相关的督脉、膀胱经、大肠经、三焦经等，取天柱、哑门、风池、肩井、廉泉等穴。③胸腹部：按揉患者胸腹部的肌肉和华盖、玉堂、膻中、中脘、天枢、气海等穴。④背腰部：用手指或掌跟按揉患者背腰部的竖脊肌、腰方肌、督脉、膀胱经等，按压背部华佗夹脊穴、天宗、肝俞、胆俞、膈俞、肾俞、秩边，再用㨰法松解，用擦法、㨰法治疗患侧部位；或取督脉、膀胱经拔火罐。⑤四肢部：用手指捏拿、按揉患侧上肢的肌肉和天府、曲泽、曲池、手三里、外关、内关、后溪、阳池、合谷等穴；捏拿、按揉患侧下肢的肌肉和阳陵泉、阴陵泉、承山、血海、伏兔、风市、解溪、足三里、委中、涌泉等穴，最后以搓法结束；或取肢体患侧拔火罐，采用走罐、留罐、闪罐、刺络放血等方法。

3. 艾灸疗法

中风脱证与恢复期常使用灸法，可取百会、神阙、气海、涌泉等穴位。松弛性瘫痪期多采用隔姜灸。痉挛期多采用隔蒜灸，体针选穴。多灸患肢，以增进血液循环。

4. 耳穴疗法

多选肾上腺、心、肝、脑干、皮质下、神门等部位。虚证多埋针，实证则强刺激。

5. 康复疗法

患病 1 个月后，待病情稳定，可进行康复治疗，如肢体康复、语言康复、心理康复等，方法参见脑梗死。

（邢　航）

第八节　颅脑外伤综合征

颅脑外伤综合征，是指头部受外伤后（急性期过后 3 个月）仍有许多自觉症状长期不能消除，通过 CT、MRI 等检查亦无异常发现。此类患者往往是轻度或中度闭合性脑损伤，伤后一般情况恢复较好，但原发的感觉运动缺损复杂而多样，包括头昏、头痛、失眠、健忘、记忆力减退、痴呆，至失语、抽搐、肢体痿软、僵直、反射亢进、小脑运动失调、震颤、运动障碍、感觉丧失（基本的感觉或知觉的缺损）。本病是一种难治的顽固性疾病，属于中医"头痛""眩晕"等范畴。

一、病因病机

（1）脑损伤时发生的血－脑脊液屏障受损所引起的脑水肿，可导致脑组织的点状出血，脑组织出现小软化灶，虽为轻度，却是广泛的退行性变，导致皮质和皮质下自主神经中枢的功能失调。

（2）当脑损伤后，脑脊液内有轻度积血，逐渐发生蛛网膜粘连，引起对脑膜和神经根的刺激。有学者报道，凡蛛网膜下腔出血的患者，有 70% 的人可出现脑损伤后综合征。

（3）当脑损伤时，脑组织在颅腔内易发生大块移动，由于剪应力的作用，易发生在中线结构，如间脑和上脑干网状结构受损，导致自主神经功能失调。

（4）颞叶损伤常引起人格障碍，表现为情绪不稳和控制障碍，如情感淡漠、幼稚化、意志减退、精神运动迟缓；顶叶伤易引起认知功能障碍；基底核损伤易引起记忆缺损等。

中医认为，脑损伤后，气机逆乱，气滞血瘀，瘀血内停，脉络不畅，不通则痛；外伤已久，耗气伤血，气血亏损，血不养心，心气不足，而致脾气不足，心脾两虚，营血亏虚，不能上荣于脑髓，则致头痛、眩晕；脑受损伤，日久伤阴，肝肾阴虚，肝阳偏亢，上扰清窍而为头痛、不寐；头脑损伤病程日久，心火旺不能下交于肾，肾水不能上承于心，肾虚不能上荣，脑海空虚，故见头痛、不寐；外伤惊恐伤肾，久则肾精不足，脑海空虚；脑受外伤，惊则气乱，心胆两虚，气血失调，脑失所荣而发病。

二、辨证论治

（一）诊断要点

1. 功能性病变

功能性病变也可称为"脑损伤后症候群"，有明确的脑外伤史，多为轻度脑损伤，常见头痛、头晕、失眠、多梦、食欲缺乏、恶心、耳鸣、心悸、多汗、记忆力减退、情绪不稳等皮质功能减弱和自主神经功能紊乱症状。神经系统检查无明显阳性体征。

2. 器质性病变

器质性病变也可称为"颅脑损伤后遗症"，多为各种严重颅脑损伤和继发性损伤，经治疗后仍有神经系统明显的阳性体征和残留症状，如痴呆、失明、偏瘫、失语等，还有各种癫痫发作等神经病理性改变，但这些患者也往往合并神经官能症。神经系统检查无客观体征。

（二）辅助检查

1. 脑脊液检查

脑脊液检查大多属正常范围，但也有少数患者的压力稍高或稍低，蛋白质定量也可稍增高，但糖和氯化物在正常范围内。

2. 脑电图检查

脑电图检查可能出现广泛性节律异常，阵发性慢波减少，或对声、光等刺激的反应减弱等。部分自主神经功能失调者，可出现局灶性慢波、快波或发作波等异常波，尚有失同步化现象。

3. CT 或 MRI 检查

CT 或 MRI 检查可显示脑室、脑池扩大，脑实质内出现低密度或异常信号。

（三）鉴别诊断

1. 神经症

脑震荡时第三脑室和第四脑室受到冲击，从而使周围的自主神经结构和前庭装置受到损害，故有头晕、头痛、恶心呕吐、皮肤苍白、出冷汗、血压改变、心悸等自主神经症状。而神经症虽然也可伴发自主神经症状，但较轻微。颅脑损伤通过脑电图可检出脑诱发电位不正常，而神经症则属正常。颅脑损伤所致的头痛可因喧闹声、工作疲劳、精神刺激、眼部劳累、气候变化、体位和头位改变等因素的影响而加重。

2. 精神分裂症和躁郁症

这需要结合病前患者的人格、既往精神病史、家族精神病史、临床症状、病程及对治疗的反应、结局等方面予以探讨。

（四）分证论治

1. 瘀血头痛

症状：头痛剧烈，痛处固定不移，痛如锥刺，痛无休止，伴头晕、头胀，时轻时重，舌紫或有瘀斑，苔薄白或薄腻，脉细涩或弦涩。

治法：活血化瘀，理气开窍。

方药：通脑化瘀汤加减。当归10 g，生石决明30 g（先下），川芎10 g，红花10 g，赤芍15 g，水蛭10 g，桃仁10 g，郁金10 g，石菖蒲10 g，刘寄奴10 g，钩藤15 g，羚羊角粉1 g（分冲）。

失眠者，加酸枣仁30 g，琥珀3 g；便秘者，加大黄；头痛甚者，加全蝎、蜈蚣；头晕、头胀者，加何首乌、枸杞子、酸枣仁、天麻。

2. 肝肾阴虚

症状：头痛，眩晕，耳鸣，两目干涩，腰膝酸软，五心烦热，盗汗遗精，舌红少苔，脉细数。

治法：滋肾益肝。

方药：杞菊地黄丸加减。熟地15 g，何首乌20 g，桑葚30 g，石菖蒲20 g，山茱萸10 g，枸杞子10 g，菊花15 g，杜仲10 g，当归10 g，川芎10 g。

肢体痿软，加小白花蛇1条、水蛭3 g。

3. 心脾两虚

症状：外伤已久仍见头痛，伴眩晕、心悸、多梦易醒、失眠、健忘、气短、自汗、四肢无力、面色萎黄、饮食减少、便溏，舌淡胖有齿痕，苔薄白，脉缓细弱。

治法：健脾养心，益气补血。

方药：归脾汤加减。白术10 g，川芎10 g，龙骨10 g，牡蛎10 g，茯神10 g，木香10 g，人参6 g，生黄芪30 g，当归10 g，熟地15 g，龙眼肉15 g，酸枣仁30 g，远志10 g，生姜3 g，大枣3枚，甘草10 g。

头晕，加菊花、蔓荆子、石菖蒲、五味子、琥珀粉；气短，加太子参。

4. 心肾不交

症状：心烦不安，失眠，头晕，健忘，耳鸣，腰膝酸软，尿短赤，舌光红，无苔，脉细数。

治法：滋肾降火，交通心肾。

方药：天王补心丹加减。地黄、麦冬、五味子、远志、石菖蒲、茯苓、桔梗、夜交藤各 10 g，酸枣仁 30 g，龙骨、牡蛎、牛膝各 30 g，柏子仁、天冬、丹参、玄参各 15 g，何首乌 6 g，桑葚 30 g，黄连 10 g。

5. 阴虚风动

症状：头胀痛，头晕，肢体颤抖，耳鸣，耳聋，胸胁胀满，口苦，心烦，小便短赤，舌光红，无苔，脉弦细数。

治法：滋阴潜阳息风。

方药：镇肝息风汤加减。生石决明 30 g，生龙骨、生牡蛎各 30 g，代赭石 30 g，怀牛膝 15 g，生地 15 g，白芍 15 g，麦冬 15 g，龟甲 30 g，全蝎 6 g，蜈蚣 1 条，钩藤 15 g，羚羊角粉 1 g（分冲），川楝子 10 g，远志 9 g，石菖蒲 10 g。

6. 痰瘀阻脑

症状：外伤性癫痫，肢体麻木，头晕，头痛而沉重，肢体沉重无力，疲劳倦怠，胸脘满闷，纳呆，呕恶，舌紫暗，苔白腻，脉沉缓。

治法：化痰活血，醒脑开窍。

方药：通络导痰汤加减。天麻 10 g，法半夏 10 g，陈皮 10 g，茯苓 10 g，胆南星 10 g，远志 10 g，石菖蒲 10 g，川芎 10 g，赤芍 15 g，红花 10 g，丹参 30 g，土鳖 10 g，水蛭 6 g，益母草 10 g，郁金 10 g，竹沥水 30 g（冲入），炒枳实 10 g。

便秘者，加大黄；有热者，加黄连、竹茹；癫痫者，加全蝎、僵蚕。

三、其他治疗

1. 针刺疗法

（1）方法 1。

主穴：百会、太阳、风池、合谷、悬钟、血海。太阳、血海，用提插捻转之泻法；悬钟，用补法；其余穴位用平补平泻法。

配穴：气血亏虚，配气海、足三里，用补法；肝阳上亢，配太冲、曲池，用泻法；痰浊阻滞，配丰隆、足三里，丰隆用泻法，足三里用平补平泻法；气滞血瘀，配膻中、膈俞，用泻法。

操作：上、下配穴法。留针 20 min，每日 1 次，10 次为 1 个疗程。

（2）方法 2。

主穴：百会、四神聪、神门、三阴交。

配穴：瘀血头痛，加风池、太阳；心脾两虚，加足三里、气海；肝肾阴虚，加太冲、关元、内关；心肾不交，加太溪；言语不清，吞咽困难，加上廉泉、通里；听觉障碍，加听宫、听会、中渚；失眠，加内关、神门、太冲；痰多，加丰隆；眼睑下垂，取阳白、合谷；口角㖞斜，加地仓；上肢瘫痪，加曲池、外关、合谷；下肢瘫痪，加环跳、阳陵泉、足三里、悬钟、昆仑。

操作：用平补平泻法。各穴行温针灸法，每穴灸 2 ~ 3 壮，留针 30 min，每日 1 次，10 次为 1 个疗程，疗程间休息 3 ~ 5 d。

2. 耳穴疗法

（1）取穴：心、缘中、枕、额、皮质下、神门、交感、肝、肾。食欲缺乏，加脾、胃；烦躁，加肝阳或耳尖放血；剧烈头痛、失眠，加神门。

（2）操作：每次选 3 ~ 5 个耳穴，用 75% 的乙醇消毒后，把王不留行籽放在胶布上，对准所选耳穴，贴在敏感点上。双耳轮换，10 次为 1 个疗程，疗程间休息 2 ~ 3 d。

3. 按摩疗法

（1）方法 1：①患者取仰卧位，先按揉百会、四神聪、头维、率谷、四白、攒竹、丝竹空等穴，每穴操作约 1 min。再施以开天门（攒竹）、揉眉弓、指振睛明、平推及分抹前额、五指拿头、揉运太阳，每种手法操作 1 min。最后将五指分开，予以扫散法、梳理法，先向两侧，再由前向后操作，时间以 2 ~ 3 min 为宜。②患者取俯卧位，先用捏法在颈部、肩部及背部反复操作 5 min，以充分放松局部软组织。然后点按风池、肩井、大椎等穴。最后取双侧膀胱经循行部位，用指按法、揉法、拿法及搓法，反复按揉两侧骶棘肌隆起位，背俞穴应重点施术，时间以 5 ~ 8 min 为宜。③患者取坐位，术者在患者身后，拇指压振百会穴 1 min，揉振双侧太阳穴 2 min，双拇指压振双侧风池穴 2 min，然后捏拿后颈 3 min，立掌轻击头部及肩胛周围 2 min，结束手法。

（2）方法 2：①患者先取俯卧位卧于床上。在头部做分阴阳、开天门推法，取印堂、神庭、四神聪、脑户及两侧头维、太阳、风池，上肢取曲池、合谷，依次点按 3 ~ 10 s，然后揉颈项，左右轮转头部，次数不限，旋摇肩、肘、腕关节，次数为 7 的倍数（如 7、14、21），然后做两侧上肢拔伸法。取心俞、肝俞、脾俞、肺俞、肾俞、肩中俞、委中诸穴进行双侧点按，每穴持续 3 ~ 10 s。医者用手掌小鱼际侧在患者腰部的肾俞、命门之间做横向擦法，擦动的次数采用 6 的倍数（如 36、72、144）递加，直至局部发热为止。屈伸旋摇膝距小腿关节，摇膝关节的次数为 6 的倍数（如 6、12、18），摇距小腿关节的次数是 4 的倍数（如 4、8、12），摇完距小腿关节后用手握叩击足跟 16 次。②患者取仰卧位卧于床上，依序取关元、中脘、天枢、伏兔、足三里、丰隆、渊腋、京门、带脉、风市、阳陵泉、三阴交、太冲，进行双侧点按，每穴持续 3 ~ 10 s。屈伸旋摇髋关节 15 次或 20 次（为 5 的倍数），然后做下肢拔伸法。

（3）方法 3：①患者取正坐位，医者顺时针方向按揉百会 50 次，分推阴阳、运印堂及太阳各 30 次，逆时针按揉悬颅、耳后高骨约 0.5 min。双手提拿肩井、项肌各 3 ~ 5 次，重按风池、风府各 0.5 min。点按肝俞、胆俞各 0.5 min，顺时针按揉肾俞、腰眼、秩边、三阴交各 55 次。②患者取仰卧位，医者来回提拿手足三阴经、三阳经 2 ~ 3 次，逆时针按揉髀关、梁丘、承扶，顺时针按揉足三里、丰隆各 55 次。③患者取侧卧位，医者一手扶患者，另一手用掌根着于患者夹脊部（自上而下为补，自下而上为泻）或背正中（自上而下为泻，自下而上为补）来回搓运，至局部潮红、微热、略汗为止。

4. 康复治疗

运动训练、言语训练参考脑梗死。

5. 心理康复

这是在急性期后采用的"功能整体"疗法，是采用强调意识、情感上承认残留缺陷、补偿或矫正认知残损的系统治疗，要求家庭完全参与。这些计划都强调逐渐性和整体性，然后再进入一个脱离环境的目标，如职业安置。治疗时间有时是固定的，即所有患者在同一时间进入和离开，或者根据治疗时间的安排，逐个确定患者进入和离开。这些计划每日提供 1 次，每周工作 4 ~ 5 d，根据治疗计划及患者的情况而定。治疗的平均时间为 3 ~ 6 个月，给脑损伤的患者提供功能整体性神经心理康复时，患者在社会心理、独立生活、雇用状况、减少卫生保健的费用等方面均获得显著性的效果。

创伤性脑损伤患者最困难的心理障碍是适应和处理新的、不同压力的能力。有的患者变得抑郁，有的否认自己的残疾，有的很兴奋；有的可因他们的状况而痛苦，变得愤怒和失意，并将他们的状况归咎于治疗师、医生和亲属。亲属也可出现失意、抑郁和否认的反应。认知障碍、记忆障碍和人格变化的康复治疗在回归社会方面具有深远的意义。

（1）记忆障碍的处理和治疗。

有必要将每天评定和观察的问题加进测试收集的信息中，并分类。以下有 8 种鼓励记忆编码储存和回忆信息的方法：①将信息简单化；②每一次应减少给予的信息数量；③确保精神集中；④确保理解信息，可请患者用自己的语言复述；⑤鼓励患者将已知的材料与信息联系起来；⑥鼓励患者提问题；⑦运用"少而经常"的原则；⑧确保学习不同的内容以提高普遍性。

（2）其他方法。

其他方法包括重新安排环境，如将房间贴上清晰的标签，以便患者较少依赖记忆，也应鼓励记忆障碍的患者运用笔记本、日记本等。

6. 行为疗法

（1）社会不接受和社会偏离，严重妨碍患者进行康复。行为治疗能有效地改善行为，并提高治疗合作。

（2）在机构中进行行为调整，适当的行为能因记号、特权、兴趣得到强化，经济处罚也可使康复得以进行。治疗的目标可归纳为：①奖励所有适当的行为；②不奖励错误的适应行为；③短期停止正面加强；④在错误的适应行为之后，给予提前声明的惩罚；⑤在非常严重的或抵抗的错误行为之后，给予不愿接受的处罚，一些短期停止形式具有惩罚效应。

（3）在严重受影响的患者中，治疗须持续至少 3 ~ 6 个月或更长（18 个月）。患者的行为、人格及社会独立性方面能够继续得到改善。

（邢 航）

病案一　脑梗死恢复期

一、病历摘要

姓名：夏×× 　　　　 性别：男 　　　　 年龄：55岁

过敏史：暂未发现。

主诉：右侧肢体活动不利2月余。

现病史：患者于2020-03-04晚无明显诱因下出现右侧肢体麻木，逐渐进展为乏力、意识不清、口吐涎沫，呼之不应，家属急呼120送至外院。急诊查颅脑CT + CTA提示：①脑内少许腔隙性梗死灶；②基底动脉混合斑块并管腔节段性闭塞，左侧椎动脉斑块并管腔重度狭窄，左侧大脑后动脉起始端重度狭窄，远端分支稀疏；③脑动脉硬化。遂行阿替普酶静脉溶栓治疗。患者经溶栓治疗后意识转清，即由急诊收住该院神经内科，行调脂稳斑、控制血压、改善侧支循环、脑保护、清除自由基、护胃、补液治疗。住院期间复查头颅CT提示：①左侧枕叶、右侧小脑半球新见脑梗死；②脑内多发腔隙性梗死灶；③双侧颈内动脉虹吸段、椎基底动脉硬化。2020-03-13脑血管造影提示，右侧颈内动脉颅外段动脉瘤，形体尚规则，右侧后交通供应基底动脉顶端及双侧大脑后动脉；左侧颈内动脉起始部、颈段左侧大脑中动脉、大脑前动脉及其分支显影正常；左侧后交通动脉未见开放；左侧椎动脉开口未见异常，基底动脉中段可见长约8 mm的重度狭窄，远端左侧大脑后及其分支未见显示，右侧大脑后动脉可见显示。患者经治疗后头晕减轻，言语不清好转，遂出院。仍有右侧肢体活动不利。遂到我科门诊就诊。为求进一步治疗，门诊拟"脑梗死恢复期"收住入院。入院症见，神清，表情淡漠，反应迟钝，右侧肢体乏力、麻木、怕凉，上肢尤甚，步态不稳。右眼视物欠清，舌麻。神疲嗜卧，二便通畅。

二、查体

体格检查：双肺呼吸音清，未闻及干湿啰音；心律齐，各瓣膜听诊区未闻及病理性杂音。

专科检查：神清，双瞳孔等大等圆，对光反射灵敏，右侧偏盲，右侧鼻唇沟变浅，伸舌居中，无舌肌震颤。四肢肌张力正常，右下肢肌力5级，右上肢肌力4级。颈软无抵抗，布氏征（ - ），克氏征（ - ）。生理反射存在，病理征未引出。

辅助检查：2020-03-04外院颅脑CT + CTA提示，脑内少许腔隙性梗死灶；基底动脉混合斑块并管腔节段性闭塞，左侧椎动脉斑块并管腔重度狭窄，左侧大脑后动脉起始端重度狭窄，远端分支稀疏；脑动脉硬化。2020-03-05头颅CT提示，左侧枕叶、右侧小脑半球新见脑梗死，脑内多发腔隙性梗死灶，双侧颈内动脉虹吸段、椎基底动脉硬化。2020-

03-13脑血管造影提示，右侧颈内动脉颅外段动脉瘤，形体尚规则，右侧后交通供应基底动脉顶端及双侧大脑后动脉；左侧颈内动脉起始部、颈段左侧大脑中动脉、大脑前动脉及其分支显影正常；左侧后交通动脉未见开放；左侧椎动脉开口未见异常，基底动脉中段可见长约8 mm的重度狭窄，远端左侧大脑后及其分支未见显示，右侧大脑后动脉可见显示。

三、诊断

初步诊断：1. 脑梗死恢复期；2. 基底动脉中段重度狭窄；3. 双侧椎动脉狭窄；4. 左侧大脑后动脉狭窄；5. 右侧颈内动脉外段动脉瘤；6. 原发性高血压3级（极高危）。

鉴别诊断：应与脑出血相鉴别。

二者均可引起肢体乏力，但后者多于活动中或情绪激动时起病，常见头痛、恶心、呕吐并伴意识障碍，而前者常于静态下起病，二者结合影像学可资鉴别。

最终诊断：1. 脑梗死恢复期；2. 多发颅内血管狭窄；3. 双侧椎动脉狭窄；4. 右侧颈内动脉外段动脉瘤；5. 原发性高血压3级（极高危）；6. 前列腺增生。

四、诊疗经过

2020-03-17入院后治疗以针刺、中药、康复训练为主。针刺以"醒脑开窍"针法为主，配合头皮针（顶颞前斜线、顶颞后斜线、额中线、顶中线、枕中线）及患侧肢体常规体针（上肢：肩髃、曲池、合谷、外关、后溪、八邪；下肢：风市、梁丘、血海、足三里、阳陵泉、绝骨、太冲、太溪；面部：人中、面神经点）。康复训练以偏瘫肢体综合训练以关节被动活动为主。中药予黄芪桂枝五物汤治疗。2 d以后，患者改善不明显。

2020-03-19，观察到患者入院后血压一直在150 mmHg，双下肢轻微浮肿。结合患者肤白、腹部松弛、易疲劳、舌淡胖等证候，调整中药为黄芪桂枝五物汤合防己黄芪汤加减，并重用黄芪至50 g。处方：

黄芪50 g	桂枝15 g	赤芍15 g	干姜15 g
大枣20 g	防己30 g	苍术20 g	茯苓30 g
姜半夏10 g	陈皮10 g		

针灸处方调整为神门、少海；内关、曲泽；太渊、尺泽（下肢及头面针灸取穴不变）。患者于03-21开始出现明显变化，表现为小便增多，双下肢浮肿，针刺时皮肤痛觉较前灵敏。同时患者思维也转为活跃，言语表达丰富，由此前的表情淡漠转为反应敏捷。03-26考虑下肢仍有轻微浮肿，右尺脉沉。中药处方在原方基础上加用附片15 g、泽泻20 g，加强利水功效。后来以次方为基础，加减数味药。

五、出院情况

患者 04-12 出院时，患侧肌力转为正常，无活动障碍，唯余舌麻、右眼偏盲、右手指麻木。后来长期在门诊复诊。继续服用黄芪桂枝五物汤加陈皮、半夏、泽泻至 7 月，患者体重较前减轻 5 kg，但自觉精力充沛，不易疲劳，言语、运动功能正常，生活安全自理。7 月中旬针刺面神经点改善了舌麻，中药处方按原方，仅调整干姜为生姜 40 g，患者手指麻木立即改善。并予抵挡汤（桃仁、蛀虫、水蛭、生大黄）打粉，每日冲服，以不腹泻为度。至 9 月，右眼偏盲范围明显缩小。患者于 10 月正式返校，继续教师生涯。至今仍维持抵挡汤冲服。

六、讨论

患者总体疗效理想且治疗效率较高，与治疗方案的合理性密切相关。在入院初期，患者单侧肢体活动不利，舌麻、手麻，属于中医"血痹"范畴，治疗宜用黄芪桂枝五物汤益气活血、通络除痹。在观察到患者有双下肢浮肿后，以及时加用防己黄芪汤益气利水。考虑患者表情淡漠、反应迟钝、舌体胖大，有痰蒙神窍之象，中药加用陈皮半夏燥湿化痰，针刺处方调整为"神门 - 少海""内关 - 曲泽"，加强化痰开窍之力。患者下肢浮肿减轻后，仍有水湿留恋，采用附片、泽泻加强逐水功效。针对舌麻、指麻、偏盲等后遗症，采用长期坚持小剂量抵挡汤，活血逐瘀通络以缓图。总之，既根据疾病的主要矛盾展开攻坚，又洞察矛盾的转移以圆机活法。此外，本案例用药也比较考究。患者肤白、腹部松软、易疲劳，在日本汉方医学经验中，属于适合应用黄芪的气虚体质。因此，后来无论处方如何变动，始终以黄芪为核心，并持续重用黄芪以补益元气。虑及黄芪易使气机壅滞，佐用小剂量陈皮，既可调畅气机，又有化痰之力，能消除患者痰湿之象。

（邢　航）

病案二　脑出血恢复期

一、病历摘要

姓名：屈 × ×　　　性别：男　　　年龄：49 岁

过敏史：暂未发现。

主诉：左侧肢体活动不利 1 月余。

现病史：患者于 2020-05-08 工作时突发言语不利，之后出现意识不清。同事急呼 120 送至外院急诊科，查头颅 CT 提示"脑出血"（右侧基底核区），遂转入神经外科给予脱水降颅内压等治疗后患者意识转清，出现左侧肢体乏力。后转入康复科行降压、营养神经、针灸、理疗、康复训练治疗，患者左侧肢体乏力改善后出院。为求进一步康复治疗，患者今来我科求诊，门诊拟"脑出血恢复期"收住入院。入院症见，左侧肢体活动不利，左上肢麻木。纳眠可，二便调。

二、查体

体格检查：双肺呼吸音清，未闻及干湿啰音。心律齐，各瓣膜听诊区未闻及病理性杂音。

专科检查：神清，注意力、理解力、定向力、记忆力正常。双瞳孔等大等圆，对光反射灵敏。双侧额纹对称，双侧鼻唇沟基本对称，伸舌偏左；右上肢肌力 4 级，右下肢肌力 4 级，左侧肢体肌力正常。四肢肌张力正常，腱反射无亢进。生理反射存在，病理反射未引出（－）。

辅助检查：2020-05-08 外院头颅 CT 提示，右侧基底核区出血。

三、诊断

初步诊断：1. 脑出血恢复期；2. 原发性高血压 3 级（极高危组）。

鉴别诊断：应与脑梗死相鉴别。

（1）支持点：偏瘫、偏身感觉障碍。

（2）不支持点：患者活动中发病，伴意识障碍。头颅 CT 提示右侧基底核出血。

（3）结论：不支持。

最终诊断：1. 脑出血恢复期；2. 原发性高血压 3 级（极高危组）。

四、诊疗经过

入院后给予针刺、康复训练、理疗治疗。考虑患者平素从事体力劳动，肌肉发达、毛孔密集、不易出汗、肤色偏黑，现偏瘫及偏身感觉障碍，脉有力。给予小续命汤治疗。处方：

麻黄 10 g	肉桂 15 g	苦杏仁 15 g	甘草 10 g
干姜 10 g	当归 10 g	附片 15 g	党参 15 g
细辛 5 g	茯苓 20 g	生石膏 20 g	川芎 15 g

日 1 剂，水煎服，分 2 次早晚空腹温服。

患者服用 5 剂后，左上肢已无麻木，同时患肢活动度增加，肌力改善。继续服用 16 剂后出院。

五、出院情况

左侧肢体轻微乏力，无麻木，活动灵活有力。纳眠可，二便调。专科检查：神清，双瞳孔等大等圆，对光反射灵敏。双侧额纹对称，双侧鼻唇沟基本对称，伸舌偏左；右上肢肌力 5 - 级，右下肢肌力 5 - 级，双侧肢体肌张力正常。四肢浅感觉正常，腱反射无亢进。生理反射存在，病理反射未引出（–）。

六、讨论

《汤头歌诀》谓小续命汤"主治半身不遂，口眼歪斜，手足战掉，语言謇涩，肢体麻痹……屈伸转侧不便"。上述症状基本为脑卒中的主要临床表现。临床也证明小续命汤治疗脑卒中、高血压、面神经麻痹等神经系统疾病有良效。本案中患者肌肉发达、毛孔密集、不易出汗、肤色偏黑，符合中医学者黄煌描述的"麻黄体质"，适合应用麻黄。小续命汤以麻黄为主药，配合细辛、桂枝（或肉桂）、附片、川芎等功能达表风药，能兴奋神经系统，改善中风患者运动障碍。本案疗效确切，再次为小续命汤治疗脑卒中提供临床证据。

（邢　航）

病案三　脑外伤后综合征 1

一、病历摘要

姓名：叶××　　　性别：男　　　年龄：25 岁

过敏史：暂未发现。

主诉：脑外伤后全身多处疼痛 1 月余。

现病史：患者于 2020-03-14 突发意外车祸，出现不省人事、鼻腔口腔流血，经人送当地医院。GCS 评分 6 分，急查头颅 CT 提示，广泛性脑挫裂伤并脑内血肿，创伤性硬膜下血肿，蛛网膜下腔出血，多发颅骨骨折，脑疝形成，右侧锁骨骨折，左侧肱骨骨折。急送手术室于全身麻醉下行"右侧额颞顶部去骨瓣减压＋颅内血肿清除术"，术后转 ICU、神经外科行脱水、抗感染、护肝护胃、营养神经、输血等治疗后，患者病情逐渐好转。04-07 于全身麻醉下行"肱骨骨折切开复位＋钢板螺钉内固定术＋自体骨植骨术"，术后切口愈合良好；后转外院康复科治疗。现为进一步治疗来我科就诊，门诊拟"脑外伤后综合征"收入院，自患者此次发病以来，认识内容受损，情绪波动大，饮食少，睡眠可，小便多，大便秘，近期体重减少。

二、查体

体格检查：双肺呼吸音清，未闻及干湿啰音。心律齐，各瓣膜听诊区未闻及病理性杂音。

专科检查：认识内容受损，情绪波动大，间有躁动不安，乱语，答非所问，理解力、注意力、计算力、定向力、近期记忆力减退；右侧颅骨缺损，术后切口瘢痕愈合良好；左眼视力下降，右眼结膜稍充血；左上肢肌肉肿胀，左盂肱关节、左肘关节、右锁骨关节按压痛，左手背伸乏力；跨步步态，步态稳定性欠佳；颈肩部到腰骶部大范围肌肉按压痛。

三、诊断

初步诊断：1. 脑外伤后综合征（右侧额顶颞去骨瓣减压术后、颅内血肿清除术后，认知功能障碍、言语功能障碍）；2. 脑器质性精神障碍；3. 肌筋膜炎；4. 左侧桡骨内固定术后伴桡神经不完全损伤；5. 右侧锁骨骨折术后；6. 肺挫伤；7. 左眼视力减退；8. 右眼结膜下出血。

最终诊断：1. 脑外伤后综合征（右侧额顶颞去骨瓣减压术后、颅内血肿清除术后，认知功能障碍、言语功能障碍）；2. 脑器质性精神障碍；3. 肌筋膜炎；4. 左侧桡骨内固定术后伴桡神经不完全损伤；5. 右侧锁骨骨折术后；6. 肺挫伤；7. 左眼视力减退；8. 右眼结膜下出血；9. 肝功能不全。

四、诊疗经过

入院后给予针灸、推拿、理疗、高压氧等治疗，1 周后无明显改善。主管医生邀我会诊，查患者肤白，情绪激动，易兴奋，谵语，口渴甚，频频饮水，但喜冷饮不喜热饮（吃西瓜觉舒服），小便频数。舌红，苔少，脉细数。给予中药五苓散合白虎加人参汤，并效仿张锡纯法，白虎人参汤用生地代替知母，山药代替粳米。处方：

猪苓 20 g　　茯苓 20 g　　苍术 20 g　　泽泻 35 g
桂枝 15 g　　生石膏 50 g　　山药 15 g　　甘草 10 g
生地黄 20 g　　党参 15 g

患者服用中药 2 天后口渴减轻，饮水量减少，持续使用 1 周后情绪稳定，无谵语，口渴、多尿明显改善，大便通畅。

五、出院情况

患者神志清，精神可，情绪稳定，左手、左肩部、颈部疼痛较前减轻，左肩血肿硬结按压痛仍明显，尿多、多渴有所改善，大便通畅，左上肢肌肉僵硬减轻。

六、讨论

患者年轻，血气方刚，经车祸外伤，机体调动全身气血专注于颅脑修复，出现谵语、口渴、喜冷饮等阳明热盛、灼烧气阴证候。予白虎加人参汤清热益气、生津止渴，并予山药代替粳米，利用山药的"涩"，加强固摄气津之功；予生地代替知母，增强清热凉血、养阴生津之功。患者另有口渴、小便频数症状，辨证属太阳蓄水症，因此用五苓散温阳利水，益气化津。本案中阳明热盛为显证，太阳蓄水为潜证，治疗用白虎加人参合五苓散治疗，兼顾潜显，疗效满意。

（邢　航）

病案四　脑外伤后综合征 2

一、病历摘要

姓名：谭××　　　性别：男　　　年龄：23 岁

过敏史：暂未发现。

主诉：车祸致全身多处外伤伴疼痛 2 月余。

现病史：患者于 2020-02-19 骑电动车时不慎与汽车相撞，致全身疼痛，活动受限。患者当时意识清醒，经 120 接送至外院，急诊诊断为"多发创伤重型闭合性颅脑损伤""弥漫性轴索损伤""脑挫裂伤""蛛网膜下腔出血（双侧额部及左侧顶部）""颅脑损伤后继发性癫痫"及"全身多处骨折"（肋骨、股骨干、胫腓骨、胸骨、肱骨等），给予抗休克、护脑、补液、监测颅内压等积极抢救措施。患者生命体征平稳后于 03-02 和 03-10 行全身四肢骨折手术治疗。后来患者逐渐出现意识浅昏迷、言语障碍，给予护脑、营养神经、高压氧治疗后，患者意识转清，后转入深圳市某医院，行物理疗法、作业疗法、言语及吞咽训练等康复治疗。患者经治疗后言语、吞咽功能改善后出院。今为求进一步康复治疗，遂来我科门诊就诊，门诊拟"脑外伤综合征"收住入院。入院症见，神清，兴奋多语，易激动、烦躁，右侧肢体乏力、疼痛，活动不利。口渴喜冷饮，小便可，大便欠通畅。

二、查体

体格检查：双肺呼吸音清，未闻及病理性杂音；心律齐，各瓣膜听诊区未闻及病理性杂音。

专科检查：神清，定向力、运算力、理解力大致正常，记忆力减退，双瞳孔等大等圆，对光反射灵敏。四肢肌肉无萎缩，右小腿创伤处轻微浮肿，左侧肢体肌力5级，右侧肢体肌力2级；左侧肢体肌张力正常，右上肢肌张力增高。右上肢浅感觉过敏，右小腿内侧中段浅感觉消失。病理征（-）。

辅助检查：2020-04-15外院颅脑CT示，双侧额颞部颅板下积液，脑内散在软化灶。

三、诊断

初步诊断：1.脑外伤后综合征；2.弥漫性轴索损伤；3.缺氧缺血性脑病；4.胸骨骨折；5.左侧肋骨骨折（第2、3~9、11~12）；6.右侧肱骨骨折术后；7.右侧股骨干骨折术后；8.右侧胫腓骨骨折术后；9.骶骨骨折脱位；10.颅脑损伤后继发性癫痫。

鉴别诊断：应与脑卒中相鉴别。

（1）支持点：单侧肢体乏力。

（2）不支持点：外伤史，无中枢性面瘫。

（3）结论：不支持。

最终诊断：1.脑外伤后综合征；2.弥漫性轴索损伤；3.缺氧缺血性脑病；4.胸骨骨折；5.左侧肋骨骨折（第2、3~9、11~12）；6.右侧肱骨骨折术后；7.右侧股骨干骨折术后；8.右侧胫腓骨骨折术后；9.骶骨骨折脱位；10.颅脑损伤后继发性癫痫。

四、诊疗经过

入院后给予针灸、康复训练、理疗、高压氧、中药治疗。观察到患者性情急躁易怒，兴奋多语，肤白体瘦，不喜温热食物，左、右手肤温差（右高于左）；右上肢肌痉挛。给予柴胡加龙骨牡蛎汤合白虎加人参汤加减。白虎加人参汤用生地代替知母，山药代替粳米。处方：

北柴胡30g　黄芩15g　党参15g　姜半夏15g

干姜5g　大枣15g　桂枝15g　茯苓20g

龙骨30g　牡蛎30g　大黄10g　生石膏40g

生地20g　山药20g　甘草10g

患者服药1周后，右上肢肌力明显增加，左右手肤温降低。继续本法治疗2周后，患者右上肢、右下肢均可抬离床面（肌力由2级上升为3级），同时情绪较前明显稳定，无兴奋多语，无烦躁。

五、出院情况

神清，精神可，右侧肢体轻微疼痛，右上肢、下肢乏力进一步改善，均可抬离床面；右上肢、下肢肤温较前明显降低，二便调。

六、讨论

患者入院有性情急躁易怒，兴奋多语、烦躁，单侧肢体乏力等症状。柴胡加龙骨牡蛎汤主治"胸闷烦惊，小便不利，谵语，一身尽重，不可转侧"，与患者主症契合。方证相应，用方多效。此外，患者还有肤白体瘦，不喜温热食物的症状。根据日本汉方医学经验，"肤白体瘦"型体质宜用石膏药物。不喜温热食物，提示阳明热盛，灼伤津液。用白虎加人参汤并重用山药、生地可奏清热益气、养阴生津之功。药理学研究提示重用石膏常有解痉功效，本案中患者肌张力高明显改善，可能与应用石膏有关。

（邢　航）

病案五　脑内出血术后后遗症

一、病历摘要

姓名：戴××　　　　性别：男　　　年龄：53岁

过敏史：暂未发现。

主诉：左侧肢体活动不利6月余。

现病史：患者于2019-12-25被人发现神志不清，急由120送至外院，当时头面部可见大量呕吐物，为咖啡样液体，无抽搐。急诊查头颅+胸部CT提示：①右侧基底核、内囊及丘脑区脑出血，破入脑室，警惕早期脑疝；②考虑支气管炎并感染；③急诊给予止血、脱水降颅内压等对症治疗，并以"脑出血"收住神经外科，入院后在全身麻醉下行"开颅血肿清除＋去骨瓣减压术"，并予脱水、止血、护脑、护胃、化痰等对症治疗。术后患者神志转清，生命体征平稳后转入该院康复科行针灸、康复训练、营养神经等治疗。2020-04-08转入神经外科行"颅骨修补术"。术后予抗感染、护脑、预防癫痫及对症治疗后患者症状好转出院。05-14 再次到外院行康复治疗。入院后因坠积性肺炎行抗感染治疗。患者随后于 06-12 转入他院康复科继续康复治疗，行偏瘫肢体综合训练、作业疗法、吞咽功能训练、电动起立床训练等。今为求进一步治疗，遂来我科门诊就诊，门诊拟"脑出血"收住我科。入院症见，神清，表情淡漠，反应迟钝，不欲言语，左侧肢体活动不利，鼻饲流质饮食，睡眠可，二便失禁。近 2 个月体重减轻 7.5 kg。

二、查体

体格检查：双肺呼吸音清，未闻及干湿啰音；心律齐，各瓣膜听诊区未闻及病理性杂音。

专科检查：神清，定向力、记忆力、运算力、记忆力减退，查体部分配合。双瞳孔不等大，左侧直径 4 mm，对光反射迟钝；右侧直径 3 mm，对光反射迟钝。双侧额纹不对称，右侧额纹变浅，双侧鼻唇沟对称，伸舌稍偏左；右侧肢体见主动运动，肌张力不高，肌力检查不配合。双下肢肌肉萎缩，左侧肢体肌力 1 级，左上肢肌张力增高。四肢浅感觉正常，左霍夫曼征（＋），左巴氏征、查多克征（＋）。

辅助检查：2019-12-25 外院头颅 CT 提示，右侧基底核、内囊及丘脑区脑出血，破入脑室，警惕早期脑疝。

三、诊断

初步诊断：1. 脑内出血术后后遗症；2. 原发性高血压 3 级（极高危）；3. 脑梗死后遗症；4. 继发性癫痫。

鉴别诊断：应与脑梗死相鉴别。

（1）支持点：偏瘫，认知障碍。

（2）不支持点：发病中神志不清，头颅 CT 提示脑出血。

（3）结论：不支持。

最终诊断：1. 脑内出血术后后遗症；2. 原发性高血压 3 级（极高危）；3. 脑梗死后遗症；4. 继发性癫痫。

四、诊疗经过

入院后给予针灸、理疗、康复训练、高压氧治疗。结合患者体瘦、四肢肌肉萎缩、腹直肌坚紧，以及反应迟钝、心率缓慢（52 次 /min），舌淡、苔少、舌中裂纹、脉迟细，方用黄芪建中汤合麻黄附子细辛汤加减。处方：

桂枝 15 g	白芍 30 g	干姜 5 g	大枣 30 g
甘草 10 g	党参 20 g	黄芪 30 g	山药 20 g

| 陈皮 10 g | 麻黄 5 g | 附片 10 g | 细辛 5 g |

服用 7 剂后，患者未见明显改善。处方改为归芪建中汤合麻黄附子细辛汤。处方：

桂枝 15 g	白芍 30 g	干姜 10 g	大枣 20 g
甘草 10 g	当归 10 g	黄芪 30 g	麻黄 10 g
附片 10 g	细辛 5 g		

本方续服 7 剂后，患者出现食量明显增加，反应迟钝较前改善，对答切题。本方共服 21 剂后，患者体重增加 3.5 kg，反应迟钝明显改善，自主言语增多，对答切题，能够书写自己的名字。

五、出院情况

神清，反应稍迟钝。左侧肢体活动不利，左上肢肌紧张较入院减轻，牵拉可引起痛觉反应。睡眠可，小便失禁。近 3 周体重增加 3.5 kg。心率 64 次/min。专科检查：神清，定向力、记忆力、运算力减退，查体部分配合。双瞳孔不等大，左侧直径 3.5 mm，对光反射迟钝；右侧直径 3 mm，对光反射迟钝。双侧额纹不对称，右侧额纹变浅，双侧鼻唇沟对称，伸舌稍偏左；右侧肢体见主动运动，肌张力不高，肌力检查不配合。双下肢肌肉萎缩，左侧肢体肌力 1 级，左上肢肌张力增高。四肢浅感觉正常，左霍夫曼征（＋），左巴氏征、查多克征（＋）。

六、讨论

患者入院时有体瘦、四肢肌肉萎缩、腹直肌痉挛、舌淡、苔少、脉细等症状，辨证属气血虚弱证，宜用黄芪建中汤益气养血。虑及舌中裂纹提示津液已伤，加用党参、山药摄敛津液；又虑及白芍、大枣、甘草、党参、芍药俱为补药，用量较大，易壅滞气机，方中再佐少量陈皮行气导滞。此外，患者尚有反应迟钝、思维迟缓、心率慢、脉沉等症状，辨证属心肾阳虚，气滞寒凝，宜用麻黄附子细辛汤温阳散寒。患者服用初期不见明显疗效，原因有二：一是，患者久病，气血大虚，需要长期培元固本方能显示疗效；二是，本方中"动静"药物配比不合理，起养血作用的"静"药量大，起温阳推动作用的"动"药量偏小。因此，第二次处方去党参、山药，加大麻黄剂量，再去陈皮，加用既可温润养血，又能活血通瘀、动静结合的当归。处方调整后能覆盖整体病机，守方 20 剂后，疗效显著。

（邢　航）

病案六　颅内损伤后遗症

一、病历摘要

姓名：曾××　　　　性别：男　　　年龄：62 岁

过敏史：暂未发现。

主诉：因外伤致左侧肢体活动不利 5 月余。

现病史：患者于 2020-04-27 在家中踩凳子时不慎跌落，头部触地，即刻意识不清，家人急呼 120 送至外院，急诊查头颅 CT 提示，右侧额颞顶部硬膜下血肿，蛛网膜下腔出血，左颞顶部头皮血肿，脑萎缩。急送手术室行"右侧开颅去骨瓣减压术＋右侧额顶颞枕部硬膜下血肿清除术＋脑内血肿清除术及额颞顶枕部硬膜外血肿清除术"。术后患者仍意识不清，并出现发热，尿培养提示恶臭假单胞菌，给予抗感染、营养神经、对症治疗等。之后，患者转入深圳某医院行康复治疗。患者于 8 月初意识转清，并出现左侧肢体乏力。给予针灸、理疗、康复训练、高压氧等治疗，患者左侧肢体乏力稍改善。现为求进一步康复治疗，特来我科门诊求诊，门诊拟"颅脑损伤后遗症"收住我科。入院症见，左侧肢体活动不利，烦躁，乱语，对疼痛刺激极度敏感，口干，饮食、睡眠倒错，二便调。

二、查体

体格检查：双肺呼吸音清，未闻及干湿啰音；心律齐，各瓣膜听诊区未闻及病理性杂音。

专科检查：神清，记忆力、理解力、定向力、运算力减退，双瞳孔等大等圆，对光反射稍迟钝。眼球运动无受限，无眼震。双侧额纹对称，双侧鼻唇沟对称，伸舌居中；右侧肢体肌张力正常，左侧肢体肌张力增高；右侧肢体肌力正常，左上肢肌力 2 级，左下肢肌力 4 级。四肢浅感觉正常，腱反射无亢进。左病理征（±）。

辅助检查：2020-04-27 外院头颅 CT 示，右侧额颞顶部硬膜下血肿，蛛网膜下腔出血，左颞顶部头皮血肿，脑萎缩。

三、诊断

初步诊断：1. 颅内损伤后遗症；2. 创伤性脑内血肿。

鉴别诊断：应与脑梗死相鉴别。

（1）支持点：单侧肢体乏力。

（2）不支持点：有明确外伤史。头颅 CT 提示，硬膜下血肿，蛛网膜下腔出血。

（3）结论：不支持。

最终诊断：1. 颅内损伤后遗症；2. 创伤性脑内血肿。

四、诊疗经过

患者于 2020-10-12 入院，入院后给予针刺、理疗、高压氧治疗。患者腹诊时右肋骨下肌紧张，肚脐左侧及上方可触及动脉搏动，心窝部有轻微抵抗感，舌淡暗，苔白，舌上白色涎沫，脉弦。10-13 给予柴胡加龙骨牡蛎汤加减。处方：

北柴胡 30 g	黄芩 15 g	党参 15 g	姜半夏 20 g
干姜 6 g	大枣 20 g	桂枝 15 g	茯苓 20 g
龙骨 30 g	牡蛎 30 g	白芍 20 g	生地黄 40 g
钩藤 10 g			

患者服用 2 剂未见明显变化。2020-10-15 微调处方：

北柴胡 30 g	黄芩 15 g	党参 15 g	姜半夏 20 g
干姜 10 g	大枣 20 g	桂枝 15 g	茯苓 20 g
龙骨 30 g	牡蛎 30 g	白芍 20 g	生地黄 40 g
钩藤 15 g	黄连 3 g		

患者于 10-17 出现烦躁明显减轻，乱语减少，对疼痛刺激过敏也改善。原方中只黄连增加至 5 g，其余药物不变。到出院时，服用中药 19 剂，患者烦躁轻微，情绪稳定，睡眠转为正常。

五、出院情况

左侧肢体乏力，活动不利，情绪稳定，饮食、睡眠可，二便调。专科检查：神清，记忆力、理解力、定向力、运算力减退，双瞳孔等大等圆，对光反射稍迟钝。眼球运动无数显，无眼震。双侧额纹对称，双侧鼻唇沟对称，伸舌居中；右侧肢体肌张力正常，左侧肢体肌张力增高；右侧肢体肌力正常，左上肢肌力 2 级，左下肢肌力 4 级。四肢浅感觉正常，腱反射无亢进。左病理征（±）。

六、讨论

柴胡加龙骨牡蛎汤被视作精神神经镇静剂，广泛用于各种神经系统疾病，如脑卒中、颅脑损伤、帕金森病、精神分裂症、癫痫等。《伤寒论》总结本方方证：胸闷烦惊，小便不利，谵语，一身尽重，不可转侧。日本汉方总结了本方腹证：胸胁苦满，脐旁动悸。本案患者烦躁，对疼痛刺激极度敏感（易惊吓），偏瘫（不可转侧），以及右肋下肌紧张，肚脐左侧及上方可触及动脉搏动，与柴胡加龙骨牡蛎汤方证、腹证相应，可用本方治疗。日本汉方名家大塚敬节常用本方去大黄，加钩藤、黄连、白芍治疗癫痫。本案效法大塚敬节，并考虑颅脑损伤，髓海失养，在此基础上重用生地黄填精益髓。因辨证准确，方证相应，用药合理，疗效满意。

（邢　航）

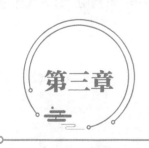

第三章　脾胃病证

第一节　噎膈

噎膈是指以吞咽食物哽噎不顺，重则食物不能进入胃腑，食入即吐为主要临床表现的一种病证。噎，指吞咽时梗塞不顺；膈，指格拒，食物不能下，下咽即吐。噎较轻，是膈之前期表现，在临床中往往二者同时出现，故并称噎膈。

膈之病名，首见于《内经》。《素问·阴阳别论》篇指出"三阳结，谓之膈"。《灵枢·上膈》篇曰："脾脉……微急为膈中，食饮之而出，后沃沫。"在《内经》的许多章节中还记述了本病证的病因、病位、传变及转归，认识到其发病与精神因素、阳结等有关，所病脏腑多在胃脘，对后世治疗启迪很大。隋朝对此病有进一步的认识，如巢元方《诸病源候论·痞噎病诸候·气膈候》中认为："此由阴阳不和，脏气不理，寒气填于胸膈，故气噎塞不通，而谓之气噎。"并将噎膈分为气、忧、食、劳、思五噎，忧、恚、气、寒、热五膈。唐宋以后将噎膈并称，孙思邈《备急千金要方·噎塞论》引《古今录验》，对五噎的证候做了详细描述："气噎者，心悸，上下不通，噎哕不彻，胸胁苦满。"至明清时期对其病因病机的认识较为全面，如李用粹在《证治汇补·噎膈》篇中曰："有气滞者，有血瘀者，有火炎者，有痰凝者，有食积者，虽有五种，总归七情之变，由气郁化火，火旺血枯，津液成痰，痰壅而食不化也。"这些理论至今仍有重要的指导意义。

现代医学的食管癌、贲门癌及贲门痉挛、贲门弛缓、食管憩室、反流性食管炎、弥漫性食管痉挛、胃神经官能症等疾病，出现噎膈的临床表现时，可参考本节进行辨证论治。

一、病因病机

噎膈之病，主要为七情内伤、饮食不节、年老体弱等原因，致使气、痰、瘀相互交阻，日久津气耗伤，食管失于润养，胃失通降而见噎膈。

（一）七情内伤

由于忧思恼怒，情志不遂，肝郁气滞，肝气横犯脾胃，脾伤则气结，运化失司，水湿内停，滋生痰浊，痰气相搏，阻于食管，食管不利或狭窄而见噎膈；肝伤则气郁，气郁则血凝，瘀血阻滞食管，饮食噎塞难下而成噎膈。

（二）饮食不节

因过食肥甘辛辣燥热之品，或嗜酒过度，造成胃肠积热，则津伤血燥，以致食管干涩而成噎膈；或常食发霉、粗糙之品，损伤食管脾胃而致噎膈。

（三）久病年老

由于大病久病，或年老气虚，或阴损及阳，久则脾肾衰败，阳气虚衰，运化无力，浊气上逆，壅阻食管咽喉，则吞咽困难而成噎膈。

噎膈之病位在食管，属胃所主，其病变脏腑又与肝、脾、肾有密切关系，因三脏与胃、食管皆有经络联系。脾为胃行其津液，若脾失健运，可聚湿生痰，阻于食管。胃气之和降，赖于肝气之条达，若肝失疏泄，则胃失和降，气机郁滞，久则气滞血瘀，食管狭窄。中焦脾胃赖于肾阴的濡养和肾阳的温煦，若肾阴不足，失于濡养，或脾肾衰败，阳气虚弱，运化受阻，浊气上逆均可发为噎膈。

噎膈之病因病机复杂，但主要为七情内伤，饮食不节，日久则气郁生痰，气滞血阻，滞于食管而见噎膈；其次为年老体弱等原因，致阴津亏虚，气血枯燥，食管失于润养，干涩难下而见噎膈。但时常虚实交错，相互影响，互为因果，因而使病证极为复杂，病情缠绵难愈。

二、诊断要点

（一）症状

初起咽部或食管内有异物感，进食时有停滞感，继则咽下哽噎，重则食不得咽下或食入即吐。常伴有胃脘不适、胸膈疼痛，甚则形体消瘦、肌肤甲错、精神疲惫等。

（二）检查

口腔与咽喉检查，食管、胃的 X 线检查，食管与胃的内镜及病理组织学检查，食管脱落细胞检查及 CT 检查有助于早期诊断。

（三）鉴别诊断

1. 梅核气

噎膈与梅核气两者均见吞咽过程中梗塞不舒的症状。梅核气自觉咽喉中有物梗塞，吐之不出，咽之不下，但饮食咽下顺利，无噎塞感，系气逆痰阻于咽喉所致。噎膈则饮食咽下暗梗阻难下，甚则不通。

2. 反胃

噎膈与反胃两者均有食入复出的症状，但反胃饮食能顺利咽下入胃，经久复出，朝食暮吐，暮食朝吐，宿谷不化，病证较噎膈轻，预后较好。

三、辨证论治

首先辨清噎膈的虚实。气滞血瘀，痰浊内阻者为实；津枯血燥，气虚阳弱者为虚。新病多实，或实多虚少；久病多虚，或虚中夹实。吞咽困难，梗塞不顺，胸膈胀痛者多实；食管干涩，饮食难下，或食入即吐者多虚。然而临证时，多为虚实相杂，应注意详辨。噎膈以正虚为本，夹有气滞、痰阻、血瘀等为标实。初起以标实为主，可见梗塞不舒，胸膈胀满、疼痛等气血郁滞之证。后期以正虚为主，出现形体消瘦、皮肤枯燥、舌红少津等津亏血燥之候，面色㿠白、形寒气短、面浮足肿等气虚阳微之证。临证时应仔细辨明标本的轻重缓急，利于辨证施治。

噎膈的治疗在初期重在治标，宜以行气化痰、活血祛瘀为主；中、后期重在治本，以滋阴润燥、补气温阳为主。但本病表现极为复杂，常常虚实交错，治疗时应根据病情区分主次，全面兼顾。

（一）气滞痰阻

证候：咽食梗阻，胸膈痞满，甚则疼痛，随情志变化可加重或减轻，伴有嗳气呃逆，呕吐痰涎，口干咽燥，大便干涩，舌质红，苔薄腻，脉弦滑。

分析：由于气滞痰阻于食管，食管不利，则咽食困难，胸膈痞满，遇情绪舒畅可减轻，精神抑郁则加重；气结津液不能上承，且郁热伤津，故口干咽燥；津不下润则大便干涩；痰气交阻，胃气上逆，则嗳气呃逆，呕吐痰涎；舌质红，苔薄腻，脉弦滑，为气郁痰阻，兼有郁热伤津之象。

治法：化痰解郁，润燥降气。

处方：启膈散。方中丹参、郁金、砂仁理气化痰，解郁宽胸；沙参、贝母、茯苓润燥化痰，健脾和中；荷叶蒂和胃降逆；杵头糠治卒噎。

痰湿较重者，可加瓜蒌、天南星、半夏以助化痰之力；若津液耗伤者，加麦冬、石斛、天花粉以润燥；若郁久化热，心烦口干者，加黄连、栀子、山豆根；若津伤便秘者，加桃仁、蜂蜜以润肠通便。

（二）瘀血阻滞

证候：吞咽梗阻，胸膈疼痛，食不得下，甚则滴水难进，食入即吐，或吐出物如赤豆汁，兼面色黯黑，肌肤枯燥，形体消瘦，大便坚如羊屎，或便血，舌质紫暗，或舌红少津，脉细涩。

分析：血瘀阻滞食管或胃口，道路狭窄，故吞咽困难，胸膈疼痛，食不得下，食入即吐；久病阴伤肠燥，故大便干结，坚如羊屎；久瘀伤络，血渗脉外，则吐物如赤豆汁，或便血；长期饮食不入，化源告竭，肌肤失养，故形体消瘦、肌肤枯燥；面色黯黑，为瘀血阻滞之征；舌质紫暗，少津，脉细涩为血亏瘀结之象。

治法：活血祛瘀，滋阴养血。

处方：通幽汤（《脾胃论》）。方中生地、熟地、当归身滋阴润肠，解痉止痛；桃仁、红花活血祛瘀，通络止痛；甘草益脾和中；升麻升清降浊。

若胸膈刺痛，酌加三七、丹参、赤芍、五灵脂活血祛瘀，通络止痛；胸膈闷痛，加海藻、昆布、贝母、瓜蒌软坚化痰，宽胸理气；若呕吐痰涎，加莱菔子、生姜汁以温胃化痰。

（三）津亏热结

证候：进食时咽喉梗涩而痛，水饮可下，食物难进，或入食即吐，兼胸背灼痛，五心烦热，口干咽燥，形体消瘦，肌肤枯燥，大便干结，舌质红而干，或有裂纹，脉弦细数。

分析：由于胃津亏耗，不能上润，故进食时咽喉梗涩而痛；热结痰凝，阻塞食管，故食物反出；热结灼阴，津亏失润，则口干咽燥，大便干结；胃不受纳，无以化生精微，故五心烦热，形体消瘦，肌肤枯燥；舌红而干，或有裂纹，脉弦细而数，均为津亏热结之象。

治法：滋阴养血，润燥生津。

处方：沙参麦冬汤加减。方中沙参、麦冬、玉竹滋补津液，桑叶、天花粉养阴泻热，扁豆、甘草安中和胃，可加玄参、生地、石斛以助养阴之力，加栀子、黄连、黄芩以清肺胃之热。

若肠燥失润、大便干结，可加当归、瓜蒌仁、生首乌润肠通便；若腹中胀满、大便不通、胃肠热盛，可用人参利膈丸或大黄甘草汤泻热存阴，但应中病即止，以免耗伤津液；若食管干涩、口燥咽干，可用滋阴清膈饮以生津养胃。

（四）脾肾阳衰

证候：长期吞咽受阻，饮食不下，胸膈疼痛，面色㿠白，形瘦神衰，气短畏寒，面浮足肿，泛吐清涎，腹胀便溏，舌淡苔白，脉细弱。

分析：噎膈日久，阴损及阳，脾肾阳衰，饮食无以受纳和运化，浊气上逆，故吞咽受阻，饮食不下，泛吐涎沫；脾肾衰败，化源衰微，肌体失养，故面色㿠白，形瘦神衰；阳气衰微，寒湿停滞，气短畏寒，面浮肢肿，腹胀便溏；舌淡苔白，脉细弱，均为脾肾阳衰之象。

治法：温补脾肾，益气回阳。

处方：补气运脾汤（《统旨方》）加减。方中人参、黄芪、白术、茯苓、甘草补脾益气；砂仁、陈皮、半夏和胃降逆；加旋覆花降逆止呕；加附子、干姜温补脾阳；加枸杞子、杜仲温养肝肾，填充精血。若气阴两虚，加石斛、麦冬、沙参以滋阴生津。

若中气下陷、少气懒言，可用补中益气汤；若气血两亏、心悸气短，可用十全大补汤加减。

在此阶段，阴阳俱竭，如因阳竭于上而水谷不入，阴竭于下而二便不通，称为关格，系开合之机已废，为阴阳离决的一种表现，当积极救治。

四、其他治疗

（一）针灸治疗

1. 基本处方

取穴：天突、膻中、内关、上脘、膈俞、足三里、胃俞、脾俞。天突散结利咽，宽贲门；膻中、内关宽胸理气，降逆止吐；上脘和胃降逆，调气止痛；膈俞利膈宽胸；足三里、胃俞、脾俞和胃扶正。

2. 加减运用

（1）气滞痰阻证：加丰隆、太冲以理气化痰，针用泻法。余穴针用平补平泻法。

（2）瘀血阻滞证：加合谷、血海、三阴交以行气活血，针用泻法。余穴针用平补平泻法。

（3）津亏热结证：加天枢、照海以滋补津液、泻热散结，针用补法。余穴针用平补平泻法。

（4）脾肾阳衰证：加命门、气海、关元以温补脾肾、益气回阳。诸穴针用补法，或加灸法。

（二）耳针疗法

取神门、胃、食管、膈，用中等刺激，每日1次，10次为1个疗程，或贴压王不留行籽。

（三）穴位注射疗法

取足三里、内关，用维生素 B_1、维生素 B_6 注射液，每穴注射 1 mL，每 3 天注射 1 次，10 次为 1 个疗程。

（颜莉芳）

第二节　腹痛

腹痛是指胃脘以下、耻骨毛际以上部位疼痛为主症的病证。感受六淫之邪，虫积、食滞所伤，气滞血瘀，或气血亏虚，经脉失荣等，均可导致腹痛。

腹痛首见于《内经》。其对腹痛的论述，多从寒热邪气客于肠胃立论。《素问·举痛论篇》谓："寒气客于肠胃之间，膜原之下，血不得散，小络急引故痛""热气留于小肠，肠中痛，瘅热焦渴，则坚干不得出，故痛而闭不通矣。"

《素问·气交变大论篇》还分别对雨湿、风气、燥气所致腹痛的症状作了描述。《灵枢·邪气脏腑病形》及"师传""胀论""经脉"等篇对感寒泄泻，肠鸣飧泄，胃热肠寒，热病挟脐急痛等腹痛亦有所论述。

汉代张仲景《金匮要略》在有关篇章中对腹痛辨证确切，并创立了许多有效治法方剂。如《金匮要略·腹满寒疝宿食病脉证治》谓："病者腹满，按之不痛为虚，痛者为实，可下之。舌黄未下者，下之黄自去。"指出按之而痛者，为有形之邪，结而不行，其满为痛，并以舌黄作为实热积滞之征象，治当攻下。对"腹中寒气，雷鸣切痛，胸胁逆满，呕吐"的脾胃虚寒，水湿内停的腹满痛证及寒邪攻冲之证分别提出附子粳米汤及大建中汤治疗，而"心下满痛"及"痛而闭"则有大柴胡汤、厚朴三物汤，提示了热结、气滞腹痛的治法。此外"疮痈肠痈浸淫病脉证治"篇还对"肠痈"加以论治。以上，在理论与实践方面均有很大的指导价值。

隋代巢元方《诸病源候论》将腹痛专立单独病候，分为急腹痛与久腹痛。该书"腹痛病诸候"篇谓："凡腹急痛，此里之有病""由府藏虚，寒冷之气客于肠胃膜原之间，结聚不散，正气与邪气交争，相击故痛""久腹痛者，藏府虚而有寒，客于腹内，连滞不歇，发作有时，发则肠鸣而腹绞痛，谓之寒中。是冷搏于阴经，令阳气不足，阴气有余也。寒中久痛不瘥，冷入于大肠，则变下利。"对病因、证候描述较之前人为详。

唐代孙思邈《备急千金要方》立"心腹痛门"，该书提出注心痛、虫心痛、风心痛、悸心痛、食心痛、饮心痛、冷心痛、热心痛、去来心痛等9种心痛名称，其中包括某些腹上区疼痛。孙氏列有治心腹痛及腹痛方十多首，如有治虚冷腹痛的当归汤方、腹冷绞痛的羊肉当归汤方、腹痛脐下绞结的温脾汤方等，包括了温中、化瘀、理气止痛等治法。此外还包括若干熨法和刺灸法，反映了治疗手段日趋丰富。王焘《外台秘要》对许多心腹痛方进行了收集，如该书载有《广济》疗心腹中气时之痛等症的桔梗散方、《肘后》疗心腹俱胀痛等症的栀豉汤方、《深师》疗久寒冷心腹绞痛等症的前胡汤方、《小品》疗心腹绞痛等症的当归汤方、《古今录验》疗心腹积聚寒中绞痛等症的通命丸方等，对急性腹痛提供了更多方剂。

宋代杨士瀛《仁斋直指方》对腹痛分寒热、死血、食积、痰饮、虫等，并对不同腹痛提出鉴别，如谓："气血、痰水、食积、风冷诸症之痛，每每停聚而不散，惟虫病则乍作乍止，来去无定，又有呕吐清沫之可验。"对临床辨证颇有裨益。

金元时期，李杲将腹痛按三阴经及杂病进行辨证论治，尤其强调腹痛不同部位分经辨治，对后世颇有启发。如谓中脘痛，太阴也，理中汤、加味小建中汤、草豆蔻丸之类主之；脐腹痛，少阴也，四逆汤、姜附汤或五积散加吴茱萸主之；少腹痛，厥阴也，当归四逆汤加吴茱萸主之；杂证腹痛以四物苦楝汤或芍药甘草汤等为主方，并依据不同脉象进行加减。尤其李氏在《医学发明·泄可去闭葶苈大黄之属》明确提出了"痛则不通"的病机学说，并在治疗上确立了"痛随利减，当通其经络，则疼痛去矣"之说，给后世很大的影响。

《丹溪心法》对腹痛以寒、积热、死血、食积、痰湿划分，尤对气、血、痰、湿作痛提出相应的用药，强调对老人、肥人应该根据不同体质施治，并提出初痛宜攻，久痛宜升消的治则，立"痛忌补气"之说。此外，朱氏对感受外邪作痛及伤食痛，颠仆损伤腹痛亦分列了处方。

明代《古今医鉴》在治法上提出"是寒则温之，是热则清之，是痰则化之，是血则散之，是气则顺之，是虫则杀之，临证不可惑也"。《医学正传》亦提出"浊气在上者涌之，清气在下者提之，寒者温之，热者清之，虚者培之，实者泻之，结者散之，留者行之，此治法之大要也"等原则。

明代李梴《医学入门》对腹痛分证治疗及症状的描述则更加具体，如谓："瘀血痛有常处，或忧思逆郁，跌扑伤瘀，或妇女经来产后，恶瘀不尽而凝，四物汤去地黄，加桃仁、大黄、红花。又血虚郁火燥结阻气，不运而痛者，四物汤倍芍药加炒干姜，凡痛多属血涩，通用芍药甘草汤为主。"

《医方考》则对治疗腹痛的丁香止痛散、三因七气汤、桂枝加大黄汤等有效方剂的组成、功用、配伍、适应证等加以解说，以便于临床运用。张景岳对腹痛虚实辨证尤为精详，认为暴痛多由食滞、寒滞、气滞，渐痛多由虫、火、痰、血，明确提出"多滞多逆者，方是实证，如无滞运则不得以实论也"，并从喜按与否、痛徐而缓、痛剧而坚及脉象和痛的部位等方面辨证。可以看出，这一时期对腹痛的病因、病机及治疗，无论理论与实践，均有了进一步的深化和提高。

清代医家对腹痛证治疗更有发展。如《张氏医通》对腹痛证候方要详备。其谓感暑而痛，或泻利并作，用十味香薷饮；腹中常热作痛，此为积热，用调胃承气汤；七情内结心腹绞痛选用七气汤；酒积作痛曲药丸等皆逐一叙述，并载有大寒腹痛、瘀血留结腹痛等验案，其理法方药均可体现。

叶天士《临证指南医案》对腹痛记载了发疹腹痛。该书对腹痛辨证强调：须知其无形为患者，如寒凝、火郁、气阻、营虚及夏秋暑湿痧秽之类；所谓有形为患者，如蓄血、食滞、癥瘕、蛔蛲内疝及平素嗜好成积之类。对其治疗方法则是强调以"通"为主，如用吴茱萸汤、四逆汤为通阳泄浊法；左金丸及金铃子散为清火泄郁法；四七汤及五磨饮为开通气分法；穿山甲、桃仁、归须、韭根及下瘀血汤为宣通营络法，芍药甘草汤加减及甘麦大枣汤为缓而和法；肉苁蓉、柏子仁、肉桂、当归之剂及复脉加减为柔而通法。至于食滞消之，蛔扰安之，癥瘕理之，内疝平之，痧秽芳香解之，均理法方药具备，形成了较为完整的理论。而《医林改错》《血证论》对瘀血腹痛的治则方剂更有新的创见，如王清任少腹逐瘀汤即为治疗瘀血腹痛的名方。

腹痛也是一个症状，西医学多种疾病，如急性胰腺炎、胃肠痉挛、嵌顿疝早期、肠易激综合征腹痛、消化不良腹痛，以及腹型过敏性紫癜、腹型癫痫等引起的腹痛均可参考本节辨证论治。

一、病因病机

腹痛病因很多，外感风、寒、暑、湿，或内伤饮食，或手术外伤等均可导致腹痛，总体均可归纳为气机阻滞，或脏腑失养两端。

（一）感受寒邪，阻逆为痛

外受寒邪风冷，侵袭于中，或寒冷积滞阻结胃肠，或恣食生冷太过；中阳受戕，均可导致气机升降失常，阴寒内盛作痛。《素问·举痛论篇》指出："寒气客于脉外则脉寒，脉寒则缩蜷，缩蜷则脉细急，细急则外引小络，故卒然而痛。"又说："寒气客于肠胃，厥逆上出，故痛而呕也；寒气客于小肠，小肠不得成聚，故后泄腹痛矣。"均说明感受外寒与腹痛有密切的关系。

（二）素体阳虚，寒从内生

多有脾阳不运，脏腑虚而有寒；或因中阳虚馁，寒湿停滞；或因气血不足，脏腑失其温养而致腹痛。亦有房室之后为寒邪所中而导致阴寒腹痛者。

（三）饮食不节，邪滞内结

恣饮暴食，肥甘厚味停滞不化，误食腐馊不洁之物，脾胃损伤，为导致腹痛之因；里热内结，积滞胃肠，壅遏不通；或恣食辛辣，湿热食滞交阻，使气机失其疏利，传道之令不行而痛。此外暑热内侵，湿热浸淫使肠胃功能逆乱，亦可导致腹痛。

（四）情志失调，气滞不痛

情志怫郁，恼怒伤肝，肝失疏泄，气失条达，肝郁气滞，横逆攻脾，肝脾不和，气机失畅，可引起气滞腹痛。正如《类证治裁·腹痛》云："七情气郁，攻冲作痛。"《证治汇补·腹痛》谓："暴触怒气，则两胁先痛而后入腹。"可见，情志失调、气机郁滞是产生腹痛的重要因素之一。

（五）跌仆创伤，瘀阻为痛

跌仆创伤，或腹部手术以致脏腑经络受损，气血瘀滞不通。如《丹溪心法·腹痛》说："如颠仆损伤而腹痛者，乃是瘀血。"血络受损，络脉不通，则腹部疼痛如针刺，痛处固定不移，痛而拒按。

总之，腹痛最主要的病机特点是"不通则痛"，或因邪滞而不通，或由正虚运行迟缓而不通。病机性质有虚有实。外邪侵袭、饮食不节、情志失调、跌仆创伤等因素导致腹内脏腑气机郁滞、血行受阻，或腹部经脉为病邪所滞，络脉痹阻，不通而痛，此属实痛。而素体阳虚，气血不足，脏腑失养所产生的腹痛，此属虚痛。与腹痛的相关病理因素有寒凝、湿热、瘀血、积食等。

腹痛之虚、实、寒、热、气、血之间常相互转化兼夹为病。如寒痛日久，郁而化热，可致郁热内结；气滞作痛，迁延不愈，由气入血，可致血瘀腹痛；实证腹痛，经久不愈，耗伤气血，可由实转虚，或虚实夹杂；虚痛感邪或夹食滞则成虚实夹杂，本虚标实之证。

二、诊断要点

（一）诊断

1. 发病特点
本病发作多以外感、劳作、饮食不节或情志郁怒等为诱因。

2. 临床表现
腹痛以脘以下、耻骨毛际以上部位疼痛为主要表现，急性发作时常伴有呕吐、腹泻、便秘、发热等症状。腹痛由癫病引起者，发作过程或中止后可出现意识障碍、嗜睡、腹部或肢体肌肉跳动或抽动、流涎、偏头痛和吞咽咀嚼动作表现。

（二）鉴别诊断

1. 胃脘痛

胃居上脘，其疼痛部位在胃脘近心窝处。而腹痛在胃脘以下、耻骨毛际以上的部位。胃脘痛多伴嗳气、吐酸、嘈杂或得食痛减，或食后痛增等特征。而腹痛常少有这些症状，但胃痛与腹痛因部位相近，关系密切，故临证时需谨慎鉴别。

2. 胁痛

胁痛的疼痛部位在一侧或双侧季肋下，很少有痛及脐腹及小腹者，故不难与腹痛鉴别。

3. 淋证

淋证之腹痛，多属于小腹，并伴有排尿窘迫、茎中涩痛等症。

4. 痢疾、霍乱、癥积

痢疾之腹痛与里急后重、下痢赤白黏冻同见；霍乱之腹痛往往猝然发病，上吐下泻互见；癥积之腹痛与腹内包块并见，但有时也可以腹痛为首发症状，须注意观察鉴别。

5. 外科、妇科腹痛

内科腹痛常先发热，后腹痛，一般疼痛不剧，痛无定处，难以定位，压痛不明显，腹部柔软。而外科腹痛，一般先腹痛，后发热，疼痛较剧，痛有定处，部位局限，压痛明显，常伴有肌紧张或反跳痛。妇科腹痛多在小腹，常与经、带、胎、产有关。

三、辨证论治

（一）辨证要点

1. 注意分别腹痛的性质

（1）寒痛：寒主收引，寒气所客，则痛多拘急，腹鸣切痛，寒实可兼气逆呕吐，坚满急痛；虚寒则痛势绵绵。

（2）热痛：多痛在脐腹，痛处亦热，或伴有便秘、喜饮冷等症。

（3）瘀血痛：多痛而不移其处，刺痛，拒按，经常在夜间加剧，一般伴有面色晦暗、口唇色紫。

（4）气滞痛：疼痛时轻时重，部位不固定，攻冲作痛，伴有胸胁不舒、嗳气、腹胀，排气之后暂得减轻。

（5）伤食痛：多因饮食过多，或食积不化，肠胃作痛，嗳腐，痛甚欲便，得便则减。

（6）虚痛：一般久痛属虚。虚痛多痛势绵绵不休，可按或喜按。

（7）实痛：暴痛多属实。实痛多有腹胀、呕逆、拒按等表现。

2. 注意分别腹痛的部位

（1）少腹痛：腹痛偏在少腹，或左或右，或两侧均痛，多属于肝经症状。少腹痛偏于右侧，按之更剧，常欲蜷足而卧，发热，恶心，大便欲解不利，为"肠痈"。少腹近脐左右痛，按之有长形结块（按之大者如臂、如黄瓜，小者如指），劲如弓弦，往往牵及胁下，名为"痃癖"。

（2）脐腹痛：肠内绞痛，欲吐不吐，欲泻不泻，烦躁闷乱，严重者面色青惨，四肢逆冷，头汗出，脉沉浮，名为"干霍乱"。时痛时止，痛时剧烈难忍，或吐青黄绿水，或吐出蛔虫，痛止又饮食如常，为"虫积痛"，多见于小儿。腹中拘挛，绕脐疼痛，冷汗出，怯寒肢冷，脉沉紧者，名为"寒疝"。

（3）小腹痛：小腹痛偏在脐下，痛时拘急结聚硬满，小便自利，甚至发狂，为下焦蓄血。

（二）治疗原则

治疗腹痛，多以"通"字为法。但"通"者，绝非单指攻下通利。正如《医学真传》说："夫通则不痛，理也。但通之之法，各有不同，调气以和血，调血以和气，通也；下逆者使之上行，中结者使之旁达，亦通也；虚者助之使之通，寒者温之使之通，无非通之之法也。若必以下泄为通则妄矣。"明代龚廷贤提出"寒者温之，热者清之，虚者补之，实者泻之"的治疗原则。由此可见，具体施治时，应视其证候的虚实寒热，在气在血，予以不同的治法。

1. 注意补通关系

腹痛初起，邪实为主，元气未虚，当首推泻法，或祛邪，或导滞，或驱虫，通则不痛，所谓"痛随利减"。若妄投补气之法，必使邪留、食滞、虫积，气机不畅，腹痛益增。然久病体虚之人，可以温中补虚，缓急止痛之法，冀其中阳恢复，腹痛逐渐向愈。虚实夹杂者，审其虚实程度，或通利为主，或补虚为主，或攻补兼施，不可一味使用补气法。

2. 寒热实证各有侧重

寒实腹痛，因阴寒凝滞所致，有大便秘结者，虽可加大黄等荡除积滞，通里攻下，以救其急，切勿过度，以免日久伤正。实热腹痛，在泄热通腑基础上，可选用理气和中之品，如木香、白蔻仁、陈皮、姜半夏之属，有助通滞。

3. 暴痛重气、久痛在血

腹痛暴作，胀痛拒按，部位不定，乃气机阻滞所致。宜通利气机，通阳泄浊。腹痛缠绵不愈，痛如针刺，部位固定，或腹痛日久，邪滞经络，由气入血，血行不畅，气滞血瘀，正如叶天士所谓"久痛入络"。宜采用辛润活血通络之法，亦可加入理气之品，气血同治，冀气行则血行。

（三）分证论治

1. 实寒腹痛

症状：腹痛较剧烈，大便不通，胁下偏痛，手足厥逆。苔白，脉弦紧。

病机分析：寒实内结，升降之机痞塞，阳气不通，故腹胀或胁下痛；手足厥逆，为阳气不能布达之象；大肠为传导之官，寒邪积滞阻结于内，传化失司，故大便秘结；舌白为寒；脉弦主痛，紧主寒。

治法：温里散寒，通便止痛。

方药：大黄附子汤加味。本方主在温散寒凝而开闭结，通下大便以除积滞，故用附子辛热以温里散寒治疗心腹痛。大黄荡除积结，细辛辛温宣通，散寒止痛，协助附子以增加散寒作用，共成温散寒凝，苦辛通降之剂。寒实积腹痛，在非温不能避其寒，非下不能去其实时，使用本方，最为恰当。

腹胀满，可加厚朴、木香以加强行气导滞作用；体虚而有积滞者，可用制大黄，以缓其峻下之力；如体虚较甚，可加党参、当归益气养血。恶寒腹痛，绵绵不已，手足厥冷者，亦可选五积散温通经脉。卒然心腹胀痛，痛如锥刺，口噤暴厥者，可用三物备急丸。

2. 虚寒腹痛

症状：腹中时痛或绵绵不休，喜得温按，按之则痛减，伴见面色无华、神疲、畏寒，气短等症。舌淡苔白，脉细无力。

病机分析：中阳虚寒，络脉不和，故腹中时痛或绵绵不休，寒得温散则痛减，虚痛得按则松；中虚不运化源不足，则面色无华，伴见气短神疲；中阳不足，卫外之阳亦虚，故形寒畏冷。舌淡苔白，脉来无力，均为虚寒之征。

治法：温中补虚，缓急止痛。

方药：小建中汤加减。本方以桂枝温阳，芍药益阳，饴糖补脾缓急，生姜辛温散寒，炙甘草、大枣甘温补中。其中芍药倍炙草为芍药甘草汤，有缓急止痛之效。

若失血虚羸不足，腹中疼痛不止，或少腹拘急，痛引腰背，不能饮食，属营血内虚，可于本方加当归，名当归建中汤；若兼气虚，自汗，短气困倦者，本方加黄芪，名为黄芪建中汤。

若阴寒内盛，脘腹剧痛，呕不能食，上冲皮起，按之似有头足，上下攻痛，不可触近，或腹中辘辘有声，用大建中汤温阳逐寒，降逆止痛。

肠鸣腹痛，喜按喜湿，大便溏泻或反秘结，小便清长，手足不温，脉沉细或迟缓，舌淡苔白滑，属太阴寒痛，用理中汤。若厥阴寒痛，肢厥，脉细欲绝，用当归四逆汤。若大肠虚寒，冷积便秘腹痛，用温脾汤，温补寓以通下导滞。男女同房之后，中寒而痛，属于阴寒，用葱姜捣烂炒热，熨其脐腹，以解其阴寒凝滞之气，并用理阴煎或理中汤服之。

3. 实热腹痛

症状：腹部痞满胀痛，拒按，潮热，大便不通，并见于口干渴引饮，手足汗出，矢气频转，或下利清水，色纯青，腹部作痛，按之硬满，所下臭秽。苔焦黄起刺或焦黑干燥，脉沉实有力。

病机分析：热结于内，腑气不痛，不通则痛，故腹痛拒按，大便不通，矢气频转；实热积滞壅结，灼伤津液，故口渴引饮，潮热，手足汗出；肠中实热积滞较甚，"热结旁流"，故下利清水。苔黄，脉沉实有力，均可实热之象。

治法：清热通肺。

方药：大承气汤加减。方中大黄苦寒泄热通便，荡涤肠胃；辅以芒硝咸寒泄热，软坚润燥；积滞内阻，每致气滞不行，故以厚朴，行气散结，消痞除满，使积滞迅速得以外泄，其痛自己。

若属火郁腹痛，时作时止，按之有热感，用清中汤，或二陈汤、金铃子散加栀子、黄连、芍药、郁金；合并于紫癜者，可再加丹皮、失笑散等。伤暑腹痛宜香薷散加生姜、木瓜。

4. 气滞腹痛

症状：腹痛兼胀闷不舒，攻窜不定，痛引少腹，嗳气则舒，情绪急躁加剧。苔薄白，脉弦。

病机分析：气机郁滞，升降失司，故腹痛且胀；病在气分，忽聚忽散，故攻窜不定，痛引少腹；嗳气后气机暂得疏通，故痛势稍减；若遇郁怒，肝气横逆，气聚为患，故痛势增重；脉弦为肝气不疏之象。

治则：疏肝解郁，理气止痛。

方药：四逆散加减。本方具疏肝行气解郁，调和肝脾之功。柴胡苦平，条达肝木而疏少阳之郁；芍药微苦寒，平肝止痛；枳实苦辛破积行滞；甘草性平，缓急而和诸药，共成疏肝理气，和中缓急之剂。本方加川芎、香附、枳实易枳壳，名柴胡疏肝散，兼有活血作用。

若腹痛拘急可加芍药甘草汤缓急止痛；若少腹绞痛，腹部胀满，肠鸣辘辘，排气则舒，或阴囊疝痛，苔白，脉弦，用天台乌药散加减，或选五磨饮子、立效散等；若寒气滞痛而腹满者，用排气饮加砂仁去泽泻。

5. 瘀血腹痛

症状：少腹痛积块疼痛，或有积块不疼痛，或疼痛无积块，痛处不移。舌质青紫，脉涩。

病机分析：瘀血阻滞，阻碍气机，不通则痛，故无论积块之有无，而腹痛可见；瘀血入络，痹阻不移，故痛有定处。舌紫，脉涩，皆为瘀血之象。

治则：活血化瘀。

方药：少腹逐瘀汤加减。方中当归、川芎、赤芍养血和营，小茴香、肉桂、干姜温通下焦而止痛，生蒲黄、五灵脂、没药、延胡索活血化瘀、和络定痛。亦可选用活血汤和营通络止痛。

若瘀血积于腹部，连及胁间刺痛，用小柴胡汤加香附、姜黄、桃仁、大黄；若血蓄下焦，则季肋、少腹胀满刺痛，大便色黑，用手拈散加制大黄、桃仁，或用桃仁承气汤加苏木、红花。若合并癥痞者，也可参照本型论治。

6. 食积腹痛

症状：脘腹胀满疼痛，拒按，嗳腐吞酸，畏食呕恶，痛甚欲便，得大便痛减，或大便不通。舌苔厚腻，脉滑有力。

病机分析：饮食不节或暴饮暴食，以至食积不化，肠胃壅滞，故腹痛，胀满拒按；胃失和降，浊气上逆，故畏食呕恶，嗳腐吞酸；食滞中阻欲得外泄，故得便痛减；传化失司，腑气不行，故大便不通。苔腻脉滑，均为食积内停之象。

治则：消食导滞。

方药：枳术汤加木香、砂仁送服保和丸。本方重用枳实行气消痞，辅以白术健脾，加木香、砂仁醒胃宽中，送服保和丸以助消食导滞之功。

若胸腹痞满，下痢，泄泻腹痛后重，或大便秘结，小便短赤，舌红，苔黄腻，脉沉实等，可用枳实导滞丸。

四、其他治法

1. 针刺

（1）腹痛取内关、支沟、照海、巨阙、足三里。

（2）脐腹痛取阴陵泉、太冲、足三里、支沟、中脘、关元、天枢、公孙、三阴交、阴谷。

（3）腹中切痛取公孙，积痛取气海、中脘、隐白。

2. 灸法

脐中痛、大便溏，灸神阙。

五、转归预后

腹痛一证，病情复杂，如治不及时常可产生多种变证。如因暴饮暴食，进食大量肥甘厚味，或酗酒过度，致使湿热壅滞，宿食停滞，腑气不通，若治不及时，湿热蕴而化毒，气滞血瘀，腹痛益增，痛处固定拒按，腹肌紧张如板，痛引后背；因湿毒中阻，胃气上逆而呕吐频作；因湿热熏蒸而见黄疸、发热，可转为重症胆瘅、胰瘅，病情危急，预后难料。若腹痛日久，气机阻滞，血行不畅，气滞血瘀，邪滞经络，经久不散，可逐步形成积聚，预后欠佳。若虚寒腹痛，日久耗伤气血，脾胃中阳衰微，又可转为虚劳。

腹痛的预后尚取决于患者的体质、病程、病变的性质等因素。若感受时邪、饮食不节、情志抑郁，正气强盛，邪实不甚，治疗及时，则腹痛迅速缓解，预后较佳。若反复恼怒，肝郁气滞日久，或跌仆损伤、腹部手术后，血络受损，气滞血瘀，则腹痛时作时止，迁延难愈。

六、预防调摄

腹痛的发病，与感受寒邪、暴饮暴食、肝郁气滞关系最为密切。尤其是阳虚阴盛之体，在寒冷季节，更要加强腹部保暖，并避免生冷饮食，养成良好卫生习惯，不食不洁瓜果蔬菜，以防虫卵入侵。饮食须有节制，切忌暴饮暴食、过食辛辣厚味、酗酒过度。饭后不要剧烈运动。加强精神调摄，平时要保持心情舒畅，避免忧思过度、暴怒惊恐。

急性腹痛剧烈者，应卧床休息，视病情或禁食，或少量进半流质、流质饮食，一般以少油腻、高能量饮食为主；慢性腹痛者，应根据疾病性质，采用综合治疗，适当运动，避免过于劳作。对剧烈腹痛，或疼痛不止者，应卧床休息。对伴见面色苍白、冷汗淋漓、肢冷、脉微者，谨防变端。

（邢　航）

第三节　便秘

便秘即大便秘结不通，指排便时间延长，或虽有便意而排出困难者。便秘又有"便闷""肠结""脾约"等诸名。

便秘为肠道病变，其症状虽然比较单纯，但是病因却比较复杂，如肠胃积热、阴寒凝结、气机郁滞、气血阴津亏虚等，使大肠的传导功能失职，通降失常，糟粕内留，不得下行而导致大便秘结。由于便秘有虚实之分、寒热之别，因而治疗也各不相同，或清热通便，或润肠通便，或益气润肠，或养血润燥。

本节所述的便秘可见于西医学的习惯性便秘、肠神经官能症，以及肛裂、痔疮、直肠炎等疾患引起的便秘。

一、辨证论治

（一）肠胃积热（热秘）

1. 主要证候

大便干结，腹胀腹痛，按之不舒，小便短赤，面红身热，口干口臭，烦躁易怒，舌质红，苔黄燥，脉滑数。

2. 治则

清热通腑润肠。

3. 方药

麻子仁丸加减。火麻仁 15 g（打碎），杏仁 9 g，生大黄 9 g（后下），厚朴 6 g，枳实 10 g，白芍 9 g，白蜜 15 g（冲入）。

大便干结、坚硬者，加芒硝；肝火旺、目赤易怒者，加山栀子、芦荟；痰热壅肺者，加瓜蒌仁、黄芩；口干舌燥者，加生地、玄参、麦冬。

（二）腑气郁闭（气秘）

1. 主要证候

大便秘结，欲便但排出困难，情志郁闷，嗳气频作，胁腹痞满，纳呆，舌苔薄腻，脉弦。

2. 治则

顺气导滞。

3. 方药

六磨汤加减。木香 9 g，乌药 9 g，沉香 3 g（研粉吞服），生大黄 9 g（后下），槟榔 12 g，枳实 12 g，柴胡 9 g。情志郁闷者，加郁金、合欢皮；气郁化火、口苦咽干者，加黄芩、山栀子、龙胆草；虫积阻滞气机者，加雷丸、使君子；术后肠粘连者，加桃仁、赤芍；痰阻气闭者，加全瓜蒌、皂荚。

（三）气虚便秘

1. 主要证候

大便并不一定干硬，虽有便意，但临厕努挣乏力，难以排出，便而不爽，便后疲乏，面色㿠白，肢倦懒言，舌淡嫩，苔薄，脉弱。

2. 治则

益气润肠。

3. 方药

黄芪汤加减。黄芪 15 g，党参 12 g，橘皮 6 g，火麻仁 20 g，白蜜 20 g（冲服）。

气虚下陷脱肛者，加人参、升麻、柴胡；肺气不足、气短懒言者，加五味子、麦冬、人参；气虚热结、大便干硬者，加大黄、芒硝。

（四）血虚便秘

1. 主要证候

大便秘结，面色无华，头晕目眩，心悸健忘，唇舌淡，脉细弱。

2. 治则

养血润燥。

3. 方药

润肠丸加减。生地 12 g，当归 12 g，生首乌 15 g，火麻仁 20 g，桃仁 10 g，枳壳 9 g。

血虚有热、口干心烦者，加玉竹、知母；大便干燥者，加白蜜、玄参；气血两亏者，加黄芪、太子参。

（五）阳虚寒凝便秘（冷秘）

1. 主要证候

大便艰涩，难以排出，腹中冷痛，小便清长，四肢不温，喜热怕冷，面色㿠白，腰膝酸冷，舌质淡，苔白润，脉沉迟。

2. 治则

温阳通便。

3. 方药

济川煎加减。肉苁蓉 15 g，当归 12 g，牛膝 9 g，泽泻 9 g，升麻 6 g，枳壳 10 g，肉桂 3 g（后下）。

肾阳虚衰明显者，加熟地、山茱萸、硫黄。

二、其他治疗

（一）单方验方

（1）生大黄 9 g，或番泻叶 15 g，开水冲泡后代茶饮服，适用于热结便秘者。

（2）决明子 15 g，开水冲泡去渣，加适量蜂蜜后代茶饮用；或生首乌 30 g，玉竹 15 g，水煎服；或蜂蜜 30 g，凉开水冲服，适用于肠燥便秘者。

（3）槟榔 10 g，莱菔子 15 g，橘皮 5 g，水煎服，适用于食积气滞，便秘腹胀者。

（4）肉苁蓉 2 份、沉香 1 份（共研细末），用麻子仁汁打糊为丸，每次服 9 g，每日 2 次，适用于阳虚便秘，腹中冷痛者。

（5）黄芪、枳实、威灵仙各等份，共研细末，以蜂蜜为丸，每次服 6～9 g，每日 2 次，适用于年老体衰、排便困难者。

（6）当归（酒浸焙）、熟地各等份，研末后炼蜜为丸，每次服 6～9 g，每日 2～3 次，适用于阴血不足，肠燥便秘者。

（7）蜣螂（去翅膀）炒黄后研末，每次 3 g，热酒送服，适用于便结不通者。

（8）草乌研成极细末，以葱白 1 根，蘸草乌末纳入肛门，一纳即通，适用于大便不通者。

（9）麦门冬 15 g，生地 12 g，玄参 9 g，水煎服，适用于津伤便秘者。

（10）麻仁 15 g，紫苏子 9 g，水煎服，适用于老人或产后津枯、大便燥结者。

（二）药膳食疗

（1）蒸香蕉：香蕉 2 只去皮，加适量冰糖，隔水同蒸，每日 2 次，连服 1 周以上，适用于燥热便秘，心烦不安者。

（2）韭菜：根、叶捣汁 1 杯，加适量黄酒开水冲服，每日 1 次，适用于习惯性便秘者。

（3）桑葚子鱼汤：桑葚子 30 g，河鱼 1 条（约 250 g，去杂，洗净）。加葱、姜、酒、盐等调料一起煮汤食用，适用于阴虚津亏，大便不畅、头晕目眩者。

（4）木耳拌黄瓜：水发木耳 50 g，黄瓜 250 g（切片）。先将黄瓜用盐腌 10 min，挤去水分后，加入木耳、味精、麻油等调匀即可服食，适用于阴虚内热，便秘、口渴者。

（5）芝麻菠菜：菠菜 250 g（洗净、折断），芝麻 25 g。先将菠菜用沸水烫透后，再撒上芝麻、盐、味精等调料即可食用，适用于大便秘结、身热口干者。

（6）苁蓉煲羊肾：羊肾 1 对、肉苁蓉 30 g。将羊肾洗净切开，去脂膜臊腺，切片后与肉苁蓉一起入锅，加水煨熟，加入盐、酒后饮汤食肉。适用肾阳不足，便秘、尿频，腰肾冷痛者。

（7）北杏炖雪梨：北杏 10 个、雪梨 1 个、白糖 30 g。将北杏、雪梨洗净，与白糖同放入炖盅内，加清水 100 mL，隔水炖 30 min，喝汤、食雪梨，适用于肠燥便秘者。

（8）芝麻蜂蜜：芝麻 30 g，蜂蜜 180 g。将黑芝麻研碎，和蜂蜜调和蒸熟当点心吃，每日 1 次，适用于大便燥结者。

（9）五仁粥：芝麻、松子仁、胡桃仁、桃仁（去皮尖，炒）、甜杏仁各 10 g，粳米 50 g。将五仁混合，碾碎，加粳米一同煮粥服食，适用于气血两亏引起的习惯性便秘者。

（10）蜂蜜萝卜汁：白萝卜 1 个、蜂蜜 100 g。将萝卜洗净，与蜂蜜共置碗内，隔水蒸约 30 min 后，吃萝卜喝蜜糖水，每日 2 次，适用于大便秘结者。

（三）针灸治疗

1. 针法

大肠俞、天枢、支沟。

热秘者，加曲池、下巨虚；气秘者，加行间、中脘；冷秘者，加关元、气海；虚秘者，加足三里、肾俞、脾俞。

2. 灸法

甘遂末以生面糊调和，或巴豆肉捣为饼，填于脐中，上置艾炷灸；葱捣烂制成饼，贴于脐中，再以艾条温灸；隔姜灸或艾条悬灸天枢、支沟、大横。

（四）推拿治疗

横擦八髎，按揉大肠俞、支沟、天枢。热秘者，按曲池、长强；气秘者，斜擦两胁，按揉章门、期门、肝俞；寒秘者，直擦背部、横擦肾俞；虚秘者，推肾俞、脾俞。

（邢　航）

第四节　泄泻

泄泻是指以大便次数增多，粪便稀薄，甚至泻出如水样为主要临床表现的病证。古人多将大便溏薄者称为泄，大便如水样者称为泻，现在一般统称泄泻。泄泻主要是由脾胃功能失调与湿盛，导致清浊不分，水谷混杂，并走大肠而成。本病的病位主要在脾、胃与大小肠，与肝、肾亦密切相关。本病发病内因与脾虚关系最大，外因与湿邪关系最密切，多以脾虚湿盛为基本病机。脾虚失运可导致湿盛，湿盛又可导致脾虚，两者互相影响，互为因果。泄泻总由各种病因引起脾胃受伤，水反为湿，谷反为滞，精华之气不能输化，以致合污下降，泄泻乃作。感受外邪（湿邪为主）、饮食所伤、情志失调、脾胃虚弱、肾阳衰惫均可诱发本病。泄泻之病性或虚，或实，或虚实夹杂。一般新病暴泻者多属实证，久病缓泻者多属虚证。实证多由外感邪气，饮食内伤，肝脾不调所致；虚证则多为失治、误治或禀赋素亏以致脾胃虚弱，甚则脾肾阳虚所致。

泄泻临床治疗以药物内治为主，可配合灌肠、针灸、热敷及饮食调护等方法。治疗总以健脾除湿为法。脾虚当健脾，脾宜升则健，湿盛当除湿，除湿之法又有风药胜湿、淡渗利湿、苦味燥湿、芳香化湿之别，具体治法应结合病因病机进行选择。感受外邪者当祛邪，分清寒热；饮食所伤者当消导，勿损正气；肝脾不调者当调和，巧用补泻；脾胃虚弱者当健运，给邪出路；脾肾阳衰者当温补，兼以收涩。

本病是临床常见病与多发病，一年四季皆可发病，尤以夏秋季节为多，严重影响了患者的日常生活质量和工作。本病男性患者多于女性，中青年患病率较高。近年来随着人们生活水平的提高，饮食结构的变化，以及生活节奏的加快与工作压力的增大，本病发病率有增加趋势。

西医学的溃疡性结肠炎（ulcerative colitis，UC）、肠易激综合征（irritable bowel syndrome，IBS）、肠结核（intestinal tuberculosis）、克罗恩（Crohn）病、假膜性肠炎（pseudomembranous enteritis，PME）、慢性结肠炎、感染性腹泻等疾病，当以泄泻为主要表现时，均可参照本节辨证论治。

一、病因病机

（一）病因

1. 原发病因

泄泻病变脏腑主要在脾、胃和大小肠。其致病原因有感受外邪、饮食不节、情志所伤及脏腑虚弱等，脾虚、湿盛是导致本病发生的重要因素，两者互相影响，互为因果。

感受外邪：六淫入侵，脾胃失调，皆可致泻。而六淫之中又以寒、湿、暑、热较为常见，其中尤以感受湿邪致泻者为最多。湿邪致泻，多兼夹其他病邪。如雨湿过多，坐卧湿地，或汗出入水，则寒湿内侵，困遏脾阳，清浊不分而致泻；或长夏兼暑（热），壅遏中焦，脾胃受病，下迫大肠而致泻；或兼风寒，犯扰于中，则泻而兼见寒热表证。

饮食内伤：饮食不节、暴饮暴食，食滞胃脘而不化，或进食不洁腐败之物、过食肥甘厚味、恣食生冷、饮酒过度，皆可损伤脾胃，以致脾失健运，水谷不化精微，水反化湿，谷反化滞，而成泄泻。

体虚久病：劳伤过度、素体禀赋不足，或久病体弱，或久泻伤正，或操劳过度，以致脾胃虚寒，中阳不健，运化无权，清气下陷，水谷糟粕混杂而下；如脾虚及肾，或年老体衰，命火不足，不能助脾土腐熟水谷，则水谷不化而为泄泻；此外，肾司开阖，开窍于前后二阴，为胃之关，关门不固亦可致泄泻。

毒物药物：西药非甾体消炎药如萘普生、二氯芬酸、布洛芬、吲哚美辛等，抗恶性肿瘤药如氟尿嘧啶等，麦角制剂、雌性激素、西咪替丁、甲基多巴等，中药泻下药如番泻叶、大黄、巴豆、甘遂等类皆可损伤胃肠道而发生泄泻。

2. 继发病因

痰饮：脾虚运化失司，水湿停滞，聚湿成痰，痰饮流注肠腑，则泄泻迁延不愈。

瘀血：湿为阴邪，其性黏滞重浊，影响血液畅行，血行不畅，或湿滞伤络，可滞而成瘀；或因脾虚湿阻，脾运障碍，气虚不能摄血，离经之血成瘀；或腹泻日久涉及脾肾，脾虚不能推动血运，肾虚则寒从中生，阳虚不能行血，血因寒凝。或病久正气不足，因寒、热、湿、积留滞肠中，邪客脉络，络伤血溢，出现因湿致瘀症状；而瘀血又可影响水液代谢，导致因瘀致湿的症状，两者互为因果，形成恶性循环，造成疾病缠绵不愈，这也是治疗难以取得速效的病理基础。

3. 诱发因素

脾胃内虚，或肠中素有湿热，一旦遇到下列诱因，则常常引起泄泻的发生。

季节变化：特别是秋冬季节，气温由凉转冷，寒气偏盛，一旦饮食不当，过食生冷或衣少受寒、腹部着凉，寒邪入侵，内客肠胃，脾阳受遏，运化失司，使水谷不能腐熟，精微不能升清，清浊相混而下。

情志失调：泄泻发病常与精神因素有密切关系，特别是焦虑、忧郁、恐惧等因素。忧思恼怒，所欲不遂，则肝失疏泄，横逆乘脾，脾胃受制，运化失常，而成泄泻；或忧思伤脾，而致土虚木郁，亦可致泄。若素体脾虚湿盛，逢怒进食，则更易致泄泻。

其他疾病：如痢疾、消渴、瘿瘤、肺痨、外科手术后等许多疾病，涉及脾胃大肠，皆可发生泄泻。

（二）病机

1. 发病

本病一年四季均可发生，但以夏秋两季多见。泄泻发病有急有缓，外邪致病和饮食所伤者，起病多急骤；情志所伤及脏气虚弱者，起病多较缓慢。泄泻严重者易生变证，需紧急处理。

2. 病位

病位主要在脾胃、小肠、大肠，但与肝、肾密切相关。

3. 病性

病性有寒、热、虚、实之别。急性泄泻多因湿邪伤脾，或食滞生湿，壅滞中焦，脾失健运，水谷清浊不分，病属实证。慢性泄泻多为脾虚生湿，健运失权，或在脾虚基础上，肝气乘脾，或肾阳虚而不能助脾腐熟水谷所致，病属虚证或虚实夹杂证。

4. 病势

因湿性有黏滞下趋的特点，故而病多缠绵难愈，病程较长，其势向下，易于因湿致虚。

5. 病机转化

泄泻的病机转化取决于湿邪与人体正气之间的斗争，与脾胃功能的强弱有密切关系，即脾虚与湿盛之间互相影响，互为因果，脾虚则内湿由生，湿盛则脾阳被遏，两者之间以脾为主要矛盾。

从临床上看，外邪致病，以湿邪为主，多夹他邪共同致病，表现出湿邪与寒、热、暑等相兼的病机特点，但在一定的条件下，如机体的正气盛衰、治疗正确与否，其病机可向不同的方向转化，或出现寒、湿、热错杂交互为病，则成为难治之症；若进一步发展则损伤脾肾之阳气而致脏腑衰弱，病情缠绵，数十年不愈。此外，如湿热火毒伤阴，或暴泻无度，可出现伤津耗液，甚至亡阴之证。

6. 证候病机

泄泻的证候分类，古今文献记载并不完全一致，有从病变脏腑分类，有从疾病性质分类，有从发病特点分类，有从病因不同分类等，参考以上以脏腑为纲介绍如下。

寒湿困脾证：外感寒湿或风寒邪气，侵袭肠胃，或过食生冷，损伤脾胃阳气，脾失健运，清浊不分，饮食不化，肠道传导功能异常，故大便清稀如水样；寒湿内盛，寒性收引，肠胃气机受阻，则腹痛肠鸣；寒湿困脾，脾阳被遏，健运失司，则脘闷食少。恶寒发热，鼻塞头痛，肢体疼痛，是风寒外束之象。舌苔白腻，脉濡缓，为寒湿内盛之象。

肠道湿热证：湿热或暑湿之邪浸淫中焦，伤及肠胃，传化失常，气机不利，而发生泄泻腹痛。湿热下迫大肠，故泻下急迫。湿热互结，则泻而不爽。湿热下注，故肛门灼热。粪色黄而恶臭，烦热口渴，小便短数，舌质红，舌苔黄腻，脉濡数或滑数，均为湿热内盛之象。

食滞肠胃证：饮食不慎，伤脾碍胃，脾胃传导运化失常，水反为湿，谷反为滞，精微之气不能化生，清浊混杂，合污而下，并走大肠而泄泻。宿食腐败下注，则泻下粪便臭如败卵。宿食内停，阻滞胃肠，传化失常，故腹痛肠鸣，脘腹痞满，不思饮食。泻后腐浊外泄，故泻后痛减。宿食不化，浊气上逆，故嗳腐酸臭。宿食停积，新食难化，故泻下伴有不消化食物。舌苔垢浊或厚腻，脉滑，为宿食内停之象。

脾气亏虚证：脾胃虚弱，运化无权，则水谷不化精微而反成水湿，食滞水停，清浊不分，故大便时溏时泻，水谷不化。脾失健运之职，则饮食减少，稍进油腻之物，则大便次数增多。脾虚湿阻，气机不畅，故脘腹胀闷不舒。平素脾胃虚弱，在此基础上一有所犯，便发泄泻，故泄泻时作时止。脾胃虚弱，气血来源不足，故面色萎黄、肢倦乏力。舌淡苔白，脉细弱，乃脾虚之象。

肝气郁滞证：情志不遂，忧思恼怒，肝之疏泄失调，郁而乘脾，致脾胃运化功能失调，则泄泻。素有胸胁胀闷，嗳气食少，乃肝郁乘脾之象。肝失条达，横逆侮脾，脾失健运，故每因抑郁恼怒或情绪紧张之时，发生腹痛腹泻。舌淡红，脉弦，为肝旺脾虚之证。

肾阳亏虚证：泄泻日久，肾阳虚衰，命门火衰则脾土失于温煦，运化失常，黎明之前，阳气未复，阴寒较盛，故泄泻多在黎明之前，腹部作痛，肠鸣即泻。泻后腹气得以通利，故泻后则安。形寒肢冷，舌淡苔白，脉沉细，为脾肾阳气不足之证。

二、诊断要点

（一）诊断标准

参照 2017 年国家中医药管理局发布的《中华人民共和国中医药行业标准·中医病证诊断疗效标准·中医内科病证诊断疗效标准》中泄泻的诊断。

（1）大便稀薄如水样，次数增多。可伴腹胀腹痛等症。

（2）急性暴泻起病突然，病程短。可伴有恶寒、发热等症。

（3）慢性久泻起病缓慢，病程较长，反复发作，时轻时重。

（4）饮食不当、受寒凉或情绪变化可诱发。

（5）大便常规可见少量红、白细胞，大便培养致病菌阳性或阴性。

（6）必要时做 X 线钡剂灌肠或纤维肠镜检查。

（二）鉴别诊断

1. 痢疾

两者均为夏秋之季的多发病，均有便次增多。但痢疾以下痢赤白黏液或脓血为主症，与泄泻之大便溏，甚如水样便有别。应注意的是，包括五版《中医内科学》教材在内的一些中医著作认为里急后重是痢疾与泄泻鉴别的重要特征，但我们认为，在下段结肠或直肠发生病变时，肠壁受排便反射的持续刺激，皆可引起多次排便和排便不畅感，即所谓的"里急后重"，并非为痢疾的特有症状。

2. 霍乱

两者皆多发于夏秋季，均有腹泻症状。但霍乱以剧烈频繁的呕吐、腹泻并见为特征，发病特点是起病急骤，变化迅速，病情凶险，若吐泻剧烈，则见面色苍白、目眶凹陷或发生转筋、腹中挛痛等危重症，预后不良。泄泻一般无此凶险症状。

3. 大便失禁

两者虽然都有便次增加的症状，但大便失禁每日粪便重量并不增加，是排便机制失调所致，临床常见于肛门手术或女性外阴切开术后。

（三）证候诊断

参照 2017 年国家中医药管理局发布《中医病证诊断与疗效判定标准》及 2020 年国家技术监督局发布《中医临床诊疗术语证候部分》制定。

1. 寒湿证

证候：泻下大便清稀或如水样，腹痛肠鸣，畏寒食少，苔白滑，脉濡缓。

2. 湿热证

证候：腹痛即泻，泻下急迫，粪色黄褐秽臭，肛门灼热，可伴有发热，舌红，苔黄腻，脉濡数。

3. 食滞证

证候：腹满胀痛，大便臭如败卵，泻后痛减，纳呆，嗳腐吞酸，舌苔垢或厚腻，脉滑。

4. 肝郁乘脾证

证候：腹痛肠鸣泄泻，每因情志不畅而发，泻后痛缓，舌质红，苔薄白，脉弦。

5. 脾胃虚弱证

证候：大便溏薄，夹有不消化食物，稍进油腻则便次增多，伴有神疲乏力，舌质淡，苔薄白，脉细。

6. 肾阳虚衰证

晨起泄泻，大便夹有不消化食物，脐腹冷痛，喜暖，形寒肢冷，舌淡胖，苔白，脉沉细。

三、辨证论治

（一）辨证思路

泄泻的辨证思路主要包括辨内外、辨兼挟证、辨缓急、辨轻重、辨寒热虚实等方面。

1. 辨内外

泄泻的致病因素大体上可以分为外感与内伤两类。辨证外感内伤，其主要目的在于确定临床的治疗原则，对于外感者，多以祛邪为要务，寒当发越，暑当清利，但总不忘除湿，给邪以出路；对于内伤者，多为不足，因此应以扶正培元为根本，虚实夹杂者，兼以疏导。

2. 辨兼挟证

外感之邪气以湿邪为必不可少，但其所兼挟邪气又各有不同，可分为寒湿之邪与湿热之邪。感受何种邪气多由四时运气决定，加之人体的禀赋素质，表现出感邪后的不同特点。风寒夹湿除了便次、便质的改变外，还要有外感风寒的相关症状，如恶寒发热、鼻塞头痛、肢体酸痛及舌脉表现等。感受暑湿则亦在泄泻主症的基础上表现出诸如粪色黄褐而臭、肛门灼热、小便短赤等暑湿的致病特点。内伤泄泻则很难找出外感的因素，多与饮食、情绪等相关。

3. 辨缓急

病势的急缓对于辨证也有一定的提示意义，急性泄泻发病急骤，病程较短，常以湿盛为主；慢性泄泻发病缓慢，病程较长，迁延日久，每因饮食不当、劳倦过度而复发，常以脾虚为主。病久及肾，则命门火衰，脾肾同病，出现五更泄泻。但需要注意的是，缓急只是一个相对的概念，并非绝对化，还需结合患者的实际，因时、因地、因人制宜。

4. 辨轻重

泄泻病发，如脾胃不败，饮食如常，多属轻证，预后良好。反之如泄泻不能食，形体消瘦；或久泄滑脱不禁，津伤液竭，则可生亡阴亡阳之变，属于重症。

5. 辨寒热虚实

具体而言，粪质清稀如水样，腹痛喜温，畏寒，完谷不化者多为寒证；粪便黄褐臭秽，肛门灼热，泄下急迫，口渴喜冷者多为热证。凡病势急骤，脘腹胀满拒按，泄后痛减者，多属实证；凡病程较长，痛势轻微，腹痛喜按者，多属虚证。临床上，就单一患者而言，常无绝对的或寒，或热，或虚，或实，往往是寒热错杂，虚实夹杂，或先寒后热，或先热后寒，或由实而虚，或因虚致实。辨证时应当综合考虑患者的实际情况，细微之处，再三用心，抓住主要矛盾，兼顾次要矛盾，不过寒，不过热，不伤正，不留邪。

泄泻的治疗要以病因为依据，以病机为准绳，辨好寒热虚实，分清主次轻重。感邪的要祛邪，给客邪以出路；内伤的采用脏腑相关论治，扶助正气的基础上才可以升提或降浊。无论内伤外感，都应重视除湿的重要性，如前贤所论及的"不利其小水，非其治也"。

（二）分证论治

1. 寒湿困脾

症舌脉：大便清稀如水样，腹痛肠鸣，脘闷食少，或兼见恶寒发热，鼻塞头痛，肢体疼痛，舌质淡，舌苔薄白，或白腻，脉濡缓。

病机分析：外感寒湿或风寒邪气，侵袭肠胃，或过食生冷，脾失健运，清浊不分，饮食不化，传导失司，故大便清稀如水样；寒湿内盛，肠胃气机受阻，则腹痛肠鸣；寒湿困脾，脾阳被遏，健运失司，则脘闷食少。恶寒发热，鼻塞头痛，肢体疼痛，是风寒外束之象。舌苔白腻，脉濡缓，为寒湿内盛之象。

治法：温化寒湿。兼有表寒者则佐以解表散寒。

（1）常用方：藿香正气散（《太平惠民和剂局方》）加减。藿香、紫苏梗、白芷、半夏、厚朴、陈皮、大腹皮、炒白术、茯苓、苍术、甘草、泽泻。

加减：病之初期，病情轻微者，可用平胃散健脾燥湿；表邪重者，加荆芥、防风以增疏风散寒之力；腹部胀痛、肠鸣者，加砂仁、炮姜温中散寒；平素脾胃虚弱者，加重白术、茯苓用量，并少用党参、黄芪、山药以健脾益气。

常用中成药：藿香正气水，每次 10～15 mL，每日 3 次。解表化湿，理气和中，适用于外感风寒、内伤湿滞或夏伤暑湿所致的感冒，症见头痛昏痛、胸膈痞闷、脘腹胀痛、呕吐泄泻；胃肠型感冒见上述症状者。

（2）针灸：中脘、天枢、神阙、足三里、大肠俞。

手法：先针大肠俞夹脊直刺 1 寸或针尖斜向脊柱方向，用提插捻转法找到针感后，施术 2 min 起针。接着灸中脘、天枢、神阙，其中神阙用隔盐灸，壮数宜多。

临证参考：本证治疗重点在于芳香化浊，去湿除邪，泄泻可止。慎勿妄投固涩、补益之剂。除服药外，尚可用热米粥以助药力，并使腹部保暖为宜。药物用量可根据临证加减，如表邪重，紫苏叶、荆芥、防风可用至 15 g，但中病即止，不可过汗；湿邪重，厚朴、广藿香、大腹皮、茯苓、泽泻可加用至 10～15 g。如病情较重，泄泻次数较频，可每间隔 4～6 h 服药 1 次。

寒重于湿，症见大便泻下，腹胀冷痛，喜食热饮，手足不温，口不渴，苔白，脉沉而迟，治宜温中健脾，方可选用理中汤加减。湿重于寒，症见体重倦怠、脘腹胀满、呕恶、不欲饮食、肠鸣水泻、小便少等，治以健脾祛湿，方选胃苓汤加减。外感风寒，内有湿浊，症见发热恶寒，头痛身重，泻下清稀，苔白脉浮，方选剂防败毒散加减。

2. 肠道湿热

症舌脉：泄泻腹痛，泻下急迫，肛门灼热，泻下不爽，粪色黄褐而恶臭，烦热口渴，小便短赤，舌质红，舌苔黄腻，脉濡数或滑数。

病机分析：湿热之邪，或夏季暑湿伤及肠胃，传化失常，气机不利，而发生泄泻腹痛。"暴注下迫，皆属于热"，湿热下迫大肠，故泻下急迫。湿热互结，则泻而不爽。湿热下注，故肛门灼热。粪色黄而恶臭，烦热口渴，小便短数，舌质红，舌苔黄腻，脉濡数或滑数，均为湿热内盛之象。

治法：清热利湿或清暑化湿。

（1）常用方：葛根黄芩黄连汤（《伤寒论》）加减。葛根、黄芩、黄连、金银花、茯苓、木通、车前子、甘草。

加减：若湿邪偏重者，见胸腹满闷，口不渴，或渴不欲饮，舌苔黄厚腻，脉濡缓，可加苍术、厚朴、薏苡仁增加祛湿之力；热偏重者，见身热口苦，泻下不爽宜加连翘、黄柏、马齿苋加强清热解毒止泻的作用；夹食滞者，加焦三仙消食导滞。暑夏之时泄泻，症见泄泻如水，自汗面垢，烦渴尿赤者，可加广藿香、香薷、白扁豆、荷叶等药清暑化湿浊；腹痛甚者，加木香、白芍理气缓急；恶心呕吐者，加枳壳、竹茹调和胃气。

（2）常用中成药。香连丸：每次 3 ~ 6 g，每日 2 ~ 3 次，小儿酌减，清热化湿，行气止痛，适用于大肠湿热所致的痢疾，症见大便脓血、里急后重、发热腹痛；肠炎、细菌性痢疾见上述症状者。

（3）针灸：取穴中脘、天枢、足三里、大肠俞、三阴交、阳陵泉、曲池。

手法：先针大肠俞同前，后针中脘、天枢、足三里、三阴交、阳陵泉、曲池，用提插捻转的泻法，留针 10 ~ 20 min。湿热盛者，可用三棱针刺曲池穴出血。

临证参考：本方意在清热、利湿、解毒，又具有坚阴厚肠之功，因此，苦寒燥湿清热而无伤脾之虑，这是本方的配伍特点。但苦寒之品不宜量大或用时过久，葛根升清止泻、清热解肌、透邪外出，可重用至 15 ~ 20 g，黄芩、黄连、苦参 5 ~ 10 g 为宜。此外，临床还应区别热重或湿重，而相应调整清热药与化湿药的剂量。

暑湿留恋，症见面赤而垢，烦渴身热腹痛暴泻，痛泻交作，小便短赤，治宜清暑利湿，方用新加香薷饮合六一散加减。热积肠胃，症见泻下黄浊或腐秽，腹胀痛，口臭，舌红苔黄而垢腻，治宜清热荡积，泻浊除秽，方用白顺丸（酒大黄 30 g、炒猪牙皂 3 g）研极细末，装入肠溶胶囊，每次服 3 ~ 4 粒，每日 2 次。

3. 食滞肠胃

症舌脉：腹痛肠鸣，泻下粪便臭如败卵，泻后痛减，伴有不消化食物，脘腹痞满，嗳腐酸臭，不思饮食，舌苔垢浊或厚腻，脉滑。

病机分析：饮食不节，宿食内停，阻滞胃肠，传化失常，故腹痛肠鸣，脘腹痞满，不思饮食。宿食腐败下注，则泻下粪便臭如败卵。泻后腐浊外泄，故泻后痛减。宿食不化，浊气上逆，故嗳腐酸臭。宿食停积，新食难化，今而下注，故泻下伴有不消化食物。舌苔垢浊或厚腻，脉滑，为宿食内停之象。

治法：消食导滞。

（1）常用方：保和丸（《丹溪心法》）加减。焦山楂、神曲、炒莱菔子、炒麦芽、炒鸡内金、制半夏、茯苓、陈皮、连翘。

加减：腹胀重者，加槟榔、枳壳、木香、厚朴以行气导滞除胀；泻甚者，加车前子分利湿邪；恶寒发热者，加苏叶、藿梗解表畅中；呕吐者，加豆蔻、砂仁和胃化浊；大便不爽者，加槟榔通腑导滞；食积化热，舌苔黄腻者，加黄连清热厚肠；伤油腻者，重用山楂；伤面食者，加用生麦芽；伤酒食者，加葛花。

（2）常用中成药。①人参健脾丸：每次 8 g，每日 2 次，健脾益气，和胃止泻，适用于脾胃虚弱所致的饮食不化，脘闷嘈杂，恶心呕吐，腹痛便溏，不思饮食，体弱倦怠；②保和丸：每次 6 ~ 9 g，每日 2 次，小儿酌减，消食导滞，和胃，适用于食积停滞，脘腹胀满，嗳腐吞酸，不欲饮食。

（3）针灸：中脘、上脘、天枢、足三里、脾俞、胃俞、内关、公孙。

手法：先针脾俞、胃俞，夹脊直刺或针尖斜向脊柱，刺入 1 ~ 1.5 寸，用提插捻转法得气后，交替施术 2 min，起针。继针中脘、上脘、天枢，用泻法，腹鸣者，效果更好。后针足三里、内关、公孙，皆用泻法。得气后，留针 10 ~ 20 min。

临证参考：本证禁用收涩、补益之品。治疗同时应节制饮食，如因食物中毒引起者，应立即阻断致病因素，还要加用解毒之药，甚者可用吐法、泄法，给邪以出路。

食积化热，湿热壅阻肠间，症见脘腹胀满，或疼痛剧按，泻而不爽，苔黄腻等。可通因通用，方以枳实导滞丸加减。热结食滞者，宿食停滞，与热相搏结，结于肠中，碍其传导，则结者自结，水液旁流，症见腹部坚满，疼痛拒按，多有先闭结而后泄泻，或泻而涩滞不爽，或泻下稀水臭秽，舌苔黄而厚腻，脉滑等。非攻下燥结，泻不可止，用大小承气类，以通因通用。饮食伤脾者，湿痰流注，症见胸脘满闷，手足不温，泄泻时发时止，腹中雷鸣，辘辘有声，呕吐清水，时吐稀痰，舌苔白腻，脉弦滑。宜温中化痰，方用理中化痰丸加减。

4. 脾气亏虚

症舌脉：大便时溏时泻，水谷不化，稍进油腻之物，则大便次数增多，饮食减少，脘腹胀闷不舒，面色萎黄，肢倦乏力，舌淡苔白，脉细弱。

病机分析：脾胃虚弱，运化无权，清浊不分，故大便时溏时泻，水谷不化。脾失健运之职，则饮食减少，稍进油腻之物，则大便次数增多。脾虚湿阻，气机不畅，故脘腹胀闷不舒。脾胃虚弱，气血来源不足，故面色萎黄，肢倦乏力。舌淡苔白，脉细弱，乃脾虚之象。

治法：健脾益气。

（1）常用方：参苓白术散（《太平惠民和剂局方》）加减。党参、炒白术、茯苓、桔梗、山药、炒白扁豆、莲子、砂仁、炒薏苡仁、陈皮。

加减：食欲缺乏者，加山楂、神曲、麦芽以助消化水谷；脘腹胀痛、嗳气者，加乌药、木香以理气温中；湿蕴化热、舌苔黄腻者，加黄连、厚朴、马齿苋以清热燥湿；形寒肢冷，脉沉迟，腹部冷痛，为脾阳不振，加炮姜、豆蔻以温运脾阳；气短乏力，大便滑脱不禁，甚则肛门下坠或脱者，加黄芪、升麻、羌活、石榴皮等升阳散湿，益气固脱。

（2）常用中成药。①补脾益肠丸：每次6g，每日3次，儿童酌减，益气养血，温阳行气，涩肠止泻，适用于脾虚气滞所致的泄泻。症见腹胀疼痛、肠鸣泄泻、黏液血便，慢性结肠炎、溃疡性结肠炎、过敏性结肠炎见上述证候者。②理中丸：每次1丸，每日3次，小儿酌减，温中散寒，健胃，适用于脾胃虚寒、呕吐泄泻、胸满、腹痛、消化不良。③参苓白术散：每次6～9g，每日2～3次，补脾胃益肺气，适用于脾胃虚弱、食少便溏、气短咳嗽、肢倦乏力。

（3）针灸：中脘、水分、天枢、脾俞、胃俞、大肠俞、足三里、三阴交。

手法：先针脾俞、胃俞、大肠俞依前法。然后灸中脘、水分、天枢，壮数酌情而定。最后针足三里、三阴交、用补法，留针20 min。

临证参考：本证兼外感时，应当标本兼顾，以祛邪不伤正、扶正不留邪为基本原则。脾虚夹湿者，症见食后即泻、粪便清稀、腹胀肠鸣、面色萎黄、舌苔白腻、脉濡或弱，治宜健脾祛湿、益气升阳，方用升阳益胃汤加减。脾虚气陷者，症见大便溏泻、肛门坠胀，或见脱肛，治宜补中益气、升清举陷，方用补中益气汤加减。脾虚久泻者，症见泄泻频作、时兼呕吐、腹满口干、舌苔薄白而腻、脉细缓，治宜健脾化湿、理气升清，方用七味白术散加减。脾阳不足、寒湿内困者，症见脘腹胀满、口中不渴、身重纳呆、手足不温、便泻清澄、色如鸭粪、脉沉迟，治宜温阳实脾，方用实脾饮加减。脾病及肾、脾肾阳虚者，症见肠鸣水泻、腹中冷痛、四肢不温、脉沉细，治宜温补脾肾，方用附子理中汤加吴茱萸。

5. 肝气郁滞

症舌脉：素有胸胁胀闷，嗳气食少，每因抑郁恼怒或情绪紧张之时，发生腹痛腹泻，舌淡红，脉弦。

病机分析：素有胸胁胀闷，嗳气食少，乃肝郁乘脾之象。七情所伤，肝失条达，横逆侮脾，脾失健运，故每因抑郁恼怒或情绪紧张之时，发生腹痛腹泻。舌淡红，脉弦，为肝旺脾虚之证。

治法：抑肝扶脾。

（1）常用方：痛泻要方（《丹溪心法》）加减。白术、白芍、陈皮、防风。

加减：肝之疏泄太过、泄泻反复发作，或久泻不止者，宜加酸收之品，加重白芍用量，并加少许石榴皮、乌梅、木瓜平抑肝木止泻；脾虚食少神疲、病程较长者，可酌选党参、黄芪、山药、芡实、白扁豆等健脾益气；便秘与泄泻交替出现者，加木香、砂仁等理气调脾；气滞明显、胁肋胀痛、脘腹满闷、腹痛即泻、泻后痛不减者，加柴胡、青皮、香附、甘草等疏肝理气和中。胃中吞酸嘈杂者，加黄连、吴茱萸泄肝和胃；大便溏薄如水样者，加茯苓、车前子渗湿利水；不思饮食者，加麦芽；舌苔黄，口干口苦、泄下垢腻者，加黄连以清热厚肠。

（2）常用中成药。①柴胡舒肝丸：每次1丸，每日2次，疏肝理气，消胀止痛，适用于肝气不舒、胸胁痞闷、食滞不清、呕吐酸水。②香砂六君丸：每次 6 ~ 9 g，每日 2 ~ 3 次，益气健脾，和胃，适用于脾虚气滞、消化不良、嗳气食少、脘腹胀满、大便溏泄。③逍遥丸：每次 6 ~ 9 g，每日 1 ~ 2 次，疏肝健脾，养血调经，适用于肝郁脾虚所致的郁闷不舒、胸胁胀痛、头昏目眩、食欲减退、月经不调。

（3）针灸：脾俞、肝俞、中脘、天枢、期门、足三里、阳陵泉、太冲。

手法：先针脾俞、肝俞，针尖斜向椎体或夹脊直刺 1 寸余，得气后，交替施捻转捣臼法 2 min，然后出针，继针中脘、天枢、期门、足三里、阳陵泉、太冲，用提插捻转法得气后，留针 20 min。

临证参考：本证情志诱发最为关键，平素应注意心理治疗，辅助药物疗法。本证特点是反复发作，缓解期可常服中成药以缓解。补脾益气党参、黄芪用 10 ~ 15 g 即可，石榴皮、乌梅用 5 ~ 10 g，用量过大反会影响脾胃气机之条畅。

肝木乘脾、气郁化火者，症见腹痛腹泻，以情绪波动时为甚，痛泻交替，肛门灼热，吐酸嘈杂，甚则下利完谷，舌红少苔，脉弦数，治宜泄肝理脾，方用戊己丸加减。上热下寒、寒热错杂者，症见泄泻日久不愈、脘腹胀痛、便下不爽、口干、心烦、疲乏少力、容易感冒、舌体胖苔白或黄，治宜攻补兼施，调和肝脾，方用乌梅丸加减。

6. 肾阳亏虚

症舌脉：泄泻多在黎明之前，腹部作痛，肠鸣即泻，泻后则安，形寒肢冷，舌淡苔白，脉沉细。

病机分析：泄泻日久，肾阳虚衰，不能温养脾胃，运化失常，黎明之前，阳气未复，阴寒较盛，故泄泻多在黎明之前，腹部作痛，肠鸣即泻。泻后腹气得以通利，故泻后则安。形寒肢冷，舌淡苔白，脉沉细，为脾肾阳气不足之证。

治法：温肾健脾，涩肠止泻。

（1）常用方：四神丸（《证治准绳》）加减。盐炒补骨脂、煨肉豆蔻、制吴茱萸、醋制五味子、党参、白术、干姜、甘草。

加减：若年老体衰，久泻不止，还宜加黄芪、赤石脂等，亦可酌加附子、炮姜以增强其温肾暖脾之功；伴心烦口干，减吴茱萸、肉豆蔻用量，加黄连、黄柏调和寒热。

（2）常用中成药。①四神丸：每次 9 g，每日 1 ~ 2 次，温肾散寒，涩肠止泻，适用于肾阳不足所致的泄泻，症见肠鸣腹胀、五更溏泻、食少不化、久泻不止、面黄肢冷。②固本益肠片：每次 6 片，每日 3 次，30 d 为 1 个疗程，连服 2 ~ 3 个疗程，健脾温肾，涩肠止泻，适用于脾胃阳虚所致的泄泻，症见腹痛绵绵、大便清稀或有黏液及黏液血便、食少腹胀、腰酸乏力、形寒肢冷、舌淡苔白、脉虚；慢性肠炎见上述症状者。

（3）针灸：中脘、脾俞、章门、天枢、关元、肾俞、足三里。

刺法：先针脾俞、肾俞，针尖斜向椎体或夹脊直刺 1 寸，得气后交替施术 2 min 后起针。继针足三里，灸中脘、章门、天枢、关元，壮数宜多，足三里留针 10 ~ 20 min。

临证参考：肾泻为"五更泄"，但五更泻不一定皆为肾虚，如酒食积滞者，亦常在黎明之前即大便，但便下溏垢或夹有粪块，而无肾阳虚衰之证。此证当用二陈汤加酒黄连、红曲研末，以陈酒曲打糊为丸，乌梅煎汤送服，即可渐愈。又有五更泻而脾肾阳虚证不明显，伴见心烦嘈杂，寒热错杂症状者，治当以寒热并用，温脾止泻，用乌梅丸加减。辨证肾泻者，当注意以下几点：病程长，久泻不已，用温脾或其他药物治疗无效者；五更即泻，大便清稀，完谷不化者；伴腰膝酸软，四肢不温，或少腹冷痛者；舌质淡，脉沉细而弱者。此外，"五更泄"应在睡前服药，若离泄泻时间太长，效果不佳。

久泻滑脱者，症见泄泻日久、滑脱不禁、精神倦怠、四肢不温、腰膝酸软等，治宜温肾固脱，在方以真人养脏汤合桃花汤加减。

四、按主症辨证论治

（一）泄泻伴腹痛

泄泻患者常会有腹痛的症状，出现腹痛时应当从引起腹痛的原因、腹痛的性质及腹痛的时间综合考虑，判断腹痛因寒、因热，为虚、为实，是内伤还是外感。腹痛的基本病机多见于各种致病因素造成的气机郁滞，经气不行或是脏腑失养。治标者当缓急止痛，治本者应从不同的病因入手，消除产生腹痛的根源。兹就临床常见的泄泻伴腹痛的证型归纳为肝气乘脾、寒凝气滞、湿热蕴结、饮食停滞、中虚脏寒。

1. 肝气乘脾

临床表现：腹痛泄泻，多发生于抑郁恼怒情绪紧张之时，泻后痛减，其疼痛与情志有着直接的关系，而与其他因素关系不明显，疼痛来势紧急，腹部不适或拘挛感，时有喜热喜按，发作时间不固定，可伴有胸胁胀闷、嗳气食少，舌质淡红，苔薄白，脉弦。

治法：抑肝扶脾。

（1）常用方：痛泻要方（《丹溪心法》）加减。白术、白芍、防风、陈皮。

加减：泄泻反复发作，或久泻不止者，可加入酸收之品，一方面可泻肝木，另一方面可起到收敛固涩的作用，常用药物如乌梅、木瓜、石榴皮等；腹痛明显者，加川楝子、延胡索、香橼、佛手，加大疏肝理气的力度；纳呆者，酌情加入焦三仙、砂仁等药以消食导滞，醒脾开胃；口干口苦、泻下垢腻、舌苔黄、湿从热化者，加黄连以清热厚肠。

（2）常用中成药。①柴胡舒肝丸：每次 1 丸，每日 2 次，疏肝理气，消胀止痛，适用于肝气不舒、胸胁痞闷、食滞不清呕吐酸水。②香砂六君丸：每次 6 ~ 9 g，每日 2 ~ 3 次，益气健脾，和胃，适用于脾虚气滞、消化不良、嗳气食少、脘腹胀满、大便溏泄。③逍遥丸：每次 6 ~ 9 g，每日 1 ~ 2 次，疏肝健脾，养血调经，适用于肝郁脾虚所致的郁闷不舒、胸胁胀痛、头昏目眩、食欲减退、月经不调。

（3）针灸：脾俞、肝俞、中脘、天枢、期门、足三里、阳陵泉、太冲。

刺法：先针脾俞、肝俞，针尖斜向椎体或夹脊直刺 1 寸余，得气后，交替施捻转捣臼法 2 min，然后出针，继针中脘、天枢、期门、足三里、阳陵泉。太冲，用提插捻转法得气后，留针 20 min。

临证参考：泄泻伴腹痛之肝气乘脾证是临床上比较常见的一种证型。肝从木、从风，故而泻肝当用酸味药、风药，又见肝之病，知肝传脾，当先实脾，因此还必须有健脾益气的成分。虽然酸味药有缓急止痛之功，但酸味药应用的时机及用量，还需有一个明确的把握。如果应用不当，一方面可以恋邪留湿，壅遏气机；另一方面，有些药物性属酸寒，长期应用可加重泄泻，出现这种情况时，当从剂量及炮制上找出解决的办法。

2. 寒凝气滞

临床表现：大便溏薄，腹痛急暴，得温则减，遇寒则重，口不渴，小便可清利，发作无规律性，常由感寒饮冷所致，可伴有手足凉、面色青白、食欲缺乏，舌质淡，苔白腻，脉象沉紧。

治法：散寒行气。

（1）常用方：良附丸（《良方集腋》）合正气天香散（《证治准绳》引刘河间方）加减。高良姜、香附、干姜、紫苏、乌药、陈皮。

加减：腹痛拘急较重者，加草豆蔻、肉桂、白芍，通阳散寒，缓急止痛；恶心呕吐者，加丁香、吴茱萸；气滞胀痛明显者，加川楝子、延胡索，以增强行气止痛之功；食欲缺乏者，酌情加入砂仁、豆蔻等芳香之品，开胃醒脾。

（2）常用中成药。良附丸：每次 3～6 g，每日 2 次，温胃理气，适用于寒凝气滞、脘痛吐酸、胸腹胀满。

（3）针灸：中脘、神阙、关元、足三里、公孙。

刺法：中脘、足三里用温针灸，公孙刺用平补平泻法，得气为度。神阙、关元用隔姜或附子饼灸，灸之壮数以肢温、痛减为度。

临证参考：寒性收引、凝滞、易伤阳气。寒凉入胃，必使局部乃至全身气机闭阻，血脉不行，拘急疼痛乃作。寒者热之，因本证以实证为主，因此，用药多采用温通的方法，少佐以温补；气机的紊乱往往也以寒凝为根本原因，阴霾一旦被通开，必然阳光普照，气机和畅。即便如此，还需在温通的同时随证加入行气解郁的芳香温燥之品及缓急止痛药物，以尽快地改善症状，做到标本兼顾。

3. 湿热蕴结

临床表现：大便溏滞不爽，黄褐黏腻，腹痛拒按，时而疼痛剧烈，固定不移，可伴烦渴引饮、小便短赤、自汗、发热、里急后重感，舌质红，苔黄腻，脉濡数。

治法：清热燥湿。

（1）常用方：葛根黄芩黄连汤（《伤寒论》）合芍药甘草汤（《伤寒论》）加减。葛根、黄芩、黄连、白芍、甘草。

加减：腹痛甚者，加木香、生白芍以疏理肝气、缓急止痛；里急后重或便中夹脓血者，加酒大黄、槟榔、三七粉；有发热者，加用银花、连翘、败酱草以清肠透热外出。

（2）常用中成药。香连丸：每次 3～6 g，每日 2～3 次，小儿酌减，清热化湿，行气止痛，适用于大肠湿热所致的痢疾，症见大便脓血、里急后重、发热腹痛；肠炎、细菌性痢疾见上述症状者。

（3）针灸：大肠俞、天枢、上巨虚、支沟、合谷、曲池、内庭。

刺法：先针大肠俞，针尖斜向锥体或夹脊直刺，刺深1寸，得气后，捻转，刮针柄2 min。次针天枢、上巨虚、支沟、合谷、曲池、内庭，皆用泻法，得气后，留针10～20 min。

临证参考：湿热蕴结多由感受外邪或内伤饮食引起，湿性黏腻，湿热互结更是缠绵难解，治疗上选药多为苦燥，既能清热又能除湿。湿热蕴结在轻浅阶段如果不能得到妥善的治疗，会出现热壅血瘀、血败肉腐的局面，类似于痢疾的表现，这时治疗上不能单纯地从湿热着眼，还当调气血，导滞通腑，推陈致新。苦寒药易克伐生气，应用时应当掌握好尺度。另外，湿热蕴结日久，禁用收涩，少用补敛，如果治不得法，反而会加重病情。

4. 饮食停滞

临床表现：大便不成形，可夹有未消化食物，脘腹胀满疼痛，拒按，泻后疼痛可有缓解，伴恶闻食臭，嗳腐吞酸，时有打嗝，舌质淡，苔腻，脉滑实。

治法：消食导滞。

（1）常用方：保和丸（《丹溪心法》）加减。炒神曲、焦山楂、炒莱菔子、茯苓、制半夏、陈皮、连翘。

加减：形气虚弱者，加用白术、枳实补消并用；脘腹胀满较甚者，加苍术、厚朴以行气化湿、消胀满；嗳腐吞酸者，少佐以黄连，以小苦通之，兼清里热，且厚胃肠；打嗝明显者，加用竹茹；食滞久而不化者，加炒麦芽、鸡内金以增强消食导滞之功。

（2）常用中成药。①保和丸：每次6～9 g，每日2次，小儿酌减，消食，导滞，和胃，适用于食积停滞，脘腹胀满，嗳腐吞酸，不欲饮食。②枳实导滞丸：每次6～9 g，每日2次，消积导滞，清利湿热，适用于饮食积滞、湿热内阻所致的脘腹胀痛、不思饮食、大便秘结、痢疾里急后重。

（3）针灸：中脘、天枢、气海、足三里、璇玑、里内庭。

刺法：先针中脘、天枢、气海，进针后再针足三里，璇玑、里内庭，皆用泻法。得气后，留针10～20 min。起针后，再用艾条灸中脘、天枢、气海10 min。

临证参考：有形食积阻滞肠胃而引起的泄泻，其根本在于食积，因此治法以通因通用为主。但暴饮暴食易伤胃气，脾胃素弱的患者亦常有饮食停滞的发生，适当地扶助胃气对于整个疾病的康复较为有利。此外，食积当以消导为主，消法和下法有着明显的区别，当消不消误用下法，必定会重伤胃气，以致邪深难治。食滞日久，常见有化热的倾向，如果少佐以苦寒，从另一个侧面上也可以起到振奋胃气的作用，以达到防微杜渐、事半功倍的目的。

5. 中虚脏寒

临床表现：大便稀溏，甚至水样便，腹痛绵绵，时作时止，喜温喜按，疼痛以饥饿或劳累时加重，伴见神疲懒言、气短乏力、形寒怕冷、四肢不温、口淡无味，舌质淡，苔白水滑或有齿痕，脉沉细。

治法：温中补虚，缓急止痛。

（1）常用方：小建中汤（《伤寒论》）加减。饴糖、桂枝、白芍、炙甘草、生姜、大枣。

加减：久泻不止者，加山药、白术、石榴皮；水样便者，加用干姜、茯苓、白术、防风；腹凉喜按者，加用干姜、小茴香；手脚凉、恶寒甚者，加附子、干姜；神疲乏力者，加黄芪、党参；纳差者，加砂仁、草豆蔻、焦三仙。

（2）常用中成药。附子理中丸：每次 6 g，每日 2～3 次，温中健脾，适用于脾胃虚寒、脘腹冷痛、呕吐泄泻、手足不温。

（3）针灸：中脘、章门、脾俞、胃俞、气海、足三里、神阙。

刺法：先刺脾俞、胃俞，夹脊刺入，针入 1 寸余，待有酸、麻、胀、走窜等感觉后，交替捻转或刮针柄 2 min，后灸中脘、章门、气海、足三里和神阙，每次施灸 10～20 min。

临证参考：患者泄泻日久或禀赋素弱，脾胃之气大伤，渐损及脾肾之气，先后天阳气衰微，则水谷失于腐熟、四肢失于温煦、脏腑失于濡养，因此才会出现泄泻、腹痛的局面。肾为水火之宅，泄泻日久，脾阳不足，势必影响肾阳，故而本证应当脾肾同治。补阳先须益气，气充则微加少火便又可生气，倘若物质基础不充足，所补之火也是无根之火。通常情况下，疾病发展到了这一阶段，往往会出现滑脱的表现，在扶阳的同时，还应当加以温固敛涩。

（二）泄泻伴便血

泄泻常有伴发便血的情况发生，长期的便血不止，有损人体正气，同时也提示了疾病的难愈性。对于所便血液，当从其量、色、便血时间等方面入手，结合患者的全身表现，定位疾病所处的阶段，归纳出一个恰当的证。临床较为常见的泄泻伴便血的类型一共有三种，一为湿热蕴结，热伤血络，血败肉腐所致的便血；二为泄泻日久，脾气虚，气不摄血所引起的便血；三为滑脱伤阳、脾胃虚寒所致的便血。辨证时当抓住每一点证据，否则，差之毫厘，谬以千里。

1. 湿热蕴结

临床表现：大便黏滞不爽、气味臭秽，或为黏液脓血便、腹痛、里急后重，可伴有口干渴、发热、汗出、烦躁、不欲食，舌质红，苔黄腻，脉濡数。

治法：调气行血，清热解毒。

（1）常用方：芍药汤（《素问病机气宜保命集》）合葛根黄芩黄连汤（《伤寒论》）加减。白芍、黄芩、黄连、大黄、槟榔、当归、木香、肉桂、葛根、炙甘草。

加减：脓血不止者，加用金银花、连翘、槐花、三七粉以清湿热，化瘀滞，凉血止血；口仍干渴者，加天花粉、玄参，清热且可化瘀软坚；便血迁延难愈、时发时止者，少加侧柏炭、仙鹤草，暂行收涩；烦躁者，加栀子、牡丹皮；纳呆者，加焦山楂、鸡内金，亦可暂不加药，待秽浊尽去，旧去新来之时，自然纳谷知饥。

（2）常用中成药。①香连丸：每次 3～6 g，每日 2～3 次，小儿酌减，清热化湿，行气止痛，适用于大肠湿热所致的痢疾，症见大便脓血、里急后重、发热腹痛；肠炎、细菌性痢疾见上述症状者。②槐角丸：每次 6 g，每日 2 次，清肠疏风，凉血止血，适用于血热所致的肠风便血、痔疮肿痛。

（3）针灸：天枢（双）、下脘、关元、足三里（双）、神阙。

刺法：发热者加大椎、曲池。前四穴进针得气后，施以捻转提插平补平泻手法。腹部穴针感向四周扩散，下肢穴针感向下传导。留针 30 min。在留针中间，每隔 10 min 进针 1 次。神阙穴隔盐大艾炷（每艾炷用艾 2 g）灸 2 壮。一般每日针灸 1 次，若大便次数在 5 次以上者，每日上午与下午各针灸 1 次，连续治疗 5～9 d。慢性痢疾以艾灸为主，即下脘、神阙、关元三穴隔盐艾灸 3 壮；天枢、足三里针刺，施以补法，每日 1 次，连续 7～14 d。

临证参考：湿热本在气分，由于失治、误治或感邪暴戾，邪入血分，必定损伤血络。就其排出物而言，湿多则偏于白，热多则偏于红，无论红白，均是热伤脂膜血络的结果。前贤有云，见血休止血。是言，对于出血性疾病，应当从其发病的病因病机入手，即治病求本，若一味追求细枝末节，即使暂时达到了止血的目的，但远期效果不佳，为本病的复发又埋下了隐患。治疗本证，还当清热、利湿、凉血、导滞。只有秽浊之物尽去，才能促生新血，焕发生机。

2. 气虚不摄

临床表现：大便溏薄，便血淡红或紫暗，伴食少，纳呆，体倦，时有失眠、心悸，面色萎黄，舌质淡，苔薄白，脉细。

治法：补气摄血。

（1）常用方：归脾汤（《济生方》）加减。党参、炙黄芪、白术、龙眼肉、当归、茯苓、远志、酸枣仁、木香、炙甘草、生姜、大枣。

加减：便溏迁延不愈者，加用山药、石榴皮以益气收敛；便血较多者，加侧柏炭、防风、仙鹤草；食少纳呆者，加砂仁、豆蔻；寐少心悸者，加茯神、夜交藤、炒枣仁、煅龙牡。

（2）常用中成药。人参归脾丸：每次 1 丸，每日 2 次，益气补血，健脾养心，适用于心脾两虚、气血不足所致的心悸、怔忡、失眠健忘、食少体倦、面色萎黄，以及脾不统血所致的便血、崩漏、带下。

（3）针灸：脾俞、气海、天枢、足三里、隐白。

刺法：脾俞直刺 0.8～1 寸，施捻转的补法 1 min 后出针。气海、天枢直刺 0.8～1 寸，足三里直刺 0.8～1.2 寸，施捻转结合提插的补法 0.5～1 min；隐白直刺 1～2 分，施捻转的补法 0.5 min，四穴留针 10～20 min。各穴或再艾条温和灸 10～15 min，隐白或麦粒灸 3～7 壮。

临证参考：心主血脉，肝藏血，脾统血，气虚不摄的血证总归于脾。脾气健旺，一方面生血有源，另一方面加强了气的固摄作用。若抓住了本证的本质，健运中州，少加收敛，则气血充足、神有所守、血有所归，诸症自除。

3. 脾胃虚寒

临床表现：大便稀溏，或下利纯清，便血暗红，时有腹痛，喜暖喜按，伴神疲欲寐、面色失华、纳谷不香、畏寒肢冷，舌质淡，苔薄白，脉沉细。

治法：温阳益气，养血止血。

（1）常用方：黄土汤（《金匮要略》）加减。

灶心土、白术、制附子、熟地黄、阿胶、黄芩、甘草。

加减：下焦虚冷、久泻不止者，加用补骨脂、豆蔻、五味子；腹痛者，加乌药、干姜、小茴香；纳差者，加草豆蔻、砂仁；畏寒肢冷者，加用肉桂、干姜；神疲乏力者，加用黄芪、党参；便血日久、血虚明显者，随证加入黄芪、当归。

（2）常用中成药。附子理中丸：每次 6 g，每日 2 ~ 3 次，温中健脾，适用于脾胃虚寒、脘腹冷痛、呕吐泄泻、手足不温。

（3）针灸：关元、天枢、上巨虚、腰阳关、长强。

刺法：关元直刺 0.8 ~ 1 寸，天枢直刺 0.8 ~ 1.2 寸，上巨虚直刺 1 ~ 1.2 寸，施捻转结合提插的泻法 0.5 ~ 2 min；腰阳关直刺 0.8 ~ 1.2 寸，长强紧靠尾骨前面斜刺 0.8 ~ 1 寸，施捻转的泻法 0.5 ~ 1 min 后间歇，留针 15 ~ 30 min，同时艾条温和灸 10 ~ 20 min。

临证参考：泄泻日久，伤及脾气，渐伤脾阳，最终脾肾阳气俱衰。在本证的治疗过程中要理解好气与阳的关系、气与血的关系及脾与肾的关系。患者往往会出现神疲欲寐的少阴病的类似表现，因此，扶阳当从大局着眼，肾阳充足则脾胃阳气亦振，血有统摄。一味地益气、一味地扶阳或是一味地止血不是治疗本证的万全之策。

五、其他治疗

临床上除了药物治疗外，中医外治法、针灸疗法、推拿疗法等的应用大大提高了中医药综合治疗的能力，并提高了临床疗效。

（一）外治法

1. 灌肠疗法

灌肠疗法是以灌肠器或注射器从肛门将药液注入直肠内的一种治疗方法。用以治疗本病的常用灌肠法有保留灌肠法和点滴灌肠法两种。

（1）保留灌肠法，又叫含药灌肠法，是用中药煎成一定量的汤剂或者用各种药物散剂溶于一定量的溶剂中，通过肛门灌入大肠内，经局部肠道吸收而达到治疗目的的一种方法，是目前临床上治疗泄泻，特别是久泻最常用的方法。从药理学来讲，肠道给药的吸收速度较口服要迅速。同时，可以避免药物口服后消化液酸碱度和酶对药物的影响和破坏，也可以减轻药物内服引起胃肠道不适及中药苦涩难咽的缺点。另外，灌肠可使药物直达病所，局部可达较高的药物浓度，并可在肠道表面形成保护膜，促进水肿、炎症、溃疡的修复，同时能避免消化液对药物的影响，并能延长药物的作用时间，迅速改善临床症状。因此在临床上，本法可作为一种主要的治疗手段，也可以作为一种辅助手段配合内服法一起应用。

灌肠前准备：保留灌肠前先排空大便或用 5% 茶水 500 mL 清洁灌肠。

保留灌肠法的注意事项：必须在便排空后方可以进行保留灌肠。用中药保留灌肠时，药物浓度同口服药相比宜稍浓一些，或加入适量的助悬剂以增加其浓度，因药物在肠中应保留较长时间。药液温度要稍高于体温，一般为 37.0 ~ 38.0℃，过高过低，对肠管平滑肌都是刺激，影响保留时间。

药液用量：药量以 50 mL 为宜，因直肠容积是 50 ~ 100 mL，超过 100 mL 就会产生便意感，影响保留时间。

患者体位：多用侧卧位，也可根据病变部位不同采取相应体位，如仰卧、俯卧、侧卧、臀低位、臀高位等。如病变范围广泛，灌肠后应进行相应的体位活动，使药液尽可能附于病所。

灌肠用药：白及、黄柏、黄芩、苦参、地榆、白矾、甘草、青黛等或锡类散加味。并可根据证候特点随证加减，如脾虚加黄芪，肾虚加补骨脂，湿热加黄连，肝郁加防风、白芍等。

灌肠方法：用注肛器抽取药液 50 mL，接上 16 ~ 18 号导尿管，涂上凡士林油或液状石蜡，患者采取适当体位，将肛管缓慢插入肛门内，速度越慢越好，减少刺激肠蠕动，保证药液保留时间。插管深度在 15 ~ 27 cm，深度不够，不能达到患处，影响疗效。注药后，嘱患者卧床休息，或略抬高臀部，保留至次日晨起排便为好。以 10 ~ 20 d 为 1 个疗程。休息 3 ~ 5 d 后进行下 1 个疗程。但避免长期灌肠，刺激肠管，事与愿违。

（2）点滴灌肠法：是中药保留灌肠的改进方法，其设备与操作与静脉输液相同，将针头换成导尿管，然后把灌肠药物倒入滴流瓶内，操作前的准备工作及体位与保留灌肠相同，导尿管插入肛门内 20 ~ 25 cm，用胶布交叉固定后开始滴灌，滴速控制在每分钟 50 ~ 80 滴，每日可滴 2 次，1 次用量在 250 mL 左右。其优点是肠道刺激性小，保留效果好；缺点是操作过程较麻烦。

常用药物：白及、五倍子、苦参、败酱草、蒲公英、黄柏、白花蛇舌草、地榆、干姜、锡类散、云南白药等。

2. 脐疗

脐疗包括"填脐""敷脐""覆脐"等法，可因病因地取材使用。由于脐眼的皮肤筋膜与腹膜直接相连，能使药物直达病所，且方法简便，易为患者接受，因此，脐疗应作为治疗腹泻的首选方法。本法虚实不忌，均可使用，只是处方药物有所不同，如寒湿泄泻可选用吴茱萸、胡椒末，湿热泻可选用六一散、车前子，伤食泻用焦山楂、神曲、莱菔子，脾肾阳虚用肉桂、干姜、荜茇、硫黄等。脐疗用药后宜用热水袋加温片刻，以图迅速发挥药效；换药前应将脐眼洗净擦干，2 ~ 3 h 后再上药；酒、醋等赋形剂有刺激性，如发现脐孔发红、糜烂应及时停药；寒性腹泻用暖脐膏贴盖最好，如用一般胶布易发生皮炎，可改用肤疾宁贴膏，治疗慢性泄泻一般 2 d 换药 1 次，膏药要贴紧封固，避免泄气漏药。

云南白药 1 g 加适量黄酒调糊状，敷于脐中，以伤湿止痛膏固定。每日 1 次，3 d 为 1 个疗程，适用于无脱水症状的风寒或湿热证泄泻。

肉豆蔻 1 ~ 2 枚，15 g 左右，雄黄 1 g，陈醋 500 mL，追风膏药 1 贴，伤湿止痛膏 1 袋。将肉豆蔻、雄黄合研为粉，取 1 ~ 2 g，用陈醋稍加搅拌（不要成糊状），放于脐中，以追风膏药熔化后摊于伤湿止痛膏上，贴于脐上。如 1 次未愈，可每天 1 次。脱水者应配合补液。

丁桂散（丁香、肉桂各等份），置少许于中脘、气海、天枢等穴，外贴胶布 1 ~ 2 层，并可以艾条于胶布外温灸。五倍子 6 g，用醋调如水糊状，摊在纱布上，盖于脐上，如泻止，即除去该药，时间不可太长，适用于一般久泻。

白芷、干姜各 3 g，共研细末，以蜜为膏，先用酒洗脐，微热后贴膏，再点燃艾条熨膏上，适用于脾肾阳虚之泄泻。

木鳖 5 个，丁香 5 个，麝香 1 分，研末，米汤调作膏，纳脐中贴之，外以膏药护住，治水泻不止。

大蒜捣烂贴脐中，适用于寒泻。

3. 足浴

药水浸足是治疗泄泻的一种简便易行的方法，其机制与经络传导有关，因足阳明胃经属胃络脾，下行足趾，与足太阴脾经相连，足太阴脾经起于足大趾末端，上行入腹，属脾络胃之故。可取茜草、野艾、梧桐叶之一，200 ~ 500 g，水煎后，浸足，早晚各 1 次，每次 20 ~ 30 min，加适量开水保持水温。也可根据病情辨证处方，随证加减。此法一般适用于急性泄泻，儿童尤宜。

（二）针灸疗法

1. 体针

（1）急性泄泻：针中脘、天枢、足三里、阴陵泉。偏寒者可留针，并用艾条灸或隔姜灸；偏热者针刺多用泻法，并配合放血，热甚加内庭、商阳、少泽点刺放血，腹痛加合谷。

（2）慢性泄泻：针脾俞、中脘、梁门、天枢、足三里。肾泄配命门、关元。针用补法，其中脘、天枢、关元、命门等穴皆可用灸法，以温运脾肾之阳。脾虚配脾俞、关元俞，肝郁配肝俞、行间，肾虚配肾俞、命门，脘痞加公孙，胁痛加阳陵泉，气短加气海。

（3）腹泻特效穴：足外踝最高点之下、赤白肉际交界处，将艾炷或艾条点燃后，温和灸，左右两穴每次各 15 min，日灸 2 次。

阴陵泉下直下 5 寸，距胫骨后缘 1 寸，按压有异样感觉或疼痛处，即可针刺。对急性泄泻可单点此点，用泻法；慢性泄泻配合足三里，用补法，留针 30 min，每 10 min 行针 1 次。

2. 耳针

取大肠、小肠、胃、肝、脾、肾、交感、神门，每次酌取 3 ~ 5 穴。急性泄泻留针 5 ~ 10 min，每日 1 ~ 2 次；慢性泄泻留针 10 ~ 20 min，隔日 1 次，10 次为 1 个疗程。

（三）推拿疗法

可嘱患者每晚睡前，揉按腹部，向顺时针和逆时针方向各揉 20 ~ 30 次，同时按摩脾俞、胃俞、神阙、天枢、足三里穴，宜长期坚持，有增强消化功能、预防及治疗泄泻的作用。

患者取仰卧位，取中脘、气海、天枢、关元，往返 5 ~ 6 遍，然后摩腹。患者取俯卧位，用擦法沿脊柱两侧从脾俞到大肠俞施术，每穴 1 min，然后按揉脾俞、胃俞、大肠俞、长强，往返 3 ~ 4 遍，再在左侧背部用擦法治疗，以透热为度。脾胃气虚着重在气海、关元、足三里按揉。脾肾阳虚按揉气海、关元，直擦背部督脉，横擦腰部肾俞、命门，以透热为度。肝气乘脾轻揉两侧章门、期门，斜擦两肋，以两肋透热为度，轻揉背部肝俞、胆俞、膈俞及太冲、行间。

（四）急证处理

泄泻重症，可出现厥脱。临床特点是早期面色苍白，四肢发冷，心悸多汗，短气乏力，尿少，烦躁不安，脉搏细弱，血压下降，神志昏蒙，表情淡漠；重者昏不知人，唇指发绀，四肢厥冷，呼吸短促，脉微欲绝，或不应指，无尿，血压不升。厥脱产生是由于频繁腹泻，或兼见便血后失水、失血过多而耗气伤阴，损及五脏功能，使气血运行障碍，从而导致阴阳之气不相顺接，气机逆乱，甚则阴阳离决而致。如素体羸弱，或久病不愈，气血阴阳俱虚，加之剧烈腹泻、便血，或呕吐致失水失血过多，元气耗竭，阴损及阳，阳损及阴，以致阴阳不相维系，终致阴阳离决，导致脱证。厥脱为急危之侯，当及时救治为要。

（五）变证治疗

泄泻日久，多可出现脱肛变证。其临床表现为便时或起立、咳嗽、行走时，直肠黏膜或直肠全层脱出肛外。泄泻日久，中气不足，或脾肾两虚，失于固摄，而致肠脱不收，遂成脱肛；或恣食辛辣厚味，饮酒嗜茶成癖，积湿酿热，湿热下注，下迫肛门，而为脱肛。

1. 气虚下陷

临床表现：泄泻日久，渐致直肠脱出肠外，初期仅在便后脱出，久病虚甚者，往往起立、咳嗽、行走或排尿时，稍用力即脱出，伴见疲倦乏力、气短声低、头晕、心慌、食少、便溏、肛内常有下坠感，舌质淡胖，苔薄白，脉虚或弱。

治法：补气升提固脱。

方药：补中益气汤（《脾胃论》）加减。

黄芪、党参、白术、甘草、当归、陈皮、升麻、柴胡、乌梅、金樱子、五倍子。

2. 脾肾两虚

临床表现：直肠脱出不收，肛门常有下坠感，兼见神疲乏力、动则气短、腰膝酸软、小便频数、夜尿多，舌质淡，苔薄白，脉沉细。

治法：温补脾肾，升陷固脱。

方药：大补元煎（《景岳全书》）加减。

党参、怀山药、山茱萸、杜仲、枸杞子、升麻、菟丝子、肉苁蓉、乌梅、金樱子、五味子、鹿茸粉。

3. 湿热下迫

临床表现：直肠脱出肛外，肛门灼热、肿痛，兼见面赤身热、口干口臭、胸闷、大便溏滞不爽、小便短赤，舌质红，苔黄腻或黄燥，脉数。

治法：清热利湿，凉血清肠。

方药：凉膈散（《太平惠民和剂局方》）加减。

连翘、黄芩、栀子、生地、黄连、香附、白芍、当归、荆芥、防风、升麻、甘草。

六、预后转归

泄泻在临床上较为常见，一般预后良好，这主要取决于邪气的强弱及患者的体质、正气的盛衰。

急性泄泻病程短易治，如经及时治疗，大多数均可痊愈。若急性泄泻失治误治，则可转为慢性泄泻。慢性泄泻病程较长，难治。极少数患者、年老体弱者，暴泻久泻不止，造成亡阴亡阳危候。见目陷皮皱、大便直出无度、手足不温、水谷不入、下泻上嗽后呕逆，舌红绛无苔，体虚衰而脉洪大无伦者，预后不良。

感受外邪（寒湿或湿热）而泄泻者，一般多起病较急，病程较短，经正确治疗，多数可数日向愈。但亦有极少数患者，因暴泄不止，耗伤气阴，变生亡阴亡阳之证，此时不可过分分利，以免重伤阴液。部分患者因失治或治疗不当转为慢性泄泻。

食滞泄泻者，在祛除病因后即可痊愈，预后好。

肝郁、脾虚及脾肾阳虚泄泻者，病程迁延，经年累月。治疗应从扶助正气入手，正气得复，脾胃强盛，才能正常行使运化功能，升清降浊，使大便恢复正常。在疾病缓解期还应采用扶正固本之法治疗，如用八珍汤、十全大补汤、理中丸等。部分患者出现滑泻无度、正气欲脱，在固涩止泻基础上，可选用独参汤、参附汤、四逆汤一类回阳固脱。

泄泻主要变证是因为暴泻不止或滑脱不固引起大量阴液丢失乃至阴竭阳脱、阴阳离决，见烦渴引饮、大汗肢冷、面色苍白、脉微欲绝或洪大无根等危候，多难救治。

（高立凡）

病案一　噎膈（气郁痰阻）

一、病历摘要

姓名：严××　　　　性别：男　　　年龄：63 岁

过敏史：暂未发现。

主诉：确诊为食管癌 1 年余，乏力加重 1 周。

现病史：患者 2020-03 在外院确诊为"食管鳞癌并甲状腺、右锁骨上淋巴结转移"，之后予多程化疗及联合免疫治疗，疗效评价 SD。因经济原因于 2020-10-15 选择"卡培他滨"单药维持治疗至今，期间疗效评价 SD。2020-11 始患者出现手足麻木不适明显，时有头晕不适，无头痛呕吐，精神疲倦，周身乏力，纳眠差，二便尚调。既往有乙醇性肝硬化病史。

二、查体

体格检查：形体消瘦，右锁骨上可触及一肿大淋巴结，约 3.5 cm×2.0 cm，融合，固定不移，质硬，触痛不明显。心肺腹未见明显异常。

辅助检查：

2020-03-04 外院胃镜检查诊断为：①食管中段癌；②食管胃底静脉曲张（中度）；③慢性浅表性胃炎。病理诊断（食管肿物）符合中 – 低分化鳞状细胞癌。

2020-03-17 外院甲状腺肿物穿刺病理诊断为鳞状细胞癌，考虑食管癌转移。

2020-05-19 我院 CT 示：①考虑食管 CA 并肝 S7 转移，请结合临床；②纵隔淋巴结肿大，转移或炎性增生；③双肺支气管炎、肺气肿；双肺下叶间质性改变，主动脉及冠状动脉硬化；④肝硬化，脾大，食管贲门胃底静脉曲张；⑤腰 5 双侧椎弓峡部裂；⑥脑白质脱髓鞘改变（轻度），脑萎缩。

2020-07 我院颅脑 + 胸部 + 腹部 CT：脑萎缩，考虑食管 CA 并肝 S7 转移，请注意复查；纵隔淋巴结肿大，转移或炎性增生；双肺下叶间质性改变；主动脉及冠状动脉硬化；肝硬化，脾大，食管贲门胃底静脉曲张。

2020-11-11 我院血常规：WBC $3.13×10^9$/L，HGB 86 g/L，PLT $48×10^9$/L。

三、诊断

初步诊断：

中医诊断：噎膈（气郁痰阻证）。

西医诊断：1. 食管鳞癌并甲状腺、右锁骨上淋巴结转移；2. 乙醇性肝硬化；3. 食管胃底静脉曲张（中度）；4. 慢性浅表性胃炎；5. 化疗后骨髓抑制。

鉴别诊断： 此病与梅核气相鉴别。

二者均可有吞咽不适或困难的表现，但梅核气有咳之不出、咽之不下感，此病在胃镜下食管内可见肿物，呈菜花样或不典型表现，送检组织行病理检查可明确诊断。

最终诊断：

中医诊断：噎嗝（气郁痰阻证）。

西医诊断：1.食管鳞癌并甲状腺、右锁骨上淋巴结转移；2.乙醇性肝硬化；3.食管胃底静脉曲张（中度）；4.慢性浅表性胃炎；5.化疗后骨髓抑制。

四、诊疗经过

初诊：患者神清，精神疲倦，周身乏力，时有头晕不适，无头痛呕吐，手足麻木不适明显，纳眠差，二便尚调，舌淡苔白，脉细。中药以补脾肾，强筋骨，通经络为法，具体方药如下：

党参 25 g	茯苓 25 g	白术 15 g	菟丝子 15 g
女贞子 15 g	黄芪 30 g	黄精 15 g	杜仲 15 g
牛膝 10 g	花生衣 30 g	鸡血藤 30 g	桂枝 5 g
骨碎补 10 g	透骨草 10 g	甘草 5 g	

7 剂，日 1 剂，水煎 400 mL 早晚饭前温服。

二诊：患者精神疲倦有所好转，头晕乏力有所减轻，手足麻木不适略有好转，纳眠有所好转，二便尚调，舌淡苔白，脉细。中药在原方基础上加伸筋草 15 g、干姜 5 g，7 剂，日 1 剂，水煎 400 mL 早晚饭前温服。配合我科中药 5 号方每晚睡前温水外洗手足以温通经络。

三诊：患者精神好转，疲倦乏力减轻，头晕缓解，手足麻木不适明显缓解，纳眠可，二便调。效不更方，中药继服二诊方药 3 剂。继续配合我科中药 5 号方每晚睡前温水外洗手足 5 d。

五、出院情况

患者精神好转，疲倦乏力减轻，头晕缓解，手足麻木不适明显缓解，纳眠可，二便调。

六、讨论

患者年老体弱，形体消瘦，情绪不畅，久之气郁，耗气伤阴，病久气虚无力运化，故见身乏无力，经络不通，气郁痰阻，吞咽困难，气机运行不畅，气滞血瘀阻滞脉络，见本病。故中医辨病辨证属噎嗝病之气郁痰阻证。患者多次化疗，祛邪抑瘤同时亦损耗正气，久而久之，脾失健运，身乏无力，营养无法运化至周身，无法濡养头脑，故见头晕不适，手足麻木。患者属于化疗后骨髓抑制，化疗后正常细胞无法迅速遍布周身，引起身体出现诸多不适症状，这时就需要中医中药发挥其"扶正"的优势。中医治疗对于此类化疗后患者，多以健脾益肾、强筋健骨、通经活络为法，使脾胃运化有度，筋骨强壮有力，经络通达有康，通过中医中药对不同时期患者的辨证施治来为患者保驾护航。

（颜莉芳）

病案二　泄泻（湿热下注）

一、病历摘要

姓名：段××　　　　性别：男　　　年龄：51 岁

过敏史：暂未发现。

主诉：发热 1 天，伴腹泻 10 余次。

现病史：患者今日突发出现腹泻，解稀便 10 余次，色黄，无粘冻、无便血，伴腹胀，泻后自诉腹胀可稍缓解，发热，T 39℃，伴恶心欲呕，未呕吐清水，非喷射状，当时无头晕头痛、颈项强直、反酸嗳气、黑便、黏液便、里急后重等症状，初起患者未在意，未至医院就诊。夜间再次腹泻，伴全身乏力、纳差、恶心欲呕，遂至我院门诊就诊，查血常规（静脉血）+ CRP 快检提示，PLT 118×10^9/L，MPV 8.9 fL，PCT 0.105%，NEUT 6.40×10^9/L，NEUT% 86.00%，LYMP 0.72×10^9/L，LYMP% 9.70%，EO% 0.30%，CRP 100.86 mg/L。CT 胸部平扫 + 三维成像提示，左上肺团片影，目前暂考虑炎性病变，建议抗感染治疗后复查。现患者为求进一步系统诊治，由门诊拟"肺炎"收入我科。入院症见：神志清晰，精神疲倦，腹胀，暂无腹泻，T 39℃，今日解稀样便 10 余次，伴全身乏力、头晕头痛、恶心欲呕，无反酸嗳气、颈项强直、黑便、黏液便、里急后重等症状，口干，纳眠欠佳，小便调。

既往史：既往体健，否认"高血压、糖尿病、冠心病、肾病"等慢性病史，否认"肝炎、结核、伤寒"等传染病病史，否认手术、中毒、外伤、输血史，预防接种史不详。

二、查体

体格检查：发育正常，营养良好，形体适中，神志清晰，自主体位，表情自然，正常面容，言语清晰准确，对答切题，呼吸平顺，查体合作。全身皮肤、黏膜无黄染，无皮疹及出血点，无皮下结节、水肿，无肝掌、蜘蛛痣。全身浅表淋巴结未触及肿大。头颅大小、形态正常，眼睑无水肿，结膜无充血水肿，巩膜无黄染，角膜透明，双侧瞳孔等大等圆，直径约 3 mm，对光反射灵敏。耳郭正常未见畸形，外耳道未见异常分泌物，乳突区无压痛。鼻外观正常，未见鼻翼翕动，鼻腔未见出血、阻塞、异常分泌物，各鼻窦区无压痛。无张口呼吸，唇无发绀，咽无充血，扁桃体无肿大。颈软，无抵抗，无颈静脉充盈、怒张，气管居中，甲状腺未触及肿大。胸部查体详见专科情况。心前区无隆起，心尖搏动正常，位于第 5 肋间左锁骨中线内 0.5 cm，未触及震颤，心浊音界无扩大或缩小，心率 90 次 /min，律齐，各瓣膜听诊区未闻及杂音，未闻及心包摩擦音。双侧桡动脉、足背动脉搏动正常。毛细血管搏动征阴性，无脉搏短促、水冲脉、枪击音。腹平坦，未见胃肠型及蠕动波，未见腹壁静脉曲张，腹稍胀，无压痛及反跳痛，未扪及肿块，肝脾肋下未及，墨菲征阴性，肝区、双肾区无叩击痛，移动性浊音阴性，肠鸣音正常，4 次 /min，无腹部血管杂音。脊柱四肢无畸形，双下肢无水肿。肛门外观无异常。四肢肌力、肌张力正常。生理性反射存在，病理性反射未引出。

专科检查：

视诊：口唇无发绀，颈静脉无充盈、怒张，胸廓无畸形，肋间隙无增宽，胸壁未见肿块、胸壁静脉无扩张。呼吸运动两侧对称，无端坐呼吸，未见三凹征，呼吸平顺。

触诊：气管居中，胸壁无触压痛，皮肤无握雪感，胸廓扩张度两侧均匀对称，双侧触诊语颤对称正常，未扪及胸膜摩擦感。

叩诊：双侧肺部叩诊呈清音，肺下界正常，肺下界移动度正常，心浊音界不大，肝上界浊音界下移。

听诊：听诊双侧肺部呼吸音清，未闻及干湿性啰音，语音传导正常，未闻及胸膜摩擦音。

辅助检查：2021-02-04 我院门诊五分类血常规（静脉血）+CRP 快检示，PLT 118×10⁹/L，MPV 8.9 fL，PCT 0.105%，NEUT 6.40×10^9/L，NEUT% 86.00%，LYMP 0.72×10^9/L，LYMP% 9.70%，EO% 0.30%，CRP 100.86 mg/L。CT 胸部平扫 + 三维成像示，左上肺团片影，目前暂考虑炎性病变，建议抗感染治疗后复查。入院后检查，血浆 D- 二聚体：345.0 ng/mL。心肌酶四项：CK 1055 U/L，CK-MB 32.1 U/L。糖肾五项：GLU 葡萄糖 8.58 mmol/L。降钙素原检测：0.50 ng/mL。电解质四项提示，K⁺ 2.90 mmol/L，Na⁺ 136.20 mmol/L。粪便潜血检测阳性。粪便常规：红细胞（大便）+ + /HP，白细胞（大便）+ + + /HP，性状水样便。细胞角蛋白 19 片段：3.48。复查（急）电解质四项：K⁺ 3.43 mmol/L。大便普通细菌培养、G 试验、GM 试验（血清）、干扰素释放试验未见明显异常。尿常规 + 分析 + 沉渣定量：GLU 3 +。（两侧）血液病原菌：无细菌、真菌生长。神经元特异性烯醇化醇、鳞癌细胞抗原、肺炎支原体抗体、凝血四项、肝功七项、肿瘤标志物五项、血沉未见明显异常。CT 胸部平扫 + 三维成像：左上肺团片影。纤维支气管镜检查示：左肺上叶固有支开口黏膜肥厚，管腔略狭窄，可见少许分泌物，无新生物。（肺泡灌洗液）涂片找细菌：白细胞偶见，查见少量 G + 杆菌，涂片找抗酸杆菌、涂片找真菌、普通细菌培养阴性。

三、诊断

初步诊断：

中医诊断：发热（湿阻中焦证）。

西医诊断：1.（发热查因）肺炎？急性胃肠炎？ 2. 细菌性肺炎。

鉴别诊断：

根据患者症状、体征及相关辅助检查，患者目前发热原因尚不明确，考虑以下疾病。

（1）呼吸道感染。支持点：患者有咳嗽、咳痰、发热等不适，血常规提示炎症细胞增高，想影像学证据表明其感染征象。结论：需进一步完善肺部 CT 或胸片进行排查。

（2）消化性感染。支持点：患者曾有恶心欲呕等消化系统不适的症状，炎症指标高；不支持点：患者目前无纳差恶心呕吐等不适，且实验室依据不充分。结论：需进一步完善相关炎症指标。

最终诊断：

中医诊断：泄泻（湿热下注证）。

西医诊断：1. 急性胃肠炎；2. 细菌性肺炎。

四、诊疗经过

2021-02-05 初诊。患者因发热伴腹泻入院，入院前进食不洁食物，风、寒、暑、湿、燥、火及秽浊之气，侵犯胃腑，胃失和降，水谷上逆，症见腹泻、呕吐伴咳嗽、干咳为主。湿阻中焦，气机不利则胸脘满闷；邪束肌表，卫阳被郁则发热恶寒，头身疼痛。舌脉数均为湿浊内阻之象。综上所述，本病病因为外邪侵袭，病机为湿阻中焦证，病位在脾胃。入院实验室检查示中性粒细胞、CRP、PCT 升高，但胸部 CT 提示左上肺团片影，入院时诊断发热病因考虑：肺炎及急性胃肠炎待排，追踪大便常规及大便细菌培养，以及粪便轮状病毒检测，加用盐酸小檗碱覆盖肠道病原菌，双歧杆菌三联活菌肠溶胶囊调节肠道菌群，加大补液退热支持治疗，以及口服及静脉补钾，患者腹泻次数频，积极纠正并关注复查电解质。胸部 CT 示左上肺团片影，性质未定，入院后积极完善肿瘤指标及结核、真菌相关检查。治疗上，西医以抗感染、补液退热为原则，具体予静脉滴注左氧氟沙星注射液抗感染、对症补液退热治疗；中医以虚则补之、实则泻之为基本原则，以"清热化湿"为法，方拟"葛根芩连汤加减"。

并嘱：慎避风寒，提高肌体卫外功能，增强皮毛腠理适应气候变化的能力；积极预防上呼吸道感染，防止病原体的进一步蔓延。体虚易感冒者常服玉屏风散。改善环境卫生，消除烟尘和有害气体的危害，加强劳动保护。锻炼身体，增强体质，提高抗病能力。注意起居有节，劳逸结合，保持室内空气清新。忌食辛辣、香燥、肥甘厚味及寒凉之品。保持心情舒畅，避免性情急躁、郁怒化火伤肺。发病后注意休息，清淡饮食；多饮水，以利排痰。

五、出院情况

神志清晰，精神尚可，无发热，无腹泻，少许咳嗽，口干，纳眠欠佳，小便调。舌质淡红，舌苔白腻，脉弦滑。体查：腹平软，无压痛及反跳痛，未扪及肿块，肝脾肋下未及，墨菲征阴性，肝区、双肾区无叩击痛，移动性浊音阴性，肠鸣音正常，4次/min，无腹部血管杂音。听诊双侧肺部呼吸音清，未闻及干湿性啰音。

六、讨论

中医认为，发热的原因有多种，大体分外感发热和内伤发热。外感发热又分为两种情况，一种是风寒，再一种就是风热。风寒根据有汗和无汗又分为两种情况，一种表现为无汗，但是脉象浮紧，伴有恶寒，可以辛温发散。如果有汗，脉象浮缓，可以解表发热。风热发热表现为恶寒、发热，但是以发热为主，出现口渴、喜冷饮，可以用辛凉透表来治疗。内伤发热情况比较多，临床常见气虚发热、阴虚发热、气郁发热、血瘀发热、湿郁发热、血虚发热等，临床病因复杂，需细思量慎辨之。中医学以往一般分为外感发热与内伤发热两大类。临床对以发热为主症的病种尚不能确定时，可以发热待查作为初步诊断，并进行辨证论治。

西医学认为发热是指体温升高，或自觉发热为主的症状。体温升高到37.5℃以上，或患者自觉身体发热，均可称为发热。1天内体温波动达3～4℃或以上，其低点可降至37℃以下者，常见于流注、肾痈、痨病病情恶化、疟疾等。1天内体温波动在1℃以上，体温不降至正常者，常见于时行感冒、肺热病、心瘅、温毒发斑、疟疾重症。持续高热，1天内体温波动在1℃以内者，常见于湿温极期、暑温等。另外，临床结合伴随症、病史等进行诊断，如伴头痛、昏迷、惊厥、呕吐、颈项强直、克氏征和布氏征阳性者，应考虑春温、暑温、脑痨、中暑、颅脑痈等；伴咳嗽、胸痛、咳痰者，多见于肺热病、暴咳、肺痈、悬饮等；伴心悸者，可为心瘅；伴腹痛或并有腹部包块者，应考虑肝痈、肝热病、胆瘅、肠痈等；伴寒战者，见于肺痈、流注、胆瘅、肾痈、春温、稻瘟病、疟疾等；小儿夏季发热、口渴尿少者，可能为夏季热；成人夏季发热、起于高热下劳作等者，多为中暑、伤暑；夏季低热、倦怠嗜卧者，多为疰夏；伴关节、肌肉酸痛、面颊部有蝶形红斑者，多属蝶疮流注；多低热伴盗汗、咳嗽等症者，有可能为痨病；40岁以上，长期低热，或持续高热，伴贫血、血沉增快而无其他原因可查者，应警惕癌病之可能。

葛根芩连汤证在《伤寒论》原文云："太阳病桂枝证，医反下之，利遂不止，脉促者，表未解也；喘而汗出者，葛根芩连汤主之。"葛根芩连汤为表里双解剂，具有解表清里之功效，主治协热下利。身热下利，胸脘烦热，口干作渴，喘而汗出，舌红苔黄，脉数或促。其临床常用于治疗急性肠炎、细菌性痢疾、肠伤寒、胃肠型感冒等属表证未解，里热甚者。葛根芩连汤方出自《伤寒论》，为表里皆热的协热下利证而设。此方证与表里皆寒的桂枝人参汤（即理中汤加桂枝）证遥相呼应，寒热对证显明。

（高立凡）

病案三　泄泻（脾胃虚弱）

一、病历摘要

姓名：关××　　　性别：男　　　年龄：74 岁

过敏史：暂未发现。

主诉：反复腹泻、腹痛 1 年。

现病史：患者患腰椎间盘突出 10 余年，长期服用非甾体类抗感染止痛药，近一年以来出现反复腹泻、腹痛，泻下清稀便，每日 3～5 次，无脓血，稍进生冷油腻食物，则大便次数增多，腹胀，胃纳一般。来我院门诊就诊。睡眠可，小便正常。

二、查体

体格检查：腹平软，脐周轻压痛、无反跳痛，肠鸣音亢进，舌淡，苔白腻，边有齿痕，脉弦滑。

三、诊断

中医诊断：泄泻（脾胃虚弱证）。

西医诊断：慢性结肠炎。

四、诊疗经过

首诊，治疗方法：健脾益胃。处方：

熟附子 15 g	党参 30 g	诃子 15 g	肉豆蔻 10 g
补骨脂 15 g	黄芪 30 g	炙甘草 10 g	炮姜 15 g
白术 15 g	肉桂 5 g	秦皮 15 g	苍术 15 g

5剂，煎服，一日2次，温服。

二诊，患者服药后症状好转，腹痛已减，大便日一次，胃纳可。脉中候见微数，舌苔稍退。治宜健脾胃，益中气。处方：

黄芪 30 g	党参 15 g	白术 15 g	炙甘草 6 g
当归 10 g	升麻 6 g	柴胡 6 g	砂仁 10 g
茯苓 15 g			

6剂，煎服。

五、讨论

患者老年男性，便溏已久，时有腹痛，纳差，病在太阴脾弱，首用附子理中丸加减，药后腹泻症状缓解，胃纳增加，大便次数减少，改用补中益气法调理。

（高立凡）

病案四　急性肠梗阻

一、病历摘要

姓名：黎×× 　　性别：男 　　年龄：78 岁

过敏史：暂未发现。

主诉：全腹痛伴腹胀1天。

现病史：患者于1天前无明显诱因出现全腹疼痛，为持续性胀痛，伴腹胀，腹胀逐渐加重，无缓解因素，肛门停止排便排气，无发热，无恶心、呕吐，无头痛、头晕，无胸闷、胸痛，无腹泻等不适，遂来我院急诊就诊，查腹部CT示：①乙状结肠抬高，局部扭曲伴管腔塌陷，局部血管呈旋涡状，上方肠管扩张积气、积液，考虑乙状结肠扭转可能；②回肠末段亦可见旋转、上抬，局部肠管塌陷，上方肠管扩张积气、积液，扭转待排；③不全肠梗阻。予抗感染、胃肠减压等治疗，腹痛、腹胀无明显好转，为进一步手术治疗，收住我院急诊外科。入院后完善术前检查，于2020-11-20急诊行"全身麻醉下剖腹探查术 + 乙状结肠扭转松解术 + 乙状结肠固定术"。术程顺利，术后安返EICU，术后予心电监护、气管插管辅助通气，卧床休息，止血、抑酸护胃、抗感染、补液、营养支持等对症支持治疗，术后第一天拔除气管插管，术后查血气提示二氧化碳潴留，间因呼衰情况再次转入 EICU，内科管理，予无创呼吸机辅助通气＋高压氧治疗＋机械辅助排痰＋雾化＋化痰等治疗后，血气提示二氧化碳潴留明显好转，氧分压基本正常，予高流量呼吸湿化治疗；患者术后长期腹胀、肛门排气排便困难，予反复留置肛管辅助排气排便＋中药鼻饲＋针灸等治疗；患者既往有帕金森病史，入院后予抗帕金森治疗，住院期间曾发作房颤，予药物治疗后现无再次发作；患者病情稳定后转入我康复医学科治疗。目前情况，神清，精神疲倦，气短，仍有全腹胀闷痛，肛门排气后腹胀减轻，排便困难，2～3 d 一次，需开塞露助便；时有双手震颤，易紧张，紧张时手震颤加重；食欲减退，睡眠一般，小便频少。

二、查体

体格检查：神志清楚，对答切题，双肺呼吸音粗，未闻及干湿性啰音，心律齐，各瓣膜听诊区未闻及病理性杂音；腹部切口已拆线，右肋下轻度肌紧张，腹直肌痉挛，压痛，无反跳痛，肠鸣音较前增强。双下肢无水肿。

辅助检查。（2020-11-20）血常规：中性粒细胞比值 84.0%；生化：尿素氮 10.1 mmol/L，葡萄糖 7.15 mmol/L，总胆红素 23.3 μmol/L，直接胆红素 7.7 μmol/L。2020-11-20 我院腹部 CT 示：①双肺下叶、左肺上叶舌段节段性不张；双侧胸膜增厚；主动脉及冠状动脉钙化，肺动脉干稍增粗；左膈抬高。②乙状结肠抬高，局部扭曲伴管腔塌陷，局部血管呈旋涡状，上方肠管扩张积气、积液，考虑乙状结肠扭转可能；回肠末段亦可见旋转、上抬，局部肠管塌陷，上方肠管扩张积气、积液，扭转待排；不全肠梗阻。③肝内多发低密度灶；双肾结石，双肾低密度灶；左侧肾上腺增粗。

三、诊断

初步诊断：1. 急性肠梗阻；2. 肠扭转、膈疝；3. 弥漫性腹膜炎；4. 帕金森病；5. 右肾结石术后；6. 原发性高血压。

鉴别诊断：应与急性胰腺炎相鉴别。

（1）支持点：全腹痛伴腹胀 1 天入院。

（2）不支持点：查体全腹压痛（＋）、反跳痛（＋），CT 基本明确。

（3）结论：暂排除。

最终诊断：1. 急性肠梗阻；2. 乙状结肠扭转；3. 急性弥漫性腹膜炎；4. 帕金森病；5. 肺部感染；6. Ⅱ型呼吸衰竭；7. 肺性脑病；8. 双侧胸腔积液；9. 双侧肺不张；10. 原发性高血压 1 级（中危）；11. 心律失常；12. 心房颤动；13. 胆囊结石；14. 双肾结石；15. 双肾囊肿；16. 肝囊肿。

四、诊疗经过

转入我科后给予胃肠解痉、营养支持、抗帕金森、稳定心率、抗凝治疗，配合针灸、理疗、中药治疗，促进康复。考虑患者形体消瘦，右肋下肌紧张，腹直肌痉挛，腹痛腹胀，排便困难，舌红绛，苔干，脉细弱，中药给予小柴胡汤合小建中汤加生地黄，处方：

北柴胡 30 g	黄芩 15 g	党参 15 g	姜半夏 20 g
干姜 5 g	大枣 15 g	甘草 10 g	桂枝 15 g
白芍 30 g	饴糖 30 g	生地黄 15 g	

服用 5 剂后，患者腹胀腹痛稍减轻，仍有排便困难。

第二次调整处方为小柴胡汤合归芪建中汤加生地黄。服用 5 剂后，腹胀腹痛进一步减轻，精神好转，排便改善不明显。最后调整为：早晨服小柴胡汤合归芪建中汤加生地黄，晚上服用炙甘草汤，平时多使用生荸荠改善排便。经调整后，患者出现了明显变化，大便一日 4 次，性状成形，排便通畅，腹痛腹胀明显减轻，精神好转。服用 7 剂后，患者已由卧床转为下地步行 200 m 不疲倦。

五、出院情况

神清，精神一般，耻区轻微疼痛、腹胀，时有排气，活动能力增强，可缓慢步行 15 min。现每日排大便一次。查体：神志清楚，对答切题，双肺呼吸音粗，未闻及明显干湿性啰音，心律齐，未闻及瓣膜杂音；腹平，右中腹、右下腹轻压痛，腹直肌轻度痉挛，无反跳痛；肠鸣音较强增强；双下肢无水肿。

六、讨论

本案中患者病情复杂，突发急性肠梗阻伴乙状结肠扭转、急性腹膜炎并行手术治疗，术后并发肺部感染。加之患者高龄、多宿疾，转入我科时已元气大伤。患者既往有帕金森病，临床多用柴胡剂治疗。查右肋下肌紧张（胸胁苦满），正是使用柴胡的指征。小柴胡汤既能疏肝，又能养胃，临床常用小柴胡汤治疗有柴胡证的虚弱患者。患者腹直肌痉挛，有使用芍药的指征。结合腹痛腹胀，排便困难，用小建中汤养血和血，缓急止痛。患者有房颤病史，治疗上效仿炙甘草汤，加用生地黄，起滋阴养血、促进复脉作用。后改用归芪建中汤后，益气养血等扶正作用进一步加强，使患者出现精神好转、腹胀腹痛减轻等变化。再进一步剖析，患者在住院期间诱发房颤，必然存在阴血不足的潜证，体瘦、舌红绛、苔干，俱为阴虚之佐证。因此，在晚间加用炙甘草汤，增强滋阴养血，通阳复脉功效。本案中所用小柴胡汤、归芪建中汤、炙甘草汤俱有扶正之力，治疗上兼顾帕金森、肠梗阻、房颤，辨证与辨病相结合，疗效确切。

（邢　航）

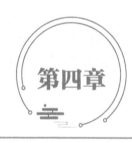

第四章 气血津液病证

第一节 肥胖

肥胖是指以体内膏脂堆积过多、体重异常增加为主要临床表现的一种病证，常伴有头晕乏力、神疲懒言、少动气短等症。

肥胖病早在《内经》中就有记载，《素问·阴阳应象大论》有"肥贵人"及"年五十，体重，耳目不聪明"的描述。《灵枢·逆顺肥瘦》记载了"广肩腋项，肉薄厚皮而黑色，唇临临然，其血黑以浊，其气涩以迟"的证候。

《素问·奇病论》中认为本病的病因是"喜食甘美而多肥"。《灵枢·卫气失常》将肥胖病分为"有肥，有膏，有肉"三种证型。

在此基础上，后世医家认识到肥胖的病机还与气虚、痰湿、七情及地理环境等因素有关。如《景岳全书·杂证谟·非风》认为肥人多气虚，《丹溪心法》《医门法律》则认为肥人多痰湿。

在治疗方面，《丹溪心法·中湿》认为肥胖应从湿热及气虚两方面论治。《石室秘录·肥治法》认为治痰须补气兼消痰，并补命火，使气足而痰消。此外，前人还认识到肥胖与消渴、仆击、偏枯、痿厥、气满发逆等多种疾病有关。《女科切要》中指出："肥白妇人，经闭而不通者，必是痰湿与脂膜壅塞之故也。"

现代医学的单纯性（体质性）肥胖病、继发性肥胖病（如继发于下丘脑及垂体病、胰岛病及甲状腺功能低下等的肥胖病），可参考本节进行辨证论治。

一、病因病机

肥胖多由年老体弱、饮食不节、缺乏运动、先天禀赋等病因，导致气虚阳衰、痰湿瘀滞形成。

（一）年老体弱

中年以后，阴气自半，脏气功能减退；或过食肥甘，脾之运化不及，聚湿生痰；或脾虚失治，阳气衰弱，久之损及肾阳，而致脾肾阳虚，脾虚不能运化水湿，肾虚不能化气行水，水湿痰浊内停，浸淫肌肤而成肥胖。

（二）饮食不节

饮食不节，或暴饮暴食，或饥饱失常，损伤脾胃，中焦失运，积热内滞；或嗜食辛辣煎炸之品，助阳助火，心肝火旺，横犯中土，胃热偏盛则食欲亢进，脾失健运则水湿不化；或喜食肥甘厚腻，困遏脾气，湿聚成痰，留滞机体而成肥胖；或妇女孕期产后，脾气不足，过食鱼肉，营养过剩，加之活动减少，运化不及，食物难消，水湿停积，脂膏内生，留滞肌肤，亦容易发生肥胖。

（三）缺乏运动

喜卧好坐，缺乏运动，气血运行不畅，脾胃呆滞，运化失常，不能布散水谷精微及运化水湿，致使湿浊内生，蕴酿成痰，化为膏脂，聚于肌肤、脏腑、经络而致肥胖证候。

（四）先天禀赋

禀赋不同，体质有异。若阳热体质、胃热偏盛者，食欲亢进，食量过大，脾胃运化不及，易致痰湿膏脂堆积，而成肥胖。

此外，肥胖的发生与性别、地理环境等因素都有关，由于女性活动量少于男性，故女性肥胖者较男性为多。

肥胖之病位主要在脾与肌肉，而与心、肺、肝、肾有关。肾虚不能化气行水，易酿水湿痰浊；心肺功能失调，肝失疏泄，亦每致痰湿瘀滞。病机总属气虚阳衰，痰湿偏盛，膏脂内停。

肥胖之病性属本虚标实之候。本虚多为脾肾气虚，标实为痰湿膏脂内停，临床常有偏于本虚及标实之不同。虚实之间常可发生转化，如食欲亢进、过食肥甘，湿浊积聚体内，化为膏脂，形成肥胖。但长期饮食不节，可损伤脾胃，致脾虚不运，甚至脾病及肾，导致脾肾两虚，从而由实转虚；而脾虚日久，运化失司，湿浊内生，或土塞木郁，肝失疏泄，气滞血瘀，或脾病及肾，肾阳虚衰，不能化气行水，而致水湿内停，泛溢于肌肤，阻滞于经络，使肥胖加重，从而由虚转实或呈虚实夹杂之证。

二、诊断要点

（一）诊断

1. 症状

体重超出标准体重｛标准体重（kg）=［身高（cm）–100］×0.9｝（Broca标准体重）20％以上，或体重质量指数［体重质量指数=体重（kg）/身高（m）^{2}］（正常为18.5～23.9）超过24为超重，大于或等于28为肥胖。排除肌肉发达或水分潴留因素，即可诊断为本病。男性腰围大于或等于85 cm、女性腰围大于或等于80 cm为腹部肥胖标准。轻度肥胖仅体重增加20％～30％，常无自觉症状。中重度肥胖常见伴随症状，如神疲乏力，少气懒言，气短气喘，腹大胀满等。

2. 检查

肥胖患者一般应做相关检查，如身高、体重、血压，血脂，空腹血糖、葡萄糖耐量试验、血清胰岛素、皮质醇，抗利尿激素，雌二醇、睾酮、黄体生成素，心电图、心功能、眼底及微循环，T_3、T_4、TSH、头颅 X 线摄片或头颅、双肾上腺 CT 扫描等测定，以排除内分泌功能异常引起肥胖的可能性。

3. 世界卫生组织的肥胖诊断标准

世界卫生组织（WHO）最近制定了新的肥胖诊断标准，新的肥胖症诊断标准把体重指数（BMI）为 25 以上者定为肥胖。内脏脂肪型肥胖的诊断标准是，经 CT 检查内脏脂肪面积达 100 cm^2 以上者。

WHO 规定，BMI 把体重划为 6 类，BMI < 18.5、18.5 ~ 25.5、25.5 ~ 30、30 ~ 35、35 ~ 40、≥ 40，分别定为低体重，普通体重，肥胖 1、2、3、4 度。

肥胖症的诊断，首先 BMI 达 25 以上，如合并有与肥胖有关联的健康障碍 10 项（2 型糖尿病、脂质代谢异常、高血压、高尿酸血症、冠心病、脑梗死、睡眠呼吸暂停综合征、脂肪肝、变形性关节炎、月经异常）中的一项以上，即可诊断为肥胖症。

作为预测合并危险因子的指标，已明确用腰围作指标。WHO 的标准是：因肥胖而伴有危险因子增加者，男性为 94 cm 以上，女性为 80 cm 以上。

（二）鉴别诊断

1. 水肿

水肿严重时，体重亦增加，也可出现肥胖的伴随症状，但水肿以颜面及四肢水肿为主，严重者可出现腹部胀满，甚至全身皆肿，与本病症状有别。水肿经治疗病理性水湿排出体外后，体重可迅速减轻，降至正常，而肥胖患者体重减轻则相对较缓。

2. 黄胖

黄胖由肠道寄生虫与食积所致，以面部黄胖肿大为特征，与肥胖迥然有别。

三、辨证论治

本虚标实为本病之候。本虚有气虚、阳虚之别，标实有痰湿、水湿及瘀血之异，临证当辨明。本病有在脾、在胃、在肾、在肝、在心、在肺的不同，临证时须详加辨别。

肥胖病变与脾胃关系最为密切，临床症见身体重着、神疲乏力、腹大胀满、头沉胸闷、痰多者，病变主要在脾。若食欲旺盛、口渴恶心者，病变在胃；症见腰膝酸软疼痛、动则气喘、嗜睡、形寒肢冷、夜尿频多、下肢水肿，病在肾；若心烦善怒、失眠多梦，病在心、肝；症见心悸气短、少气懒言、神疲自汗，病在心、肺。

肥胖具有本虚标实的特点，治疗当以补虚泻实为原则。补虚常用健脾益气；脾病及肾，结合益气补肾。泻实常用祛湿化痰，结合行气、利水、通腑、消导、化瘀等法，以祛除体内病理性痰浊、水湿、膏脂、瘀血等。其中，祛湿化痰法是治疗肥胖的最常用的方法，贯穿于肥胖治疗过程的始终。

（一）胃热滞脾

证候：多食易饥，形体肥胖，脘腹胀满，面色红润，心烦头昏，嘈杂，得食则缓，舌红苔黄腻，脉弦滑。

分析：胃火亢盛则消谷善饥，多食，嘈杂，得食则缓；食积气滞中焦则脘腹胀满；脾失健运，痰湿内停则形体肥胖；胃火上冲扰心则面色红润，头昏心烦；舌红苔黄腻，脉弦滑为湿热内盛之象。

治法：清泻胃火，佐以消导。

处方：小承气汤合保和丸加减。

前方通腑泄热，行气散结，用于胃肠积热，热邪伤津而见肠有燥屎者；后方重在消食导滞，用于食积于胃而见胃气不和者。两方合用，有清热泻火、消食导滞之功，使胃热除，脾湿化，水谷精微运化归于正化。

方中大黄泻热通腑，连翘、黄连清泻胃火，枳实、厚朴行气散结，山楂、神曲、莱菔子消食导滞，陈皮、半夏理气和胃化痰，茯苓健脾利湿。

若肝胃郁热，症见胸胁苦满，急躁易怒，口苦舌燥，腹胀纳呆，月经不调，脉弦，可加柴胡、黄芩、栀子；肝火旺致便秘者，加更衣丸；食积化热，形成湿热，内阻肠胃，而致脘腹胀满，大便秘结，或泄泻，小便短赤，苔黄腻，脉沉有力，可用枳实导滞丸或木香槟榔丸；湿热郁于肝胆，可用龙胆泻肝汤；风火积滞壅积肠胃，表里俱实者，可用防风通圣散。

（二）痰湿内盛

证候：形盛体胖，身体重着，肢体困倦，胸膈痞满，痰涎壅盛，头晕目眩，口干而不欲饮，嗜食肥甘厚味，神疲嗜卧，苔白腻或白滑，脉滑。

分析：痰湿内盛，充斥肌肤则形盛体胖，内阻气机则胸膈痞满，痰涎壅盛，上蒙于头则头晕目眩；湿困脾阳，则身体重着，肢体困倦，神疲嗜卧；痰湿中阻，津不输布则口干而不欲饮；苔白腻或白滑，脉滑为痰湿内盛之象。

治法：燥湿化痰，理气消痞。

处方：导痰汤加减。

方中半夏、制南星、生姜燥湿化痰和胃，枳实、橘红理气化痰，冬瓜皮、泽泻淡渗利湿，决明子润肠通便，莱菔子消食化痰，白术、茯苓健脾化湿，甘草调和诸药。

若湿邪偏盛者，可加苍术、薏苡仁、防己、赤小豆、车前子；痰湿化热，症见心烦少寐，食少便秘，舌红苔黄，脉滑数，可酌加竹茹、浙贝母、黄连、黄芩、瓜蒌仁等，并以胆南星易制南星；痰湿郁久，壅阻气机，以致痰瘀交阻，伴见舌暗或有瘀斑者，可酌加当归、赤芍、川芎、桃仁、红花、泽兰、丹参等。

（三）脾虚不运

证候：肥胖臃肿，神疲乏力，身体困重，胸腹胀闷，四肢轻度水肿，晨轻暮重，劳累后明显，饮食如常或减少，既往多有暴饮暴食史，小便不利，大便秘结或溏薄，舌淡胖，边有齿印，苔薄白或白腻，脉濡细。

分析：脾气虚弱，运化失健，水湿流溢肌肤，则肥胖臃肿，四肢轻度水肿，晨轻暮重；气虚则神疲乏力，劳则耗气，则诸症劳累后明显；湿困中焦则身体困重，胸腹胀闷；津液不布则饮食偏少，便秘；水湿趋下则小便不利，便溏；舌淡胖，边有齿印，苔薄白或白腻，脉濡细为气虚湿盛之象。

治法：健脾益气，渗湿利水。

处方：参苓白术散合防己黄芪汤加减。

前方健脾益气渗湿，适用于脾虚不运之肥胖；后方益气健脾利水，适用于气虚水停之肥胖。两方相合，健脾益气作用加强，以助恢复脾的运化功能，杜生湿之源，同时应用渗湿利水之品，祛除水湿以减肥。

方中黄芪、党参、白术、茯苓、大枣健脾益气；桔梗性上浮，兼补益肺气；怀山药、扁豆、薏苡仁、莲子肉健脾渗湿；陈皮、砂仁理气化滞，醒脾和胃；防己、猪苓、泽泻、车前子利水渗湿。

若脾虚湿盛、肢体肿胀明显者，加大腹皮、桑白皮、木瓜，或加五皮饮；腹胀便溏者，加厚朴、陈皮、广木香以理气消胀；腹中畏寒者，加干姜、肉桂等以温中散寒。

（四）脾肾阳虚

证候：形体肥胖，颜面水肿，神疲嗜卧，气短乏力，腹胀便溏，气喘自汗，动则更甚，形寒肢冷，下肢水肿，小便昼少夜频，舌淡胖，苔薄白，脉沉细。

分析：脾肾阳虚，不能化气行水，水液泛溢肌肤则形体肥胖，颜面水肿，下肢水肿，阳气不足则神疲嗜卧，气短乏力；肾阳不能温煦脾阳，水谷不化则腹胀便溏；肾不纳气则自汗气喘，动则更甚；阳虚肢体失温则形寒肢冷；肾阳虚弱则小便昼少夜频；舌淡胖，苔薄白，脉沉细为阳虚之象。

治法：温补脾肾，利水化饮。

处方：真武汤合苓桂术甘汤加减。

前方温肾助阳，化气行水，适用于肾阳虚衰、水气内停之肥胖；后方健脾利湿，温阳化饮，适用于脾虚湿聚饮停之肥胖。两方合用，共奏温补脾肾、利水化饮之功。

方中附子、桂枝温补脾肾之阳，助阳化气；茯苓、白术健脾利水化饮；白芍敛阴；甘草和中；生姜温阳散寒。

若气虚明显，伴见气短、自汗者，加人参、黄芪；水湿内停明显，症见尿少水肿，加五苓散，或泽泻、猪苓、大腹皮；若见形寒肢冷者，加补骨脂、仙茅、淫羊藿、益智仁，并重用肉桂、附子以温肾祛寒。

临床本型肥胖多兼见合并症，如胸痹、消渴、眩晕等，遣方用药时亦可参照相关疾病辨证施治。

四、其他治疗

（一）针灸治疗

1. 基本处方

中脘、曲池、天枢、上巨虚、大横、丰隆、阴陵泉、支沟、内庭。

中脘乃胃募、腑会，曲池为手阳明大肠经的合穴，天枢为大肠的募穴，上巨虚为大肠的下合穴，四穴合用可通利肠腑，降浊消脂；大横健脾助运；丰隆、阴陵泉分利水湿、蠲化痰浊；支沟疏调三焦；内庭清泻胃腑。

2. 加减运用

（1）胃热滞脾证：加合谷、太白以清泻胃肠、运脾化滞。诸穴针用泻法。

（2）痰湿内盛证：加水分、下巨虚以利湿化痰。诸穴针用平补平泻法。

（3）脾虚不运证：加脾俞、足三里以健脾助运，针用补法，或加灸法。余穴针用平补平泻法。

（4）脾肾阳虚证：加肾俞、关元以益肾培元，针用补法，或加灸法。余穴针用平补平泻法。

（5）少气懒言：加太白、气海以补中益气。诸穴针用平补平泻法。

（6）心悸：加神门、心俞以宁心安神。诸穴针用平补平泻法。

（7）胸闷：加膻中、内关以宽胸理气。诸穴针用平补平泻法。

（8）嗜睡：加照海、申脉以调理阴阳。诸穴针用平补平泻法。

（二）皮肤针疗法

按基本处方及加减选穴，或取肥胖局部穴位，用皮肤针叩刺。实证重力叩刺，以皮肤渗血为度；虚证中等力度刺激，以皮肤潮红为度。2 日 1 次。

（三）耳针疗法

取口、胃、脾、肺、肾、三焦、饥点、内分泌、皮质下等穴，每次选 3～5 穴。毫针浅刺，中强刺激，留针 30 min，每日或隔日 1 次；或用埋针法、药丸贴压法，留置和更换时间视季节而定，其间嘱患者餐前或有饥饿感时，自行按压穴位 2～3 min，以增强刺激。

（四）电针疗法

按针灸主方及加减选穴，针刺得气后接电针治疗仪，用疏密波强刺激 25～35 min。2 日 1 次。

五、预防调摄

在药物治疗的同时，积极进行饮食调摄，饮食宜清淡，忌肥甘醇酒厚味，多食蔬菜、水果等富含纤维、维生素的食物，适当补充蛋白质，宜低糖、低脂、低盐，养成良好的饮食习惯，忌多食、暴饮暴食，忌食零食，必要时有针对性地配合药膳疗法。

适当参加体育锻炼或体力劳动，如根据情况可选择散步、快走、慢跑、骑车、爬楼、拳击等，也可做适当的家务等体力劳动。运动不可太过，以防难以耐受，贵在持之以恒，一般勿中途中断。

减肥须循序渐进，使体重逐渐减轻接近或达到正常体重，而不宜骤减，以免损伤正气，降低体力。

（高立凡）

第二节　虚劳

虚劳是指以五脏虚证为主要临床表现的多种慢性虚弱证候的总称，又称虚损。

历代医籍对虚劳的论述甚多。《素问·通评虚实论》提出的"精气夺则虚"是虚证的提纲。而《素问·调经论》所谓"阳虚则外寒，阴虚则内热"，进一步说明虚证有阴虚、阳虚之别，并明确了阴虚、阳虚的主要特点。《难经·十四难》论述了"五损"的症状及病势传变，并根据五脏的所主及其特性提出相应的治疗大法，如"损其肺者益其气，损其心者调其营卫，损其脾者调其饮食、适其寒温，损其肝者缓其中，损其肾者益其精"。汉代张仲景在《金匮要略·血痹虚劳病脉证并治》篇首先提出了"虚劳"的病名，分阳虚、阴虚、阴阳两虚三类，详述症、因、脉、治，治疗着重于温补脾肾，并提出扶正祛邪、祛瘀生新等治法，首倡补虚不忘治实的治疗要点。《诸病源候论·虚劳病诸候》比较详细地论述了虚劳的原因及各类症状，对五劳（心劳、肝劳、肺劳、脾劳、肾劳）、六极（气极、血极、筋极、骨极、肌极、精极）、七伤（大饱伤脾，大怒气逆伤肝，强力举重、久坐湿地伤肾，形寒、寒饮伤肺，忧愁思虑伤心，风雨寒暑伤形，大恐惧不节伤志）等内容做了具体阐释。金元以后，对虚劳的理论认识及临床治疗都有较大的发展。如李东垣重视脾胃，长于甘温补中。朱丹溪重视肝肾，善用滋阴降火。明代张景岳深刻地阐发了阴阳互根的理论，提出"阴中求阳，阳中求阴"的治则，在治疗肾阴虚、肾阳虚的理论及方药方面有新的发展。汪绮石重视肺、脾、肾在虚劳中的重要性，所著《理虚元鉴》中明确指出："治虚有三本，肺、脾、肾是也。肺为五脏之天，脾为百骸之母，肾为性命之根，治肺、治脾、治肾，治虚之道毕矣。"清代吴澄的《不居集》系统汇集整理了虚劳的资料，是研究虚劳的一部有价值的参考书。

虚劳所涉内容很广，是中医内科中范围最广的一种病证。凡先天禀赋不足，后天调护失当，病久体虚，积劳内伤，久虚不复等导致的多种以脏腑气血阴阳亏损为主要表现的病证，均属于本病证的范畴。

现代医学中多系统的众多慢性消耗性疾病及功能衰退性疾病，出现虚劳的临床表现时，可参考本节进行辨证论治。

一、病因病机

引起虚劳的原因很多。《理虚元鉴·虚证有六因》全面归纳了虚劳之因，提出"有先天之因，有后天之因，有痘疹及病后之因，有外感之因，有境遇之因，有医药之因"，表明多种病因作用于人体，引起脏腑亏损，气血阴阳亏虚，日久不复，皆可发展为虚劳。概言之，其病因不外先天、后天两大因素，以脏腑亏损、气血阴阳虚衰为主要病机。

（一）禀赋不足

因父母体虚，禀赋薄弱，或孕育不足，胎中失养，或后天喂养不当，水谷精气不充，均可导致先天禀赋不足，体质不强，易于患病，病后久虚不复，脏腑气血阴阳日渐亏虚，发为虚劳。

（二）烦劳过度

烦劳过度，因劳致虚，损伤五脏。如《素问·宣明五气》篇指出："久视伤血，久卧伤气，久坐伤肉，久立伤骨，久行伤筋。"《医家四要·病机约论》也说："曲运神机则劳心，尽心谋虑则劳肝，意外过思则劳脾，预事而忧则劳肺，色欲过度则劳肾。"在各种劳损中，尤以劳神过度及恣情纵欲较为常见。

（三）饮食不节

暴饮暴食，饥饱无常，或嗜欲偏食，营养不良，或饮酒过度，均会损伤脾胃，久则气血无以生化，内不能和调于五脏六腑，外不能洒陈于营卫经脉，形成虚劳。

（四）大病久病

邪气强盛，正气短时难复，损伤脏气，耗伤气血阴阳，复以病后失于调养，每易发展为虚劳；或久病迁延失治，邪气留恋，病情传变日深，损耗人体的气血阴阳；或妇人产后调理失当，正虚难复，均可演变为虚劳。

（五）误治失治

因误诊误治，或遣方用药不当，以致精气耗损，既延误治疗，又损及阴精或阳气，从而发为虚劳。

虚劳之病位主要在五脏，尤以脾肾为主。因为五脏相关，气血同源，阴阳互根，所以一脏受病，可以累及他脏，互相影响和转化。虽病因各异，或是因虚致病，因病致劳，或是因病致虚，久虚不复成劳，但究其病理性质，主要为气、血、阴、阳的亏耗。气虚不能生血，血虚无以载气。气虚日久阳亦渐衰，血虚日久阴也不足。阳损日久，累及于阴；阴亏日久，累及于阳。病势日渐发展，而病情趋于复杂。

二、诊断要点

（一）症状

其多见于形神衰败，身体瘦弱，大肉尽脱，心悸气短，自汗盗汗，面容憔悴，食少畏食，或五心烦热，或畏寒肢冷，脉虚无力等症，具有引起虚劳的致病因素及较长的病史。

（二）检查

虚劳涉及的病种甚多，必须结合患者的具体情况，针对主要症状有选择地做相应的检查，以便重点掌握病情。一般常选用血常规、血生化、心电图、X 线摄片、免疫功能测定等检查，特别要结合原发病做相关检查。

（三）鉴别诊断

1. 肺痨

宋代严用和在《济生方·五劳六极论治》中指出："医经载五劳六极之证，非传尸、骨蒸之比，多由不能卫生施于过用，逆于阴阳，伤于荣卫，遂成五劳六极之病焉。"两者鉴别的要点是：肺痨乃因正气不足而被痨虫侵袭所致，病位主要在肺，具有传染性，以阴虚火旺为其病理特点，以咳嗽、咳痰、咯血、潮热、盗汗、消瘦为主要临床症状；而虚劳由多种原因所导致，久虚不复，病程较长，一般无传染性，以脏腑气、血、阴、阳亏虚为其基本病机，可分别出现五脏气、血、阴、阳亏虚的多种临床症状。

2. 其他疾病中的虚证

虚劳与内科其他病证中的虚证证型虽然在临床表现、治疗方药方面有类似之处，但两者仍有区别：虚劳的各种证候，均以出现一系列精气亏虚的症状为特征；而其他病证的虚证则各以其病证的主要症状为突出表现。例如，眩晕一证的气血亏虚型，虽有气血亏虚的症状，但以眩晕为最突出、最基本的表现；水肿一证的脾阳不振型，虽有脾阳亏虚的症状，但以水肿为最基本、最突出的表现。此外，虚劳一般都有比较长的病程，且病势缠绵，往往涉及多脏甚至整体。而其他病证的虚证类型虽然也以久病属虚者居多，但亦有病程较短而表现虚证者。例如，泄泻一证的脾胃虚弱型，以泄泻为主要临床表现，有病程长者，亦有病程短者。

三、辨证论治

《杂病源流犀烛·虚损劳瘵源流》说："虽分五脏，而五脏所藏无非精气，其所以致损者有四，曰气虚，曰血虚，曰阳虚，曰阴虚"，"气血阴阳各有专主，认得真确，方可施治。"一般说来，病情单纯者，病变比较局限，容易辨清受累脏腑及其气、血、阴、阳亏虚的属性。但因为气血同源，阴阳互根，五脏相关，所以各种原因所致的虚损往往相互影响，由一虚而渐致多虚，由一脏而累及他脏，使病情趋于复杂和严重，辨证时应加以注意。

对于虚劳的治疗，根据"虚则补之""损者益之"的理论，当以补益为原则。在进行补益的时候，一是必须根据病理属性的不同，分别采取益气、养血、滋阴、温阳的治疗方药；二是要密切结合五脏病位的不同而选用方药，以加强治疗的针对性。此外，因为脾为后天之本，是水谷、气血生化之源；肾为先天之本，寓元阴元阳，是生命的本源，所以补益脾肾在虚劳的治疗中具有比较重要的意义。

虚劳的证候虽繁，但总离不开五脏，而五脏之虚损，又不外乎气、血、阴、阳。因此，现以气、血、阴、阳为纲，五脏虚证为目，分类列述其证治。

（一）气虚

症见面色㿠白或萎黄，少气懒言，声音低怯，头昏神疲，肢体无力，舌苔淡白，脉细软弱。

1. 肺气虚

证候：咳嗽无力，痰液清稀，自汗气短，语声低微，时寒时热，平素易于感冒，面白，舌质淡，脉弱。

分析：肺气不足，则咳嗽无力，痰液清稀；表卫不固，故自汗气短，语声低微；肺气亏虚，营卫失和，则时寒时热；肺主皮毛，肺虚则腠理疏松，故易感受外邪；肺气亏虚，不能朝百脉，故见面白、舌淡、脉弱。

治法：补益肺气。

处方：补肺汤。

方中人参、黄芪益气补肺固表；因肺气根于肾，故以熟地、五味子益肾固元敛肺；桑白皮、紫菀清肃肺气。

若自汗较多者，加牡蛎、麻黄根固表止汗；若气阴两虚，而兼见潮热盗汗者，加鳖甲、地骨皮、秦艽等养阴清热；肺气虚损，卫阳不固，易感外邪，症见发热恶寒，身重，头目眩冒，治宜扶正祛邪，可仿《金匮要略》薯蓣丸意，佐防风、豆卷、桂枝、生姜、杏仁、桔梗之品，以疏风散表。

2. 心气虚

证候：心悸，气短，动则甚，神疲体倦，自汗，面色㿠白，舌质淡，脉弱。

分析：心气虚弱，心失所养，则心悸、气短；因心开窍于舌，其华在面，故心气不足则面色㿠白，舌质淡；心主血脉，故心气虚则脉道空虚；汗为心之液，故心气不足则摄津无力，而见自汗；心主神志，心气不足，则神疲体倦，劳则尤甚，舌淡，脉弱。

治法：益气养心。

处方：七福饮。

方中人参、白术、炙甘草益气养心，熟地、当归滋阴补血，酸枣仁、远志养心安神。

若自汗多者，加黄芪、五味子益气敛汗；不思饮食者，加砂仁、茯苓开胃健脾。

3. 脾气虚

证候：纳食减少，食后胃脘不适，神疲乏力，大便溏薄，面色萎黄，舌淡苔薄，脉弱。

分析：脾虚不能健运，胃肠受纳及传化功能失常，故纳食减少，食后胃脘不适，大便溏薄；脾虚不能化生水谷精微，气血来源不充，形体失养，故倦怠乏力，面色萎黄，舌淡，脉弱。

治法：健脾益气。

处方：加味四君子汤。

方中以人参、黄芪、白术、甘草益气健脾，茯苓、扁豆健脾除湿。

若兼胃脘胀满、嗳气呕吐者，加陈皮、半夏理气和胃降逆；腹胀脘闷，嗳气，苔腻者，证属食积停滞，酌加神曲、麦芽、山楂、鸡内金消食健胃；若气虚及阳，脾阳渐虚而兼见腹痛泄泻、手足欠温者，加肉桂、炮姜温中散寒止痛；若脾气虚损而主要表现为中气下陷，症见脘腹坠胀、气短、脱肛者，可改用补中益气汤以补益中气，升阳举陷。

4. 肾气虚

症状：神疲乏力，腰膝酸软，小便频数而清长，白带清稀，舌质淡，脉弱。

分析：肾气亏虚则固摄无力，故小便频数而清长，白带清稀；腰为肾之府，故肾虚则腰膝酸软；神疲乏力，舌质淡，脉弱，均为气虚之征。

治法：益气补肾。

处方：大补元煎。

方中用人参、怀山药、炙甘草益气强肾固本，杜仲、山茱萸温补肾气，熟地、枸杞、当归补精养血。

若神疲乏力较甚者，加黄芪补气；尿频较甚及小便失禁者，加菟丝子、五味子、益智仁补肾摄精；脾失健运而兼见大便溏薄者，去熟地、当归，加肉豆蔻、补骨脂以温补脾肾，涩肠止泄。

在气、血、阴、阳的亏虚中，气虚是临床最常见的一类，尤以肺、脾气虚为多见，而心、肾气虚亦不少。肝病而出现神疲乏力、纳少便溏、舌质淡、脉弱等气虚症状时，多在治肝的基础上结合脾气亏虚论治。

（二）血虚

症见面色淡黄或淡白无华，唇、舌、指甲色淡，头晕目眩，肌肤枯燥，舌质淡红，苔少，脉细。心主血，脾统血，肝藏血，故血虚之中以心、脾、肝的血虚较为多见。

1. 心血虚

症状：心悸怔忡，健忘，失眠，多梦，面色不华，舌质淡，脉细或结代。

分析：心血亏虚，血不养心，则心神不宁，故致心悸怔忡，健忘，失眠或多梦；血虚不能上荣头面，故面色不华，舌质淡；血虚气少，血脉不充，故脉细或结代。

治法：养血宁心。

处方：养心汤。

方中人参、黄芪、茯苓、甘草益气养血；当归、川芎、五味子、柏子仁、酸枣仁、远志养血宁心安神；肉桂、半夏曲温中健脾，以助气血之生化。

若失眠、多梦，加夜交藤、合欢花养心安神。

脾血虚常与心血虚同时并见，临床常称心脾血虚。除养心汤外，还可选用归脾汤。归脾汤为补脾与养心并进，益气与养血相融之剂，具有补益心脾、益气摄血的功能，是治疗心脾血虚的常用方剂。

2. 肝血虚

症状：头晕目眩，胁肋疼痛，肢体麻木，筋脉拘急，或惊惕肉瞤，妇女月经不调甚则闭经，面色无华，舌质淡，脉弦细或细涩。

分析：肝血亏虚，不能上养头目，故致头晕目眩；血不养肝，肝气郁滞故胁肋疼痛；由于血虚生风，筋脉失养，以致肢体麻木，筋脉拘急，或惊惕肉瞤；肝血不足，妇女冲任空虚，则月经不调甚或闭经；面色无华，舌淡，脉弦细或细涩，为肝血不足、血脉不充之象。

治法：补血养肝。

处方：四物汤。

方中熟地、当归补血养肝，芍药、川芎调和营血。

血虚甚者，加制首乌、枸杞子、鸡血藤以增强补血养肝的作用；胁痛者，加丝瓜络、郁金、香附理气通络止痛；肝血不足，目失所养所致视物模糊者，加枸杞子、决明子养肝明目。

若肝郁血瘀，新血不生，羸瘦，腹满，腹部触有癥块，质硬而痛，拒按，肌肤甲错，状如鱼鳞，妇女经闭，两目黯黑，舌有青紫瘀点、瘀斑，脉细涩者，可同服大黄䗪虫丸祛瘀生新。

（三）阴虚

症见面赤颧红，唇红，手足心热，虚烦不安，潮热盗汗，口干，舌质光红少津，脉细数无力。五脏的阴虚在临床上均较常见，而以肾、肝、肺为主，且以肝、肾为根本。病情较重时，可出现气阴两虚或阴阳两虚。

1. 肺阴虚

症状：咳嗽，咽干，咯血，甚或失音，潮热盗汗，颧红如妆，舌红少津，脉细数。

分析：肺阴亏耗，肺失濡润，故干咳；肺络损伤，则咯血；阴虚津不上承，故咽干，甚则失音；阴虚火旺，虚热迫津外泄，则潮热盗汗；颧红如妆，舌红少津，脉细数，均为阴虚有热之象。

治法：养阴润肺。

处方：沙参麦冬汤。

方中用沙参、麦冬、玉竹滋补肺阴，天花粉、桑叶、甘草清热润燥生津。

咳甚者，加百部、款冬花肃肺止咳；咯血者，酌加白及、仙鹤草、鲜茅根凉血止血；

潮热者，加地骨皮、银柴胡、秦艽、鳖甲养阴清热；盗汗者，加五味子、乌梅、瘪桃干敛阴止汗。

2. 心阴虚

症状：心悸，失眠，烦躁，潮热，盗汗，面部潮红，口舌生疮，舌红少津，脉细数。

分析：心阴亏虚，心失濡养，故心悸、失眠；阴虚生内热，虚火亢盛，故烦躁、面部潮红、口舌生疮；虚热迫津外泄，则盗汗；舌红少津，脉细数，为阴虚内热、津液不足之象。

治法：滋阴养心。

处方：天王补心丹。

方中以生地、玄参、麦冬、天冬养阴清热，人参、茯苓、五味子、当归益气养血，丹参、柏子仁、酸枣仁、远志养心安神，桔梗载药上行。本方重在滋阴养心，适用于阴虚较甚而火热不亢者。

若火热旺盛而见烦躁不安、口舌生疮者，去当归、远志之辛温，加黄连、木通、淡竹叶清泻心火，导热下行；若见潮热，加地骨皮、银柴胡清虚热；盗汗，加牡蛎、浮小麦固表敛汗。

3. 胃阴虚

症状：口干唇燥，不思饮食，大便秘结，甚则干呕，呃逆，面部潮红，舌干，少苔或无苔，脉细数。

分析：脾胃阴虚，运化失常，故不思饮食；津亏不能上承，故口干；胃肠失于滋润则大便秘结；若阴亏较甚，胃气失于和降，上逆为患，则干呕、呃逆；面部潮红，舌红，苔少，脉细数，均为阴虚内热之象。

治法：养阴和胃。

处方：益胃汤。

方中以沙参、麦冬、生地、玉竹滋阴养液，配伍冰糖养胃和中。

若口唇干燥、津亏较甚者，加石斛、花粉养阴生津；不思饮食者，加麦芽、扁豆、山药益胃健脾；呃逆，加刀豆、柿蒂、竹茹和胃降逆止呃；大便干结者，用蜂蜜润肠通便。

4. 肝阴虚

症状：头痛，眩晕，耳鸣，视物不明，目干畏光，急躁易怒，或肢体麻木，筋惕肉瞤，面部潮红，舌干红，脉弦细数。

分析：肝阴不足，肝阳偏亢，上扰清窍，故头痛、眩晕、耳鸣；肝阴不能上荣于目，故视物不明、目干畏光；阴血不能濡养筋脉，虚风内动，故肢体麻木、筋惕肉瞤；阴虚火旺，肝火上炎，则面部潮红；舌红少津、脉弦细数为阴虚肝旺之象。

治法：滋养肝阴。

处方：补肝汤。方中以四物汤养血柔肝，木瓜、甘草、酸枣仁酸甘化阴。

若头痛、眩晕、耳鸣较甚，或筋惕肉瞤，为肝风内动之征，加石决明、菊花、钩藤、刺蒺藜镇肝熄风潜阳；目干涩畏光，或视物不明者，加枸杞子、女贞子、草决明养肝明目；若肝火亢盛而见急躁易怒，尿赤便秘，舌红脉数者，加夏枯草、龙胆草、山栀清肝泻火。若肝阴虚证而表现为以胁痛为主要症状者，可改用一贯煎。

5. 肾阴虚

症状：腰酸，遗精，两足痿软，眩晕，耳鸣，甚则耳聋，口干，咽痛，颧红，舌红少津，脉沉细数。

分析：肾虚失养，故感腰酸；肾阴亏损，相火妄动，精关不固，则遗精；肾阴亏虚，髓海不充，脑失濡养，则眩晕、耳鸣；虚火上炎，故口干、咽痛、颧红；舌红少津、脉沉细数，均为肾阴亏虚之征。

治法：滋补肾阴。

处方：左归丸。

方中以熟地、龟甲胶、枸杞、怀山药、牛膝滋阴补肾，山茱萸、菟丝子、鹿角胶补肾填精。

若精关不固，腰酸遗精，加牡蛎、金樱子、芡实、莲须固肾涩精；虚火较甚，而见潮热、口干、咽痛、舌红、脉细数者，去鹿角胶、山茱萸，加知母、黄柏、地骨皮滋阴泻火。

（四）阳虚

症见面色苍白或晦暗，畏寒肢冷，出冷汗，神疲乏力，气息微弱，或水肿，下肢较甚，舌质胖嫩，边有齿印，苔淡白而润，脉沉迟或虚大。阳虚常由气虚进一步发展而成，阳虚则寒，其症比气虚更重，并出现里寒的征象。阳虚之中，以心、脾、肾的阳虚为多见。由于肾阳为人身之元阳，所以心、脾阳虚日久，必累及于肾，而出现心肾阳虚或脾肾阳虚的病变。

1. 心阳虚

症状：心悸，自汗，神倦嗜卧，形寒肢冷，心胸憋闷疼痛，面色苍白，舌淡或紫黯，脉细弱或沉迟。

分析：心阳不足，心气亏虚，故心悸、自汗、神倦嗜卧；阳虚不能温养四肢百骸，故形寒肢冷；阳虚气弱，不能推动血液运行，心脉瘀阻，气机滞塞，故心胸憋闷疼痛，舌质紫黯；面色苍白，舌淡，脉沉迟，均属心阳亏虚、运血无力之征。

治法：益气温阳。

处方：保元汤。

方中以人参、黄芪益气扶正，肉桂、甘草、生姜温通心阳。

若血脉瘀阻，而见心胸疼痛者，酌加郁金、丹参、川芎、三七活血定痛；阳虚较甚，而见形寒肢冷、脉迟者，酌加附子、巴戟天、仙茅、淫羊藿、鹿茸温补阳气。

2. 脾阳虚

症状：面色萎黄，形寒，食少，神倦乏力，少气懒言，大便溏泄，肠鸣腹痛，每因遇寒或饮食不慎而加剧，舌质淡，苔白，脉弱。

分析：脾阳亏虚，不能运化水谷，充养四肢百骸，故形寒、食少、神倦乏力、少气懒言；气虚中寒，清阳不升，寒凝气滞，则腹痛肠鸣、大便溏泄；感受寒邪或饮食不慎，以致中阳更虚，更易加重病情；面色萎黄、舌淡、苔白、脉弱均为中阳虚衰之征。

治法：温中健脾。

处方：附子理中汤。

方中以党参、白术、甘草益气健脾，燥湿和中；附子、干姜温中祛寒。若腹中冷痛较甚，为寒凝气滞，可加高良姜、香附或丁香、吴茱萸温中散寒，理气止痛；食后腹胀及呕逆者，为胃寒气逆，加砂仁、半夏、陈皮温中和胃，降逆止呃；腹泻较甚，为阳虚寒甚，加肉豆蔻、补骨脂、薏苡仁温补脾肾，涩肠止泻。

3. 肾阳虚

症状：腰背酸痛，遗精，阳痿，多尿或尿失禁，面色苍白，形寒肢冷，下利清谷或五更泄泻，舌质淡胖，有齿痕，苔白，脉沉迟。

分析：肾阳不足，失于温煦，故腰背酸痛、形寒肢冷；阳气衰微，精关不固，故遗精、阳痿；肾气不固，则小便失禁；气化不及，则尿多；命门火衰，火不生土，不能蒸化腐熟水谷，故下利清谷或五更泄泻；面色苍白，舌淡胖有齿痕，脉沉迟，均为阳气亏虚、阴寒内盛之象。

治法：温补肾阳。

处方：右归丸。

方中以附子、肉桂温肾补阳，杜仲、山茱萸、菟丝子、鹿角胶补益肾气，熟地、山药、枸杞、当归补益精血，滋阴以助阳。

若精关不固而见遗精，加金樱子、桑螵蛸、莲须，或金锁固精丸以收涩固精；若脾虚而见下利清谷，则去熟地、当归等滋腻滑润之品，加党参、白术、薏苡仁补气健脾，渗湿止泻；若命门火衰而见五更泄泻，宜合四神丸（《证治准绳》）温补脾肾，固肠止泻；若阳虚水泛而见水肿、尿少者，加茯苓、泽泻、车前子，白术利水消肿；若肾阳虚衰，肾不纳气而见喘促短气，动则尤甚，加补骨脂、五味子、蛤蚧补肾纳气。

四、针灸治疗

1. 气虚

（1）基本处方：膻中、中脘、气海。

膻中补上焦肺气，中脘补中焦水谷之气，气海补下焦元气。

（2）加减运用：①肺气虚证，加肺俞、膏肓俞以培补肺气。诸穴针用补法，或加灸法。②心气虚证，加心俞、内关以培补心气。诸穴针用补法，或加灸法。③脾气虚证，加百会、足三里以升阳举陷。诸穴针用补法，或加灸法。④肾气虚证，加肾俞关元以补肾纳气。诸穴针用补法，或加灸法。

2. 血虚

（1）基本处方：膈俞、肝俞、足三里、三阴交。

血会膈俞，辅以肝俞，养血补血；足三里、三阴交健脾养胃，补气养血。

（2）加减运用：①心血虚证，加心俞、内关、神门以养血安神。诸穴针用补法。②肝血虚证：加期门、太冲、阳陵泉以补血养肝、柔筋缓急。诸穴针用补法。

3. 阴虚

（1）基本处方：肾俞、足三里、三阴交。

肾俞、足三里补先后天而益阴；三阴交为精血之穴，益肝脾肾之阴。

（2）加减运用：①肺阴虚证，加肺俞、膏肓、太渊以养阴润肺。诸穴针用补法。②心阴虚证，加心俞、神门以滋阴养心。诸穴针用补法。③胃阴虚证，加胃俞、中脘以养阴和胃。诸穴针用补法。④肝阴虚证，加肝俞、期门、太冲以滋养肝阴。诸穴针用补法。⑤肾阴虚证，加志室、太溪以滋补肾阴。诸穴针用补法。

4. 阳虚

（1）基本处方：关元、命门、肾俞。

关元、命门温肾固本，培养下元；肾为水火之宅，肾俞温阳化气。

（2）加减运用：①心阳虚证，加心俞、内关、少海、膻中以益气温阳。诸穴针用补法，或加灸法。②脾阳虚证，加脾俞、胃俞、中脘以温中健脾。诸穴针用补法，或加灸法。③肾阳虚证，加志室、神阙以温补肾阳。诸穴针用补法，或加灸法。

（高立凡）

第三节　痰饮

痰饮是指三焦气化失常，水液在体内运化输布失常，停积于某些部位的一类病证。在《内经》无"痰饮"之名，但有"积饮"之说，如《素问·六元正纪大论》曰："太阴所至，为积饮否隔。"《素问·气交变大论》载："岁土太过，雨湿流行……饮发中满食减，四肢不举。"《素问·五常政大论》云："土郁之发，民病饮发注下。"指出水湿过盛、土郁失运为积饮的主要病机，奠定了痰饮的理论基础。《金匮要略·痰饮咳嗽病脉证并治》首创"痰饮"之名，其含义有广义和狭义之分，广义的痰饮是诸饮的总称，由于水饮停积的部位不同，而分为痰饮、悬饮、溢饮、支饮四类；狭义的痰饮即指水饮停积于胃肠，是诸饮中的一个类型。其对痰饮病的证候、论治做了比较系统的论述，并提出"病痰饮者，当以温药和之"的治疗原则。由于《金匮要略》对痰饮起因及脉证治疗阐发甚详，被后世奉为准绳，成为痰饮辨证论治的主要依据。自隋代巢元方《诸病源候论》起将痰与饮分开而论，曰："……脉偏弦者为痰，浮而滑为饮。"立诸痰候与诸饮候，并在《金匮要略》四饮基础上另有流饮和癖饮的论述，如"流饮者，由饮水多，水气停聚肠胃之间，辘辘有声，谓之流饮"，"此由饮水多，水气停积两胁之间，遇寒气相搏，则结聚成块，谓之癖饮"。金元四大家之一张子和《儒门事亲·饮当去水温补转剧论》则指出饮之成因："其本有五，有愤郁而得之者，有困乏而得之者，有思虑而得之者，有痛饮而得之者，有热时伤冷而得之者，饮证虽多，无出于此。"又云："夫治病有先后，不可妄投，邪来去时，愤不可补也。大邪新去，恐反增其气，转甚于未治之时也。"指出治疗饮证不可妄用补法。清代喻昌则指出对痰饮之体虚、积劳、失血等虚证患者不可妄用吐法或峻攻。这些论述都对饮证治疗有指导意义。从隋唐至金元，在痰饮病的基础上，又逐渐发展了痰的病机学说，《丹溪心法·痰病》曰："百病中多有兼痰者，世所不知也。"《景岳全书·痰饮》载："痰之与饮，虽曰同类，而实有不同也。"一般而言，黏稠者为痰，清稀者为饮，故应加以区别。本节论述的范围以《金匮要略》中之痰饮病为主。

西医学的慢性支气管炎、支气管哮喘、渗出性胸膜炎、胃肠功能紊乱、不完全性肠梗阻、慢性心功能不全等疾病的某些阶段，可参照本节进行辨证论治。

一、病因病机

痰饮的病因为寒湿浸渍、饮食不节、劳欲所伤，以致肺脾肾气化功能失调，三焦水道不利，水液失于正常运化、输布，停积而为痰饮。

（一）寒湿浸渍，积而成饮

寒湿之邪，易伤阳气。凡气候之寒冷潮湿，或冒雨涉水，或经常坐卧湿地等，导致寒湿浸渍，由表及里，中阳受困，运化无力，水湿停聚而为痰饮。正如《素问·至真要大论》曰："太阴之胜……独胜则湿气内郁……"

（二）饮食不节，伤及脾阳

恣食生冷，或暴饮暴食，均可阻遏脾阳，使中州失运，水湿聚而为饮。《金匮要略·痰饮咳嗽病脉证并治》云："夫患者饮水多，必暴喘满""食少饮多，水停心下""流饮者，由饮水多，水流走于肠胃之间，辘辘有声……"

（三）劳欲久病，脾肾阳虚

水液属阴，全赖阳气之温煦蒸化输转。若因思虑、劳倦、纵欲太过，伤及脾肾；或年高久病，或素体阳虚，脾肾阳气不足，水液失于气化转输停聚为饮。叶天士提出"外饮治脾，内饮治肾"的大法，指出外饮为劳欲所伤，阳气内虚，水液运化无力而成为饮。

人体在生理状态下，水液的吸收、输布和排泄，主要依赖肺脾肾三脏的气化功能。《素问·经脉别论》曰："饮入于胃，游溢精气，上输于脾，脾气散精，上归于肺，通调水道，下输膀胱，水精四布，五经并行。"由此可知，体内水液的代谢包括脾之转输上行、肺之通调下降和肾之蒸化开合等三个不可分割的重要环节。水谷精气是在脾之健运、肺之通调、肾之蒸化开合作用下，化为津液，输布全身，发挥多种生理作用之后，变为汗液、尿液排出体外。如果三脏功能失调，肺之通调涩滞、脾之转输无权、肾之蒸化失职，水谷不得运化输布而成浊液，聚而为水为饮，遇火气则煎熬成痰。三脏之中，脾运失司，首当其要，因脾阳一虚，水谷精气不能正化，则上不能输精以养肺，下不能助肾以制水，必然导致水液停滞中焦，流溢四末，波及五脏。水液的输布排泄，还与三焦的作用密切相关。三焦主司一身之气化，为运行水液之道路。若三焦气化失司，水道不通，则水液停积为饮。故《素问·灵兰秘典论》曰："三焦者，决渎之官，水道出焉。"《圣济总录·痰饮统论》曰："三焦者，水谷之道路，气之所终始也，三焦调适，气脉平匀，则能宣通水液，行入于经，化而为血，灌溉周身；若三焦气塞，脉道壅闭，则水饮停积，得宜行，聚成痰饮。"

总之，痰饮之病机性质总属阳虚阴盛，为本虚标实之证。肺脾肾气化失调，阳气不足实为痰饮发生的病机基础。虽然间有因时邪与内饮相搏，或饮邪久郁化热，表现为饮热错杂之证，虽属少数，但不可忽视。

二、诊断要点

（一）诊断

痰饮病证的诊断，应综合临床特征、痰饮停积的部位来确定。

（1）饮留胃肠者为痰饮，主要表现为心下痞满，胃中有振水声，肠间辘辘有声，呕吐清水痰涎。

（2）饮留胸胁者为悬饮，主要表现为咳嗽、气急、胁胁胀痛。

（3）饮浸肺者为支饮，主要表现为咳逆喘息、痰白量多。

（4）饮溢四肢者为溢饮，主要表现为身痛困重、肢体水肿。

（二）相关检查

痰饮病证涉及的疾病较多，临证应注意结合相关检查以帮助诊断，如胸部 X 线摄片、胃肠钡餐造影、内镜、胸腹 B 超、痰培养、胸腔积液检查、CT 等。

（三）鉴别诊断

1. 痰、饮、水、湿

四者同出于一源，均为水液不归正化，停积而成，然而在病机、形质特点、临床表现等方面各有特点。分别言之，痰多因热煎熬而成，分成有形、无形之痰，有形者，形质厚浊，咳咯可见；无形者，无处不到，病变多端。饮多因寒积聚而成，形质清稀，多停于体内局部。水为清液，有阴水、阳水之分，可泛滥体表、四末。湿性黏滞，但无定体，可随五气从化相兼为病。合而言之，痰、饮、水、湿在一定条件下又可相互转化。

2. 溢饮与风水

两者虽均可见肢体水肿，但风水可见汗出恶风，小便不利，水肿从眼睑开始，迅速漫于四肢全身。而溢饮则见恶寒无汗、身体疼痛、小便自利，肿以四肢明显，甚或偏于一侧肢体。

3. 痰饮与咳嗽、哮、喘、肺胀的关系

饮邪停积胸肺，以致肺气失于宣降，可致咳嗽、哮、喘、肺胀等证，此时饮是上述肺系疾病发生、发展的病因或病理因素，在临床辨证施治时，可以按痰饮予以施治。若咳喘肺虚日久，肺气虚弱，宣降失司，水液失于输布，又可积而为饮，加重病情或致肺疾反复发作。

三、辨证论治

（一）辨证要点

1. 辨痰饮停积的部位

饮停胃肠者为痰饮，饮流胁下者为悬饮，饮溢四肢者为溢饮，饮停胸肺者为支饮。

2. 辨寒热

一般而言，痰饮总属阳虚寒凝，水饮停聚。如《症因脉治·痰症论》曰："饮主于水，寒多热少。"若饮邪久化热、饮热互结者，则表现饮渐黏稠、身热、口苦、苔黄、脉数等热象。临床寒热相兼之候也常有之。

3. 辨虚实

痰饮病虽以实证居多，但总属阳虚阴盛、本虚标实证，其本属脾肾阳气亏虚，不能运化水湿，其标则为水饮停聚或停饮郁久化热，但在病程的不同阶段，或表现以本虚为主，或表现为标实为主，应从起病之新久、饮邪之盛衰、禀赋之强弱来权衡虚实，如新病饮盛为实，久病正虚饮微为虚。

（二）治疗原则

饮为阴邪，遇寒则凝，得温则行，故其治疗当遵《金匮要略·痰饮咳嗽病脉证并治》"病痰饮者，当以温药和之"之宗旨，以温阳化饮为基本治疗原则，以振奋阳气，开发腠理，通行水道。同时，还应当分别标本缓急、表里虚实之不同，采取相应的治疗措施。若饮邪壅盛，其证属实，当祛邪治标，可根据其饮停部位，分别采用发汗、攻逐和分利等法；阳微气虚而饮邪不盛者，则温补脾肾阳气以治本；邪实而正虚者，治当攻补兼施；饮热相杂者，又当温清并用。即使实证，当饮邪已基本消除，也须继用健脾温肾以固其本，始能以巩固疗效。清代喻昌《医门法律·痰饮留伏论》提出虚实分治法，临床可作为辨治痰饮的要领，凡饮邪壅实者，当因势利导以祛除饮邪；阳虚饮微者，当以健脾温肾为主，阳气通则饮自化。

（三）分证论治

1. 痰饮

（1）饮停于胃：心下坚满或疼痛，胃脘部有振水声。

兼次症：恶心或呕吐，呕吐清水痰涎，口不渴或口渴不欲饮，或饮入即吐，背冷如掌大，头晕目眩，小便不利，食少，身体逐渐消瘦。

舌脉：苔白滑，脉沉弦或滑。

分析：多由过食生冷肥甘之物，或过用寒凉药物，壅遏脾阳，运化失职所致。水饮停滞胃中不得布化，则心下坚满或疼痛，胃中有振水声；胃中停饮则其气不降而上逆，则恶心、呕吐清水痰涎，饮入即吐；水谷之精微不化生津液而旁留成饮，停结胃中，则口渴不欲饮；脾胃运化失司，水谷不化精微以养全身，则食少，甚则消瘦；阳气为饮邪所阻，不得宣达于外，则背冷如掌大；清阳不得上达则头晕目眩；饮邪中阻，膀胱气化失司则小便不利。苔白滑，脉沉弦或滑，均为水饮内结之征。

治法：和中蠲饮。

方药：小半夏加茯苓汤。本方和胃降逆，化饮止吐，为治痰饮呕吐的基础方。方中半夏、生姜辛开，和胃化饮止呕，茯苓健脾利水渗湿。饮邪盛者，可加桂枝、白术通阳化饮，以祛饮邪。若饮困脾阳，症见纳呆泛酸者，加吴茱萸、川椒以温中散寒化饮；心下坚满疼痛甚者，加枳实以行气开结；小便不利者，加车前子、茯苓皮以利水渗湿；纳呆食少者，加焦三仙、砂仁以和胃消食。

（2）饮邪化热：脘腹坚满或灼痛。

兼次证：烦躁，口干口苦，舌燥，大便秘结，小便赤涩。

舌脉：舌质红，苔薄黄腻，或黄腻，或偏燥；脉弦滑而数。

分析：多由胃肠停饮，日久不除，郁而化热而成。饮热互结，留居胃肠，故脘腹坚满或灼痛，胃脘及肠间时有鸣声；饮热互结，腑气不通，浊气上逆，则口干口苦、舌燥、大便秘结；饮热下注于膀胱，膀胱气化不利，则小便赤涩；热扰心神，则烦躁；舌质红，苔薄黄，或黄腻，或偏燥，脉弦滑而数，均为饮热互结胃肠之征。

治法：清热逐饮。

方药：甘遂半夏汤。本方逐水祛痰，和中除湿，治疗饮热互结胃肠之证。方中甘遂、半夏降逆逐饮，白芍、蜂蜜酸甘和中，以防伤正，并借甘遂、甘草相反之性来增强其攻逐之力。全方攻守兼备，因势利导，使水饮去、正气复。本方为权宜攻邪之剂，邪除则停，不可过用久用。若饮邪结聚，膀胱气化不利，症见小便量少不利者，加泽泻、车前子、猪苓以温阳化饮利水；饮邪上凌、阻滞清阳，症见头晕目眩者，加泽泻、白术、半夏、生姜以降逆化饮；纳呆食少者，属脾胃健运失司，水谷不化精微，加党参、茯苓、干姜以温中健脾；若见利后少腹续坚满者，加厚朴、木香以理气散结。

（3）饮留于肠：水走肠间，沥沥有声，腹部坚满或疼痛。

兼次症：脘腹发冷，头晕目眩，或下利清水而利后少腹续坚满，小便不利，纳呆。

舌脉：舌质淡，苔白滑或腻；脉沉弦或伏。

分析：饮邪内生，由胃下流于肠，故肠间沥沥有声；饮邪结聚于肠中，腹部坚满或疼痛；饮邪结聚，自寻出路，则下利清水；病根未除，此去而彼聚，故利后少腹续坚满；饮邪结聚肠中，阳气失于宣达，清阳不得上注于目、外荣肌肤，则头晕目眩、脘腹发冷；饮邪结聚，膀胱气化失司则小便不利。苔白滑，脉沉弦或滑，为饮邪中阻之象。

治法：攻逐水饮。

方药：已椒苈黄丸。本方攻逐水饮，治疗水饮内滞、壅滞不通的实证。方中防己、椒目辛宣苦泄，导水饮从小便而去；葶苈子、大黄攻坚决壅，逐热饮从大便而除。合之前后分清，饮热无存身之所，共奏泻热逐饮之效。若饮热相互胶结，升降失司、腑气不通甚者，加芒硝以加强攻逐之力。

2. 悬饮

（1）邪犯胸肺：寒热往来，身热起伏，咳嗽气急，胸胁疼痛，呼吸、转侧时疼痛加重。

兼次症：汗少，或发热不恶寒，有汗而热不解，少痰，心下痞硬，干呕，口苦，咽干。

舌脉：苔薄白或薄黄，脉弦数。

分析：肺居胸中，两胁为少阳经脉分布循行之处，若时邪外袭，邪侵胸胁，少阳枢机不和，则寒热往来，身热起伏，胸胁疼痛；时邪外袭，肺热壅盛，肺失宣降，则身热有汗，不恶寒，咳而气急少痰；邪侵胸胁，少阳热邪郁滞，则心下痞硬、口苦、干呕、咽干；苔薄白或黄，脉弦数，均为邪侵胸胁、肺卫同病、邪在上焦之征。

治法：和解少阳，宣利枢机。

方药：柴枳半夏汤。本方和解少阳，化痰通络，治疗邪侵少阳、痰热内阻之证。柴胡、黄芩和解清热，半夏、瓜蒌化痰散结，枳壳、桔梗、赤芍理气和络。胁肋疼痛加丝瓜络、旋覆花通络，心下痞硬、口苦、干呕加黄连以与半夏、瓜蒌相伍以清热化痰、开郁散结。热盛汗出、咳嗽气急者，去柴胡，加石膏、桑白皮、杏仁，以清热宣肺化痰。若寒热未除，胸胁已见停饮，可参照饮停胸胁证治疗。

（2）饮停胸胁：胸胁胀满疼痛，病侧肋间饱满，甚则偏侧胸部隆起。

兼次症：气短息促不能平卧，或仅能侧卧于停饮的一侧，呼吸困难，咳嗽，转侧时胸痛加重。

舌脉：舌质淡，苔白或滑腻；脉沉弦或弦滑。

分析：胸胁为气机升降之道，肺气郁滞，气不布津，停而为饮，故胸胁胀满，病侧肋间饱满，甚则偏侧胸部隆起。饮停胸胁，脉络受阻，气机不利，故胸胁胀满疼痛，咳嗽、呼吸、转侧时均牵引胸胁，故可使疼痛加重；水饮上迫于肺，肺气出入受阻，故气息短促；苔白或滑腻，脉沉弦或弦滑，均为水饮内结于里之候。

治法：攻逐水饮。

方药：十枣汤和葶苈大枣泻肺汤。十枣汤攻逐水饮，用于水饮内停、正盛邪实之证。方中甘遂、大戟、芫花均为峻下逐饮之品，恐伤胃气，故共研细末，以大枣煎汤送服，可根据服药后吐泻轻重，酌情掌握用量。若体质虚弱、不任峻下者，可改服葶苈大枣泻肺汤，本方泻肺行水，治疗痰涎壅盛之证。方中葶苈子苦辛沉降，开泄肺气，通利膀胱，加大枣甘缓补虚，以制约葶苈子峻泻逐饮之功。此外，控涎丹亦可酌用，本方无十枣汤之峻泻，适用于痰饮伏于胸膈上下、胁肋疼痛、形气俱实者。若痰浊偏盛、胸部满闷、苔浊腻者，

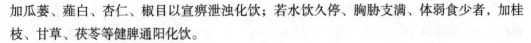

加瓜蒌、薤白、杏仁、椒目以宣痹泄浊化饮；若水饮久停、胸胁支满、体弱食少者，加桂枝、甘草、茯苓等健脾通阳化饮。

（3）气滞络痹：胸胁疼痛。

兼次症：胸部灼痛，或刺痛、胸闷、呼吸不畅，或咳嗽，甚则迁延日久不已，入夜、天阴时更为明显。

舌脉：舌质淡暗红，苔薄白；脉弦。

分析：饮邪久郁之后，气机不利，络脉痹阻，故胸胁疼痛。气郁不解，久郁化火，则痛势如灼；气滞及血，血脉不利，则刺痛；饮邪久留，气机郁滞，肺失宣降，则胸闷、呼吸不畅；饮邪属阴邪，入夜加重邪势，天阴时湿气停留，也助长饮邪之势，故疼痛在入夜或天阴时加重。舌质淡暗红、苔薄白、脉弦均为气滞络痹之候。

治法：理气和络。

方药：香附旋覆花汤。本方疏肝理气，降逆化痰。方中香附、旋覆花理气解郁，苏子、杏仁降气化痰，陈皮、半夏、茯苓、薏仁理气化痰。若痰气郁结、胸闷苔腻者，加瓜蒌、枳壳以理气化痰开郁；若久痛入络、痛势如刺者，加当归、桃仁、红花、乳香、没药化瘀止痛；若饮邪未净者，加通草、路路通、冬瓜皮。

（4）阴虚内热：胸胁灼痛，咳呛时作。

兼次症：口干咽燥，痰黏量少，午后潮热，颧红，心烦，盗汗，手足心热，形体消瘦。

舌脉：舌质红，少苔，脉细数。

分析：饮阻日久，气郁化热伤阴，肺络不和，则胸胁灼痛；阴虚肺燥，故咳呛时作，痰黏量少，口干咽燥；阴虚火旺，则潮热、颧红、盗汗、心烦、手足心热。脉络不和，气机不利，则胸胁闷痛。病久正虚而致形体消瘦。舌质红，少苔，脉细数，乃系阴虚内热之证。

治法：滋阴清热。

方药：泻白散或合沙参麦冬汤。泻白散清泻肺热，方中桑白皮清肺热、泻肺气、平喘咳，地骨皮泻肺中伏火，甘草、粳米养胃和中，四药合用，清热而不伤阴，泻肺而不伤正，使肺气清肃，则咳喘自平。沙参麦冬汤清热生津润燥，方中沙参、麦冬、玉竹、天花粉养阴生津，生扁豆、甘草健脾和中，桑叶祛风达邪。潮热者，加鳖甲、功劳叶；咳嗽者，加百部、川贝母；胸胁痛者，加瓜蒌皮、枳壳、郁金、丝瓜络、苏木；饮邪未尽者，加猪苓、泽泻、葶苈子；气虚、神疲、气短、自汗者，加党参、黄芪、黄精、五味子。

3. 支饮

寒饮伏肺：咳逆胸满不得卧，痰清稀，白沫量多。

兼次证：面浮跗肿，或经久不愈，平素伏而不作，遇寒即发，兼见寒热、背痛、身痛等。

舌脉：舌质淡体胖有齿痕，苔白滑或白腻；脉弦紧。

分析：多由受寒饮冷，久咳致喘，迁延日久伤肺，肺不布津，饮邪留肺，支撑胸膈。

饮邪犯肺，肺失宣降，故咳喘胸满、呼吸困难、不能平卧；水谷津液不归正化，停蓄成饮，则痰量多，质清稀或白沫状；饮邪伏肺，则久病不愈；饮为阴邪，故受寒易发或加重；水饮泛滥，则面浮肢肿；伏饮遇外感诱发，则恶寒背痛身痛。舌质淡体胖有齿痕、苔白滑或白腻、脉弦紧为寒饮内盛之象。

治法：温肺化饮。

方药：小青龙汤。本方有温里发表之功，用于支饮遇寒触发，表寒里饮之证。方中麻黄、桂枝、干姜、细辛温肺散寒，半夏降气化痰，佐以白芍、五味子散中有收，甘草和中。若表证已解，可改用苓甘五味姜辛汤温肺化饮；若饮邪壅滞，外无表证，喘咳痰盛不得卧，可用葶苈大枣泻肺汤泻肺逐饮；若痰多黏腻、胸闷气逆、苔浊者，加三子养亲汤以降气化痰。若饮郁化热，喘满胸闷，心下痞坚，烦渴，苔黄而腻，脉沉紧用木防己汤加减清热化饮。若喘息痰壅便秘，加葶苈子、大黄、芒硝以豁痰降气通腑。

4. 溢饮

主症：四肢沉重疼痛水肿。

兼次证：恶寒，无汗，口不渴，或有咳喘，痰多白沫，胸闷，干呕。

舌脉：舌质淡胖，苔白；脉弦紧。

分析：多因外感风寒，玄府闭塞，肺脾输布失职，水饮流溢四肢肌肤，故四肢沉重疼痛水肿，并兼见恶寒、无汗等风寒表证。若饮迫于肺，则咳喘痰多白沫、胸闷、干呕。口不渴、舌质淡胖、苔白、脉弦紧为饮邪内伏之象。

治法：解表化饮。

方药：小青龙汤加减。本方发表散寒，温肺化饮，用于表寒里饮所致的恶寒发热，无汗，四肢沉重，甚则肢体微肿者。方中麻黄、桂枝、干姜、细辛温肺散寒，半夏降气化痰，佐以白芍、五味子散中有收，甘草和中。若水饮内聚而见肢体水肿明显、尿少者，可配茯苓、猪苓、泽泻、车前子以利水祛饮；若表寒外束，内有郁热，伴有发热、烦躁，苔白而兼黄者，改用大青龙汤以发表清里。

痰饮病证总属阳虚阴盛、本虚标实，新病、初起以实证居多，若施治得法，饮邪渐去，则进入缓解期或恢复期，表现为正气虚弱为主，此时治疗应以扶正固本为主，以防病情复发；各类饮证若病情迁延缠绵或久病，则表现为虚实夹杂。在本节以脾胃阳虚或肾阳虚衰为主，此时治疗应扶正祛邪并重。

脾胃阳虚证主症多见脘腹冷痛，喜温喜按，纳少，腹胀，便溏，面色少华，身体消瘦，四肢不温，少气懒言，舌质淡胖，边有齿痕，脉沉弱，治以温中通阳，方用理中丸。方中党参补中益气，干姜散寒化饮，白术燥湿健脾，共成健脾益气、温中祛寒之功。肾阳虚甚，加附子、肉桂温阳；若饮邪未尽或饮邪留伏，症见呕吐清水痰涎，加茯苓、桂枝、泽泻化气行水；平时可以坚持服用香砂六君子汤以健脾益气、理气和胃，以巩固疗效。

脾肾阳虚证主症多见喘促动则为甚，心悸，畏寒肢冷，或咳嗽痰多、胸闷，或食少、脘腹冷痛、便溏，或腰膝酸软、小便不利、小腹拘急、面浮肢肿，舌质淡胖，苔白，脉沉细滑，治以温阳化饮，方用金匮肾气丸、苓桂术甘汤加减，两方均能温阳化饮。若食少，痰多，加陈皮、半夏化痰和中；脐下悸，吐涎沫，头昏目眩，可先予五苓散化气行水，待饮退后再以温补脾肾。

四、预后转归

痰饮可由外感或内伤致病。如由外感风寒湿邪所致，只要治疗及时，一般预后较好。若饮邪留伏胸肺，则可变成窠臼，常因遇感引动伏饮，反复难愈。由内伤而致病者多见肺、脾、肾功能失调，不能化气行水，聚津而生痰饮，诸证乃成。饮邪内伏，复感外邪，极易诱发而使病情加重，或为寒热虚实夹杂，若用药得当，能控制证情，预后较好；若饮邪较盛，凌心射肺，则病趋复杂，缠绵难愈，预后较差；若因癥瘤所致者，则病属重笃，预后险恶。

（高立凡）

病案　支饮（外寒里饮）

一、病历摘要

姓名：关××　　　　性别：男　　　年龄：76 岁

主诉：气促、咳嗽、咳痰 20 余年。

过敏史：暂未发现。

现病史：患者 20 年前患慢性阻塞性肺气肿，反复发作，终日气促，咳嗽、咳痰，色白，冬天加剧，形寒怕冷，常流涕，睡眠较差，夜间气促，常需坐立吸氧，平日需要依靠"布地奈德福莫特罗粉吸入剂"维持，大便硬结，小便正常。

二、查体

体格检查：双肺可闻及湿性啰音合哮鸣音，舌质淡无苔，脉浮数，重按无力。

辅助检查：胸部 X 片、胸部 CT 明确诊断。

三、诊断

支饮（外寒里饮）。

四、诊疗经过

治疗方法：解表散寒、温肺化饮。

处方：桂枝、麻黄（另包，先煮去上沫）、赤芍各 45 g，炙草 30 g，熟附片、干姜各 45 g，五味子 30 g，辽细辛 45 g（蜜炙），生半夏 30 g，生晒参 30 g（另煎），茯苓、炙紫菀、炙冬花各 30 g，白果 20 g（打），生姜 45 g。3 剂，一日 1 剂。加水 2 500 mL，先煮麻黄去上沫，减 500 mL，后入诸药，文火煮取 500 mL，兑入参汁，分 3 次服用，每次 200 mL，每次间隔 3 h。

二诊，患者诉咳嗽气促症状明显减轻，腹胀，大便硬结，舌淡苔薄白，脉浮，重按无力。处方：原方加肉桂 10 g，柏子仁 15 g，肾四味（枸杞子、酒菟丝子、盐水补骨脂、淫羊藿各 30 g）。嘱常服用六君子丸巩固疗效。

五、讨论

老年患者，病程长，长达 20 余年，症状反复发作，需用重剂方可起效。首诊用小青龙汤加减治疗，二诊复加补肾纳气平喘。临床上对麻黄用量一般较为谨慎，麻黄碱具有较大的副作用。据 1981 年出土之"东汉大司农铜权"，汉代一斤为十六两，一两为十钱，汉代一斤合现代 250 g，汉代一两合现代 15.625 g，《伤寒论》原文麻黄用"三两"，据笔者临床运用，只要辨证正确，煎煮方法得当，可大胆使用，功效卓著。类似药物还有生附子、生半夏、细辛等，对临床医师的辨证水平提出更高的要求，当治疗疑难杂症、重症时要胆大心细。

（高立凡）

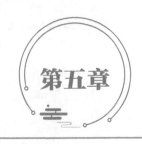

第五章　肢体经络病证

第一节　痹病

痹即闭阻不通意，痹病是由外邪侵袭人体，闭阻经络，气血运行不畅，因而引起肌肉、筋骨、关节等处疼痛、酸胀、麻木、重着、屈伸不利，或关节肿大灼热等的病证。

痹病最早见于《素问·痹论》："所谓痹者，各以其时，重感于风寒湿之气也。"认为风寒湿邪的侵袭，是为痹病的主要原因。《金匮要略·中风历节病》篇的历节，即指痹病一类的疾病。古人关于痹病的分类，广义痹如食痹、水假痹、喉痹、血痹、胸痹、肠痹，狭义痹如五因痹（风、寒、湿、热、顽痹，即行、痛、着、热、顽痹）、五体痹（皮、肌、脉、筋、骨痹）、五脏痹（心、肝、肺、脾、肾痹）。

现代医学的风湿性关节炎、骨性关节炎、类风湿关节炎、坐骨神经痛、痛风、强直性脊柱炎、肌纤维炎等，以及系统性红斑狼疮、硬皮病、皮肌炎在某些阶段以关节肿痛为主时，可参考本节辨证论治。

一、病因病机

（一）外邪侵袭

素体虚弱，由于居处潮湿、涉水冒雨、气候剧变、冷热交错等原因，以致风寒湿邪乘虚侵入人体，注于经络，留于关节，使气血痹阻成为痹病；亦有感受风热之邪，与湿相并，而致风湿热合邪为患；或因风寒湿郁久不解，化为湿热，湿热流注关节，浸淫筋骨而发为痹病。

（二）痰瘀互结

痹病日久，正虚邪恋，湿聚为痰，血滞为瘀，痰瘀互结，阻滞经络，可形成痰瘀痹阻，关节疼痛。

（三）肝肾亏虚

素体肝肾亏虚，感受外邪，更易流注筋骨；或痹病日久，邪气流连，气血耗伤，导致肝肾亏虚。痹病至此，病变复杂，常可虚实互见。

从上可知，痹病的发生，是由正气不足，腠理不密，卫外不固，感受风寒湿热之邪，使气血痹阻，关节不利，形成痹病。痹病日久，气滞血瘀，痰浊互结，可使关节畸形；或出现气血不足及肝肾亏虚的症状。

二、诊断要点

（一）诊断

（1）主症：肢体关节、肌肉、筋骨疼痛伴活动障碍。

（2）伴发症：麻木、酸楚、重着、肿胀、发热。

（3）病情与气候变化关系密切。

（二）鉴别诊断

本病主要与痿病相鉴别，详见本章第二节痿病。

三、辨证论治

（一）辨证要点

痹病的辨证，首应辨清风寒湿痹和热痹。热痹以关节红肿灼热疼痛为特点，风寒湿痹虽有关节酸痛，但无局部红肿灼热。在风寒湿痹中，由于病邪有所偏胜，因而症状亦各有所不同。其风邪胜者为行痹，关节疼痛游走不定；寒气胜者为痛痹，关节疼痛较重而痛有定处；湿气偏胜者为着痹，肢体疼痛重着，肌肤麻木。病程久者，尚应辨认有无气血损伤及脏腑亏虚的证候。

（二）治疗要点

痹病是由于感受风寒湿热所致，故治疗应以祛风、散寒、利湿、清热及舒筋通络为主要治则。病久不愈，疼痛屡发，体尚实者，应予破滞消瘀，搜剔络道。如病久体虚者，则应培补气血，滋养肝肾，扶正祛邪，标本兼顾。

（三）分证论治

1. 风寒湿痹

（1）临床表现：肢体关节疼痛，屈伸不利，疼痛时轻时重，阴雨天甚，或见恶寒发热。若风邪偏胜，则痛处游移；寒邪偏胜，则痛有定处，疼痛较重，遇寒更甚，得热痛减；湿邪偏胜，则痛处重着，麻木不仁，或有肿胀。舌苔薄白或白滑，脉紧或濡缓。

（2）治疗原则：祛风散寒，除湿通络。

（3）代表处方：蠲痹汤。海风藤、桑枝各 20 g，独活、羌活、秦艽、当归、川芎、炙甘草、乳香、木香各 10 g，桂心 6 g。

（4）加减应用：①风邪偏胜者，加防风、白芷各 10 g，威灵仙 20 g；②寒邪偏胜者，加制川乌、制附子各 10 g（先煎），细辛 6 g；③湿邪偏胜者，加薏苡仁 20 g，苍术、防己各 10 g。

2. 风湿热痹

（1）临床表现：关节疼痛，不能屈伸，痛处灼热红肿，痛不可触，得冷稍减，可多个关节同时发作，发病较急，兼有身热，汗出，恶风，口渴，烦闷不安，小便短赤，舌苔黄燥，脉滑数。

（2）治疗原则：清热通络，祛风化湿。

（3）代表处方：白虎加桂枝汤。粳米 30 g，石膏 20 g（先煎），知母、生甘草各 10 g，桂枝 6 g。

（4）加减应用：①临证时，加金银花藤、薏苡仁、桑枝各 20 g，黄柏、连翘、防己各 10 g；②皮肤有红斑者，加丹皮、赤芍、地肤子各 20 g，以凉血祛风；③舌红少苔，津伤甚者，去桂枝，加沙参、麦冬各 20 g，以养阴生津。

3. 痰瘀痹阻

（1）临床表现：关节疼痛，反复发作，时轻时重，痛处固定，关节肿大，肤色黯黑，甚至强直变形，屈伸不利，舌质紫，苔白腻，脉细涩。

（2）治疗原则：活血祛瘀，化痰通络。

（3）代表处方：身痛逐瘀汤。秦艽、川芎、桃仁、红花、生甘草、羌活、当归、没药、香附、五灵脂（包煎）各 10 g，牛膝 20 g，地龙 15 g。

（4）加减应用：①临证时，加胆南星、白芥子、法生夏各 10 g，以祛痰邪；②疼痛甚者，加乌梢蛇 20 g，穿山甲、土鳖虫各 10 g，全蝎 5 g，以搜风通络。

4. 气血虚痹

（1）临床表现：关节疼痛，腰膝酸痛，反复发作，疼痛时轻时重，屈伸不利，或麻木不仁，面色不华，形体消瘦，倦怠乏力，舌质淡，脉沉细。

（2）治疗原则：祛风湿，补气血，益肝肾。

（3）代表处方：独活寄生汤。杜仲、茯苓、牛膝各 20 g，桑寄生 15 g，秦艽、防风、当归、芍药、独活、川芎、干地黄、人参、生甘草各 10 g，细辛、桂心各 6 g。

（4）加减应用：①如痹病日久，内舍于心，症见心悸、气短，动则尤甚，脉虚数或结代者，治宜益气养心，温阳通脉，用炙甘草汤加减；②本证以气虚血亏为主，故亦可用八珍汤加乌蛇、络石藤、狗脊各 20 g，豨莶草、秦艽各 10 g，以活络导滞，通经，宣痹止痛。

四、其他疗法

（一）单方验方

（1）鸡血藤、海风藤、桂枝各 9 g，每日 1 剂，水煎服，适用于风寒痹痛。

（2）苍术、独活各 9 g，每日 1 剂，水煎服，适用于风湿痹痛。

（3）老鹳草 30 g，木瓜 12 g，当归 9 g，白酒 500 mL，药泡酒中，7 天后即可饮用，每次 30 mL，每日 3 次，适用于久痹者。

（二）中成药疗法

行痹，可选用追风透骨丸、风湿骨痛丸；痛痹，可用大活络丸、舒筋活络丸；着痹为主者，可用木瓜丸、寒热痹胶囊；热痹，可选四妙丸、湿热痹胶囊；久痹，可选用健步丸、虎潜丸等。

（三）外擦法

可选用风湿酒、雷公藤风湿药酒等外搽。

（四）外贴法

可选伤湿止痛膏、麝香风湿止痛膏、精制狗皮膏、青海麝香膏等外贴痛处。

（五）饮食疗法

（1）粳米 60 g，生苡仁、莲子、芡实各 20 g，共煮稀饭，每日 1 次，温服，适用于着痹为主者。

（2）粳米 60 g，乌豆 20 g，红糖适量，共煮稀饭，每日 1 次，温服，适用于久痹气血虚弱者。

（3）胡椒 40 g，蛇肉 250 g，同炖汤，调味服食，每日 1 次，连服数次，适用于风痹为主者。

（4）瘦猪肉 100 g，辣椒根 90 g，生姜 50 g，共煮汤，调味后服食，连服数次，适用于寒痹为主者。

（高立凡）

第二节　痿病

痿病系指脏腑内伤，肢体筋脉失养，而致肢体筋脉弛缓，软弱无力，日久不用，甚则肌肉萎缩或瘫痪为主要临床表现的一种病证。临床上尤以下肢痿弱较为多见，故称"痿躄"，"痿"是指肢体痿弱不用，"躄"是指下肢软弱无力，不能步履之意。

一、病因病机

痿病的发病原因不外感受温热邪气或湿热邪气、跌仆损伤、内伤情志、劳倦色欲、久病耗损等，致使内脏精气损伤肢体筋脉失养而发病。其病位在肢体筋脉，涉及脏腑以肺、脾胃、肝肾为主。

（一）肺热津伤，津液不布

肺为娇脏，喜润恶燥。外感温热邪毒，上犯于肺，或病后邪热未尽，肺津耗伤，"肺热叶焦"，不能布送津液濡润五脏，濡养肢体，遂致四肢筋脉痿弱不用。或因五志失调，郁而化火，肾虚水不制火，灼肺金，肺失治节，不能通调津液以溉五脏，脏气伤则肢体失养而成痿。

（二）湿热浸淫，气血不运

久处湿地，或涉水冒雨，外感湿邪，留滞经络，郁而化热；或过食肥甘辛辣，长期饮酒，损伤脾运，湿热内生；湿热浸淫筋脉，气血营运受阻，筋脉肌肉失于濡养而弛缓不收，发为痿病。

（三）脾胃亏虚，精微不输

脾胃为后天之本，气血生化之源。素体脾胃虚弱，或久病中气受损，或思虑劳倦，饮食不节，损伤脾胃，则受纳、运化、输布功能失常，导致气血津液生化之源不足，不能正常输布精微以荣五脏、四肢、筋脉、肌肉，发为痿病。

（四）肝肾亏损，髓枯筋痿

平素肾虚，或久病损肾，或房劳过度，乘醉入房，精损难复，或劳役太过，罢极本伤，阴精亏损，水亏火旺，筋脉失养，渐成痿证。此外，脾虚湿热不化，流注于下，久则损伤肝肾，致筋骨失养而成痿病。

（五）痰瘀阻络，筋脉失养

外伤跌仆，瘀血内停；或久病入络，痰瘀交结；经脉瘀阻，气血运行不畅；或嗜食肥甘，过食辛辣，或长期嗜酒，损伤脾胃，脾失健运，痰湿内生，壅塞脉络，气血运行不畅，滞缓为瘀，痰瘀互结，脉络痹阻，肢体筋脉失于气血荣养而成痿。

二、诊断要点

（一）诊断

（1）以下肢或上肢、一侧或双侧筋脉弛缓，痿软无力，甚至瘫痪日久，肌肉萎缩为主症。

（2）具有感受外邪与内伤积损的病因，有缓慢起病的病史，也有突然发病者。

（二）类证鉴别

（1）痹病：痹病后期，由于肢体关节疼痛，不能活动，长期失用，以致肌肉松弛萎缩，类似痿病，但以肢体关节疼痛为其特征；痿病肢体痿弱无力，肢体关节一般无疼痛。

（2）偏枯：又称半身不遂，表现为一侧上下肢体不能随意运动，或左或右，日久患肢肌肉亦可萎缩瘦削，类似痿病，但偏枯由中风病所致，起病急骤，一侧肢体偏瘫废用，可伴有言语蹇涩、口舌㖞斜。痿病为四肢痿弱不用，尤以双下肢痿弱不用多见。

三、辨证论治

（一）辨证要点

1. 辨虚实

凡起病急，发展快，病程短，肢体力弱，或拘急麻木，肌肉萎缩不明显者，属肺热津伤或湿热浸淫之实证；凡病程较长，病情渐进发展，肢体弛缓，肌肉萎缩明显，多属脾胃肝肾亏损之虚证。

2. 辨病位

有在肺、脾胃、肝肾之不同，凡病起发热、咽干、呛咳，或热病后出现肢体痿软不用者，病位多在肺；若四肢痿软，食少，便溏，腹胀，病位多在脾胃；若下肢痿软无力，甚则不能站立，兼见腰脊酸软，头晕耳鸣，或月经不调者，病位多在肝肾。

（二）治疗原则

痿病的治疗，历代医家多遵"治痿独取阳明"之说，其含义有二，一则补益后天，即益胃养阴，健脾益气；二则清阳明之热邪。肺之津液来源于脾胃，肝肾之精血亦有赖于脾胃的生化。若脾胃虚弱，受纳运化功能失常，津液精血生化之源不足，肌肉筋脉失养，则肢体痿软，不易恢复。所以脾胃功能健旺，气血津液充足，脏腑功能转旺，有利于痿病恢复。故临床以调理脾胃为原则，但亦不能拘泥于此，仍需辨证论治。

痿病不可妄用风药，是治痿的另一原则。治风之剂，皆发散风邪，开通腠理，若误用，阴血愈燥，痿病加重，酿成坏病。

诸痿日久，皆可累及肝肾，故重视补益肝肾为治痿的又一原则。朱丹溪提出"泻南方、补北方"，即补肾清热的治疗方法，适用于肝肾阴虚有热者。

（三）分证论治

1. 肺热津伤

证候：病起发热，或热退后突然出现肢体软弱无力，咽干呛咳。皮肤干燥，心烦口渴，小便黄少，大便干燥，舌质红，苔黄，脉细数。

治法：清热润肺，濡养筋脉。

方药：清燥救肺汤加减。若身热退净，食欲缺乏，口燥咽干较甚者，证属肺胃阴伤，宜用益胃汤加苡仁、山药、谷芽之类益胃生津。

2. 湿热浸淫

证候：四肢痿软，肢体困重，足胫热蒸，尿短赤涩。发热，胸闷脘痞，肢体麻木、微肿。舌质红，苔黄腻，脉濡数。

治法：清热利湿，通利筋脉。

方药：加味二妙散化裁。

3. 脾胃亏虚

证候：肢体痿软无力，食少，便溏。腹胀，面浮，面色不华，气短，神疲乏力。舌质淡，苔薄，脉细弱。

治法：补脾益气，健运升清。

方药：参苓白术散加减。若肥人痰多，可用六君子汤补脾化痰；中气不足，可用补中益气汤。

4. 肝肾亏损

证候：起病缓慢，下肢痿软无力，腰脊酸软，不能久立。下肢痿软，甚则步履全废，腿胫大肉渐脱，目眩发落，耳鸣咽干，遗精或遗尿，或见妇女月经不调，舌质红，少苔，脉细数。

治法：补益肝肾，滋阴清热。

方药：虎潜丸加减。

（高立凡）

第三节　麻木

麻木是指肌肤、肢体发麻，甚或全然不知痛痒的一类疾患，多因气虚失运、血虚不荣、风湿痹阻、痰瘀阻滞所致。

现代医学中的多种结缔组织病，如类风湿关节炎、结节性多动脉炎、硬皮病及营养障碍性疾病，如脚气病等均可参照本节内容辨证治疗。

一、病因病机

麻木一证属气血的病变，临床上常见正虚邪实、虚实夹杂的复杂病理变化。

（一）气虚失运

饮食劳倦，损伤中气；或房事不节，精亏气少均可引起气虚。气虚则卫外失固易致邪侵，气虚则无力推动血的运行，经脉、肌肤得不到气血的温煦与濡养，所以出现麻木的症状。

（二）血虚不荣

素体血虚，或产后、病中失血伤津，或久病慢性失血，是引起血虚的直接原因。血虚则经脉空虚，皮毛肌肉失养，因而出现麻木感。由于气血相依，血虚则无所附，气伤则血耗，故常见气血两虚之证。

（三）风湿痹阻

风寒湿邪，乘人体卫表空虚入侵，客于肌表经脉，使气血运行受阻，而为疼痛、麻木、重着等症。

风性善行，最易耗伤人体气血，湿邪黏滞缠绵，易于影响气血的流通，故有"风麻湿木"之说。

而寒邪其性阴凝，最易伤人阳气，阳气至虚之处，正为寒湿盘踞之所，风寒湿邪合而为痹，留恋不解，其始以疼痛为主，久则因病邪阻遏，气血失运，以麻木不仁为其主要临床表现。

（四）痰瘀阻滞

痰瘀既成，往往胶结一处，留于经隧、关节，阻遏气血流通，而为久麻久木。二者之中，尤以痰的变化为多，痰浊与外风相合，即为风痰；久停不去，深入骨骱，即为顽痰；蓄而化火，即为痰热或痰火。

总之，麻木一证，以气血亏虚为本，风寒湿邪及痰、瘀为标。麻木的病因虽有多端，而其病机皆为气血不能正常运行流通，以致皮肉经脉失养所致。

二、诊断要点

麻，指皮肤、肌肉发麻，其状非痒非痛，如同虫蚁乱行其中；木，指肌肤木然，顽而不知。二者常同时并见，故合称麻木。

麻木一般多发生于四肢，或手指、足趾，亦有仅见于面部一侧或舌根等部位者。临床上根据以上发病特点，不难做出诊断。

三、辨证论治

（一）辨证要点

1. 辨虚实

新病多实，久病多虚。麻木实证多由外感风寒湿邪或在里之湿痰瘀血阻闭经脉气血引起；虚证多属气虚或血虚，或气血两虚。

但气虚不仅可导致血虚，而且往往又是形成痰瘀的原因。

2. 辨病情轻重

麻木虽为一证，但二者又存在一定的区别。

麻是指发麻感，局部尚有一定知觉；木则是局部失去知觉。故麻轻而木重，麻为木之渐，木为麻之甚。在病理上，麻多属气病，气虚为本，风痰为标；木则多为气病及血，而且多夹湿痰死血。

3. 辨发病部位

麻木在上肢者多属风湿，或气虚夹痰；在下肢者，以寒湿、湿热为多见。两脚麻木，局部灼热肿胀者，多属湿热下注。

头面发麻或木然不知痛痒，多为气血亏虚，风邪第乘之，常兼见口眼㖞斜，面部一侧抽搐的症状。

指端麻木，多为经气全虚，内风夹痰。口舌麻木，多属痰浊阻于络脉。浑身麻木，多为营分阻滞，卫气不行。

（二）治疗原则

麻木以气血的病变为主，多属虚证或虚中夹实证，故其治疗应以调补气血、助卫和营为主。但由于麻木与外邪、瘀血、痰湿有关，特别是久麻久木，不知痛痒者，多属因虚而致实，前人已明确指出是湿痰瘀血为患，有形之邪，阻于经隧，故又当以疏通为先，待邪有消退之机，气血渐趋流通之时，再施调补为宜。正虚邪实，则补泻合剂，相机而施。

总之，在治疗上应注意区分新久虚实、标本缓急，全面考虑，根据具体的情况拟定治则，不可拘于一法一方。

（三）分证论治

1. 气虚失运

（1）症状：手足发麻，犹如虫行，面色㿠白，自汗畏风，短气乏力，倦怠嗜卧，懒于行动，语言无力，易于感冒，食少，大便稀溏或先干后溏，次数增多，舌质淡，舌体胖大，边有齿痕，苔薄白，脉弱。

（2）病机分析：气为血之帅，气虚则鼓动无力，血涩不利，而为麻木；四肢为诸阳之本，故多见于四肢。面色㿠白，形体虚胖，是气虚的特点；倦怠乏力、嗜卧、自汗畏风、食少、便溏，均为脾肺气虚之象。

气虚则卫外功能减弱，所以易致外邪入侵；又因其无力推动血液运行，运化水湿，血留为瘀，湿聚为痰，所以气虚而兼痰、兼瘀者亦复不少。

（3）治法：补气实卫。

（4）方药：补中益气汤加减。此方有补气升清之功，气壮则血行，麻木可瘥。但方中参、芪需重用，其效始著。

黄芪益气汤系此方加黄柏、红花而成，一则抑降阴火，一则活血散瘀，用于气虚麻木亦很合拍。

阳虚者，可用补中益气汤加桂枝、制附片以振奋阳气。脾虚湿盛，食少便溏，两腿沉重麻木，用除湿补气汤以升阳益气除湿。夏月手指麻木，四肢乏力，困倦嗜卧，用人参益气汤。

气虚兼痰者，一般用补中益气汤合二陈汤。若痰盛，可先用青州白丸子或止麻清痰饮；不效，可酌用礞石滚痰丸、控涎丹加桃仁、红花以祛风痰，通经络，待痰去十之六七，再用补中益气汤加减调补。

气虚兼瘀者，常用黄芪赤风汤、补阳还五汤等以补气行血。

2. 血虚不荣

（1）症状：手足麻木，形瘦色苍，面唇淡白无华，眩晕，心悸，失眠，爪甲不荣，舌質淡，脉細。

（2）病机分析：血虚则无以滋养头目，上荣于面，故见眩晕、面唇淡白无华；血不荣心，则心悸失眠；经脉失于濡养，故爪甲不荣，手足发麻。

（3）治法：养血和营。

（4）方药：四物汤加减。可加丹参、秦艽、红花、鸡血藤等以增强活血通络作用。

血虚液燥，加首乌、枸杞子、沙苑子、熟地黄。病在手，加桑枝、蒺藜；病在足，加牛膝、木瓜。

血虚而风寒袭之，手足麻木疼痛者，可用当归四逆汤或桂枝汤加当归、红花温经活血；血虚而兼风湿，宜神应养真丹。

木重于麻，在病之早期多为阳气衰微，不能鼓动血藏运行，可在益气养血和血方中加桂枝、附子通阳开痹，振奋阳气，俾气旺血行，而麻木自已。

一般气血两虚的麻木，用黄芪桂枝五物汤。方中黄芪补气益卫，桂、芍和营，姜枣斡旋脾胃之气以发挥药力。

兼肝肾不足者，酌加养血息风之品如枸杞子、白蒺藜、沙苑子、天麻之类，并兼用丹参、鸡血藤、红花、五加皮等以活血通络，对阴虚风动所引起的麻木，应以滋养肝肾治其本，平肝息风、通络化痰治其标，常用天麻钩藤饮、镇肝息风汤等方，加豨莶草、老鹳草、桑枝、地龙通络，痰盛者合二陈汤加竹沥、远志、石菖蒲。待火降风息，则以填补为主常用地黄饮子、四斤丸、虎潜丸。形丰多痰者，参用健中化痰之剂。

中年以上，形体丰盛之人，如见中指、食指发麻，多为中风先兆，不可滥用祛风发表，以免损伤真气可用桑枝膏丸，滋养肝肾，活血通络。

3. 风湿痹阻

（1）症状：长期渐进性肢体关节肌肉疼痛，麻木，重着，遇阴天雨湿而加剧，或呈发作性剧痛，局部多喜暖恶寒。其病久入深者，往往表现为关节不利、麻木不仁，而疼痛反不剧烈，甚至不痛。其舌质多淡，苔薄白或白腻，脉沉迟，亦有风寒湿邪郁久化热或湿热入络而局部肿胀、灼热、疼痛、麻木者，舌质多红，舌苔黄腻，脉细数或滑数。

（2）病机分析：风寒湿合邪，阻闭营卫，气血不得正常的流通敷布，所以出现疼痛、麻木、重着等症状。病久入深，外邪与痰瘀胶结，营卫之行愈涩，故麻木疼痛兼见，或以麻木为主。风寒湿邪郁久化热，或湿热相合，流于经隧，则见麻木、疼痛、肿胀、灼热等症。

（3）治法：祛风通络。

（4）方药：初期常选蠲痹汤加减。方中羌活、独活、桂枝、秦艽、海风藤、桑枝，既祛风湿又兼通络之长；当归、川芎活血；木香、乳香调气；甘草调和诸药。

偏风者，加防风；偏寒者，加制川乌；偏湿者，加防己、苡仁、苍术。病在上肢加姜黄、威灵仙，病在下肢加牛膝、续断、五加皮、木瓜。风寒湿痹，并可配合服用大、小活络丹。湿热痹则以清利湿热为主，佐以通络，常用三妙丸加萆薢、地龙、乳香、豨莶草、鸡血藤、海风藤、姜黄、防己之类。病邪去，营卫复，则麻木自愈。

痹病日久，肝肾、气血、阴阳俱虚，症见麻木疼痛，活动障碍，常用独活寄生汤加减。方中人参、茯苓、甘草、地黄、芍药、当归、川芎双补气血，桑寄生、杜仲、牛膝补肝肾、壮筋骨，独活、细辛、防风祛风湿，合为养正固本、兼祛风湿之良方。《三因方》之胜骏丸，亦有扶正祛邪之功，可以选用。

湿热羁留不去，久而伤阴，症见局部灼热、肿胀、活动不利，用三妙丸合四物汤，加地龙、蚕沙、木瓜、僵蚕、鸡血藤、防己之类，继用虎潜丸。湿热甚者，忌用参、芪之类甘温补气药。

4. 痰瘀阻滞

（1）症状：麻木日久，或固定一处，或全然不知痛痒，舌上有瘀斑，舌苔或滑或腻，脉沉滑或沉涩。

（2）病机分析：麻木日久，木重于麻者，多属湿痰瘀血，胶着一处，使营卫之气，不得宣行所致。

若伴见乏力、少气、自汗、畏风等症，为气虚兼瘀兼痰；伴见头目眩晕，心悸失眠，脉细涩，为血虚而兼瘀兼痰。

心主血，开窍于舌，故瘀血为病，舌上多见紫黯之瘀斑瘀点，脉象沉涩；舌苔滑腻，脉沉滑，则多为风痰或湿痰内阻之象。

（3）治法：化痰行瘀。

（4）方药：双合汤加减。方中桃红四物汤活血祛瘀，二陈汤合白芥子、竹沥、姜汁涤痰通络。但瘀痰亦可有偏盛，治疗上各有侧重。

偏痰者，用二陈汤加苍白术、桃仁、红花，少加附子以引经；偏瘀者，用四物汤加陈皮、茯苓、羌活、红花、苏木。瘀血阻痹经络隧道，可用身痛逐瘀汤。方中桃仁、红花、当归、川芎活血祛瘀；没药、五灵脂、香附行血疏肝；羌活、防风、牛膝、地龙，祛风湿、通经络。

湿热偏重者，加苍术、黄柏燥湿清热；气虚加黄芪，并可适当加用全蝎、地鳖虫、白花蛇等虫类药物搜剔通络，提高疗效。

顽痰结聚，形盛色苍，体壮脉实之人，可用控涎丹加桂枝、姜黄、全蝎、桃仁、红花、姜汁以攻逐之。体虚邪实，不任重剂克伐者，可改用指迷茯苓丸。

口舌麻木，多属痰火，可用止麻消痰饮。方中半夏、茯苓、陈皮、细辛化痰行气，瓜蒌、黄芩、黄连清化热痰，桔梗、枳壳调理气机升降，天麻平肝息风。气虚酌加人参，血虚加当归、白芍。

颜面麻木，多属风痰阻络，常用牵正散加白芷、防风、钩藤、蜈蚣。兼血瘀者合桃红四物汤。兼用外治法：川芎、防风、薄荷、羌活煎汤，用布巾蒙头熏之，一日二三次。

（高立凡）

第四节　腰痛

腰痛是指以腰部一侧或两侧酸楚疼痛为主要症状的病证。腰为肾之府，腰痛与肾的关系最为密切。

西医学的腰椎疾病、腰肌劳损、泌尿系统感染等疾病的过程中出现以腰痛为主症者，可参考本节辨证治疗。

一、病因病机

（一）感受寒湿

由于久居冷湿之地，或涉水冒雨、劳汗当风、衣着湿冷而感受寒湿之邪，致腰腿经脉气血运行不畅而发生疼痛。

（二）感受湿热

感受湿热之邪，或寒湿内蕴日久郁而化热，湿热阻遏经脉气血运行，引起腰痛。

（三）跌仆外伤

跌仆闪挫，或体位不正、用力不当，导致经络气血阻滞不通，瘀血留着而腰痛。

（四）肾亏体虚

先天禀赋不足，或久病失治，或年老体衰，或房劳过度，致肾精亏损，无以濡养经脉筋骨而发生腰痛。总之，腰痛的病因病机以肾虚为本，感受外邪，跌仆闪挫是标，两者又互为因果。

二、辨证论治

腰痛辨证宜先分辨虚实。虚证病情缠绵，反复发作，多由肾虚所致，治宜补肾壮腰；实证多感受外邪，或跌仆闪挫而致，发病急，病程短，治宜祛邪通络为主，佐以补肾。

（一）寒湿腰痛

1. 证候

腰部冷痛重着，转侧不利，静卧痛不减，遇阴雨加重，苔白腻，脉沉。

2. 证候分析

寒湿之邪，侵袭腰部，寒性收引，湿性黏滞，痹阻经络，气血运行不畅，故腰部冷痛重着，转侧不利。寒湿为阴邪，得阳运始化，静卧则寒湿邪气更易停滞，故虽卧疼痛不减。潮雨寒冷天气则寒湿更盛，疼痛加剧。苔白腻，脉沉均为寒湿停聚之象。

3. 治法

散寒化湿，温经通络。

4. 方药

甘姜苓术汤（干姜、甘草、茯苓、白术）加味。若冷痛甚，拘急不舒，可加热附片以温阳祛寒。若痛而沉重，可加苍术以燥湿散邪。若腰痛左右不定，牵引两足，或连肩背，或关节游痛，可加独活、防风、牛膝、桑寄生以祛风补肾通络。

（二）湿热腰痛

1. 证候

腰部坠胀疼痛，痛处伴有热感，小便短赤，苔黄腻，脉濡数。

2. 证候分析

湿热壅于腰部，筋脉弛缓，经气不通，故腰部坠胀疼痛而有热感。湿热下注膀胱，故小便短赤。苔黄腻，脉濡数，均为湿热之象。

3. 治法

清热利湿，舒筋止痛。

4. 方药

三妙散（苍术、黄柏、牛膝）加味。坠痛明显，可加木瓜、络石藤以加强通络止痛之功；若口渴，小便短赤，可加栀子、泽泻以助清利湿热。

（三）瘀血腰痛

1. 证候

腰痛如刺，痛有定处，痛处拒按，舌质暗紫，或有瘀斑，脉涩。或有外伤史。

2. 证候分析

瘀血阻于腰部经脉，气血运行不畅，故腰痛如刺，痛有定处，痛处拒按。舌质暗紫，或有瘀斑，脉涩，均为瘀血内停征象。

3. 治法

活血化瘀，通络止痛。

4. 方药

身痛逐瘀汤（秦艽、当归、桃仁、红花、乳香、五灵脂、香附、牛膝、地龙、羌活、甘草、川芎、没药）加减。若腰部重着，宜加独活、狗脊祛风胜湿；若有腰部闪扭病史，则加地鳖虫、乳香以增强活血止痛之功。

（四）肾虚腰痛

1. 证候

腰部以酸软疼痛为主，绵绵不绝，喜温喜按，腿膝无力，遇劳更甚，卧则减轻。偏阳虚者，则少腹拘急，手足不温，少气乏力，舌质淡，脉沉细；偏阴虚者，则五心烦热，失眠，口燥咽干，面色潮红，舌红少苔，脉弦细数。

2. 证候分析

腰为肾府，肾主骨髓，肾之精气亏虚，腰脊失养，故见酸软无力，其痛绵绵，喜温喜按；劳则耗气，故遇劳更甚，卧则减轻。肾阳虚衰不能温煦下元，则少腹拘急；不能温养四末，故手足不温。舌淡，脉沉细皆为阳虚有寒之象。肾阴虚则阴津不足，虚火上炎，故五心烦热，失眠，口燥。舌质红少苔，脉弦细数，均为阴虚有热之征。

3. 治法

补肾壮腰，偏阳虚者温肾壮腰，偏阴虚者滋补肾阴。

4. 方药

偏阳虚者以右归丸（熟地黄、山茱萸、怀山药、枸杞子、菟丝子、杜仲、附子、肉桂、当归、鹿角胶）为主方加减，偏阴虚者以左归丸（熟地黄、山茱萸、怀山药、枸杞子、菟丝子、鹿角胶、龟甲胶、川牛膝）为主方加减。

三、针灸治疗

（一）寒温腰痛

可选取肾俞、大肠俞，委中、阿是穴、三阴交、腰阳关穴（灸），宜泻法。每日1～2次。

（二）湿热腰痛

可选取阿是穴、肾俞、大肠俞、委中（放血）、三阴交、阳陵泉，用泻法。每日1～2次。

（三）瘀血腰痛

可选取阿是穴、肾俞、大肠、委中、人中、昆仑穴，用泻法。每日1～2次。

（四）肾虚腰痛

可选取足临泣、肾俞、委中、命门、太溪穴，用补法，可加灸。每日1～2次。

（邢　航）

病案一　痿症

一、病历摘要

姓名：左××　　　性别：女　　　年龄：54岁

过敏史：暂未发现。

主诉：双下肢乏力2月。

现病史：2月前出现双下肢乏力，曾在外院治疗，外院以腰椎疾患处理，予以活血化瘀中成药，疗效不佳。

二、查体

体格检查：体微胖，步态正常，双下肢肌力及肌张力正常，舌质淡，边有齿痕，苔白腻，脉弦滑。

辅助检查：腰椎CT示腰椎退行性病变。

三、诊断

痿症。

四、诊疗经过

首诊，温经通络，补益肝肾。处方：

熟附子45g	巴戟天15g	肉桂10g	山药30g
鹿角霜15g	细辛20g	肉苁蓉10g	党参30g
当归15g	干姜30g	五味子10g	大枣30g
炙甘草30g			

3剂，煎服，一日2次，温服。

二诊，患者服第三剂后自觉口干口苦，口舌生疮。遂投温氏奔豚汤。

熟附子30g	肉桂10g	新开河参10g	沉香3g
砂仁5g	山药30g	茯苓15g	泽泻15g
牛膝15g	炙甘草10g		

6剂，诸症平息，双下肢乏力大为改善。嘱服桂附八味丸2月以固疗效。

五、讨论

患者中年妇女，肝肾不足，阴寒内盛，给予大剂量补火助阳之品，后出现"上火"表现，此乃阴寒得以温煦，虚火上炎之表现。当以纳气平喘，安养冲脉，引炎归原，制伏奔豚。切不可投以清热之品，犯虚虚实实之戒。

（高立凡）

病案二 腰椎管狭窄症

一、病历摘要

姓名：郭××　　　性别：男　　　年龄：51岁

过敏史：暂未发现。

主诉：腰痛伴双下肢乏力3月余，加重1月。

现病史：患者于3月前劳累后出现腰痛，偶有左下肢后侧麻木感，当时未予重视。后逐渐出现双下肢乏力，活动能力减退，腰部疼痛加重，到外院就诊，查腰椎CT提示，腰4/5、腰5/骶1椎间盘脱出（后中央型），并腰4/5椎间盘后缘纤维环撕裂可能；椎管狭窄。诊断为"腰椎管狭窄症"，给予止痛（具体药物不详）等治疗后腰部无疼痛，仍有左下肢麻木及双下肢乏力。后反复到多家医院及诊所行针灸、推拿治疗，症状无改善。1月前双下肢乏力加重，腰肌及臀肌乏力感，并出现间歇性跛行，活动能力下降，不能完成跳跃等动作。今为求进一步治疗，遂来我科门诊就诊，门诊拟"腰椎管狭窄症"收住入院。发病以来饮食可，睡眠安。体重无明显变化。舌体胖，舌质淡暗，苔腻，脉濡。

二、查体

体格检查：双肺呼吸音清，未闻及干湿啰音。心律齐，各瓣膜听诊区未闻及病理性杂音。

专科检查：腰部活动度尚可，L5/S1压痛，双侧竖脊肌稍紧张，仰卧挺腹试验（±），双侧4字试验、直腿抬高及加强试验、股神经牵拉试验、梨状肌紧张试验阴性。双侧踇趾背伸能力正常、对称。双下肢浅感觉正常，肌肉无萎缩。生理反射存在病理反射未引出。

辅助检查：2020-04-16外院腰椎CT提示，腰4/5、腰5/骶1椎间盘脱出（后中央型），并腰4/5椎间盘后缘纤维环撕裂可能；椎管狭窄。

三、诊断

初步诊断：1.腰椎管狭窄症；2.腰椎间盘脱出症（L4/L5、L5/S1）。

鉴别诊断：应与血栓闭塞性脉管炎相鉴别。

（1）支持点：间歇性跛行。

（2）不支持点：无小腿部发凉、疼痛及腓肠肌压痛。

（3）结论：不支持。

最终诊断：1.腰椎管狭窄症；2.腰椎间盘脱出症；3.高尿酸血症；4.高脂血症。

四、诊疗经过

入院后给予针灸、推拿、理疗治疗。考虑患者体胖，腹部松软，多汗，乏力，给予黄芪桂枝五物汤加减。处方：

黄芪 50 g	桂枝 15 g	白芍 20 g	赤芍 15 g
干姜 10 g	大枣 15 g	陈皮 10 g	姜半夏 15 g
生地黄 30 g	牛膝 20 g	苍术 20 g	茯苓 20 g

患者服用 6 剂后，双下肢乏力减轻，入院步行 70 m 即感乏力，现可步行 400 m 无疲劳。

五、出院情况

现无双下肢乏力，腰肌及臀肌乏力轻微，现可持续行走 2 000 m 以上无乏力，无腰痛，无右下肢麻木。专科检查：腰部活动度尚可，双侧竖脊肌稍紧张，仰卧挺腹试验（ − ），双侧 4 字试验、直腿抬高及加强试验、股神经牵拉试验、梨状肌紧张试验阴性。双侧蹈趾背伸能力正常、对称。双下肢浅感觉正常，肌肉无萎缩。生理反射存在病理反射未引出。

六、讨论

患者体胖，腹部松软，多汗，乏力，符合学者黄煌描述的"黄芪体质"，宜用黄芪类方。黄芪桂枝五物汤出自《金匮要略》，主治"血痹"（身体不仁，如风痹状）。近年来本方临床应用范围逐渐扩大，广泛用于运动障碍如肩周炎、腰椎间盘突出症、骨质增生症等。本案患者双下肢乏力，舌淡暗，苔腻、脉濡；证属气虚痰瘀。宜用黄芪桂枝五物汤加减。加用陈皮、半夏燥湿化痰，苍术、茯苓健脾祛湿，生地活血逐瘀，牛膝通经活络、引血下行。本案辨证正确，取效迅速。

（邢 航）

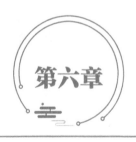

第六章 肿瘤疾病

第一节 肺癌

肺癌是指起源于支气管黏膜或肺泡细胞的恶性肿瘤，以咳嗽、咯血、发热、胸痛、气急为主要症状，晚期可能伴有肺外症状。

一、历史沿革

在中医古文献中未见肺癌的病名，但有不少类似肺癌的记载。根据本病的临床表现，肺癌可归属于中医学"咳嗽""咯血""胸痛""肺痈""肺痿""虚劳""痰饮"等范畴。古医籍中又有"肺积""息贲""肺壅"等称谓。

中医学早在春秋战国时期就对类似肺癌症状中的咳嗽咯血气急做了描述，《素问·咳论篇》曰："肺咳之状，咳而喘息有音，甚则唾血。"《素问·玉机真脏论篇》曰："大骨枯槁，大肉陷下，胸中气满，喘息不便，内痛引肩项，身热，脱肉破䐃，真脏见，十月之内死。"此描述极似肺癌晚期咳嗽、胸痛、发热诸症危重及恶病质状态。到了《难经》时，提出了与西医学肺癌相似的中医病名息贲，并明确了它的病位和症状，《难经·五十六难》谓："肺之积，名曰息贲，在右胁下，覆大如杯，久不已，令人洒渐寒热，喘咳，发肺壅。"

汉代张仲景描述的肺痿症状、病机和治法方药，以及采用养阴、甘温法治疗"肺痿"，对肺癌的病机证治具有指导意义。《金匮要略·肺痿肺痈咳嗽上气病脉证治七》云："肺痿吐涎沫而不咳者，其人不渴，必遗尿，小便数……此为肺中冷，必眩，多涎唾，甘草干姜汤以温之……大逆上气，咽喉不利，止逆下气者，麦门冬汤主之。"

宋代《济生方》对息贲的临床表现有了更详细的描述，如《济生方·积聚论治》云："息贲之状，在右胁下大如覆杯，喘息奔溢，是为肺积，诊其脉浮而毛，其色白，其病气逆背痛，少气喜忘，目瞑肤寒，皮中时痛，或如虱缘，或如针刺。"并提出息贲汤治疗肺积，定喘丹用于久咳喘促，经效阿胶丸治劳嗽咯血等具体方药。宋代《普济方》书中则载有治疗息贲、咳嗽喘促、胸胁胀满、咳嗽见血、胸膈壅闷、呕吐痰涎、面黄体瘦等肺癌常见症的方药。

金元时期李杲治疗肺积的息贲丸，所治之症"喘息气逆，背痛少气"类似肺癌症状。

明代张景岳《景岳全书·虚损》云："劳嗽，声哑，声不能出，或喘息气促者，此肺脏败也，必死。"此描述与晚期肺癌纵隔转移压迫喉返神经而致声嘶等临床表现相似，并指出其预后不良。

清代沈金鳌所著《杂病源流犀烛》对肺癌的病因病机和治疗都有了详细的记载，书中提到："邪积胸中，阻塞气道，气不得通，为痰……为血，皆邪正相搏，邪既胜，正不得制之，遂结成形而有块"，"息贲，肺积病也……皆由肺气虚，痰热壅结也，宜调息丸、息贲丸，当以降气清热，开痰散结为主。"

总之，宋以前，古人对肺癌的症状、病机、辨证分型、方药已有初步认识；宋元明清，对肺癌的症状、病机、辨证分型、治法方药等均有广泛而深入的研究，其形成的理论与积累的经验对于今天我们研究肺癌有一定的指导意义。

二、病因病机

本病病位在肺，与脾肾密切相关，《素问·五脏生成篇》谓："诸气者，皆属于肺。"或因禀赋，或因六淫，或因饮食，或因邪毒，导致肺失宣降，气机不利，血行瘀滞，痰浊内生，毒邪结聚而成。

（一）正气亏虚

禀受父母之先天不足，或后天失养，肺气亏虚，宣降失常，邪毒乘虚而入，客邪留滞，肺气贲郁，脉络阻塞，痰瘀互结而成肺积。如《活人机要》云："壮人无积，虚人则有之。"《医宗必读》谓："积之成也，正气不足，而后邪气踞之。"

（二）情志失调

七情内伤，气逆气滞，而气为血帅，气机逆乱，血行瘀滞；或思虑伤脾，脾失健运，聚湿生痰，痰贮于肺，肺失宣降，气滞血瘀，痰凝毒聚，局部结而成块。诚如《素问·举痛论篇》说："悲则心系急，肺布叶举，而上焦不通，荣卫不散……思则心有所存，神有所归，正气留而不行，故气结矣。"

（三）外邪犯肺

肺为娇脏，喜润而恶燥，燥热之邪最易伤肺，加之长期吸烟，"烟为辛热之魁"，燥热灼阴，火邪刑金，炼液为痰，形成积聚；或邪毒侵肺，肺为气之主，通于喉，开窍于鼻，直接与外环境相通，如废气、矿尘、石棉和放射性物质等毒袭肺，则肺之宣降失司，肺气郁滞不行，气滞血瘀，毒瘀结聚，日久而成癌瘤。清代吴澄《不居集》云："金性喜清润，润则生水，以滋脏腑。若本体一燥，则水源渐竭，火无所制，金受火燥，则气自乱而咳嗽，嗽则喉干声哑，烦渴引饮，痰结便闭，肌肤枯燥，形神虚委，脉必虚数，久则涩数无神。"

（四）饮食所伤

《素问·痹论篇》曰："饮食自倍，肠胃乃伤。"脾为生痰之源，脾虚则水谷精微不能生化输布，致湿聚生痰，肺为贮痰之器，痰浊留于水之上源，阻滞肺络，痰瘀为患，结于胸中，肿块渐成。

本病的发病与痰、热、虚密切相关。肺失宣降，脾失健运，痰浊内生；"肺为娇脏，喜润而恶燥"，肺肾阴虚，肺叶失润，或"肺热叶焦"；肺气不足，肺脾肾虚，痰热互结，终成本病。

三、诊查要点

（一）发病特点

肺癌发病呈现城市化，中老年人多见，但近年来，发病年龄呈下降趋势，肺癌年轻化、女性化的趋势日益明显。与吸烟呈明显的相关性。本病起病缓慢，病情呈进行性加重，常因早期症状隐匿和缺少特异性而失治误治，延误时机。

（二）临床表现

肺癌的临床表现包括肺部和肺外两方面的症状和体征。

1. 肺内症状

咳嗽通常为肺癌较早出现的症状，患者可有干咳或咳吐少量黏稠白痰，或剧咳，热毒犯肺时可咳吐脓痰；咯血和血痰多为间断性反复少量血痰，血多于痰，色鲜红，偶见大咯血；胸痛早期通常表现为不定时的胸闷，压迫感或钝痛，有些患者难以描述疼痛的性质和部位，痛无定处，甚则胸痛剧烈或痛无缓解。有的周围型肺癌患者以胸胁痛、肩背痛、上肢痛等为首发症状；气急主要表现为活动后气急，肺癌晚期淋巴结转移压迫大支气管或隆突及弥漫性肺泡癌、胸腔积液、心包积液等则气急症状更为明显；发热多为肿瘤压迫或阻塞支气管后引起肺部感染，也可由于癌肿坏死毒素吸收而引起癌性发热，抗感染治疗效果不明显。

2. 肺外表现

肺外表现主要是由于肿块压迫、侵犯邻近的组织、气管，远处转移及副癌综合征，如"类癌综合征"（表现为皮肤潮红、腹泻、水肿、喘息、心悸阵作等）、"库欣综合征""异位生长激素综合征""异位甲状旁腺综合征""异位促性腺激素综合征""肺性关节炎"等。

（三）影像学检查

肺部的 X 线、CT 及 MRI 检查，使肺癌的定位及分期诊断有了很大的提高。

（四）细胞病理学诊断

细胞病理学诊断包括痰液、纤维支气管镜刷检物、支气管吸出液及灌洗液、各种穿刺物的细胞学检查，是确诊肺癌的重要方法。经皮肺穿术可行细胞学或病理学诊断。

（五）血清学检查

目前仍在寻找对于肺癌敏感性高、特异性强的生物标志物，如单克隆抗体诊断肺癌及对肺癌患者染色体、癌基因的研究等。部分患者血清癌胚抗原（CEA）呈阳性。

（六）鉴别诊断

1. 肺痨

肺痨与肺癌两者病位均在肺，均可见咳嗽、咯血、胸痛、消瘦。但肺癌还见气急，是在正气亏虚的基础上，气郁、瘀血、痰湿、邪毒互相搏结而成，病情发展迅速，难以治愈。肺痨病情发展缓慢，还可见潮热、盗汗，它是一种慢性传染性疾病，其病理主要是阴虚火旺。

2. 肺胀

肺胀是因咳嗽、哮喘等证日久不愈，肺脾肾虚损，气道滞塞不利，出现以胸中胀满，痰涎壅盛，上气咳喘，动辄加剧，甚则面色晦暗，唇舌发绀，颜面四肢水肿，病程缠绵，经久难愈为特征的疾病。肺癌之气喘肿胀之症虽然可见，但不是必具之症，病程较短，发展迅速，预后不良。

3. 喘证

喘证是以气息迫促为主要临床表现的一类疾病。作为一个症状，喘息可以出现在许多急、慢性疾病的过程中，多呈反复发作，经治症状缓解。肺癌的主要症状中包括喘息气急，伴有咳嗽、咯血、发热、胸痛等症，经有效抗癌治疗或可缓解，但预后不良。

四、辨证论治

（一）辨证要点

1. 辨咳嗽

咳嗽是肺癌患者主要症状，咳而声低气怯者属虚，洪亮有力者属实。晨起咳嗽阵发加剧，咳嗽连声重浊，多为痰浊咳嗽；午后、黄昏咳嗽加重，或夜间时有单声咳嗽，咳声轻微短促者，多属肺燥阴虚；夜卧咳嗽较剧，持续难已，短气乏力者，多为气虚或阳虚咳嗽。

2. 辨咳痰

从痰可知疾病的盛衰及病邪虚实。痰少或干咳无痰者多属燥热、阴虚，痰多者常属痰湿、痰热、虚寒。痰白而稀薄者属风、属寒，痰黄而稠者属热，痰白而稠厚者属湿。

3. 辨咯血

咯血色鲜红、质地黏稠者，为实热证；血色淡红、质地清稀者，为虚证、寒证；血色暗红、夹有血块者，为瘀血。

4. 辨胸痛

胸痛突然，且剧烈难忍者，多属实证；起病缓慢，呈隐痛、绵绵而痛，且时间长久者，多为虚证。胀痛窜痛为气滞，针刺刀割样疼痛为血瘀。

5. 辨气急

气急或兼哮鸣，咳嗽痰白清稀，属寒；气急或兼哮鸣，咳嗽黄痰，或发热，属热；气急，胸闷痰鸣，痰多白黏或带泡沫状，为痰盛。喘促气短，言语无力，咳声低微，自汗怕风，为肺气虚；喘促日久，呼多吸少，动则喘息更甚，气不得续，汗出肢冷，畏寒，为肾气虚。

6. 辨发热

发热，或高或低，劳累发作或加重，为气虚发热；午后潮热，或夜间发热，手足心热，为阴虚发热；发热欲近衣，四肢不温，为虚阳外越；发热，热势随情绪变化起伏，烦躁易怒，为气郁发热；午后或夜晚发热，或身体局部发热，但欲漱水不欲咽，为瘀血发热；低热，午后热甚，身热不扬，为湿郁发热。

（二）治疗原则

1. 宣肺化痰为主

本病为各种原因致肺失宣降，气不利，痰浊内生而成。因此，宣肺化痰为治疗的基本原则。

2. 治痰勿忘健脾

肺为贮痰之器，故治痰以治肺为主。而脾为生痰之源，故治痰常兼健脾。

3. 益气养阴勿忘滋肾

本病病久，伤及气阴，穷必及肾，引起肾阴亏损，肺叶失润，肺叶干焦，故益气养阴勿忘滋肾。

（三）分证论治

1. 肺郁痰瘀

症状：咳嗽不畅，咳痰不爽，痰中带血，胸肋背痛，胸闷气急，唇紫口干，便秘，舌暗红，有瘀斑或瘀点。苔白或黄，脉弦滑。

病机分析：肺主气，司呼吸，邪毒外侵，肺气郁闭，失于宣降，气机不利，血行瘀滞，痰浊内生，毒邪结聚于肺而成本病。肺气郁闭，失于宣降，痰浊凝聚则咳嗽不畅，咳痰不爽，胸闷气急；肺朝百脉，主治节，气滞血瘀，迫血妄行，损伤肺络，则痰中带血；气滞血瘀，不通则痛，故胸胁背痛；肺失宣降，津液失布，气机不畅故口干便秘；唇紫，舌暗，瘀斑（点）皆为血瘀之征；舌红，苔白或黄，脉弦滑皆为气郁痰阻之象。

治法：宣肺理气，化痰逐瘀。

方药：苇茎汤加减。方中苇茎甘寒轻浮、清肺泻热，冬瓜仁化痰排脓，桃仁活血行瘀，薏苡仁清肺破毒肿。四药合用，共成清肺化痰，逐瘀排脓之功。加用浙贝母、猫爪草、山慈姑等化痰散结，桃仁、三七活血通络。

胸胁胀痛者加制乳香、制没药、延胡索，咯血者重用仙鹤草、白茅根、旱莲草，痰瘀发热者加金银花、连翘、黄芩。

2. 脾虚痰湿

症状：咳嗽痰多，咳痰稀薄，胸闷气短，疲乏懒言，纳呆消瘦，腹胀便溏。舌淡胖，边有齿痕，舌苔白腻，脉濡、缓、滑。

病机分析：脾气亏虚，失于运化，痰湿内生，上渍于肺故咳嗽痰多，咳痰稀薄；脾不健运，机体失养，故疲乏懒言，纳呆消瘦，腹胀便溏；脾失运化，痰湿内生，贮存于肺，肺失宣降，故胸闷气短；舌淡胖，边有齿痕，舌苔白腻，脉濡缓滑均为肺脾气虚夹痰湿的表现。

治法：健脾燥湿，理气化痰。

方药：六君子汤加减。方中党参、茯苓、白术、甘草健脾益气，半夏、陈皮祛痰化湿，浙贝母、猫爪草、山慈姑、生牡蛎、壁虎等豁痰散结。

痰涎壅盛者加牛蒡子，肢倦思睡者加人参、黄芪。

3. 阴虚痰热

症状：咳嗽痰少，干咳无痰，或痰带血丝，咯血，胸闷气急，声音嘶哑，潮热盗汗，头晕耳鸣，心烦口干，尿赤便结。舌红绛、苔花剥或舌光无苔，脉细数无力。

病机分析：肺阴亏虚，肺失濡润，虚热内生，肺气上逆，故咳嗽痰少，干咳无痰，胸闷气急；肺阴不足，清肃不行，阴虚火旺，火灼肺络故痰带血丝，咯血；肺阴亏虚，津液不布，肠道失养，故口干便结；潮热盗汗，头晕耳鸣，心烦尿赤均为阴虚内热之征；舌红绛、苔花剥或舌光无苔，脉细数无力为阴虚内热的表现。

治法：滋肾清肺，化痰散结。

方药：百合固金汤加减。方中百合、生熟地滋养肺肾阴液；麦门冬助百合以养肺阴、清肺热，玄参助生熟地以益肾阴、降虚火；当归、芍药养血和营；贝母、桔梗散结化痰止咳；甘草调和诸药。

咯血甚者，加侧柏叶、仙鹤草、白茅根以凉血止血；淋巴结转移者，加用白花蛇舌草、夏枯草等以加强散结之力；五心烦热者，加知母、丹皮、黄柏以清热养阴；口干欲饮者，加天花粉、天门冬益肺胃之阴；大便干结者，加生地、火麻仁润肠通便。

4. 气阴两虚

症状：干咳少痰，咳声低微，或痰少带血，面色萎黄暗淡，唇红，神疲乏力，口干短气，纳呆肉削。舌淡红或胖、苔白干或无苔，脉细。

病机分析：咳声低微，神疲乏力，面色萎黄暗淡，短气，纳呆肉削为肺脾气虚之征；干咳少痰，或痰少带血，唇红口干，则属肺阴虚内热的表现；舌淡红或胖、苔白干或无苔，脉细亦为气阴两虚之征。

治法：益气养阴，化痰散结。

方药：大补元煎加减。方中人参大补元气，熟地、当归滋阴补血，人参与熟地相配，即是景岳之两仪膏，善治精气大耗之证；枸杞子、山茱萸滋补肝肾；杜仲温补肾阳；甘草助补益而和诸药。诸药配合，能大补真元，益气养阴，故景岳曾称此方为"救本培元第一要方"。加用浙贝母、猫爪草、山慈姑等化痰散结，桃仁、三七活血通络。

面肢水肿者加葶苈子、郁金行气利水；神志昏蒙者加全蝎、蜈蚣攻毒通络。

五、其他治法

1. 古方

（1）息贲汤：半夏、吴茱萸、桂心、人参、桑白皮（炙）、葶苈（炒）。治肺之积，在右胁下，大如覆杯，久久不愈，病洒洒寒热，气逆喘咳，发为肺痈。

（2）定喘丹：杏仁、马兜铃、蝉蜕、砒。上件为末，蒸枣肉为丸，如葵子大，每服六七丸，临睡用葱白泡茶放冷送下。治男子妇人，久患咳嗽，肺气喘促，倚息不得睡卧。

（3）经效阿胶丸：阿胶、生地、卷柏叶、山药、大蓟根、五味子、鸡苏、柏子仁、人参、茯苓、百部、防风、远志、麦门冬。上为细末，炼蜜为丸，如弹子大，每服一丸，细嚼，浓煎小麦汤或麦门冬汤咽下。治劳嗽，并咯血唾血。

（4）息贲丸：厚朴、黄连、干姜、白茯苓、川椒、紫菀、川乌、桔梗、白豆蔻、陈皮、京三棱、天门冬、人参、青皮、巴豆霜。上除茯苓、巴豆霜各另研旋入外，为细末和匀，炼蜜丸，梧桐子大。治肺积，名息贲，在右胁下，大如覆杯，喘息气逆，背痛少气，喜忘目瞑，皮寒时痛。久不已，令人洒淅寒热喘嗽，发为肺壅，其脉浮而毛。

2. 中成药

（1）参一胶囊：由人参皂苷 Rg_1 单一成分组成，有培元固本，补益气血的功效。与化疗配合用药，有助于提高原发性肺癌、肝癌的疗效，可改善肿瘤患者的气虚症状，提高机体免疫功能。饭前空腹口服，每次 2 粒，每日 2 次，连续 2 个月为 1 个疗程。

禁忌：有出血倾向者忌用。

注意事项：火热证或阴虚内热证者慎用。

（2）鹤蟾片：由仙鹤草、干蟾皮、浙贝母、半夏、天门冬、人参、葶苈子组成，具有解毒除痰，凉血祛瘀，消癥散结之功效，适用于原发性支气管肺癌，肺部转移癌，能够改善患者的主观症状和体征，提高患者生存质量。每次 6 片，每日 3 次，温开水送服。

（3）小金丹：由麝香、当归、木鳖子、草乌、地龙、乳香、没药、墨炭、白胶香、五灵脂、马钱子组成，有散结消肿，化瘀止痛的功效，适用于痰气凝滞所致的瘰疬、瘿瘤、乳岩、乳癖，症见肌肤或肌肤下肿块一处或数处，推之能动，或骨及骨关节肿大、皮色不变、肿硬作痛。每次 1.2 ~ 3 g，每日 2 次，小儿酌减。

（4）梅花点舌丹：由雄黄、牛黄、熊胆、冰片、硼砂、血竭、葶苈子、沉香、乳香、没药、麝香、珍珠、蟾酥、朱砂组成，能清热解毒，消肿止痛，适用于火毒内盛所致的疔疮痈肿初起、咽喉牙龈肿痛、口舌生疮。口服，每次 3 粒，每日 1 ~ 2 次外用，用醋化开，敷于患处。

3. 针灸

（1）体针处方：以手太阴肺经俞穴和肺的俞、募穴为主。肺俞、中府、太渊、孔最、膏肓、丰隆、足三里。

方义：病变在肺，按俞募配穴法取肺俞、中府调理肺脏气机、宣肺化痰；孔最为手太阴郄穴，配肺俞可宣通肺气；太渊为肺经原穴，本脏真气所注，配肺俞可宣肺化痰。膏肓为主治诸虚百损之要穴，具有理肺补虚之效。丰隆为豁痰散结要穴，加胃经合穴足三里，意在培补后天之本，培土生金，诸穴合用可收祛邪化痰、益气宣肺之功。

辨证配穴：肺郁痰瘀证加膻中、三阴交行气活血，健脾化痰。脾虚痰湿证加脾俞、阴陵泉健脾利湿化痰。阴虚痰热证加尺泽、然谷，肺经合穴尺泽，配肾经荥穴然谷，可清虚热而保阴津。气阴两虚加太溪、气海益气养阴。

随症配穴：胸痛加膻中、内关宽胸理气；胁痛加支沟、阳陵泉疏利少阳；咽喉干痒加照海滋阴利咽；痰中带血加鱼际清肺止血；咯血者，加阴郄、地机；盗汗加阴郄、复溜滋阴敛汗；肢体水肿、小便不利加阴陵泉、三阴交健脾利湿。肺癌放化疗后呕吐、呃逆加内关、膈俞，肺癌放化疗后白细胞减少加大椎、膈俞。

刺灸方法：常规针刺，平补平泻为主，虚证加灸。胸背部穴位不宜刺深。

（2）耳针：肺、气管、大肠、胸、肝、脾、神门、轮4～6反应点。针双侧，用中等刺激，留针10～20min，或用王不留行籽贴压。每日1次。

（3）穴位注射：大椎、风门、肺俞、膏肓、丰隆、足三里。每次取2～4穴，用胎盘针、胸腺素等药，注射量根据不同的药物及具体辨证而定。局部常规消毒，在选定穴位处刺入，待局部有酸麻或胀感后再将药物注入。隔日1次。

（4）拔罐：肺俞、膈俞、风门、膏肓。留罐5min，隔日1次。

（5）穴位贴敷：用白芥子、甘遂、细辛、丁香、川芎等研末调糊状，贴大椎、肺俞、膏肓、身柱、脾俞、膈俞等，用胶布固定，保留至皮肤发红，每周1次，3次为1个疗程，尤适用于放化疗后。

（6）挑治：多用于实证，取胸区点、椎环点、背区点及压痛点、痧点挑治。

4. 蟾酥膏外治

蟾酥、生川乌、重楼、红花、莪术、冰片等组成，制成布质橡皮膏，外贴疼处，一般15～30min起效，每6h更换1次，可连用1～3d。

六、转归预后

本病初起者，肺气郁滞，络脉受损，常因邪毒、痰湿为患，以实为主，机体正气尚强，通过调治，病情或可好转；若未控制，邪毒伤正，肺脾气虚，遏邪乏权，邪毒可进一步向肺外传变，或流窜于皮下肌肤，或流注于脏腑筋膜，或着于肢节骨骼，淫髓蚀骨，或邪毒上扰清窍，甚至蒙蔽清窍。虚损加重，耗气伤阴，见面削形瘦，"大肉尽脱"等虚损衰竭之症，常预示着患者已进入生命垂危阶段。此外，"痰热"常为肺癌病理演变的一个侧面，其机制是多因痰瘀化热所致。一旦出现这种转化，临床治疗时，必须采取截断方法，以求得热象迅速控制，以阻断病情的急剧恶化。本病变证较多，常见变证有血证（咯血）、虚劳、喘证等。

肺癌的预后相对较差，其与组织学类型、病程与分期、肿瘤的部位、有无转移、患者的年龄及机体的免疫状态、综合治疗、精神、饮食等因素有关。近 20 年来，中国肺癌病死率在全部恶性肿瘤中上升幅度最大，在大中城市已居首位。约 80% 患者在诊断后一年内死亡，中位生存期一般在 6 个月左右，肺癌总的 5 年生存率只有 5% ~ 10%，疗效尚不满意。

七、预防调摄

预防主要在于戒烟，防止空气污染，尤其是致癌物质的污染，改善劳动条件。对有职业性接触致病因素者及高发区人群进行定期健康检查。饮食方面注意营养均衡，防止过食辛燥之品伤及肺阴。慎起居，避风寒，适当锻炼，增强机体抵抗外邪的能力。

肺癌的调摄首先是调理情志，涵养性情，做到"恬淡虚无，精神内守"，保持乐观积极健康的心理状态，并积极配合治疗。科学的生活包括调饮食，益脾胃；慎起居，适气候；炼体魄，避邪气等方面。要防止饮食不节和偏嗜，注意五味既可养人也可伤人的辩证观，使饮食多样化，五谷杂粮合理调配，果蔬之类，注意摄取，素食、荤食，适度调整；起居有常，不妄作劳。"动""静"结合，"劳""逸"适度。采取适合自身的多样化的锻炼方式，如体育活动、健身操、气功、太极拳、舞蹈等，择其乐而从之，并要"练身"与"练心"有机结合，持之以恒。注意适应气候变化以"避邪气"；戒烟酒，避免不良环境的影响。

（颜莉芳）

第二节　乳腺癌

乳腺癌是乳腺导管和乳腺小叶上皮细胞在各种致癌因素的作用下发生癌变的疾病。临床以乳腺肿块为主要表现，是女性最常见的恶性肿瘤之一，男性甚少见。

一、历史沿革

乳腺癌中医学称"乳岩""乳疳""乳石痈""妒乳""石奶""翻花奶""奶岩"等。自汉代以来历代医家对本病认识不断深入，明代陈实功《外科正宗》对本病论述最详。现分述如下。

隋代巢元方《诸病源候论·石痈候》中曾记述："石痈之状，微强不甚大，不赤，微痛热……但结核如石。"对本病的特征做了概括性的描述。

宋代陈自明《妇人大全良方》中已将乳痈与乳岩加以区分，提出乳岩初起"内结小核，或如鳖棋子，不赤不痛，积之岁月渐大，巉岩崩破如熟石榴，或内溃深洞，血水滴沥，此属肝脾郁怒，气血亏损，名曰乳岩，为难疗"。

金代窦汉卿《疮疡经验全书》亦提出："乳岩，此毒阴极阳衰……捻之内如山岩，故命之，早治得生，迟则内溃肉烂，见五脏而死。"

元代朱丹溪《格致余论·乳硬论》称本病为"奶岩"，认为其由"忧怒郁闷，昕夕积累，脾气消阻，肝气横逆"而成，"以其疮形嵌凹似岩穴"，故称"奶岩"，为"不可治"之证，预后凶险。并指出患者应保持心情舒畅，"若于始生之际，便能消释病根，使心清神安，然后施以治法，亦有可安之理"。

明代陈实功《外科正宗》提出情志所伤为主要病因，与肝脾心三脏关系最为密切，"忧郁伤肝，思虑伤脾，积想在心，所愿不得志，致经络痞涩，聚结成核"。并对其临床特点做了形象而详尽的描述："初如豆大，渐若棋子；半年一年，二载三载，不疼不痒，渐渐而大，始生疼痛，痛则无解，日后肿如堆粟，或如覆碗，紫色气秽，渐渐溃烂，深者如岩穴，凸者如泛莲，疼痛连心，出血则臭，其时五脏俱衰，四大不救，名曰乳岩。"对其预后明确指出，"凡犯此者，百人必百死……清心静养、无罣无碍，服药调理，只可苟延岁月"。

清代王洪绪《外科证治全生集·乳岩》提出本病"大忌开刀，开则翻花最惨，万无一活"，并指出"男女皆有此症"。清代吴谦《医宗金鉴·外科心法要诀·乳岩》记载了本病向胸腋转移的现象："乳岩初结核隐疼，肝脾两损气郁凝……耽延续发如堆粟，坚硬岩形引腋胸"；关于治疗，认为经药物内服、外敷，"若反复不应者，疮势已成，不可过用克伐峻剂，致损胃气，即用香贝养荣汤"，指出本病晚期不宜攻伐，当以补虚为主。

二、病因病机

中医学认为，乳腺癌的发生是在正气亏虚，脏腑功能衰退的基础上，外邪与内生的痰湿和瘀血等相搏，导致机体阴阳失调，脏腑功能障碍，经络阻塞，气血运行失常，以致气滞、血瘀、痰凝、毒聚结于乳络而成。

1. 正虚邪犯

正气不足，乳络空虚，风寒外邪乘虚而入，致阴寒内盛，阳气虚衰，寒凝血瘀，阻塞经络，气血运行不畅，津液输布受阻，致瘀血内停，痰浊内生，日久生毒，终致瘀血、痰浊、邪毒相搏，结于乳中而成块。《诸病源候论·妇人杂病诸候四·石痈候》曰："有下于乳者，其经虚，为风寒气客之，则血涩结成痈肿……但结核如石，谓之石痈。"本虚是发病之根本。

2. 情志内伤

七情失调，郁怒伤肝，则肝失疏泄，气机郁滞；气能行血，气能行津，气机郁滞会导致血行不畅而血瘀，还会导致气滞津停而为痰，形成气滞、瘀血、痰浊相互搏结于乳络，日久蕴毒而成本病。思则气结，忧思伤脾，使脾气郁结，不能正常运化水液，水液内停形成痰浊，痰浊又可阻滞气机的流通而形成气滞，影响血的运行而形成血瘀，日久亦会形成气滞、血瘀、痰浊交阻于乳络进而形成本病。《格致余论》谓："若夫不得志于夫，不得于舅姑，忧怒郁闷，昕夕积累，脾气消阻，肝气横逆，遂成隐核……名曰奶岩。"《医碥》谓："女子心性偏执善怒者，则发而为痈，沉郁者则渐而成岩。"

3. 饮食失宜

足阳明胃经行贯乳中，暴饮暴食，伤及脾胃，或恣食肥甘厚腻辛辣之品，湿热积滞，蓄结于脾胃，阳明经络阻滞，瘀积不去，致脾胃热毒壅盛搏结于乳而发病。

4. 冲任失调

中医学认为"冲为血海、任主胞胎"，冲任之脉起于气街（胞内），与胃经相连，循经上入乳房，隶属于肝肾，其功能与经孕产乳有关。冲任失调一者可致津血不足、肝失濡养，脾胃受损、痰浊内生，气滞痰凝；再者可致气血运行失常，气滞血瘀于乳络，日久成岩。

乳腺癌发病与肝、胆、脾、胃、肾等脏腑功能失常关系密切，病机可概括为内虚与毒聚，内虚是冲任失调，肝、脾、肾等脏腑功能衰退，毒聚为痰浊凝结、瘀毒郁积，聚结成块。

三、诊查要点

（一）发病特点

在女性中，乳腺癌的发病率随着年龄的增长而上升，月经初潮前到 20 岁罕见，20 岁以后发病率迅速上升，40 ~ 50 岁发病率较高，绝经后发病率继续上升，70 岁左右达最高峰。高脂饮食、初产迟、绝经迟、有家族乳腺癌史、肥胖及电离辐射等是乳腺癌发病的危险因素。

（二）临床表现

早期多无明显自觉症状，常常是无意中发现患乳内有单发的小肿块，坚硬如石，凹凸不平，与周围分界不清，不红、不热、不痛。渐渐增大，可肿如堆粟，或似覆碗。随着病灶向四周扩展，可引起乳房外形的改变，因"皮核相亲"，可使肿块表面的皮肤凹陷，乳房抬高，乳头内缩。肿块接近皮肤时，可影响血液回流，导致局部水肿，毛孔深陷，状如橘皮。晚期局部溃烂，边缘不整，或深如岩穴，或凸如泛莲，时流污浊血水，痛无休止。当侵及胸部肌肉时，则肿块固定于胸壁而不易被推动。当病变发生转移时，可在患侧腋下、锁骨下、锁骨上摸到肿块，坚硬如石，凹凸不平。转移至肺、肝或骨时，则出现相应症状如咳嗽、黄疸、右胁下痞块、骨骼剧痛等。病久者，可见全身极度衰弱，最后常因气血衰竭或出血不止（烂断血络）而死亡。

（三）影像学诊断

乳房钼靶摄片可见块影，呈分叶状，密度高，边缘呈毛刺状，常见细小密集的钙化影，有时可见增粗的血管影。乳房红外线摄影可见以肿瘤为中心的放射状异常血管图形。B超可见边界不规则、回声较强的肿块。

（四）细胞学、病理学诊断

可采取乳头溢液、糜烂部位刮片或印片、细针吸取涂片进行细胞学检查，活组织取材的病理学检查方法可明确诊断。

（五）血清学、免疫学诊断

目前用于临床的激素受体有雌激素受体（ER）、孕激素受体（PR）检查，此检查主要用于制定乳腺癌术后辅助治疗方案及判断预后。乳癌的生物标志物特异性均不甚理想，常用的有癌胚抗原（CEA）及糖类抗原15-3（CA15-3）。Cerb-B_2原癌基因的过度表达导致在细胞膜表面过度表达 cerb-B_2 受体而容易促进细胞增生，$BRCA_1$、$BRCA_2$、p53 等抑癌基因的突变可导致乳腺癌的危险性显著增加。

（六）鉴别诊断

1. 乳核

乳核好发于 20～30 岁，肿块多为单个，也可有多个，圆形或卵圆形，边缘清楚，表面光滑，质地坚硬，生长比较缓慢，无疼痛，周围无粘连，活动度好。

2. 乳癖

乳癖好发于 30～45 岁，肿块常为多个，双侧乳房散在分布，形状多样，可为片状、结节、条索，边缘清或不清，质地软或韧或有囊性感，常有明显胀痛，多有周期性或与情绪变化有关，与周围组织无粘连，活动度好。

3. 乳痨

乳痨常见于 20～40 岁妇女，肿块可一个或数个，质坚实，边界不清，皮色不变，有其他结核病史，可无疼痛或有微痛，与周围组织有粘连，可活动。

4. 乳痈

乳痈为发于乳房部位的痈疽，多见于妇女产后，乃因肝胃郁热，或乳汁积滞，或因乳儿咬伤乳头，感染热毒导致，初起红肿硬结疼痛，伴恶寒壮热，十日左右成脓，脓成自溃，溃后可自行收口。少数调治失当，流脓久而不愈，可形成乳瘘，见瘘口流出稀薄清水，或夹败絮状物，疮口凹陷，难以愈合。

四、辨证论治

（一）辨证要点

主要根据乳房肿块及其伴随症状进行辨证。乳房肿块，皮色如常，伴有情志不舒者属肝气郁结；乳房肿块，皮色青紫，形体多肥者属痰瘀互结；乳房结块坚硬，伴有月经不调者属冲任受损；若岩肿溃烂，血水淋漓，臭秽不堪，色紫，剧痛者，属热毒蕴结。

（二）治疗原则

1. 疏肝理气

肝郁脾虚、瘀毒内结是乳腺癌发病的主要病机，气结、气滞为病因之源，故应疏肝健脾理气，气机调畅，脉络通畅，瘀毒难聚。

2. 滋养肝肾

肝失疏泄，冲任失调致正虚毒聚；病至晚期，肝肾亏虚，故治疗需注意滋养肝肾，扶正解毒。

（三）分证论治

1. 肝郁气滞

症状：乳房结块，皮色不变，两胁胀痛，或经前乳房作胀，经来不畅，郁闷寡言，心烦易怒，口苦咽干。舌苔薄白或微黄，或舌边瘀点，脉弦或弦滑。

病机分析：本型多为肿块初起，情志不畅，肝气失于条达，阻滞乳中经络及胁络，气滞血瘀，日久变生乳中结块。不通则痛，见乳房、胸胁胀痛。若气郁化火生风，可见心烦易怒，口苦咽干，头晕目眩。舌苔薄白或微黄，或舌边瘀点，脉弦或弦滑为肝郁气滞之象。

治法：疏肝理气，化痰散结。

方药：逍遥散加减。方以柴胡疏肝解郁，当归养血活血，白芍养阴柔肝，白术健脾燥湿，瓜蒌、夏枯草、浙贝母软坚散结，山慈菇解毒消瘤，青皮、郁金、川楝子理气止痛。火盛便秘者，加丹皮、栀子、大黄等清泻肝胆；乳房胀痛明显者，加王不留行、延胡索化瘀止痛。

2. 冲任失调

症状：乳房内肿块，质地硬韧，粘连，表面不光滑，五心烦热，午后潮热，盗汗，口干，腰膝酸软，兼有月经不调。舌质红，苔少有裂纹，脉细或细数无力。

病机分析：肝肾阴虚，冲任失养，血脉不畅，阻于乳中，变生积块而成乳岩。阴虚火旺，则见五心烦热、午后潮热、盗汗、口干等症。腰为肾之府，肾虚失养，则腰膝酸软。冲为血海，任主胞胎，肝肾阴虚，冲任失养而致月经不调。舌质红，苔少有裂纹，脉细数为阴虚内热之象。

治法：调理冲任，滋阴软坚。

方药：知柏地黄汤加减。以生地、山茱萸、玄参、鳖甲滋养肝肾，知母、白花蛇舌草滋阴降火，山慈菇、蛇六谷、石见穿、莪术、八月札、鸡内金、蜂房软坚散结，牛膝引火下行。失眠者，加酸枣仁、柏子仁、夜交藤养心安神；盗汗者，加煅龙骨、煅牡蛎、浮小麦收敛止汗。

3. 热毒蕴结

症状：乳房结块迅速肿大，隐隐作痛，或结肿溃破，甚则溃烂翻花，流水臭秽，痛引胸胁，烦热眠差，口干苦，小便黄赤，大便秘结。舌质红，苔黄白或厚腻，脉弦数或滑数。

病机分析：多见于癌瘤伴发感染及炎性乳癌。乳房属足阳明胃经，为多气多血之经，胃经湿热蕴结，变生瘀毒，则肿块发展迅速，疼痛红肿，热毒腐蚀肌肉，则见结肿溃破，甚则溃烂翻花，流水臭秽。热毒内蕴，气机不利，肝络失和，胆不疏泄，可见胸胁引痛，

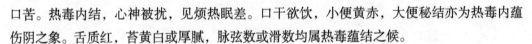

口苦。热毒内结，心神被扰，见烦热眠差。口干欲饮，小便黄赤，大便秘结亦为热毒内蕴伤阴之象。舌质红，苔黄白或厚腻，脉弦数或滑数均属热毒蕴结之候。

治法：清热解毒，化瘀消肿。

方药：五味消毒饮加减。以金银花、野菊花、蒲公英、紫花地丁、紫背天葵五味药专事清热解毒，加桃仁、红花、露蜂房、皂角刺以增强化瘀消肿之功。火结便秘，加大黄、厚朴、枳实等通腑泄热；热入营血可加丹皮、生地、赤芍；晚期乳癌见消瘦乏力、面色不华、脉虚数者，可加黄芪、白术、当归。

4. 气血两虚

症状：乳中结块，推之不移，或肿块溃烂，血水淋沥，疼痛难忍，头晕目眩，面色㿠白，神疲气短。舌质淡或淡胖，舌苔薄白，脉沉细无力。

病机分析：多见于乳癌晚期，或经多程放化疗后，正气大伤，邪毒炽盛。邪聚日久，痰浊、瘀毒内蕴，见乳中结块，推之不移，疼痛难忍。气虚不摄见血水淋沥，气血不足，机体失养，故见头晕目眩，面色㿠白，神疲气短。舌质淡或淡胖，舌苔薄白，脉沉细无力均为气血亏虚之象。

治法：健脾益气，化痰软坚。

方药：人参养荣汤加减。方以熟地、当归、白芍养血活血，黄芪、人参、白术、甘草健脾益气，陈皮理气，远志安神，姜枣健脾调和营卫。若气虚卫表不固，自汗、易感冒，宜重用黄芪，加防风、浮小麦益气固表敛汗；脾虚湿盛泄泻或便溏者，当归减量，加薏苡仁、炒扁豆健脾祛湿。

五、其他治法

1. 古方

（1）小金丹（《外科证治全生集》）：由白胶香、草乌、五灵脂、地龙、木鳖子、乳香、没药、当归、墨炭组成，具有化痰散结，祛瘀通络的功效。主治痰核流注、瘰疬、乳岩、阴疽初起。凡肿瘤患者证属寒湿痰瘀阻络者可使用，每日3次，每次3g，温开水送服。

（2）犀黄丸（《外科证治全生集》）：由麝香、牛黄、乳香、没药组成，具有解毒散结、消肿止痛的功效，主治乳癌及一切恶核，每日3次，每次3g，温开水送服。

（3）醒消丸（《外科证治全生集》）：由乳香、没药、麝香、雄黄、黄米饭组成，具有活血散结、解毒消痈的功效，主治痈毒初起，乳痈乳岩，瘰疬鼠疮，疔毒恶疮，无名肿毒等，每日2次，每次3g，温开水送服。

（4）蟾酥丸（《外科正宗》）：含蟾酥、雄黄、轻粉、铜绿、枯矾、寒水石、胆矾、乳香、没药、麝香、朱砂、蜗牛等成分，具有解毒消肿、活血定痛的功效，主治痈毒初起及诸恶疮，每服3丸，用葱白嚼烂，包药在内，取热酒1杯送下，被盖卧，出汗为效。

2. 中成药

（1）平消胶囊：由郁金、仙鹤草、枳壳、五灵脂、白矾、硝石、干漆、马钱子组成，主治多种肿瘤，每日3次，每次4～6粒。

（2）增生平片：主要成分为山豆根、拳参、黄药子等，具有清热解毒、化瘀散结之功效，用于乳腺癌，与放化疗配合使用可提高疗效，减轻其不良反应。口服，每次4～8片，每日2次，疗程3～6个月。

（3）山慈菇片、山慈菇注射液：手术前2～6周给药，每次服2片（每片0.2 mg），每日4次。山慈菇注射液（每支1 mL，含生药10 mg），静脉注射，每次1支，每日1次。功效软坚散结，清热解毒，适用于乳腺癌术前治疗，可缩小肿块。

（4）华蟾素注射液：蟾酥经加工提取制成的水溶液注射剂，可用于乳腺癌的治疗，且可增强机体免疫功能，还有一定的镇痛、升高白细胞的作用。肌内注射，每次2～4 mL，每日2次，4周为1个疗程。静脉注射：每次10～20 mL，加入500 mL 5%葡萄糖注射液中静脉缓慢滴注，每2～4周为1个疗程。

3. 外治

乳癌属于中医外科范畴，中医外治积累了丰富的经验，古人反对局部刺溃肿瘤等不彻底的开刀，《外科证治全生集》谓："大忌开刀，开则翻花最惨。"以下介绍几种常用外治方药。

（1）生肌玉红膏（《外科正宗》）：由当归、白芷、血竭、紫草、甘草、轻粉、白蜡、麻油组成，有活血祛腐、解毒镇痛、润肤生肌之功，用于放射性皮肤溃疡日久不愈，术后切口感染或皮瓣坏死，晚期乳腺癌瘤块破溃。

（2）海浮散（《外科十法》）：由乳香（制）、没药（制）组成，有生肌、止痛、止血之功，用于乳腺癌溃破。

（3）桃花散（《医宗金鉴》）：由白石灰、生大黄组成，可止血，用于晚期乳腺癌溃口出血不止。

（4）二黄煎（经验方）：由黄柏、土黄连组成，有清热燥湿、泻火解毒之功，用于乳腺癌术后切口感染，皮瓣坏死，放射性皮炎或化疗药物静脉外漏引起的局部红肿或溃烂。

4. 针灸

（1）体针：以足厥阴肝经、足阳明胃经、任脉穴为主，取穴屋翳、膻中、天宗、肩井、期门、三阴交、丰隆。

方义：屋翳疏导阳明经气，膻中为气海，泻之以利气机，两穴可疏通局部气血；天宗、肩井为治疗乳腺疾病之经验穴，配足阳明经之络穴丰隆，可除湿化痰、消肿散结；期门疏肝气，调冲任；三阴交既可补肾健脾调肝，又能调理冲任。

辨证配穴：冲任失调加肝俞、肾俞、关元补肾健脾调肝，调冲任；肝郁气滞加肝俞、太冲；热毒蕴结加内庭、行间点刺放血；气血两虚加灸脾俞、膈俞、足三里可健运脾胃，益气养血。

随症配穴：乳腺癌术后上肢水肿加极泉、青灵通络消肿，乳腺癌放疗后放射性肺炎加尺泽、孔最泻肺止咳，潮热者加百劳、膏肓，失眠心烦加大陵、神门。

刺灸方法：毫针刺，补泻兼施。每日 1 次，每次留针 30 min，10 次为 1 个疗程。虚证可加灸。

（2）耳针法：内分泌、内生殖器、乳腺、胸。毫针刺，中强度刺激，每次留针 30 min，间歇运针 2 ~ 3 次，10 次为 1 个疗程。或用揿针埋藏或王不留行籽贴压，每 3 ~ 5 d 更换 1 次。

（3）拔罐法：选大椎、第 4 胸椎夹脊点刺放血后拔罐，适用于热毒蕴结证。

（4）挑治法：第 3、第 4、第 5 胸椎夹脊点或阳性反应点挑治，每周 1 次。

（5）火针疗法：阿是穴。

六、转归预后

乳腺癌早期，正气未衰，邪气未盛，若此时"便能消释病根，使心清神安，然后施之以法，也有可安之理"，即可带病延年。随着病情进展，正气渐虚，邪气已盛，病至晚期，肿块"渐渐溃烂，深者如岩穴，凸者如泛莲，疼痛连心，出血则臭，其时五脏俱衰，四大不救"。对其预后，明代陈实功明确指出，"凡犯此者，百人必百死"，此时，若能"清心静养，无罣无碍，服药调理，只可苟延岁月"。病久者，全身极度衰弱，最后常因气血衰竭或出血不止（烂断血络）而死亡。

乳腺癌病程总体来说进展缓慢，经积极治疗后大部分患者远期疗效较好，可获得长期生存。一般乳腺癌患者的自然生存期为 26.5 ~ 39.5 个月，根治术后 10 年生存率Ⅰ、Ⅱ、Ⅲ期分别为 72.5%、50.9%、25.3%。乳腺癌的预后主要与原发灶大小和局部浸润情况、淋巴结转移、肿瘤的病理类型和分化程度，瘤体内微血管密度（MVD），血管、淋巴管有否癌栓，宿主的免疫能力，肿瘤分子生物学形态及表达等因素有关。激素受体免疫组化检测也是预后判断的参考指标，ER、PR 均阳性预后稍好，雌激素受体（ER）、黄体酮受体（PR）阴性预后较差。DNA 整倍体或 S 期细胞比率增高或 CEA 阳性者均提示预后差。另外与体重、患病年龄等也有关。上述诸多的预后指标均源自生物学角度，而社会、心理因素对患者预后的影响是不容忽视的潜在因素。

七、预防调摄

乳腺癌的病因问题尚未解决，故真正可用于一级预防的手段极为有限，但谨慎地提出几种降低乳腺癌危险性的措施是有可能的，如青春期适当节制脂肪和动物蛋白的摄入，增加体育活动，尽量避免高龄生育，鼓励母乳喂养，更年期妇女尽量避免使用激素，适当增加体育活动，控制总热量及脂肪摄入，防止肥胖，避免不必要的放射线照射等。有效开展乳腺癌的二级预防，从而起到改善乳腺癌的预后和降低病死率的作用。经常进行乳房自我检查，尤其是 35 岁以后的女性，发现乳房硬结和肿块，应及时做必要的检查，以利于早发现、早诊断、早治疗。

注意情志的调摄，中医学认为乳腺癌的发病与七情活动有密切的联系。不良精神因素是引起气血逆乱，经络阻塞，痰瘀结聚成核的重要致病因素。精神创伤诱发癌症，悲观恐惧心理会加速癌症恶化。因此保持健康的心理状态和乐观的情绪，对乳腺癌的未病先防和既病调养都是必需的。饮食调养在乳腺癌患者康复治疗中也起着重要作用，饮食宜多样化，平衡饮食，忌食助火生痰有碍脾运的食物，手术后可给予益气养血、理气散结之品；化疗时，若出现消化道反应及骨髓抑制现象，可食和胃降逆、益气养血之品。放疗期间要注意皮肤管理，首先要保持局部皮肤清洁干燥，禁止直接用肥皂擦洗，防止机械刺激，避免阳光直接照射，如感到瘙痒难忍时可用苦参煎水外洗或用炉甘石洗剂涂搽，对于溃破的皮肤可用甲紫外涂防止感染。一般于根治术后 24 ~ 72 h，若无活动性出血即可开始患侧上肢功能训练活动，活动要循序渐进，由远及近，引流管拔除，皮瓣与胸壁已贴合，可逐渐活动肩关节，勿使患肢疲劳或下垂太久。禁止在患侧上肢测量血压、抽血、静脉注射和肌内注射。

（颜莉芳）

第三节　鼻咽癌

鼻咽癌是原发于鼻咽黏膜被覆上皮的恶性肿瘤，鼻咽位于颅底和软腭之间连接鼻腔和口咽，癌瘤常侵犯临近的腔窦、颅底或颅内。鼻咽癌患者虽然见于五大洲的许多国家和地区，但世界上 80% 左右的鼻咽癌发生在中国。世界上大部分地区发病率较低，一般在 1/10 万以下。鼻咽癌发病有明显的种族易感性、地区聚集性和家族倾向性。白种人少见，黄种人的发病率最高，在黄种人中，又以华人发病率高；在华人中，仍以操广东方言的人群发病率高。高发人群移居外地或他国，其后裔的发病率仍高于当地居民。鼻咽癌的发病率年龄曲线由 20 岁开始上升，至 50 ~ 60 岁的年龄组为最高峰，男性为女性的 2 ~ 3 倍。在我国，好发于广东、广西、福建、湖南等省和自治区，尤其是在广东省的发病率较高，又称"广东瘤"。有报道称，居住在广东省中部及操广东方言的男性，其发病率为 30/10万 ~ 50/10 万。鼻咽癌的发病还与遗传、环境、饮食、病毒、免疫等多种因素有关。鼻咽癌的病理类型有原位癌、腺癌、鳞状细胞癌和未分化癌，其中鳞状细胞癌以低分化鳞癌占绝大多数，约 95% 以上。在高发区所发生的鼻咽癌大多数是分化癌和未分化癌，鳞状细胞癌少见；而在低发区则以鳞状细胞癌为多见。鼻咽癌通过淋巴管转移至颈淋巴结的发生率高达 79.37%，通过血道转移者以骨、肺、肝居多，且常为多个器官同时发生。鼻咽癌的病死率占全部恶性肿瘤病死率的 2.81%，居第 8 位，其中男性为 3.11%，占第 7 位；女性为 2.34%，占第 9 位。年平均病死率在广东省恶性肿瘤病死率中居第 3 位，中山医科大学肿瘤医院 1964—1995 年，经统计共诊治 273 904 例恶性肿瘤，其中鼻咽癌 85 492 例，占所有癌症的 31.2%。

鼻咽癌的自然病程个体差异很大，平均约为 18.7 个月。放射治疗是鼻咽癌的主要治疗手段，早期鼻咽癌的 5 年生存率平均在 50%，而中晚期者仅为 20%~30%。目前多倾向于多学科的综合治疗，以提高患者的 5 年生存率。

一、历史沿革

在中医学文献中，没有"鼻咽癌"之病名，但对"鼻""咽"有过不少相关的论述。《灵枢·经脉》曰："肝足厥阴之脉，起于大趾丛毛之际，上循……上贯膈、布胁肋，循喉咙之后，上入颃颡，连目系，上出额与督脉会于巅……"按其循行路线，"颃颡"与现代"鼻咽"的解剖部位相吻合。元代《十四经发挥》一书中，对"颃颡"一词的校注为颃颡是软口盖的后部。

中医学古籍中，"鼻渊""控脑砂""耳鸣证""石疽""失荣"等病证的记载与鼻咽癌的临床症状极为相似。如《素问·气厥论》曰："鼻渊者，浊涕下不止也。传为衄蔑，瞑目。"宋代窦汉卿《疮疡全书》提到上石疽，曰："溃即放血，三日内毙。"明代王纶《明医杂著》中曰："耳鸣证，或鸣甚如蝉，或左或右，时时闭塞，世人作肾虚治不效，殊不知此是痰火上升，郁于耳中而鸣，郁甚则壅闭矣。"明代陈实功《外科正宗》曰："失荣者……其患多生肩之以上，初起微肿，皮色不变，日久渐大，坚硬如石，推之不移，按之不动，半载一年，方生阴痛，气血渐衰，形容瘦削，破烂紫斑，渗流血水，或肿泛如莲，秽气熏蒸，昼夜不歇，平生疙瘩，愈久愈大，越溃越坚，犯此俱为不治。"清代高秉钧《疡科心得集》中载："失荣者……如虚痰痃瘤之状，按之石硬无情，推之不肯移动，如钉着肌肉者是也。不寒热，不觉痛，渐渐加大，后遂隐隐疼痛，痛着肌骨、渐渐溃破……随有疮头放血如喷壶状，超时而止，体怯养，实时而毙。"清代吴谦《医宗金鉴》曰："鼻窍中时流色黄浊涕……若久而不愈，鼻中淋沥腥秽血水，头眩虚晕而痛者，必系虫蚀脑也，即名控脑砂。""上石疽生颈项旁，形如桃李，皮色如常，坚硬如石，不痛不热……初小渐大，难消难溃，既溃难敛，疲顽之证也。"又曰："失荣耳旁及项间，起如痰核不动坚，皮色如常日渐大，忧思怒郁火凝然，日久气衰形消瘦，越溃越硬现紫斑，腐蚀浸淫流血水，疮口翻花治总难。"

二、病因病机

鼻咽癌的病因有内因和外因两个方面，外因多由感受时邪热毒、饮食失调所致，内因则多与情志失调、正气不足有关，现分述如下。

（一）热毒蕴肺

肺开窍于鼻，司呼吸，外感风邪热毒，侵袭经络，导致肺络不通，肺气郁闭，气道不通，则邪火循太阴之经而至鼻，蕴集而成肿块。如《医学准绳六要》中明确指出："至如酒客膏粱，辛热炙太过，火邪炎上，孔窍壅塞，则为鼻渊。鼻中浊涕如涌泉，渐变鼻蔑、衄血，必由上焦积热郁塞已久而生。"

（二）肝胆瘀热

足厥阴肝经之脉，循喉咙上入颃颡。情志抑郁，或暴怒伤肝，肝胆火毒上逆，灼津成痰，阻滞经脉，气血失调，瘀血乃生，痰瘀凝结而成肿块。如《素问·气厥论》所述："胆移热于脑，则辛頞鼻渊。"《疡科心得集》指出："失营者由肝阳久部，恼怒不发，营亏络枯、经道阻滞而成。"

（三）痰浊内阻

外受湿邪，或饮食不节，或思虑劳倦，中焦脾胃受伤，运化无权，湿浊内生，凝集成痰。痰浊内结，阻滞经脉，久而不散，日久肿块乃生。正如《丹溪心法》所说："痰之为物，无处不到。"又云："凡人身上、中、下有结块者，多是痰。"

（四）正气虚弱

《医宗必读》云："积之成也，正气不足，而后邪气踞之……"先天不足，禀赋薄弱，或人到中年，正气渐趋不足，易为邪毒所侵。邪毒入侵机体，邪气久羁，正气耗伤，正不胜邪，日久渐积而成癌肿。《外证医案汇编》谓："正气虚则为癌。"

本病之病位在鼻咽部，鼻咽为呼吸之通道，和肺密切相关。肺主气，开窍于鼻，肺气通于鼻，热邪内蕴于肺脏则致上焦肺气不宣，故见鼻塞、咳嗽；火热上蒸，灼液成痰，痰浊外泄则见鼻涕腥臭；热伤脉络，迫血离经则出现涕血或鼻衄。"肝足厥阴之脉……上入颃颡，连目系"，若情志内伤，肝郁气逆，热毒内阻，肝胆热毒循经上扰，则可产生头痛、耳鸣耳聋等少阳经症状。若痰火郁于少阳经脉，阻塞络脉，凝结成块则可致耳前颈项痰核日久渐大，坚硬如石。然究其发病之根本，则与机体正气衰弱有关。张元素《活法机要》谓："壮人无积，虚人则有之。脾胃怯弱，气血两衰，四时有感，皆能成积。"说明正气亏虚、痰热内阻为鼻咽癌的主要病理，其发病与肺、肝、胆功能失调关系密切。

三、诊查要点

（一）诊断要点

1. 临床表现

（1）回吸性血涕：回吸鼻腔后，从口腔吐出带血丝鼻涕，尤以早晨起床后为甚；可以持续一段时间，为肿瘤血管破裂出血所致，是鼻咽癌的早期症状。

（2）鼻塞：为肿瘤阻塞后鼻孔或侵犯鼻腔，导致鼻腔通气不畅，或伴有较多的脓血性分泌物。

（3）头痛：常表现为枕部或颞部的疼痛，多为钝痛。早期为血管反射性头痛，晚期为肿瘤破坏颅底骨或脑神经、肿瘤感染、颈淋巴结转移压迫血液神经等所致。

（4）耳鸣或听力减退：也是鼻咽癌的常见症状，多因耳咽管被压迫或受侵感染，引起耳咽管口阻塞，使中耳腔气压平衡失调导致传导性耳聋。单侧性耳鸣或听力减退、耳内闭塞感是早期鼻咽癌症状之一。

（5）颈部淋巴结肿大：为最常见的一个症状，30%~40%患者为最早的症状，而治疗时70%~80%的患者有颈部淋巴结转移。肿块常较硬，按之无疼痛，活动常较差，具有转移早、转移率高的特点，病至晚期时可有锁骨、腋下、纵隔淋巴结肿大。

（6）脑神经及压迫症状：临床上30%~50%的患者出现神经压迫症状，多由颅内扩散或咽后淋巴结转移引起；可出现面麻、复视、眼睑下垂、眼球固定、视力减退或失明、伸舌困难、声嘶和吞咽困难等，肿瘤侵犯眼球后眼球受压则可见突眼。

鼻咽癌远处转移最常见的部位是骨、肺、肝，其次为远处淋巴结。发生时间以放疗后2年内多见，占87.5%。骨转移以椎骨最常见，再次为骨盆及肋骨，表现为相关骨部疼痛；肺部转移表现为咳嗽、呼吸困难、咯血等；肝部转移表现为肝区疼痛、黄疸等。

2. 影像学诊断

X线平片常规做鼻咽侧位照片和颅底照片，观察鼻咽后顶壁的软组织阴影，黏膜下浸润扩张和颅底骨质的破坏情况。CT扫描能显示癌灶向周围及咽旁间隙浸润的情况，对颅底骨质的观察更为清晰、准确，还可显示鼻咽部小的软组织隆起，帮助确定活检方向和部位，有利于早期诊断，对于确定临床分期及制订治疗方案都极为重要。MRI检查既能清楚地显示头颅各层次，又可以显示肿瘤与周围组织的关系，MRI检查良好的软组织分辨力，可清楚显示鼻咽部正常结构的层次和分辨肿瘤的范围，同时可显示局部骨小梁尚未被破坏时，肿瘤对骨牙腔的浸润。MRI确定肿瘤的界线较CT更为清楚和准确，并可了解脑组织损伤的情况。

3. 鼻咽镜检查

鼻咽镜检查是诊断鼻咽癌重要的常用方法，有间接鼻咽镜检查和纤维鼻咽镜检查。

在鼻咽腔顶部或侧壁可见局部增生性结节或局部充血、糜烂及溃疡、出血、粗糙等，可做活检以明确诊断。

4. EB病毒血清学检测

目前临床常用间接酶染色方法测定血清IgA/VCA和IgA/EA抗体的滴度，对鼻咽癌进行辅助诊断，其中IgA/VCA诊断鼻咽癌的敏感性与特异性都可以达到90%左右。而IgA/EA诊断鼻咽癌的特异性较高，可达到98%左右，敏感性为50%左右。为了提高鼻咽癌诊断率，通常将两种指标联合应用。

5. 病理学诊断

鼻咽癌大多数起源于被覆上皮，少数来源于腺体上皮，95%以上是鳞状细胞癌。按分化程度分为高、中和低分化，低分化占85%以上。未分化癌是指分化程度极低的癌，常需与恶性淋巴瘤鉴别。尚有少数是腺癌、囊腺癌、黏液表皮样癌，或恶性混合瘤等。

（二）鉴别诊断

1. 鼻咽结核

本病多发生于女性中青年，以颈部淋巴结肿大为主要临床表现，鼻咽顶壁以结节或增生多见，表面常有坏死，与鼻咽癌难以肉眼区别，组织活检时鉴别。

2. 鼻咽纤维血管瘤

鼻咽纤维血管瘤主要为男性青年，10～25岁最常见。肿瘤来自鼻咽颅底蝶骨和枕骨骨膜或颅底腱膜，在形态上很少有恶变，临床表现为反复大量鼻衄，伴有鼻塞、听力下降、头痛等。本病在未有充分止血准备前切忌活检，以防大出血。

3. 鼻咽部坏死性肉芽肿

鼻咽部坏死性肉芽肿常见于鼻咽顶或顶前部，肿物表面坏死黑色，恶臭难闻。病理多为慢性肉芽组织，部分很快发展成为鼻咽未分化癌。

4. 颈部淋巴结炎或结核

颈部淋巴结炎呈急性炎症时往往伴有红、肿、热、痛，呈慢性炎症时常伴有慢性咽炎、慢性扁桃体炎或龋齿。颈淋巴结核多发生于年轻人，常呈半球状，有时有波动感，呈干酪样改变。活检可抽出干酪样物质，有时可形成瘘管，且伴有全身的结核中毒症状。

5. 鼻腔原发非霍奇金淋巴瘤

该病是一种少见的结外原发性恶性淋巴瘤，以进行性鼻塞为特征，部分患者伴有鼻衄、鼻背隆起、发热、盗汗等症。早期多局限于一侧鼻腔，可侵犯邻近组织和器官，如上颌窦、筛窦、硬腭、鼻咽等。

四、辨证论治

（一）辨证要点

1. 辨虚实

鼻咽癌临床上往往表现为全身属虚，局部属实，虚实夹杂的证候。本病初起时，多为邪实，表现为鼻塞、涕血，若不治，热毒与痰搏结，聚于颈部少阳胆经循行之处而成痰核；或热毒之邪，损伤血络，迫血离经则可见涕血、鼻衄；气逆或火毒上扰清阳则见头痛；耳鸣耳聋属实者为肝胆郁火，属虚则为肺肾阴亏；病情到晚期，邪毒久留不去，耗伤气血，可见形体消瘦、面色㿠白、颈部癌核累累或头痛如刀劈、口眼歪斜；若经放疗，机体表现出热毒过盛，津液受损，因耗阴伤津，多见口干喜饮、耳鸣等阴津耗损之证；若化疗，则多见恶心、纳差、疲倦、乏力等脾胃受损、气血不足之证。

2. 辨舌脉

鼻咽癌舌红，或暗红，脉弦滑数者实证，为痰、热、毒、瘀较盛；舌红绛或淡，苔薄或少苔，脉细弱无力，多虚，为阴精不足，气血双亏，苔白或黄，或腻，多实。

（二）临床分型

1. 热毒蕴肺

主症：鼻塞流脓涕或涕中带血，头痛，发热，心烦失眠，咽干口苦，耳鸣耳聋，小便短赤，大便干结，鼻咽黏膜充血，甚至溃疡。舌质红，苔薄白或少苔，脉弦细或细数或滑数。

证候分析：六淫之邪侵入肺系，外邪内蕴不解，郁而化热，出现肺气不和、肺气不通，聚集而成肿块；上焦热甚，则出现头痛、发热、咽干口苦等症；肺开窍于鼻，肺气通于鼻，肺热迫血离经而行，即出现鼻衄；舌质红，苔薄白或少苔，脉弦细或细数或滑数，为热邪内组之象。

治法：清热解毒，软坚散结。

方药：五味消毒饮加味。

金花 15 g，野菊花 12 g，蒲公英 12 g，紫花地丁 12 g，紫背天葵 12 g，重楼 15 g，山豆根 12 g，山慈菇 15 g，生天南星（先煎）10 g，生半夏（先煎）10 g，仙鹤草 30 g，辛夷花 10 g。

方中金银花清气血热毒为君；辅以野菊花、蒲公英、紫花地丁、紫背天葵、重楼、山豆根增强金银花清热解毒之力，并能凉血消肿；山慈菇、生天南星、生半夏软坚散结，共为臣药；佐以仙鹤草、辛夷花止血通窍。全方合用，共奏清热解毒、软坚散结之功。

鼻衄者，加三七粉、茜草炭、血余炭；头痛、视力模糊或复视者，加僵蚕、蜈蚣、全蝎、钩藤。

2. 瘀血阻络

主症：鼻塞脓涕，涕血色紫黑，头痛，耳鸣，复视，口干喜冷饮，鼻咽部肿块，颈部肿块凸出，质坚硬。舌质紫暗或有瘀斑、瘀点，苔薄黄，脉弦细或涩。

证候分析：气血凝聚，脉络瘀阻，久则积结成肿块；瘀血日久，气血运行不畅，则鼻塞流涕，涕血色紫黑；瘀血阻滞脑络，不通则痛，故见头胀、头痛；邪毒循经结聚于颈部，则见颈部肿块凸出；舌质紫暗或有瘀斑、瘀点，苔薄黄，脉弦细或涩为瘀血内阻之象。

治法：行气活血，祛瘀散结。

方药：通窍活血汤加减。

赤芍 12 g，川芎 12 g，桃仁 15 g，红花 10 g，泽兰 12 g，牛膝 10 g，柴胡 12 g，郁金 12 g，桔梗 12 g，浙贝母 10 g，天南星 10 g，橘红 12 g，牡蛎 15 g，夏枯草 12 g。

方中赤芍、川芎行气活血为君药。桃仁、红花、泽兰活血化瘀，牛膝祛瘀血，通血脉，引瘀血下行，柴胡、郁金理气行血；贝母、天南星、橘红、夏枯草、牡蛎祛痰散结软坚，共为臣药；桔梗为引经药，开宣肺气，载药上行。全方合用，使瘀血消散、气行脉通、癌毒疏解，而癌肿得消。

头痛者，加钩藤、白芷；血瘀发热者，加连翘、黄芩、重楼、白花蛇舌草。

3. 痰浊内阻

主症：鼻塞涕多，头晕头重，胸闷痰多，恶心欲吐，纳呆，口干不欲饮，耳内胀闷，大便溏薄，鼻咽黏膜水肿，分泌物多，颈部有转移性肿块。舌质淡暗或淡红，体胖边有齿印，苔白腻，脉弦滑或细滑或濡细。

证候分析：情志不遂，肝木乘脾，脾胃受伤，则运化失健，水湿内停，痰浊内生，阻滞脉络，气血凝聚，痰浊困结，积结成块。痰之为病，常与寒热风湿相结，与气滞血瘀相随，痰火搏于少阳胆经，则成瘰疬、失荣、石疽，表现为颈部转移性包块；痰浊内停于肺窍，奥窍不通，产生鼻塞；痰浊内阻，故舌体胖，边有齿印，苔白腻，脉弦滑或细滑或濡细。

治法：化痰解毒，软坚散结。

方药：清气化痰丸加减。

胆南星 15 g，黄芩 12 g，瓜蒌仁 15 g，杏仁 10 g，半夏 12 g，陈皮 12 g，枳实 10 g，山慈菇 15 g，鸡内金 12 g，党参 15 g，茯苓 15 g，辛夷 10 g，苍耳子 15 g，土茯苓 15 g，土贝母 15 g，半枝莲 15 g。

方中胆南星清热化痰为君；黄芩、瓜蒌仁、杏仁清热化痰，半夏、陈皮、枳实、山慈菇祛痰散结，鸡内金、党参、茯苓健脾和胃渗湿，土茯苓、土贝母、半枝莲等清热解毒，共为臣药；佐以辛夷、苍耳子宣通鼻窍。全方共奏祛痰化浊抗癌之功效。

头痛者，加露蜂房、蜈蚣、全蝎；咽干痛、牙龈肿瘤者，加射干、石斛、岗梅根；口苦、胸胁痛者，加八月札、郁金、山楂、二至丸。

4. 气阴两虚

主症：神疲乏力，少气自汗，头痛，五心烦热，失眠，口干咽痛，间有涕血，唇焦舌燥，形体消瘦，影响吞咽，尿赤便干，口咽黏膜充血、糜烂。舌质红，少苔、无苔，或有裂纹，脉细滑或细数。

证候分析：患病日久，耗伤气血，出现神疲乏力、少气自汗；津液亏虚，阴不制阳，虚火内扰，故五心烦热，失眠；热扰营阴则盗汗，阴津不足，失于滋润，虚火蕴蒸，故口燥咽干，形体消瘦；热伤血络，故间有涕血；舌质红，少苔、无苔或起芒刺，或有裂纹，脉细滑或细数或细弦，为气阴两虚之征。

治法：益气养阴，托毒散结。

方药：生脉散加味。

太子参 15 g，麦冬 12 g，五味子 12 g，半夏 12 g，胆南星 12 g，山慈菇 15 g，仙鹤草 30 g，石上柏 12 g，丹皮 10 g，苍耳子 15 g，辛夷花 10 g。

方中太子参、麦冬、五味子益气养阴为君；辅以半夏、胆南星、山慈菇化痰散结为臣；佐以仙鹤草、石上柏、丹皮解毒，苍耳子、辛夷花通鼻窍。全方合用，共奏益气养阴、解毒散结之功。

若肢倦乏力、纳减便溏者，加党参、黄芪、白术、炙甘草；胸闷不畅、胃纳不佳者，加枳壳、陈皮等；颈部肿块未控制者，加生南星、生半皮、僵蚕、浙贝母。

五、其他治疗

（一）内服药

1. 常用中草药

（1）山慈菇，甘、微辛，寒，有小毒；功能消肿散结，化痰解毒，用于治疗乳腺癌、肺癌、鼻咽癌、食管癌等癌肿证属痰热壅盛者。《本草纲目》谓："主疗肿，攻毒破皮，解诸毒。"常用 6 ~ 15 g 煎服，入丸散剂减半。

（2）夏枯草，苦、辛、微甘，寒；清泻肝火，化痰散结，平抑肝阳。《神农本草经》："主寒热、瘰、鼠瘘、头疮，破癥，散瘿结气，脚肿湿痹。"《本草从新》："治瘰疬、鼠瘘、瘿瘤瘤、癥坚、乳痈、乳岩。"用于治疗鼻咽癌中属热毒郁结者。常用 9 ~ 15 g 煎服。

（3）黄药子，性寒，味苦、咸，有小毒；化痰散结，解毒消肿，凉血止血。《开宝本草》记载："黄药子苦，平，无毒。主治恶肿疮瘘，喉痹，蛇犬咬毒。"用于治疗鼻咽癌中证属血热痰结者。本品内服有时可对肝功能产生不良影响，故长期用药者应注意观察肝功变化。如一次用量过大，有时亦能引起中毒反应。常用 9 ~ 15 g 煎服。

（4）山豆根，味苦，性寒；清火解毒，消肿止痛。本品有抗肿瘤作用。《开宝本草》："主解诸药毒，止痛，消疮肿毒。"用于治疗肺癌、鼻咽癌、乳癌、喉癌、膀胱癌、白血病及软组织肿瘤属热毒郁结者。常用 6 ~ 15 g，煎服。

（5）石上柏，甘，平；清热解毒，消肿散结，用于治疗鼻咽癌、肺癌、消化道癌、宫颈癌等恶性肿瘤证属热毒郁结者。常用 15 ~ 30 g 煎服。

（6）天门冬，味甘、苦，性大寒；养阴润燥，清肺生津。《备急千金要方》："治虚痨绝伤，老年衰损羸瘦，偏枯不遂，风湿不仁，冷痹，心腹积聚，恶疮，痈疽肿癞。"用于治疗鼻咽癌肿气阴两虚者。常用 10 ~ 15 g，煎服。

2. 常用中成药

（1）西黄丸：由牛黄、麝香、乳香、没药组成，具有清热解毒、活血消肿的功效，用于痈疽疔毒、瘰疬、流注、癌肿等，适用于痰热蕴结型的鼻咽癌。每次 3 g，每日 3 次，温开水送服。

（2）玉枢丹：由麝香、冰片、雄黄、山慈菇、千金子霜、红大戟、朱砂、五倍子组成，具有清热解毒、开窍止痛、化痰消肿的功能，用于治疗热毒时疫、痰厥、疮痈肿毒等病，适用于鼻咽癌中属痰热壅盛者。每次 1.5 g，每日 2 次。

（3）鼻咽灵片：由山豆根、麦冬、半枝莲、石上柏、白花蛇舌草、天花粉等组成，具有清热解毒、消肿散结、养阴益气之功效，适用于鼻咽癌放疗患者。每日 4 次，每次 4 片，15 天为 1 个疗程。

（4）安康欣胶囊：由黄芪、人参、丹参、补骨脂、鸡血藤、半枝莲、淫羊藿等组成，具有活血化瘀、软坚散结、清热解毒，扶正固本的功效，适用于鼻咽癌各期。每次 5 粒，每日 3 次，饭后温开水送服。

（二）外治法

1. 适用于鼻咽癌各期患者

（1）甘遂 3 g，甜瓜蒂 3 g，硼砂 1.5 g，飞辰砂 1.5 g。共研细末，吹入鼻内，每日 1 次。

（2）麝香 0.3 g，牛黄 0.6 g，猴枣 0.45 g，白蜡 0.05 g，珍珠 0.6 g，凤凰衣 2.1 g，辰砂 0.9 g。上药共研成细末，吹喉，每次 0.3 g，每日 3 次。

2. 适用于鼻咽癌头痛者

（1）硼脑膏：金银花 9 g，鱼脑石 6 g，黄柏 6 g，硼砂 6 g，冰片 0.6 g。共研细粉，用香油、凡士林调成软膏，用棉球蘸药膏塞鼻孔内；或用药粉，吸入鼻腔内，每日 3 次。

（2）辛石散：白芷 3 g，鹅不食草 3 g，细辛 3 g，辛夷 6 g，鱼脑石 4 块，冰片 4.5 g。共研细粉，混匀，吸入鼻腔内，每日 2 ~ 3 次。

3. 头痛塞鼻散

将川芎、白芷、远志、冰片等研末，塞入鼻孔内，右侧痛塞左鼻，左侧痛塞右鼻。一般塞鼻 3 ~ 5 min，头痛逐渐减轻。

（三）针灸

1. 针刺

主穴取印堂、上星、通天、天鼎、足三里、合谷。

肺热痰凝型加尺泽、丰隆清肺化痰，气郁痰瘀型加太冲、三阴交行气散瘀，火毒内阻型加内庭、液门清泻火毒，气阴亏虚型加气海、照海益气养阴。

咽喉干痒加照海滋阴利咽；痰中带血加鱼际清肺止血；咯血者，加阴都、地机；盗汗加阴郄、复溜滋阴敛汗；胸痛加膻中、内关宽胸理气；放疗、化疗后呕吐、呃逆加内关、膈俞；白细胞减少加大椎、血海。

方法：用常规针刺，平补平泻为主，虚证加灸。胸背部穴位不宜刺深。每日 1 次，每次留针 20 ~ 30 min，适用于鼻咽癌各期。

2. 耳针

内鼻、咽喉、肺、大肠、轮 4 ~ 6 的反应点。针双侧，用中等刺激，留针 10 ~ 20 min，或用王不留行压贴。每日 1 次。

3. 穴位注射

取百会、内关、风门、肺俞、丰隆等穴，每次 2 ~ 4 穴，用 20% ~ 30% 紫河车注射液 14 ~ 16 mL 注射，也可选用足三里和大椎穴注射。每日或间日 1 次，注射 15 次为 1 个疗程，休息 3 ~ 5 d，开始下 1 个疗程。

4. 拔罐法

肺俞、膈俞、风门、膏肓。留罐 5 min，隔日 1 次。

5. 穴位贴敷

用白芥子、甘遂、细辛、丁香、川芎等研末调糊状，贴大椎、肺俞、膏肓、身柱、脾俞、膈俞等穴，用胶布固定，保留至皮肤发红，每周 1 次，3 次为 1 个疗程，尤适用于放疗、化疗后。

六、急症与兼症

（一）鼻衄

若鼻咽癌溃烂出血量较多，血色鲜红或紫红、口干咽燥、舌红苔黄、脉数，多因血热络伤而致，治宜清热解毒，凉血止血，方用黄连解毒汤、犀角地黄汤等。药用黄连、生地、丹皮、水牛角（代犀角）、白茅根、大蓟、小蓟、地榆、侧柏叶、藕节等。若出血量较大、血色较淡、肢倦体乏、舌淡苔白、脉细，为脾不统血，治宜补脾摄血，方用归脾汤加减，药用党参、白术、茯苓、黄芪、当归、山药、阿胶、血余炭、地榆、仙鹤草等。若血色紫黑、头痛、痛有定处、舌青紫有瘀斑、脉涩，为瘀血阻络，治宜祛瘀止血，方用祛瘀止血汤，药用丹参、当归、川芎、生地、三七、花蕊石、侧柏叶、茜草等。若患者大量出血，血容量减少，出现出血性休克，应立即让患者平卧，垫高双脚，改善脑部血液循环，并结合现代急救措施及时进行输液或输血等抗休克治疗。

（二）癌痛

晚期鼻咽癌患者常有头痛症状。若头痛剧烈，影响睡眠，精神不振，疲倦乏力，食欲减退，甚或加重病情，全身衰竭。中医认为，鼻咽癌疼痛多因"不通则痛"。气滞血瘀、痰湿凝滞、毒邪蕴结等均可引起"不通"，因此治宜疏肝理气、活血化瘀、化湿祛痰、解毒散结，药用乌头、延胡索、徐长卿、白芍、罂粟壳等。

（三）放射性脑脊髓病

放射性脑脊髓病是鼻咽癌放疗后发生的一种严重的后遗症，多数为放射后 1～2 年发病，临床表现为记忆力减退，定向力障碍，神志呆滞，答非所问。个别病例出现幻觉，智能减退甚至完全痴呆。颅内压增高表现为头痛、呕吐、抽搐等。严重的表现为运动障碍，从无力到完全瘫痪，痛、温、触觉减退至消失，大小便异常甚至失禁。应用当归、川芎、威灵仙、女贞子、吴茱萸、菟丝子、桂枝、杜仲、续断、全蝎、蜈蚣、地龙、僵蚕、天麻、钩藤等组方治疗，可以减轻放射性脑脊髓病的症状，延缓其病情的发展。

（四）放化疗期间毒不良反应

放射治疗为治疗鼻咽癌的主要手段，中医治疗结合放疗可以提高放疗敏感性，减轻放疗反应，延长生存期。临床上中医辨证为：①热毒伤阴型，治宜清热解毒，益气养阴，方以五味消毒饮或龙胆泻肝汤合生脉散加减；②肺胃阴虚型，治宜滋养肺阴，润燥生津，方以养阴清肺汤合沙参麦冬汤加减；③痰瘀气滞型，治宜化痰祛瘀，活血理气，方以通窍活血汤或桃红四物汤合导痰汤加减；④气血亏虚型，治宜健脾益气，补血生净，方以八珍汤或人参养荣汤加减。

七、中医临床特色

放射治疗是目前治疗鼻咽癌的首选方法，但是鼻咽癌放疗期间会引起急性放射性口咽炎，表现为口腔黏膜充血、水肿，并因黏膜上皮脱落、白细胞浸润和其他渗出物而形成白膜等。临床表现为口干、鼻咽部干燥难忍、咽喉疼痛、吞咽困难、口腔溃烂、张口受限、颈部活动不利、感觉迟钝等症，严重者被迫中断放疗，目前尚无特别防治措施。刘伟胜认为鼻咽癌放疗后损伤是一种热损伤，损伤口腔、咽喉黏膜及唾液腺，相当于中医所谓热邪入侵，内外热毒交困结合，化火灼津，损伤正气，从而造成人体气阴两虚，局部津液不足。基本病机为热毒痰瘀凝聚、正气受损，正虚邪实贯穿疾病之始终，病变可涉及肺、脾、肾三脏。治疗上以益气养阴为大法，并根据放疗后患者所出现的不同症状进行辨证施治。同时，对肿瘤患者除以辨证施治为主外，还应结合现代药理研究的成果，选用抗鼻咽癌和抗放射线损伤及有放疗增敏作用的中药以进一步控制肿瘤发展，减轻放疗毒不良反应，预防放疗并发症，改善患者生存质量。

黄国肾等采用清热解毒养阴法，以北沙参 30 g，麦冬 30 g，生地 15 g，玄参 15 g，白花蛇舌草 30 g，射干 15 g，桔梗 15 g，两面针 15 g，金银花 15 g，甘草 3 g，白茅根 20 g 为基本方加减。如伴有涕血、痰血，酌加仙鹤草 20 g，白及 15 g；如伴恶心、呕吐，酌加代赭石 15 g，川朴 15 g，竹茹 15 g；如鼻塞严重者，加苍耳子 15 g，辛夷花 15 g；如乏力、纳差者，酌加太子参 30 g，白术 15 g，麦芽 30 g，谷芽 30 g；如舌质紫暗或有瘀斑者，加丹参 15 g，田七末 3 g。每日 1 剂，水煎成汁 150 mL，分 5 ~ 8 次含服，从放疗始至放疗结束（约 6.5 ~ 7 周）。研究结果显示，清热解毒、养阴中药防治急性放射性口咽炎有较好的疗效。

袁国荣等认为放射线为中医"火热毒邪"，火毒内灼易耗津伤阴，热毒煎熬易致血脉空虚，瘀血内阻，脉络不通。治疗以清热解毒、养阴活血为法，用清营汤加味。药用水牛角、生地、玄参、麦冬、芦根、金银花、连翘、黄连、蒲公英、丹参、丹皮、赤芍。经临床观察，加味清营汤配合放射治疗鼻咽癌（治疗组），在放疗按时完成率、颈部淋巴转移灶消退率方面高于单纯放疗组（对照组）。治疗组急性口咽黏膜放射反应明显轻于对照组，两组比较有显著差异。治疗组治疗前后外周血象变化无显著差异，而对照组治疗前后外周血象变化有显著差异，外周血象下降明显；治疗组治疗前后免疫功能无显著差异，而对照组治疗前后免疫功能比较有显著差异，其免疫功能在放疗后下降。表明加味清营汤配合放疗治疗鼻咽癌能提高放疗疗效，减轻放疗不良反应，保护免疫功能及骨髓功能。

目前用于鼻咽癌放疗增敏的中草药主要为活血化瘀类中药。国内有关实验提示复方丹参片、地龙、野木瓜对体外培养的人鼻咽癌细胞有放射增敏作用，增敏率达 27.1% ~ 54.3%，与对照组相比有显著性差异（P < 0.01）。有人曾报道毛冬青作为鼻咽癌放疗增敏剂的动物实验和临床观察结果。动物实验显示毛冬青有一定的放射增敏作用，临床实验认为毛冬青能提高放射对鼻咽癌原发灶及颈部淋巴结的近期灭癌效应。

（颜莉芳）

第四节　胃癌

胃癌是指起源于胃黏膜上皮细胞的恶性肿瘤，其发病部位包括贲门、胃体、幽门，以进行性胃脘痛、食少、消瘦、便血为常见症状。

一、历史沿革

胃癌主要见于中医文献中"胃反""反胃""翻胃""噎膈""积聚""伏梁""胃脘痛"等。

胃反之病名首见于汉代《金匮要略·呕吐哕下利病脉证治》篇："朝食暮吐，暮食朝吐，宿谷不化，名曰胃反。"明确指出本病的病机主要是脾胃损伤，不能腐熟水谷。治疗方面，有大半夏汤和茯苓泽泻汤，至今仍为临床所常用。

隋代巢元方《诸病源候论·胃反候》对《金匮要略》之说有所发挥，"荣卫俱虚，其血气不足，停水积饮，在胃脘则脏冷，脏冷则脾不磨，脾不磨则宿谷不化。其气逆而成胃反也"。它强调了荣卫俱虚，血气不足在致病中的作用。

金元时期，朱丹溪《丹溪心法·反胃》提出"反胃大约有四：血虚、气虚、有热、有痰兼病"之说，治疗上主张根据气、血、痰、热偏重不同辨证选方，"血虚者四物为主，气虚者四君子为主，热以解毒为主，痰以二陈为主"。

明代张景岳对于反胃的病因、病机、治法等均有较多的阐发，《景岳全书·反胃》有："或以酷饮无度，伤于酒湿，或以纵食生冷，致损胃气而然。"又："反胃一证，本属火虚，盖食入于胃，果胃暖脾强，则食无不化，何致复出……然无火之由，则犹有上中下三焦之辨，又当察也。若寒在上焦，则多为恶心或泛泛欲吐者，此胃脘之阳虚也。若寒在中焦，则食入不化，每食至中脘，或少顷或半日复出者，此胃中之阳虚也。若寒在下焦，则朝食暮吐，或暮食朝吐，仍以食入幽门，火不能传化，故久而复出，此命门之阳虚也。"治疗上提出："虚在上焦，微寒呕恶者，惟姜汤为最佳，或橘皮汤也可。虚在中焦而食入反出者，宜五君子煎、理中汤……虚在下焦而朝食暮吐……则责在阴，非补命门以扶脾土之母，则火无以化，土无以生，亦犹釜底无薪，不能腐熟水谷，终无济也。宜六味回阳饮，或人参附子理阴煎，或右归饮之类主之。"其中，尤强调补命门之说。

明代李中梓根据临床实际，对反胃的病机提出了不同的意见。他在《医宗必读·反胃噎膈》中曰："反胃大都属寒，然不可拘也。脉大有力，当作热治，脉小无力，当作寒医。色之黄白而枯者为虚寒，色之红赤而泽者为实热，以脉合证，以色合脉，庶乎无误。"它丰富了反胃的辨证内容。明代吴良《医方考》指出："翻胃一证，古今难之。若胃脘未枯，皆为可治。借日枯之，则从容用药，犹可久延。若造次不察病理，非唯无益，而又害之矣。"并认为是积痰满胃所致，用三花神佑丸。

清代沈金鳌《杂病源流犀烛·噎塞反胃关格源流》做出了较为系统的总结："反胃原

于真火衰微，胃寒脾弱，不能纳谷，故早食晚吐，晚食早吐，日日如此，以饮食入胃，既抵胃之下脘，复返而出也。若脉数，为邪热不杀谷，乃火性上炎，多升少降也。"这些论述至今对临床仍有指导意义。

二、病因病机

情志不舒，饮食不节，胃失和降，脾胃升降失常，运化失司，痰凝气滞，热毒血瘀，交阻于胃，积聚成块，是胃癌的主要病因，而正气亏虚、脏腑功能失调是发病的内在原因。

1. 外感六淫

六淫外邪，从皮毛及脏腑，稽留不去，脏腑受损，阻滞气机，痰湿内生，瘀血留滞，脾胃升降失常，当升不升，当降不降，则成朝食暮吐，或暮食朝吐。《灵枢·五变》："肠胃之间，寒温不次，邪气稍至，蓄积留止，大聚乃起。"

2. 内伤七情

忧思伤脾，脾伤则气结；恼怒伤肝，肝火横逆犯胃；脾胃升降失和，受纳运化水谷失常，而引起进食噎塞难下，或食入良久反吐。《素问·通评虚实论篇》："隔塞闭绝，上下不通，则暴忧之病也。"

3. 饮食失调

饮食失当，或饥饱失调，或恣食肥甘厚腻，损伤脾胃，运化功能失常，饮食停留，终至尽吐而出。《景岳全书·反胃》："以酗饮无度，伤于酒湿，或以纵食生冷，败其真阳……总之无非内伤之甚，致损胃气而然。"

4. 正气不足

素体虚弱，脾胃虚寒；或劳倦过度，久病脾胃受伤，均致中焦受纳运化无权，水谷留滞。《医宗必读·反胃噎膈》："大抵气血亏虚，复因悲思忧恚，则脾胃受伤……脾胃虚伤，运行失职，不能腐熟五谷，变化精微，朝食暮吐，暮食朝吐，食虽入胃，复反而出，反胃所由成也。"

胃癌的病变在脾胃，与肝肾两脏密切相关。胃主受纳，脾主运化。若因六淫外侵，七情受困，或饮食所伤，或素体不足，均致脾胃运化失常。肝主疏泄，肝郁气滞，影响脾胃气机的升降。疾病日久，脾肾阳虚，无法腐熟水谷，均致饮食停留。而气滞血瘀、痰湿内阻是本病的主要病机特点。

三、诊查要点

（一）发病特点

胃癌是发展中国家常见的恶性肿瘤之一，发病年龄以 45 ~ 60 岁为主，男女之比约为 2 : 1。胃癌起病隐匿，早期常无任何症状，或仅有胃脘胀痛、食欲缺乏等表现，症状与胃炎、溃疡病等类似，不易引起重视。遇有下列情况之一者均应警惕胃癌的可能性，应做进一步检查：①原因不明的食欲缺乏、上腹不适、消瘦，特别是中年以上患者；②原因不明的呕血、黑便或大便潜血阳性者；③原有长期慢性胃病史，近期症状有明显加重者；④中年人既往无胃病史，短期出现胃部症状者；⑤已确诊为胃溃疡、胃息肉、萎缩性胃炎的患者，应有计划地随访，伴有癌前病变者应定期复查；⑥多年前因胃良性疾患做胃大部切除，近期又出现消化道症状者。

（二）临床表现

胃癌多为缓慢起病，先有胃脘痛、吞酸、嘈杂、食欲缺乏、食后脘腹痞胀等；若迁延失治，逐渐出现脘腹痞胀加剧，进食后尤甚，饮食不下，停积于胃脘，终至上逆而呕。呕吐特点为朝食暮吐，暮食朝吐，呕吐完谷，或伴痰涎血缕，重者可呕血，黑便，或便溏腹泻，腹痛渐增，日久上腹扪及包块，日渐消瘦，面色萎黄，倦怠乏力。末期脘腹胀大，震摇腹部，闻辘辘水声。

（三）影像学诊断

胃镜检查可以直接观察到胃黏膜的情况，并可在直视下取活检，能提高早期胃癌的诊断率。X线钡餐可显示胃癌累及胃壁向内和向外生长的范围并可测量胃壁厚度。CT对于观察胃癌有否转移及与邻近的解剖关系很有利，用于确定临床分期及制订治疗方案。

（四）细胞学检查

胃癌的病理类型多为腺癌，占90%以上，胃镜直视下活检或术中活检可明确诊断。

（五）鉴别诊断

1. 呕吐

一般呕吐多是食已即吐，或不食亦吐，针对病因治疗后，较易缓解，预后良好；胃癌之呕吐主要以朝食暮吐，暮食朝吐，呕吐完谷、痰涎为特点。在西医学中，呕吐可发生于多种疾病，不局限于胃肠道疾病，范围较广，如急性胃肠炎、肝炎、胰腺炎、阑尾炎、某些急性传染病、颅脑疾病等。

2. 胃脘痛

胃癌具有积块明显，固定不移，并且结块大多由小渐大，由软渐硬，初觉胀痛，继则疼痛逐渐加剧，其痛有定处，常伴有饮食减少，倦怠乏力，面色萎黄，形体日渐消瘦，病程较长，多属血分，病情较重，治疗较难等特点。胃脘痛则无积块，发有休止，痛无定处，全身症状不明显，病程较短，多属气分，一般病情较轻，治疗相对较易。

四、辨证论治

（一）辨证要点

1. 辨呕吐

若呕声高亢，呕吐量多，呕吐物酸腐臭秽，吐后痛减者，多为实呕；若呕声低弱，呕而无力，时作时止，吐量不多，酸臭不甚，伴精神萎靡、倦怠乏力、脉弱无力者，多为虚呕。呕吐物的性质常可反映病变性质及部位，若呕吐物酸腐难闻，多为食积内腐；黄水而苦，多为胆热犯胃；酸水绿水，多为肝气犯胃；痰浊涎沫，多为痰饮中阻；泛吐清水，多属胃中虚寒；黏沫量少，多属胃阴不足。

2. 辨腹痛

若腹痛拘急，痛无间断，坚满急痛，遇冷痛剧，得热则减者，为寒痛；若腹痛急迫，痛处灼热，腹胀便秘，得凉痛减者，为热痛；腹痛胀满，时轻时重，痛处不定，攻撑作痛，得嗳气矢气则胀痛减轻者，为气滞痛；腹部刺痛，痛无休止，痛处固定，痛处拒按，入夜尤甚者，为血瘀痛；痛势急剧，痛时拒按，痛而有形，痛势不减，得食则甚者，为实痛；痛势绵绵，喜揉喜按，时缓时急，痛而无形，饥而痛增者，为虚痛。

（二）治疗原则

1. 疏肝理气

脾胃的升降受纳与肝木的疏泄密切相关，治疗时注意疏泄肝木，以调和脾胃。

2. 健脾益气

胃之受纳，需脾气强健，故治疗胃癌时，须注意健脾益气，并顾护胃气，忌用大剂的滋腻碍胃、苦寒败胃药物，"胃气一败，百药难治"。

（三）分证论治

1. 肝胃不和

症状：胃脘胀满或疼痛，串及两胁，嗳气陈腐或呃逆，纳食少或呕吐反胃。舌质淡红，苔薄黄，脉弦。

病机分析：病变早期，郁怒伤肝，肝失疏泄，肝郁犯胃，胃失和降，故见胃脘胀满或疼痛，串及两胁，嗳气陈腐或呃逆，纳食少或呕吐反胃。舌质淡红，苔薄黄，脉弦为肝胃不和之候。

治法：疏肝和胃，降逆止痛。

方药：柴胡疏肝散合旋覆代赭汤加减。以柴胡疏肝解郁，旋覆花下气化痰，降逆止噫；白芍、郁金助柴胡疏肝解郁，代赭石协旋覆花重镇降逆；陈皮、枳壳、香附理气行滞；芍药、甘草养血柔肝，缓急止痛；半夏燥湿化痰，降逆和胃；生姜祛痰散结，降逆止呕；人参、大枣、甘草益气补中以疗胃虚，且可防金石伤胃，甘草又能调和诸药。

体质未虚者可选半枝莲、七叶一枝花、徐长卿等以解毒抗癌；胀痛甚可加延胡索；嗳腐胀满者加鸡内金、山楂、谷芽、麦芽；胃中嘈杂、口干、舌红少苔，可去香附、陈皮、半夏、枳壳，加砂仁、麦门冬、石斛、佛手。

2. 痰湿结聚

症状：脘腹满闷，食欲缺乏，腹部作胀，吞咽困难，泛吐黏痰，呕吐宿食，大便溏薄。舌苔白腻，脉弦滑。

病机分析：本证多因饮食不节，恣饮无度，或劳倦内伤，脾胃受损，中阳不振，脾失健运，水湿内停，湿聚为痰。痰湿结聚于胃脘，遏阻气机，故脘腹满闷，食欲缺乏，腹部作胀。胃失和降，痰湿随胃气上逆，故吞咽困难、泛吐黏痰、呕吐宿食。湿邪下注，故大便溏薄。舌苔白腻，脉弦滑为痰湿结聚之佐证。

治法：理气化痰，软坚散结。

方药：导痰汤加减。以半夏、天南星辛温性燥，善于燥湿化痰，且可降逆和胃；辅以陈皮、枳实理气燥湿，使气顺而痰消，加之茯苓健脾渗湿，使湿无所聚，痰无由生；以海藻、昆布、生牡蛎、浙贝母、黄药子消痰散结，木馒头利湿活血消肿，山楂、神曲消食和胃；甘草调和诸药而兼润肺和中。脘痞腹胀加厚朴；舌淡便溏、喜热饮者，属脾阳不振，可加干姜、草豆蔻、苍术。

3. 气滞血瘀

症状：胃脘刺痛拒按，痛有定处，或可扪及肿块，腹满不欲食，呕吐宿食，或如赤豆汁，或见黑便如柏油状，舌质紫暗或有瘀点。舌苔薄白，脉细涩。

病机分析：气血瘀滞于胃脘，不通则痛，故胃脘部疼痛，其痛以刺痛、固定、拒按为特点，并可在痛处扪及包块。胃失和降，受纳失司，则腹满不欲食，呕吐宿食。若瘀血阻滞脉络，使血液不能循经运行，而溢出脉外，则可见呕吐物如赤豆汁，或见黑便如柏油状。舌质紫暗或有瘀点，苔薄白，脉细涩为气滞血瘀之征。

治法：活血化瘀，理气止痛。

方药：膈下逐瘀汤加减。以桃仁、红花活血化瘀；以当归、赤芍助活血化瘀，且能养血，以三棱、莪术、五灵脂破血散瘀消积；香附、陈皮、延胡索、山楂理气活血止痛；甘草调和诸药。如中寒明显者，可加附子、肉桂、高良姜温中散寒；通络止痛，可加肿节风、徐长卿抗癌消积。瘀久损伤血络较甚，而见大量吐血、黑便，则应去桃仁、三棱、莪术、赤芍等，加用仙鹤草、蒲黄、槐花、三七等；胃痛甚加三七粉冲服；呕吐甚加半夏、生姜；胃中灼热加蒲公英、栀子、白花蛇舌草。

4. 脾肾两虚

症状：胃脘隐痛，喜温喜按，朝食暮吐，暮食朝吐，宿谷不化，泛吐清水，面色萎黄，大便溏薄，神疲肢冷。舌质淡，舌边有齿印，苔薄白，脉沉缓或细弱。

病机分析：疾病日久，脾肾阳虚，阳虚阴盛，寒从内生，寒凝气滞，故胃脘隐痛，喜温喜按，神疲肢冷。胃失温煦，受纳、腐熟之功衰败，故朝食暮吐，暮食朝吐，宿谷不化，泛吐清水。舌质淡，舌边有齿印，苔薄白，脉沉缓或细弱为脾肾两虚的表现。

治法：温中散寒，健脾暖胃。

方药：理中丸合六君子汤加减。以党参、白术温中补气健脾；辅以附子、生姜、吴茱萸、丁香温中散寒，半夏、陈皮理气和胃降逆止呕；以白蔻仁、藤梨根健脾祛湿；以生姜、甘草温中健脾，甘草调和诸药。

如脾肾阳虚，更见形寒肢冷者，可加肉桂、补骨脂、淫羊藿等；大便质软，数日一行，可加肉苁蓉；恶心、呕吐甚，加灶心土、代赭石。

五、其他治法

1. 古方

（1）大建中汤（《金匮要略》）：蜀椒、干姜、人参，治胃癌证属中阳衰弱，阴寒内盛者。

（2）人参附子理阴煎（《景岳全书》）：人参、附子、熟地、当归、炙甘草、干姜，治胃癌脾阴胃阳俱虚者。

（3）旋覆代赭汤（《伤寒论》）：旋覆花（包煎）、代赭石、生姜、制半夏、炙甘草、大枣、党参，治胃癌痰浊内阻，胃失和降者。

（4）木香顺气丸（《古今医鉴》）：木香、香附、槟榔、青皮、陈皮、厚朴、苍术、枳壳、砂仁、炙甘草，治胃癌肝郁气滞者。

（5）回生养胃丹（《东医宝鉴》）：苍术、莲肉、天南星、半夏、粟米、人参、白术、茯苓、厚朴、蓬术、三棱、荜澄茄、缩砂仁、白豆蔻、麦芽、谷芽、丁香、木香、沉香、甘草等，治胃癌晚期以虚为主，虚实兼夹者。

2. 中成药

（1）喜树碱注射液：为中草药珙桐科旱莲属植物喜树中提取的抗癌药，性味苦涩凉，具有杀虫、清热解毒散结功效，其根、果、树皮、树枝均可入药，主治胃癌、结肠癌、膀胱癌、慢性粒细胞性白血病、急性淋巴性白血病等。从1966年美国Wall分离出HCPT后，几十年来其抗肿瘤作用受到了国内外肿瘤药物学家的广泛重视，主要作用于Topo-Ⅰ。国外已合成的有Topotecen、9-AC、CPT-11等，广泛用于多种恶性肿瘤的治疗研究中。其特点是无一般化疗药物的不良反应，少数患者有轻度的骨髓抑制及消化道反应，个别患者有膀胱刺激征，停药后可自行缓解，或用中医药辨证治疗。推荐用量为 $4 \sim 10$ mg/m^2，可单独或联合使用。

（2）小金丹（《外科全生集》）：由白胶香、草乌、五灵脂、地龙、木鳖子、乳香、没药、当归、麝香、墨炭组成，主治痈疽肿毒、痰核流注、乳岩瘰疬、横痃恶疮、无名肿毒、阴疽初起。有报道，用加减小金丹治疗中晚期胃癌术后，有延长生存期，提高生存率的作用，适用于病属寒痰瘀阻者。

（3）犀黄丸（《外科全生集》）：由犀黄、麝香、乳香、没药组成，主治乳岩、瘰疬、痰核、横痃、肺痈、肠痈。

近有报道用于治疗胃癌、肝癌、肺癌等证属热毒内攻、瘀血内结者，有一定疗效。每日2次，每次3g，温开水或黄酒送服。

（4）平消胶囊：由郁金、枳壳、仙鹤草、五灵脂等中药组成的抗癌中药复方，具有活血化瘀、止痛散结、清热解毒、扶正祛邪功效，用于治疗肺癌、肝癌、食管癌、胃癌、宫颈癌、乳腺癌等多种恶性肿瘤。据多家报道，其与化学药物联合使用，取得了较好的疗效。常用量，每日3次，每次 $4 \sim 6$ 片。

3. 针灸

（1）体针。

处方：中脘、足三里、内关、公孙、丰隆、太冲。

方义：胃之募穴中脘与下合穴足三里相配，能健脾和胃，理气化痰；内关、公孙是八脉交会穴相配，能宽胸理气，开郁止痛；太冲为肝经输穴、原穴，疏肝降逆气；丰隆为胃之络穴，功擅祛湿化痰。诸穴合之，共起健脾和胃、理气化痰、散结止痛之功。

辨证配穴：肝胃不和加期门、章门疏肝调胃，痰湿结聚加灸脾俞、胃俞健脾化痰，气滞血瘀加期门、膈俞行气活血化瘀，脾肾两虚加灸脾俞、肾俞温补脾肾。

随症配穴：饮食难下者，加天突穴或针或灸；吐血者，配地机、二白，平补平泻；顽固性呃逆者，补复溜、泻翳风。

刺灸法：毫针刺，平补平泻，或针刺得气后加电，留针30 min。

（2）耳针：选脾、胃、肝、腹、耳中、神门、交感、皮质下、轮4～6反应点。每次取5～6穴，留针20～30 min，每日1次，10日为1个疗程；或王不留行籽贴压，每日压按5～6次，留贴3日，间隔1日，可缓解胃癌腹痛、顽固性呃逆等。

（3）穴位注射：用维生素B_6、维生素B_1各2 mL，取膈俞做穴位注射，可治疗胃癌化疗后胃肠道反应及顽固性呃逆；或取双侧足三里，穴位注射山莨菪碱各10 mg，可治疗顽固性呃逆。

（4）梅花针：叩打脊柱两侧，中度或较重刺激，可缓解胃癌疼痛。

（5）推拿。胃癌呕吐者，可捏拿背部胃俞穴处肌肉15～20次，或按揉足三里、内关穴各1 min。胃癌疼痛者：①同时点按内关、足三里，先左侧后右侧；②双手拇指沿肋弓向两侧做分推法数次，取穴：中脘、梁门；③掌揉背腰部数次，取穴：至阳、脾俞、胃俞、三焦俞；④手掌揉搓小腿后侧承山穴一带数次，可祛寒暖胃，适用于寒证胃痛。

六、转归预后

中医学认为，胃癌病初起多属实，为气滞、血瘀、痰湿、邪热，四者之间相互影响，日久则耗伤正气，由实转虚，或阳虚，或阴虚，或转为虚劳。胃癌预后一般较差，若胃不受纳，化源不足，则正气日衰，真阴枯竭或真火衰微，脏腑衰败，形体消瘦。若血热妄行，或久瘀伤络，或脾不统血会引起便血、吐血。若出血量大难止，胃痛剧烈，兼见大汗淋漓、四肢不温、脉微欲绝者，为气随血脱的危急证候，如不及时救治，可危及生命。若癌毒流窜，旁及他脏，病情难以控制，预后极差。

在我国，随着诊断水平的提高、手术方法的改进和综合治疗的应用，使胃癌的治疗水平有所提高，但大多数报道的5年生存率仍仅为20%～30%，其影响因素与术前病程、分期情况、浸润深度、病理类型、淋巴结转移情况有关。其中，早期胃癌预后良好，其治愈率可达90%以上。进展期胃癌则预后不良，与进展程度、病理分化、淋巴结转移情况有关。

七、预防调摄

积极治疗慢性胃脘部疾病，如胃脘痛、痞满、嘈杂、泛酸、呃逆等。原有胃病者，定期行消化道钡餐、胃镜复查。避免进食烟熏、盐渍、油炸、霉变食物，宜三餐定时，多食水果、蔬菜，平衡营养。改变不良嗜好，如戒烟、戒酒、熬夜等，定时进餐，饮食适量。

术后肠蠕动功能受损者，给予平胃散加减。体虚患者辨证选用健脾益气、滋阴养血、补益肾气的方药，如四君子汤、归脾汤、四物汤、六味地黄丸、金匮肾气丸等。同时指导饮食调养，辨证施食。化疗期间出现消化系统的毒不良反应者，治疗上给予降逆止呕、芳香化湿之品，如旋覆代赭汤、温胆汤等；还可配合针刺、按摩足三里、内关等穴位。晚期以提高生存率和生存质量，促进患者康复为主要目标。根据康复评定结果，有机、综合地运用药物康复、针灸推拿康复、食疗康复、心理康复、传统体育康复、娱乐康复、自然沐浴康复等方法。

（颜莉芳）

第五节　肝癌

肝癌是指原发于肝细胞或肝内胆管上皮细胞的恶性肿瘤，又称原发性肝癌，是最常见的恶性肿瘤之一。本病早期症情隐匿，表现为一般的消化道症状，如腹上区不适、腹胀、纳呆、乏力，时有腹痛、胁痛等；晚期则以腹部肿块、持续性疼痛、腹胀、纳差、黄疸、腹腔积液、消瘦等为主要表现；如患者出现肿瘤破裂出血、消化道出血、肝性脑病等并发症，多危及生命。

一、历史沿革

中医学文献中类似肝癌症状、体征（如痛在胁下、痞块、黄疸）记载较多，归属于"鼓胀""黄疸""积聚""癥瘕""暴症"等范畴。

《素问·腹中论篇》谓："有病心腹满，旦食则不能暮食，此为何病？对曰：名为鼓胀。"《灵枢·水胀》谓："腹胀身皆大，大与肤胀等也，色苍黄，腹筋起，此其候也。"描述了鼓胀的主要特征。

汉代张仲景《金匮要略》论"黄疸"病因谓："黄家所得，从湿得之。"

隋代巢元方《诸病源候论·黄疸候》谓："黄疸之病，此由酒食过度，脏腑不和，水谷相并，积于脾胃，复为风湿所搏，瘀结不散，热气郁蒸，如食已如饥，令身体面目及爪甲小便尽黄，而欲安卧……面色微黄，齿垢黄，爪甲上黄，黄疸也。"又谓："积聚者，由阴阳不和，腑脏虚弱，受于风邪，搏于腑脏之气所为也"，"诊得肝积，脉弦而细，两胁下痛，邪走心下，足胫寒。胁痛引小腹……身无膏泽，喜转筋，爪甲枯黑，春瘥秋剧，色青也"，"气水饮停滞，结聚成癖，因热气相搏，则郁蒸不散，故胁下满痛，而身发黄，名为癖黄。"分别对黄疸、积聚、肝积等的病因病机和临床表现做了详细的描述。

唐代王焘《外台秘要》对"暴症"的描述为："病原暴症者，由脏气虚弱，食生冷之物，脏既本弱，不能消之，结聚成块，卒然而起，其生无渐，名之暴症也。本由脏弱其症暴生，至于成病毙人则速"，"腹中有物坚如石，痛如刺，昼夜啼呼，不疗之百日死。"

宋代《圣济总录》谓黄疸若"心间烦闷，腹中有块，痛如虫咬，吐逆喘粗，此是血黄"，"如齿鼻黑，发直者死"。又谓："积气在腹中，久不瘥，牢固推之不移者，癥也，饮食不节，致脏腑气虚弱，饮食不消，按之其状如杯盘牢结，久不已，令人身瘦而腹大，至死不消。"

明代李中梓《医宗必读·积聚》曾提出分初、中、末三个阶段的治疗原则很有现实意义，认为"初者，病邪初起，正气尚强，邪气尚浅，则任受攻；中者，受病渐久，邪气较深，正气较弱，任受且攻且补；末者，病魔经久，邪气侵凌，正气消残，则任受补"。

清代喻嘉言《医门法律》认为："凡有癥瘕积块痞块，即是胀病之根，日积月累，腹大如箕，腹大如瓮，是名单腹胀。"

二、病因病机

原发性肝癌病变在肝，中医的脏腑学说认为肝为刚脏，主疏泄、喜条达而恶抑郁，肝藏血，其生理特点为体阴用阳，肝病时则疏泄无权，肝气郁结，肝血失养，导致元气伤，肝阴耗；当肝气郁结犯脾，则脾气虚；当肝阴耗损及肾，则肾水亏。鉴于肝主升、主动、主散的生理特点，肝病多见肝火及肝风等阳亢征象。

1. 外感时邪

时邪外感，或寒或热，侵犯机体，入里转化，致脏腑失和，气血运行不畅，变生积块，或邪郁日久，化毒成瘀，毒瘀内聚，终成"癥积"。《金匮翼·积聚通论》曰："积聚之病，非独痰、食、气血，即风寒外邪，亦能成之。"

2. 酒食不节

饥饱失常，或嗜酒过度，或恣食肥甘厚味，或饮食不洁，皆能损伤脾胃，脾失健运，不能输布水谷之精微，湿浊凝聚成痰，痰阻气机，血行不畅，脉络壅塞，痰浊与气血搏结，致生痞块，久而不消，病成癥积。如《卫生宝鉴》曰："凡人脾胃虚弱或饮食失常或生冷过度，不能克化，致成积聚结块。"

3. 情志郁怒

肝主疏泄，主藏血。《血证论》曰："肝属木，木气冲和条达，不致遏抑，则血脉得畅。"若情志郁怒，可使情志不得发泄而致肝气郁结，气滞则血瘀，瘀血结于腹中，日久可变生积块。如《难经本义》所述："积蓄也，言血脉不通，蓄积而成病也。"

4. 正气亏虚

先天不足，禀赋薄弱，或后天失养，正气亏虚，不能抵御外邪侵袭；或他病日久，耗伤正气，致阴阳失调，气血逆乱，脏腑功能紊乱，瘀血留滞不去，而成积聚。《外台秘要》云："病源积聚者，由阴阳不和，脏腑虚弱，受于风邪，搏于脏腑之气所为也。"

肝癌病位在肝，与脾、胃、肾、胆密切相关。其病性常虚实夹杂，虚以脾气虚、肝肾阴虚及脾、肾阳主，是实以气滞血瘀、湿热瘀毒为患。本病早期临床表现不明显，一旦发病，病情复杂，发展迅速，病机转化急剧，预后较差。初起病机多以气郁脾虚湿阻为主，进一步可致湿热毒瘀互结，耗伤阴血，终致正衰邪实，病情恶化，甚则阴阳离决。毒、虚、瘀、热是肝癌的基本病变，邪毒化火，瘀毒互结，脾肾亏虚，进一步表现为肝肾阴虚和脾肾阳虚，贯穿肝癌发病全过程。

三、诊查要点

（一）发病特点

本病好发于青壮年男性，以 40 ~ 49 岁为多，男女之比为（3 ~ 5）∶1。肝癌起病隐匿，恶性程度高，进展快，自然生存期短，临床确诊多属中晚期，如不积极医治，一般生存期不超过半年。

（二）临床表现

原发性肝癌起病隐匿，早期肝癌称为亚临床肝癌，可无任何临床症状与体征，或仅出现肝病所致的临床表现，如胁痛、纳呆、消瘦等，从中医的辨证角度分析，则多数患者素有情志不畅、烦躁易怒、口苦咽干、疲倦纳呆等"肝失疏泄""肝盛脾虚"的症状。一旦出现肝癌临床表现，则多已至中晚期，晚期症状多种多样，其中以肝区疼痛为主，可伴有腹胀、纳差、呃逆、发热、腹泻、消瘦、呕血、便血、衄血、皮下瘀斑等。肝大、质地坚硬、伴或不伴结节、压痛明显、腹腔积液、黄疸、脾大为肝癌的常见体征，其中黄疸、腹腔积液、恶病质、锁骨上淋巴结肿大及其他远处转移灶的出现是肝癌晚期的表现。

（三）细胞学和病理学诊断

凡肝组织学证实为原发性肝癌或肝外组织病理检查为肝细胞癌者皆可确立诊断。

（四）影像学和免疫学检查

在肝癌的临床诊断中，影像学（超声、CT、MRI）检查发现占位性病变和甲胎蛋白（AFP）阳性是诊断的最重要条件，临床诊断的确立有以下标准：① AFP > 400 μg/L，影像学发现肝占位性病变，或伴有肝癌的症状体征者；② AFP 在 20 ~ 400 μg/L，影像学确认肝实质性占位，伴有肝癌的症状体征，能排除继发性肝癌、肝血管瘤等良性占位病变者；③ AFP 阴性（< 20 μg/L），影像学确认肝实质性占位，有明确的肝癌症状体征，能排除继发性肝癌、肝血管瘤或其他占位病变者；④ AFP 阴性，而影像学未发现肝占位病变，应首先排除活动性肝病和生殖腺胚胎原性肿瘤后，警惕亚临床肝癌的可能。中医的"肝瘿线""朱砂掌""红丝赤缕"对肝癌的早期诊断有一定参考价值，仍以病理诊断、影像学肝占位病变及 AFP 阳性为确诊依据。

（五）鉴别诊断

1. 肝痈

痈生于肝脏的称为肝痈，本病多因肝郁化火，肝胆不和或膏粱厚味，湿热虫积，壅结于肝；也有因闪挫跌仆等外伤而致血络瘀阻郁结而成。初起有右侧胁肋隐痛，并逐渐加剧，甚至不能向右侧卧，影响呼吸。起病急慢不定，常有恶寒发热等全身症状；如因痰火而成的则起病较缓，大多无全身症状，脉弦滑；由瘀血而成的，则疼痛较甚，无寒热，脉多弦涩。以后肝脏逐渐肿大，腹满挛急，患者明显消瘦，最后肝脏局部化脓而变软，如不及时治疗，则脓肿溃破，脓呈咖啡色而带臭秽，或并发咳吐脓血，或并发剧烈腹痛，下痢脓血及虚脱等症。本病类似于西医学的肝脓肿。

2. 痞满

痞满是一种自觉症状，感觉腹部（主要是胃脘部）痞塞不通、胀满难忍，但不能触及块物。

四、辨证论治

（一）辨证要点

1. 辨标本

肝癌属本虚标实之证，本虚即脾气不足，正气亏损；标实即指邪毒内蕴，气血瘀滞，痰湿蕴结。发病之初多为肝郁脾虚，气滞血瘀；日久则气郁化火，湿热内生，瘀毒互结，临床见积块、黄疸、鼓胀、疼痛等症；晚期由于邪毒耗气伤阴，正气大损，致肝肾阴虚，气虚不摄，血动窍闭，常可出现血证（上下血溢）、神昏等危象。

2. 辨腹胀

腹胀为肝癌最常见症状，临床中要注意分清是气胀、水胀还是鼓胀，一般气胀时消时长，叩之如鼓，治当疏肝健脾，理气消胀；水胀则缓慢增长，伴体重增加，持续难消，腹如蛙状，治以通利二便为主，兼以温阳益气；鼓胀多伴有疼痛，固定不移，可触及包块，呃逆频作，影响进食，治以健脾温肾，软坚散结。

3. 辨血瘀与出血

血瘀为肝癌的基本病因病机，而中晚期肝癌又多出现鼻衄、齿衄及黑便等，甚至呕血、便血等出血证候，故要谨慎合理使用活血化瘀之剂。有些患者虽有明显的血瘀征象，然须兼顾健脾摄血，不宜多用、久用活血化瘀之品，以免引起出血。

4. 辨舌脉

肝癌患者早中期多见淡暗舌、紫暗舌，中晚期患者可出现"肝瘿线"，为肝瘀之象，晚期伤阴，舌质红绛、舌苔光剥为其特点。脉象以弦细为多，也可见弦滑脉、濡脉、细数脉；若病者大肉尽脱，舌红神疲，而脉象反呈弦数有力，乃邪重病进之征，须防血证之变，晚期出血后可见芤脉。

（二）治疗原则

1. 健脾补中应贯穿治疗始终

仲师谓"见肝之病，知肝传脾，当先实脾"，脾为后天之本，"脾旺不受邪"，健脾对扶持正气、延缓肝癌进程有重要作用。

2. 调理气机为先

肝主疏泄，具有调节人体气机的作用，脾乃中土，为气机升降之枢，故治肝癌以调理气机为先，气行则血行瘀消、水行湿化。

3. 清热解毒用之适量

肝癌发病过程中，多见化热之象，且病情发展较速，故清热解毒为常用治法之一，但用之要适时适量，不可过于苦寒，以防妨碍脾胃，影响气机，有可能加速病情。

（三）分证论治

1. 肝热血瘀

症状：上腹肿块质硬如石，疼痛拒按，或胸胁掣痛不适，烦热口干，或烦躁口苦喜饮，大便干结，尿黄或短赤，甚则肌肤甲错，舌质红或暗红，边尖有瘀点瘀斑，舌苔白厚或黄，脉弦数或弦滑有力。

病机分析：肝气郁结，气滞血瘀，瘀血结于腹中而见上腹肿块质硬如石，疼痛拒按。肝热内盛，经气不利，以致胸胁掣痛不适。肝气郁结，日久化火，火热燔灼，故见烦热口干，口苦喜饮，大便干结，尿短黄赤。瘀血内阻，气血运行不利，肌肤失养，则皮肤粗糙如鳞甲。舌质红或暗红，边尖有瘀点瘀斑，苔白厚或黄，脉弦数或弦滑有力为肝热血瘀之象。

治法：清肝解毒，祛瘀消癥。

方药：龙胆泻肝汤合下瘀血汤去当归、木通、车前子，加重楼、半枝莲。以龙胆草、栀子、黄芩清肝火，生地凉血滋阴，重楼、半枝莲清热凉血解毒，䗪虫、桃仁、大黄祛瘀消癥，柴胡畅达肝气。腹部疼痛或胸胁掣痛甚者，酌加徐长卿、蒲黄、五灵脂；大便干结者，加知母、大黄。

2. 肝盛脾虚

症状：上腹肿块胀顶不适，消瘦乏力，倦怠短气，腹胀纳少，进食后胀甚，眠差转侧，口干，大便溏薄，尿黄短，甚则出现腹腔积液、黄疸、下肢水肿。舌质胖，舌苔白，脉弦细。

病机分析：多见于肝癌中期。脾气亏虚，水湿内停，聚而成痰，痰阻中焦，则见上腹肿块胀顶不适。肝气郁结，木盛乘土，致脾气亏虚，健运失常，饮食不为所化，故见消瘦乏力，倦怠少气。脾虚不运，故腹胀纳少，进食后胀甚。火热内扰，神魂不安，故眠差转侧。津为火热所灼，故口干，小便黄短。脾虚不能运化水湿，肝气疏泄失常，故见大便溏薄，腹腔积液，尿少，下肢水肿。舌质胖，舌苔白，脉弦细为肝郁脾虚之象。

治法：健脾益气，泻肝消癥。

方药：六君子汤合茵陈蒿汤加干蟾皮、重楼、半枝莲。方以党参、白术、茯苓、甘草健脾益气，陈皮、半夏理气和胃，半枝莲、重楼、蟾皮清热解毒泻肝胆，茵陈、栀子、大黄清热利胆退黄。短气乏力明显者用生晒参易党参；腹胀甚者加槟榔、木香；有腹腔积液黄疸者去蜈蚣，酌加蒲公英、徐长卿、泽泻。

3. 肝肾阴虚

症状：鼓胀肢肿，蛙腹青筋，四肢柴瘦，唇红口燥，短气喘促，纳呆畏食，烦躁不眠，小便短少，上下血溢，甚则神昏摸床。舌质红绛，舌光无苔，脉细数无力，或脉如雀啄。

病机分析：多见于晚期或中末期肝癌。肝肾阴虚，津液不能输布，水液停聚，血瘀不行，故鼓胀肢肿，蛙腹青筋。肝火内灼，病久致肝肾阴液亏虚，形体不充，故见四肢柴瘦。阴虚津液不能上承，故唇红口燥。阴虚不能敛阳，故见短气喘促。胃液干涸，故见纳呆畏食。虚火内扰心神，见烦躁不眠。阴虚阳微，气化不利则尿短。阴虚火旺，迫血妄行，可见上下血溢。阴虚风动，气血逆乱，以致神昏摸床。舌质红绛，舌光红无苔，脉细数无力，或脉如雀啄，为肝肾阴液枯竭、阴虚火旺之象。

治法：滋阴柔肝，凉血软坚。

方药：一贯煎加减。生地黄、当归、沙参、麦门冬、枸杞子养血滋阴柔肝为主药；川楝子疏肝理气，鳖甲、龟板、丹皮、女贞子、旱莲草凉血软坚为辅。如腹腔积液胀顶酌加木香，肝性脑病神昏者加羚羊角送服安宫牛黄丸，上下血溢加鲜旱莲草、鲜藕汁、水牛角。

五、其他治法

1. 古方

（1）大黄䗪虫丸（《金匮要略》）：由大黄、䗪虫、虻虫、蛴螬、水蛭、干漆等组成，具有活血祛瘀、消肿散结的功效，适于各期肝癌正气未全虚者。每次 3～6 g，每日 3 次。

（2）安宫牛黄丸（《温病条辨》）：由牛黄、犀角、麝香、黄连、黄芩、生栀子、朱砂、珍珠、冰片、明雄黄、郁金等组成，有清热解毒、凉血退热、醒神开窍的功效，对肝癌癌性发热、肝性脑病等有较好的作用。每次 1 丸，凉开水送服，每日 1～3 次。

（3）犀黄丸（《外科证治全生集》）：由麝香、牛黄、乳香、没药组成，具有解毒散结、消肿止痛的功效，适于瘀毒蕴结为主型肝癌。每次 6 g，每日 1～2 次，米醋送下。

（4）鳖甲煎丸（《金匮要略》）：由炙鳖甲、桃仁、柴胡、黄芩、干姜、大黄、桂枝、石韦等组成，具有消癥化积的功效，适于痰瘀互结型肝癌。每次 1 丸，每日 2 次，温开水送服。

2. 中成药

（1）消癥益肝片：为蟑螂提取物（总氮）的片剂，有解毒化积、消肿止痛的功效，适于各期原发性肝癌。每次 6～8 片，每日 3 次。

（2）化癥回生口服液：源于《温病条辨》中的化癥回生丹，由益母草、红花、三棱、人参、鳖甲、虻虫、乳香、阿魏、香附等34味药组成，具有消癥化瘀、益气养血、健脾补肾的功效，用于治疗肝癌、肺癌，还可用于治疗胃癌、食管癌、结肠癌、乳腺癌及女性生殖系统肿瘤（如子宫颈癌、卵巢癌）等。每次10 mL，每日3次。

（3）槐耳颗粒：主要成分为槐耳菌质，具有扶正固本、活血消癥的功效，适用于正气虚弱，瘀血阻滞，原发性肝癌不宜手术和化疗者辅助治疗用药，有改善肝区疼痛、腹胀、乏力等症状的作用。口服，每次20 g，每日3次，1个月为1个疗程，或遵医嘱。

（4）亚砷酸注射液：主要成分为三氧化二砷（As_2O_3），主要用于急性早幼粒细胞白血病、原发性肝癌，对胰腺癌、胃癌、肠癌、肺癌、巨核细胞白血病、B细胞性淋巴瘤等也有一定的疗效。用法用量：亚砷酸注射液10 mg，加0.9%氯化钠溶液或5%葡萄糖500 mL，静脉滴注，每日1次。禁忌证：对本品过敏者禁用，肝肾功能损害者及孕妇慎用。不良反应：白细胞过多综合征、皮疹、心电异常改变、消化道不适、皮肤干燥、色素沉着、谷丙转氨酶增高，上述反应停药后逐渐恢复正常。

3. 外治

（1）阿魏化痞膏：由三棱、莪术、穿山甲、大黄、生川乌、生草乌、当归、厚朴、阿魏、乳香、没药、血竭等组成，具有消痞散结的功效，主治腹部肿块、胀满疼痛。外用，用火将阿魏化痞膏烘烊，贴患处。

（2）双柏散：由侧柏叶、大黄、黄柏、薄荷、泽兰、延胡索组成，具有活血祛瘀、消肿止痛的功效，主治跌打损伤早期，疮疡初起，局部红肿热痛或局部包块形成而未溃疡者。外用，用蜜糖水调敷或煎水熏洗患处。

（3）田螺敷脐贴：鲜田螺肉100 g，生姜汁30 g，徐长卿末30 g，七叶一枝花末40 g，冰片3 g，具有通利小便、逐水消胀的功效，主治肝癌腹腔积液，胀顶难忍，小便不利。外用，冷饭适量和上药，捣烂至有黏性外敷肚脐。

4. 针灸

（1）体针。

处方：取足厥阴肝经、足少阳胆经穴为主，肝俞、期门、日月、胆俞、阳陵泉、支沟、太冲。

方义：足厥阴、少阳之脉同布胁肋，期门、肝俞、日月、胆俞为肝胆经俞募相配，疏肝利胆；支沟（即飞虎穴）为治胁痛之经验穴，阳陵泉为胆经下合穴，一上一下和解少阳；太冲以助疏肝调肝，清泄肝热。

辨证配穴：肝热血瘀证加膈俞、血海配三阴交以活血祛瘀，行间、侠溪点刺放血泻肝热；肝盛脾虚证加脾俞配足三里以健脾益气，可灸；肝盛阴亏证加肾俞、太溪。

随症配穴：口苦配丘墟、大陵；呕恶者，加中脘、内关；痛甚则加神门、外丘调神止痛；腹胀便溏甚者，加天枢、关元，可加灸；黄疸加至阳、阴陵泉；神疲畏寒甚者，加关元、命门；腹腔积液明显加神阙，隔甘遂末灸3壮；肝性脑病神昏谵语者，加中冲、少冲点刺出血。

刺灸方法：毫针针刺，补泻兼施。每日 1 次，每次留针 30 min，10 次为 1 个疗程。虚证可加灸。痛甚加电针，在体针的基础上，将电针输出电极连接期门、日月、支沟、阳陵泉等俞穴，疏密波，频率为 2/15 Hz，持续刺激 20 ~ 30 min。

（2）耳针：皮质下、脑干、肝、胆、脾、轮 4 ~ 6 反应点。恶心呕吐加贲门、胃，呃逆加耳中，便秘加大肠、便秘点。毫针刺，中强度刺激，每次留针 30 min，间歇运针 2 ~ 3 次，10 次为 1 个疗程；或用揿针埋藏或王不留行籽贴压，每 3 ~ 5 日更换 1 次。

（3）拔罐法：选第 6 ~ 11 相应背俞穴拔罐。

（4）挑治法：第 6 ~ 11 脊椎夹脊点或阳性反应点挑治，每周 1 次。

（5）隔姜灸：神阙、关元、天枢、脾俞、胃俞、足三里，每次 3 壮，每日 1 次，适用于虚寒证。

六、转归预后

肝癌病情凶险，临床表现多种多样，晚期可出现消瘦、黄疸、出血、腹腔积液、神昏等症。清代王旭高在《西溪书屋夜话录》中有精确的描述："肝火燔灼，游行三焦，一身上下内外皆能为病，难以枚举，如目红颧赤，痉厥狂躁，淋秘疮疡，善饮烦渴，呕吐不寐，上下血溢皆是。"可见肝癌晚期病及上、中、下三焦，预后极差。

在我国，乙型肝炎病毒和丙型肝炎病毒感染是导致原发性肝癌的最直接原因。影响原发性肝癌预后转归的因素有病期的早晚、发现肝癌时肝功能的状态、肝癌病理类型等。但最主要取决于病期的早晚，如切除 2 cm 无器官侵犯的小肝癌，5 年存活率可达 60% ~ 100%，而已有症状的手术后 5 年存活率低于 20%。因此关键是早期发现肝癌。

七、预防调摄

防止粮食作物中的黄曲霉素污染，防止水中蓝绿藻的污染，以及预防病毒性肝炎，即"管粮、管水、防肝炎"的七字方针，是防止肝癌发生的根本措施。就我国肝癌发病情况而言，防肝炎首先是防乙型肝炎，对于乙肝两对半阴性的人群，可注射乙肝疫苗，同时应注意血源性传播。积极治疗病毒性肝炎（尤其是乙型肝炎）、中毒性肝炎、肝硬化等，降低肝癌的发病率。通过在高危人群 HBsAg 阳性者中进行 AFP 和 B 超普查，可以发现亚临床肝癌，从而提高肝癌患者的治愈率。对 AFP ≥ 50 μg/L 而 < 200 μg/L、超过 2 个月以上者，称为 AFP 低浓度持续阳性，这是一组肝癌高危人群，要积极治疗，定期复查，争取消灭在小肝癌阶段。

情志波动对肝病的影响很大，因此需加强情志调理。保持营养平衡，保证蛋白质摄入，进食适量的脂肪和高维生素；对食欲缺乏者，应经常更换饮食花样，少食多餐；上消化道出血者，活动期应禁食；对有腹腔积液者，要限制盐的摄入，每日 3 ~ 5 g；对有肝性脑病先兆和肝性脑病者，要暂时停止蛋白质的摄入，摄入以糖为主。

（颜莉芳）

第六节　胰腺癌

胰腺癌是消化道常见的恶性肿瘤之一，早期症状不明显，多数有畏食及体重减轻，腹痛是胰体尾癌最早出现的症状，胰头癌出现黄疸较早，晚期可出现腹部肿块、发热、消瘦等症状。

胰腺癌是由多因素的反复作用所致。胰腺癌发病最一致的危险因素是抽烟，高蛋白饮食可能与胰腺癌的发病有关，其他可能的致病因素有职业暴露、疾病史、遗传因素和个体易感性。针对个体易感因素，专家指出较为明确的一般因素有年龄（＞50岁）、种族（黑人、犹太人等）、生活及环境因素和抽烟，疾病因素如遗传性非息肉性结肠癌、家族性遗传性大肠息肉病、Peutz-Jeghers综合征、Garden综合征遗传性胰腺炎、共济调性毛细血管扩张症、家族性不典型多发性黑色痣等。可能的易感因素包括：饮食因素，如摄入过多能量、糖类食物、胆固醇、肉类、烧烤食品、干货、亚硝胺类、精制糖等；职业因素，如从事药品化学、煤气、金属、铝矿、皮革染色、纺织、屠宰、面粉、运输、碳氢卤化物、水加氯等产业；疾病因素，如慢性糖尿病、胰腺炎、多发性内分泌肿瘤、恶性贫血等。有待证明的易感因素如脂肪、咖啡等，从事木材、氯甲烷、氧化烯等工业，或消化性溃疡切除术后、胆囊炎手术后。

一、历史沿革

胰腺癌属于中医的"癥瘕""积聚""黄疸""伏梁"等范畴。最早见于《难经》："心之积，名曰伏梁，起脐上，大如臂，上至心下。久不愈，令人病烦心……脾之积，名曰痞气，在胃脘，覆大如盘。久不愈，令人四肢不收，发黄疸，饮食不为肌肤。"其病位在脾，以湿热瘀毒、气血亏虚为主。清代沈金鳌《杂病源流犀烛》中论曰："皆由心经气血两虚，以致邪留不去也，治宜活血凉血，散热通结，宜伏梁丸。"

二、病因病机

中医认为，本病病位在肝脾，常因外感湿邪、忧思恼怒、嗜食肥甘厚腻等因素导致肝气郁结、痰湿蕴聚、瘀毒内结，日久不散，积而成瘤。

（一）外感湿邪

脾主运化，喜燥恶湿。外感湿邪，日久伤脾，脾失运化，湿邪内聚，结而成瘤。

（二）内伤七情

肝主疏泄条达，脾主运化水湿。忧思伤脾，恼怒伤肝。肝气不疏，脾失健运，则气血运行失调，水液代谢紊乱，日久痰瘀互结，与毒相搏，结聚成瘤。

（三）饮食不节

酒食过度，暴饮暴食，损伤脾胃，聚湿成痰，影响气血运行，痰瘀互结，日久不散，积聚成瘤。

归纳起来，中医认为胰腺癌的发生与脾胃关系较大。平素情志抑郁，肝气不舒，脏腑失于调和，气机阻滞，脉络不通，痰浊内生，气血痰浊积聚而成；或酒食不节，饥饱失宜，损伤中焦脾胃，致痰浊凝聚，气滞痰阻，日久痰浊气血互结，遂成本病；或起居失宜，寒温失调，使脏腑气血失和，复因调摄不当，致气机失常，诸邪与气血互相搏结，积而成形；或由它病迁延，转移而来，诸如黄疸、砂石、虫阻等，经久不愈，致正虚邪留，气血邪毒，结为积块。因此，胰腺癌是以脏腑气血亏虚为本，气滞、血瘀、痰凝、毒聚为标的一种本虚标实的疾病。

三、诊查要点

（一）诊断要点

1. 临床表现

（1）症状：胰腺癌早期无特异性临床症状，症状取决于肿瘤所在位置和大小。

腹上区不适和疼痛：是胰腺癌最常见或首发症状，病变早期为上腹饱胀不适、隐痛或钝痛，晚期呈持续性进行性加剧的上腹痛，并出现腰背痛。

消化道症状：食欲缺乏、消化不良最为常见，还可见恶心、呕吐、腹胀、腹泻或便秘，晚期可出现脂肪泻。

黄疸：胰腺癌的主要症状，尤其是胰头癌，一般呈持续性进行性加重，皮肤瘙痒、小便色深，大便颜色变淡，甚至呈陶土色。

晚期胰腺癌患者可出现腹水，肝、骨转移，伴发糖尿病、恶病质等，肿瘤侵犯十二指肠可出现上消化道梗阻症。

（2）体征：早期一般无明显体征，中晚期体征与肿瘤的部位、发病时间长短、侵犯的范围密切相关。常见的体征有消瘦，皮肤、巩膜黄染，胆囊、肝脏、脾大，腹上区压痛或包块，腹水，浅表淋巴结肿大等。

临床上对于表现为阻塞性黄疸、难以解释的体重减轻（超过正常体重的10%）、不明原因上腹痛或腰背痛、近期出现不能解释的消化不良而胃肠道常规检查正常、突发糖尿病而又无肥胖及糖尿病家族史者，或突发无法解释的腹泻、自发性的胰腺炎发作等表现者要警惕胰腺癌的可能。

2. 危险因素

长期大量抽烟，高脂肪、高动物蛋白饮食者，胰腺癌发病率相对增高。化学物质如 β-萘胺及对二氨基联苯的职业暴露和胰腺癌发生风险升高有关。家族胰腺癌病史也是高危因素。

3. 影像学检查

B 超是胰腺癌的首选无创性检查，可初步进行胰腺癌的排查，对于 B 超发现有异常者或者显示不清者应进一步进行 CT 或 MRI 检查以明确诊断和分期，对于 CT 或 MRI 诊断不能明确的可考虑行逆行胰胆管造影（ERCP）或超声内镜（EUS）。

4. 肿瘤标志物

CA19-9 是诊断胰腺癌较为理想的血清标志物，可以作为良恶性胰腺疾病的鉴别诊断，以及胰腺癌术后复发监测和预后预测的指标。CA19-9 在胰腺和肝胆系统疾病及多种恶性肿瘤中均可表达，因此并非胰腺癌特异性标志，结合其他肿瘤标志物的检测可提高灵敏度和特异性，如 CEA、CA125、CA50、CA242。

5. 细胞学与组织病理学检查

细胞学与组织病理学检查主要包括：① B 超、CT、EUS 引导的细针穿刺活检；②腹腔镜及术中活检；③胰液及十二指肠引流液中找脱落细胞；④腹腔冲洗液及腹水中找脱落细胞。

（二）辅助检查

1. 影像学检查

（1）CT/MRI：可了解胰腺肿块的位置、大小、密度及有无胰管和（或）胆管扩张、病灶的局部浸润、淋巴结转移情况及是否伴有肝转移。但在胰腺癌诊断方面，MRI 并未显示出比 CT 更多的优势。CT 还可用于引导经皮细针穿刺活检，以明确病理诊断。

（2）ERCP：ERCP 并不能直接显示肿瘤病变，其主要依靠胰管的改变及胆总管的形态变化对胰腺癌做出诊断，对胆管下端和胰管阻塞或有异常改变者有较大价值。另外，胰腺癌还具有一些特殊的 ERCP 征象，如双管征、软藤征，这些征象对胰腺癌有特异性诊断价值。ERCP 结合内镜下活检，对胰腺癌的定性诊断具有决定性意义，特别是对波及乳头的胰腺癌的诊断准确率可达 100%。ERCP 的局限性在于不能显示肿瘤本身的情况，对早期胰腺癌的诊断价值有限，且为有创性检查。

（3）正电子发射计算机断层显像（PET）：PET/CT 将 PET 的功能显像与 CT 的解剖成像有机融合，不仅能有效显示肿瘤的代谢、增生、乏氧和细胞凋亡状态，而且能精确显示肿瘤组织与周围脏器组织的解剖结构关系，探查全身淋巴结及远处转移情况，在胰腺癌患者的早期诊断、分期、指导治疗、疗效监控和预后评价等方面有重要价值。但由于胰腺癌患者常出现葡萄糖耐受不良及高血糖，这也限制了 FDG PET 在胰腺癌中的临床应用，会出现一些假阳性病例；而当高分化肿瘤或者血糖浓度高于 130 mg/dL 时，肿瘤细胞将不会明显摄取 18F-FDG，从而出现假阴性病例；许多良性病变或者炎症反应疾病，如慢性活动性胰腺炎、浆液性囊腺瘤、腹膜后纤维变性、胰腺假瘤、胰腺内分泌肿瘤等均能导致细胞对 18F-FDG 的摄取增加，出现假阳性的病例。因此，在胰腺疾病的诊断过程中，应当结合患者的病史、体征、临床表现和其他的辅助检查来提高诊断的准确度。

2. 超声内镜

EUS 是通过内镜介导将超声探头送到十二指肠、胃体或胃底等接触胰腺头、体、尾部的部位进行近距离的超声检查，较体外超声更清晰地观察到肿瘤形态、内部回声、胰管形态及胆管的改变。EUS 探头体积较小，分辨率高，以最近距离扫描胰腺，避免了肠道气体干扰等因素，在显示胰腺病灶同时，还能显示癌肿是否侵犯门静脉、腹主动脉及脾静脉，并显示胰腺前方被膜侵犯程度、胃壁有无侵犯、有无淋巴结转移。其对胰腺癌的诊断准确率高于 CT、MRI 及 B 超，尤其在壶腹部周围肿块、胰腺囊性病变的诊断中具有优势。超声内镜引导下行细针穿刺活检，可使胰腺癌的检出率接近 100%，同时减少腹膜种植的风险。

3. 细胞学检查

细胞学诊断尤为重要，不仅有助于治疗方案的制订，也可以进行预后判断。对于无法手术的胰腺癌患者，可通过 B 超、CT、EUS 引导的细针穿刺获得，也可在胰液、十二指肠引流液、腹腔冲洗液及腹水中找脱落细胞。

4. 生物标志物

目前发现的与胰腺癌诊断有关的生物学标志物有 CA19-9、S100A6、MIC-1、CEACAM1、肝癌 – 肠 – 胰腺 / 胰腺相关蛋白（HIP-PAP）、骨桥蛋白、TIMP1、DU PAN-2、CA242、CA72-4、CA195、MMP-7、组织蛋白酶 D、整联蛋白 B1 和血纤溶酶原等。其中，CA19-9 对胰腺癌的诊断和预后具有参考价值，是诊断胰腺癌最重要的肿瘤标志物，CA19-9 结合其他肿瘤标志物如 CEA、CA125、CA50、CA242 可提高诊断的灵敏度和特异性。S100A6 是鉴别慢性胰腺炎和胰腺癌、IPMN 患者的标志物，但却不能区分胰腺癌和胰腺导管内乳头状黏液瘤（IPMN）患者；MIC-1 与 CEACAM1 在鉴别胰腺癌患者和健康人时准确性高，并优于 CA19-9，但 MIC-1 不能对胰腺癌患者与慢性胰腺炎患者之间进行鉴别诊断。

（三）以肿瘤发生部位分型

1. 胰头癌

胰腺的头部包括乳头和胆管下端，是最容易发生胰腺癌的部位，约占胰腺癌患者总数的 60% ~ 70%。如压迫胆总管可致进行性阻塞性黄疸，胆囊和肝脏肿大；如癌肿浸润胆总管或壶腹部发生糜烂，可引起急性和慢性出血；可以因为瘀胆而出现肝脏肿大。多数有进行性黄疸，体重下降，上腹痛或胀满不适，疼痛多位于腹上区或偏右，可向肩背部放射。

2. 胰体尾癌

胰体部、尾部之间的界线不能清楚地划分，故统称为胰体尾癌，约占胰腺癌患者的 30%。胰体尾癌肿瘤可破坏胰岛组织而产生糖尿病，且可伴有四周静脉血栓形成而引起脾大、门静脉高压等症，可能是由于肿瘤分泌某种物质促使血液凝固所致。胰体尾癌发生转移较胰头癌为早，多见而广泛，可转移至局部淋巴结、肝、腹膜和肺。

3. 全胰腺癌

全胰腺癌又称胰广泛癌，可由胰头、胰体尾癌进一步发展而来，也可发病初期即为弥漫性。其发病率各家报告不一，约占胰腺癌患者的 10%。

（四）以组织病理学分型

1. 导管腺癌

导管腺癌占胰腺癌的80%～90%，主要由不同分化程度的导管样结构的腺体构成，伴有丰富的纤维间质。高分化导管腺癌主要由分化较好的导管样结构构成，内衬高柱状上皮细胞，有的为黏液样上皮，有的具有丰富的嗜酸性胞质。此癌性腺管有时与慢性胰腺炎时残留和增生的导管很难鉴别。中分化导管腺癌由不同分化程度的导管样结构组成，有的与高分化腺癌相似，有的可出现实性癌巢。低分化导管腺癌则仅见少许不规则腺腔样结构，大部分为实性癌巢，细胞异形性很大，可从未分化小细胞到瘤巨细胞，甚至多核瘤巨细胞，有时可见到梭形细胞；在有腺腔样分化的区域，可有少量黏液，肿瘤的间质含有丰富的 I 型和IV型胶原。

2. 其他类型

（1）特殊类型的导管起源的癌。①多形性癌：亦称巨细胞癌，可能为导管癌的一种亚型，由奇形怪状的单核或多核瘤巨细胞，甚至梭形细胞构成，有时可见类似于破骨细胞的巨细胞或绒癌样细胞，瘤细胞排列成实性巢状或呈肉瘤样排列。②腺鳞癌：偶见于胰腺，可能为胰管上皮鳞化恶变的结果。肿瘤有腺癌和鳞癌成分。纯粹的鳞癌在胰腺癌相当罕见。③黏液癌：切面可呈胶冻状，极相似于结肠的胶样癌。光镜下，肿瘤含有大量黏液，形成黏液池。细胞可悬浮其中或散在于黏液池的边缘。④黏液表皮样癌和印戒细胞癌：在胰腺癌中偶可见到。⑤纤毛细胞癌：形态与一般导管癌相同，其特点是有些细胞有纤毛。

（2）腺泡细胞癌：仅占1%，肿瘤细胞呈多角形、圆形或矮柱形。核圆，常位于基底部。瘤细胞排成腺泡状或条索状，胞质强嗜酸性颗粒状。电镜和免疫组织化学均显示瘤细胞的腺泡细胞特征，如丰富的粗面内质网和酶原颗粒。腺泡细胞癌主要转移至局部淋巴结、肝、肺或脾。

（3）小腺体癌：为少见类型的胰腺癌，胰头部较为多见。镜下可见肿瘤由很多小腺体结构及实性癌巢组成，其间有纤细的纤维间隔，细胞可为立方体或柱状，核较为一致，常见小灶性坏死，在小腺体的腔缘可见少量黏液。近来研究表明，此型胰腺癌可能为腺泡细胞和内分泌细胞的复合性肿瘤。

（4）大嗜酸性颗粒细胞性癌：此型肿瘤罕见，其肿瘤细胞具有丰富的嗜酸性颗粒性胞质，核圆形或卵圆形，排列成小巢状，其间有纤维间隔分隔，电镜下瘤细胞胞质内充满肥大的线粒体。

（5）小细胞癌：形态上与肺小细胞癌相似，占胰腺癌的1%～3%。它由一致的小圆细胞或燕麦样细胞构成，胞质很少，核分裂很多，常有出血坏死，NSE 免疫组化染色阳性，此型预后很差，多在2个月内死亡，起源尚不清楚。

（五）中医辨证分型

1. 证候要素

临床上胰腺癌虚实夹杂，可数型并见。根据患者的临床表现，在既往研究基础上，结合文献报道及国内中医肿瘤专家意见，胰腺癌可分为以下七种证候要素。

（1）气虚证：神疲乏力，少气懒言，腰痛绵绵。

主舌：舌淡胖。

主脉：脉虚。

或见症：食少纳呆，形体消瘦，气短，自汗，畏寒肢冷。

或见舌：舌边齿痕，苔白滑，薄白苔。

或见脉：脉沉细，脉细弱，脉沉迟。

（2）阴虚证：五心烦热，口咽干燥，大便干结，腰腹隐痛。

主舌：舌红少苔。

主脉：脉细数。

或见症：低热盗汗，烦躁不安或精神疲惫，小便短少。

或见舌：舌干裂，苔薄白或薄黄而干，花剥苔，无苔。

或见脉：脉浮数，脉弦细数，脉沉细数。

（3）血虚证：面色无华，头晕眼花，爪甲色淡，腰腹绵痛。

主舌：舌淡。

主脉：脉细。

或见症：心悸怔忡，失眠健忘，月经闭止或阴道出血色淡量少。

或见舌：苔白，苔薄白。

或见脉：脉沉细，脉细弱。

（4）痰湿证：胸脘痞闷，恶心纳呆。

主舌：舌淡苔白腻。

主脉：脉滑或濡。

或见症：少腹胀满膨隆，或可触及包块，口渴少饮，神倦无力。

或见舌：舌胖嫩，苔白滑，苔滑腻，苔厚腻，脓腐苔。

或见脉：脉浮滑，脉弦滑，脉濡滑，脉濡缓。

（5）血瘀证：腰腹疼痛，刺痛固定，肌肤甲错，少腹包块，坚硬固定，小腹刺痛，夜间痛甚。

主舌：舌质紫黯或有瘀斑、瘀点。

主脉：脉涩。

或见症：面色黧黑，唇甲青紫，阴道出血色黯瘀，或夹血块。

或见舌：舌胖嫩，苔白滑，苔滑腻，苔厚腻，脓腐苔。

或见脉：脉沉弦，脉结代，脉弦涩，脉沉细涩，牢脉。

（6）热毒证：口苦身热，尿赤便结，脘腹痞满。

主舌：舌红或绛，苔黄而干。

主脉：脉滑数。

或见症：肌肤黄染，口臭唇疮，里急后重，面赤身热，小便短赤，或大便脓血腥臭，干结，数日不通，疼痛拒按；或泻下如注，泻出黄色水便或带黏液或带脓血或血水样便，秽臭异常，里急后重，肛门灼痛，大便脓血。

或见舌：舌有红点或芒刺，苔黄燥，苔黄厚黏腻。

或见脉：脉洪数，脉数，脉弦数。

（7）气滞证：腰腹胀满，痛无定处。

主舌：舌淡黯。

主脉：脉弦。

或见症：烦躁易怒，口苦咽干，嗳气，少腹包块，攻撑作痛，腹胀胁痛。

或见舌：舌边红，苔薄白，苔薄黄，苔白腻或黄腻。

或见脉：脉弦细。

2. 辨证方法

（1）符合主症 2 个，并见主舌、主脉者，即可辨为本证。

（2）符合主症 2 个，或见症 1 个，任何本证舌、脉者，即可辨为本证。

（3）符合主症 1 个，或见症不少于 2 个，任何本证舌、脉者，即可辨为本证。

四、治疗

（一）辨证汤药

1. 中医治疗

对于不适合或不接受手术、放疗、化疗的胰腺癌患者，采用单纯中医治疗，发挥控制肿瘤，稳定病情，提高生存质量，延长生存期的作用。

脾虚气滞临床表现：腹上区不适或疼痛，按之舒适，面浮色白，纳呆，消瘦，便溏，恶风自汗，口干不多饮，舌质淡，苔薄或薄腻，脉细或细涩。治疗原则：理气健脾。中药汤剂：香砂六君子汤（《中药成方配本》）加减。药物组成：木香、砂仁、陈皮、制半夏、党参、白术、茯苓、炙甘草。辨证加减：疼痛较甚可加延胡索、川楝子，尿少肢肿可加车前草、木瓜，乏力气短较甚可加黄芪，食欲缺乏较甚者可加焦山楂、炒麦芽等。

湿热蕴结临床表现：腹上区胀满不适或胀痛，发热缠绵，口渴而不喜饮，或见黄疸，小便黄赤，口苦口臭，便溏味重，心中懊侬，舌红苔黄或腻，脉数。治疗原则：清热化湿。中药汤剂：三仁汤（《温病条辨》）合茵陈五苓散（《金匮要略》）加减。药物组成：杏仁、飞滑石、白通草、白蔻仁、竹叶、厚朴、生薏仁、半夏、赤茯苓、泽泻、猪苓、肉桂、白术。辨证加减：疼痛较甚可加延胡索、青皮，腹胀较甚者可加木香、大腹皮，发热较甚者可加知母、黄柏，黄疸较甚者可加车前草。

气滞湿阻临床表现：腹上区胀满不适或胀痛，腹部肿块明显，胸闷气短，纳食减少，或大便溏薄，肢体乏力，甚至面浮足肿，舌淡苔白腻，脉濡细或细弦。治疗原则：疏肝理气，运脾利湿。中药汤剂：二陈汤（《太平惠民和剂局方》）合平胃散（《太平惠民和剂局方》）加减。药物组成：法半夏、陈皮、茯苓、苍术、厚朴、甘草。辨证加减：面浮足肿明显可加车前子、木瓜，腹部肿块硬实、疼痛可加三棱、莪术，疼痛明显可加木香、青皮。

肝肾阴虚临床表现：肿块隐痛，烦热盗汗，头晕目眩，口干欲饮，腰酸肢软，形体消瘦，舌红少苔，或光剥有裂纹，脉沉细或细数或细涩。治疗原则：滋补肝肾。中药汤剂：杞菊地黄丸加减。药物组成：枸杞、菊花、熟地、山药、山茱萸、茯苓、丹皮、泽泻。辨证加减：阴伤明显加生地、沙参、石斛，便血加地榆、白及、仙鹤草。

2. 结合其他治疗

（1）手术结合中医治疗如下。

气血亏虚临床表现：神疲乏力，气短懒言，面色淡白或萎黄，头晕目眩，唇甲色淡，心悸失眠，便不成形或有肛脱下坠，舌淡脉弱。治疗原则：补气养血。中药汤剂：八珍汤（《正体类要》）加减。药物组成：人参、白术、茯苓、当归、川芎、白芍、熟地黄、炙甘草。辨证加减：兼痰湿内阻者，加半夏、陈皮、薏苡仁；若畏寒肢冷、食谷不化者，加补骨脂、肉苁蓉、鸡内金；若动则汗出、怕风等表虚不固之证，加防风、浮小麦。

脾胃虚弱临床表现：纳呆食少，神疲乏力，大便稀溏，食后腹胀，面色萎黄，形体瘦弱，舌质淡，苔薄白。治疗原则：健脾益胃。中药汤剂：补中益气汤（《脾胃论》）加减。药物组成：黄芪、人参、白术、炙甘草、当归、陈皮、升麻、柴胡、生姜、大枣。辨证加减：若胃阴亏虚，加沙参、石斛、玉竹；若兼痰湿证者，加茯苓、半夏、薏苡仁、瓜蒌。

（2）化疗结合中医治疗：化疗结合中医治疗是指在化疗期间所联合的中医治疗，发挥提高化疗疗效（中医加载治疗），防治化疗不良反应（中医防护治疗）的作用。

脾胃不和临床表现：胃脘饱胀、食欲减退、恶心、呕吐、腹胀或腹泻，舌体多胖大，舌苔薄白、白腻或黄腻，多见于化疗引起的消化道反应。治疗原则：健脾和胃，降逆止呕。中药汤剂：旋覆代赭汤（《伤寒论》）加减，或橘皮竹茹汤（《金匮要略》）加减。药物组成：旋覆花、人参、生姜、代赭石、甘草、半夏、大枣，或半夏、橘皮、枇杷叶、麦冬、竹茹、赤茯苓、人参、甘草。辨证加减：若脾胃虚寒者，加吴茱萸、党参、焦白术；若肝气犯胃者，加炒柴胡、佛手、白芍。

气血亏虚临床表现：疲乏、精神不振、头晕、气短、纳少、虚汗、面色淡白或萎黄，脱发，或肢体肌肉麻木、女性月经量少，舌体瘦薄，或者舌面有裂纹，苔少，脉虚细而无力，多见于化疗引起的疲乏或骨髓抑制。治疗原则：补气养血。中药汤剂：八珍汤（《正体类要》）加减，或当归补血汤（《内外伤辨惑论》）加减，或十全大补汤（《太平惠民和剂局方》）加减。药物组成：人参、白术、茯苓、当归、川芎、白芍、熟地黄，或黄芪、当归，或人参、肉桂、川芎、地黄、茯苓、白术、甘草、黄芪、当归、白芍、生姜、大枣。辨证加减：兼痰湿内阻者，加半夏、陈皮、薏苡仁；若畏寒肢冷、食谷不化者，加补骨脂、肉苁蓉、鸡内金。

肝肾阴虚临床表现：腰膝酸软，耳鸣，五心烦热，颧红盗汗，口干咽燥，失眠多梦，舌红苔少，脉细数，多见于化疗引起的骨髓抑制或脱发。治疗原则：滋补肝肾。中药汤剂：六味地黄丸（《小儿药证直诀》）加减。药物组成：熟地黄、山茱萸（制）、山药、泽泻、牡丹皮、茯苓。辨证加减：若阴虚内热重者，加墨旱莲、女贞子、生地；若阴阳两虚者，加菟丝子，杜仲，补骨脂；兼脱发者，加制首乌、黑芝麻。

（3）放射治疗结合中医治疗：放射治疗结合中医治疗是指在放疗期间所联合的中医治疗，发挥放疗增敏，提高放疗疗效（中医加载治疗），防治放疗不良反应（中医防护治疗）的作用。

气阴两虚临床表现：腹痛隐隐，腹胀，纳差，神疲乏力，少气懒言，口干，爪甲色淡或晦滞，舌红或淡红，苔少或无苔，或有裂纹，脉细或细数，多见于放射性损伤后期，或迁延不愈，损伤正气者。治疗原则：益气养阴。中药汤剂：玉女煎（《景岳全书》）加减。药物组成：石膏、熟地、麦冬、知母、牛膝、炒白术、山药。辨证加减：若腹胀明显，加大腹皮、香附；兼有血虚者，加白芍、当归。

热毒瘀结临床表现：脘腹胀满，腹痛拒按，腹中痞块，面色晦暗，形体消瘦，烦躁易怒，嗳气恶心，舌紫黯，苔黄腻，脉弦滑或滑数。治疗原则：清热除湿，活血解毒。中药汤剂：茵陈蒿汤（《伤寒论》）合桃红四物汤（《医宗金鉴》）加减。药物组成：茵陈、栀子、大黄、红花、枳壳、赤芍、柴胡、桔梗、川芎、牛膝。辨证加减：若瘀血内结较甚，加用鳖甲煎丸；若腹胀明显，加沉香、大腹皮。

（4）放化疗后结合中医治疗：手术后已完成辅助治疗的患者，采用中医巩固治疗，能够防止复发转移，改善症状，提高生存质量；放化疗完成后疾病稳定的带瘤患者，采用中医维持治疗，能够控制肿瘤生长，延缓疾病进展或下一阶段放化疗时间，提高生存质量，延长生存时间。辨证论治同"中医治疗"。

（二）中药外治法

1. 中药贴敷疗法

将药物贴敷于身体某部，病在内者贴敷要穴或循经取穴，病在局限浅表者贴于局部，通过药物透皮吸收，穴位刺激发挥作用，达到改善症状、调节免疫、控制病灶，以及康复保健等目的。

（1）注意事项：①若见变态反应，如局部皮肤发红、水泡，应立即停用；②宜辨证用药；③癌性疼痛时要明确疼痛部位，局部贴敷才能获得满意疗效；④局部皮肤破溃禁用。

（2）取穴原则如下。

近部取穴：在病痛的局部和邻近处选取腧穴。

远部取穴：在距离病痛较远的部位选取腧穴，既可取所病脏腑经脉的本经腧穴（本经取穴），也可取与病变脏腑经脉相表里的经脉上的腧穴（表里经取穴）或名称相同的经脉上的腧穴（同名经取穴）进行治疗。

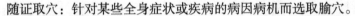

随证取穴：针对某些全身症状或疾病的病因病机而选取腧穴。

（3）中药贴敷方如下。

疼痛：可用肉桂、川乌、草乌辛散温通，麝香、冰片芳香走窜，白芥子、生南星、生半夏化痰散结，乳香、没药、血竭、阿魏、穿山甲破瘀止痛，雄黄、蟾酥攻毒消肿，皂角刺、桔梗托毒，黄芪扶正等。

消化道症状（如恶心、呕吐、腹胀、食欲下降）：多用归经脾胃、大肠，辛散、温通之品，常用药有木香、香附、丁香、厚朴、枳实、枳壳、姜半夏、乌药、干姜、肉桂等，健脾理气、温通行气；炮穿山甲、当归、延胡索等，行气活血化瘀。

2. 中药泡洗疗法

将中药和水盛于器械内，浸泡身体某部位，利用水温对皮肤、经络、穴位的刺激和药物透皮吸收以疏通经络、气血，能直接作用于病灶局部，达到改善症状、调节免疫及康复保健等目的。

（1）注意事项：①辨证施药；②配合其他疗法。

（2）中药泡洗方如下。

血瘀证：黄芪60 g，地龙15 g，土鳖虫10 g，全蝎10 g，川乌15 g，水蛭10 g，红花30 g，附子40 g等中药煎取2 000 mL，水温45℃，放于腿浴治疗器，四肢浸泡，每日1次，每次治疗40 min，每周连用5天。

肝肾阴虚证：红花桃仁汤加减（桂枝15 g，附子15 g，红花10 g，地龙30 g，水蛭30 g，桃仁10 g，乳香10 g，没药10 g，苏木10 g，血竭10 g，牛膝15 g），煎取2 000 mL，水温45℃，放于腿浴治疗器，四肢浸泡，每日1次，每次治疗40 min，每周连用5天。

湿热下注证：桂枝苦参汤加减（桂枝15 g，苦参15 g，伸筋草15 g，黄柏15 g，黄芪15 g），煎取2 000 mL，水温45℃，放于腿浴治疗器，四肢浸泡，每日1次，每次治疗40 min，每周连用5天。

（三）非药物疗法

1. 针灸

（1）注意事项：①体质虚弱者，针刺手法宜轻；②皮肤溃烂处不宜针刺；③胸、背穴位应斜刺和浅刺，有重要血管均不宜深刺和做大幅度的提抽、捻转，针刺时患者不要转动体位。

（2）针刺方案：①针刺、穴位注射、腕踝针及微波治疗、艾灸、针药结合；②尺泽、天枢、足三里、内庭、公孙、三阴交、胆俞、胃俞、中脘等；③减轻癌性疼痛，改善消化道不良反应，改善骨髓造血功能，提高免疫力。

2. 推拿

（1）注意事项：①辨证施补；②循序渐进，坚持不懈；③因人而异，适度进行；④避风保暖。

（2）推拿方案：①胸胁痛：指摩膻中，胁肋；②消化不良：掌摩中脘；③胃脘痛：按脾、胃俞或脊旁敏感点；④腹痛：按揉足三里、内关；⑤体虚乏力：擦督脉、肾俞、涌泉；⑥头痛：抹前额、按列缺、揉百会；⑦指掌麻木：抹手背，捻指间诸关节。

3. 心理治疗

（1）注意事项：①不能操之过急，应循序渐进；②患者应具备一定的依从性；③心理治疗并不能治愈肿瘤，应配合其他治疗；④以患者为中心。

（2）心理疗法：①开导法：即开导其思想，使其放松，以此减轻他们的心理压力，以利于疾病的恢复；②叫喊疗法：具体方法是让患者安适地躺在诊察床上，医生亲切地握着他（或她）的手，嘱其将自己内心的话，毫不隐讳地发泄出来，随便喊叫，直到自己感到痛快为止。这样，沉重的精神负担或缠绵的幽怨得到了排遣，经过几次这样的治疗，可解除病态而恢复正常。

五、预防调摄

首先要纠正不良的生活习惯：戒烟酒，少饮咖啡，少吃或者不吃咸鱼、咸菜、熏肉、腊味等含亚硝胺的食物，多吃新鲜蔬菜，清淡饮食，控制高脂肪、高动物蛋白的摄入。积极治疗慢性胰腺炎、糖尿病及慢性胆囊疾患，定期复查，发现肿块或假性囊肿时早日切除；积极开展防癌普查，对 40 岁以上人群有条件者，定期进行 B 超检查，以便早期发现、早期诊断、早期治疗，达到根治；已诊断的患者应积极采取手术、化疗、放疗、免疫治疗、中医药治疗；术后患者，由于复发率高，应每 2 ～ 3 个月复查 1 次。

生活起居有节，生活环境良好，适当体育锻炼，劳逸结合，保持身体内环境的平衡，有利于提高自身的免疫力。

（颜莉芳）

第七节　肾癌

肾癌又称肾细胞癌，起源于肾小管上皮细胞，可发生在肾实质的任何部位，但以上下极为多见，少数侵及全肾。肾癌占所有恶性肿瘤的 1% ～ 3%，据有关资料显示，每年 10 万人群中有 3.5 人发病，近年来，肾癌的发病率和病死率均呈逐渐上升趋势。肾癌发病率城市高于农村，男性高于女性，男女之比约为（2 ～ 3）：1。肾癌发病有家族倾向，发病年龄大多在 40 岁以上，高发年龄为 50 ～ 70 岁。其临床特点为血尿、腰痛、上肢部肿块三大主症。其常见病的类型有透明细胞癌、颗粒细胞癌及未分化癌，其中透明细胞癌最为常见，颗粒细胞癌恶性程度较高，未分化癌则恶性程度更高，但少见。肾癌是最常见的自然消退的肿瘤之一，肾癌的自然病程变化莫测，难以预料。其预后有显著的个体差异，有的病例很快死亡，但多数发展缓慢，一般均能超过 1 年。由于肾脏血运丰富，易通过血液转移，故预后大多不良。多数肾癌患者明确诊断时已为中晚期，有统计表明在就诊后半年内死亡达 80%。经过手术切除后的 5 年生存率为 45%，原发局限性肿瘤为 70%，已有广泛转移的很少能存活 5 年以上。

一、历史沿革

本病属中医学"尿血""腰痛""肾积""癥积"等疾病范畴。中医指的"肾岩"并非西医所指肾癌，而是指阴茎癌，临床应注意区分。中医学对肾癌的认识源远流长。自《黄帝内经》首次记载与本病有关的症状后，历代医家从不同的侧面对本病的认识和治疗做了许多探索和补充，逐步形成了一套较完整的辨证体系。《素问》记载："胞移热于膀胱，则癃溺血"，"少阴……涩则病积溲血"，"腰者，肾之府，转摇不能，肾将惫矣。"《金匮要略》曰："热在下焦者，则尿血，亦令淋秘不通"，"肾着之病腰以下冷痛，腰重如带五千钱。"《诸病源候论》指出："血淋者，是热淋之甚者，则尿血，谓之血淋。"《医学入门》曰："溺血乃心移热于小肠。"《类证治裁》指出："痛属火甚，不痛属虚。"《丹溪心法》记载："腰痛主湿热，肾虚，瘀血，挫闪，有痰积。"奠定了对腰痛辨证的基础。明代张景岳认为："腰痛之虚十居八九。"强调肾虚在腰痛中的发病作用。《证治汇补·腰痛》在治疗腰痛方面指出："惟补肾为先，而后随邪之所见者以施治，标急则治标，本急则治本，初痛宜疏邪滞，理经遂，久痛宜补真元，养血气。"其治疗原则至今在临床上仍有指导意义。

二、病因病机

中医学认为，本病多因肾气亏虚，外受湿热邪毒，入里蓄毒，蕴结于水道所致。外湿热之邪入里，或过食肥甘厚味、嗜酒损伤脾胃，脾失健运，湿浊内生，湿毒火热，下注膀胱，烁灼经络，络脉受损，出现尿血而发病；或素患肾虚，年老肾精亏虚，气化不利，水湿不行，瘀积成毒，滞留腰部而成癌肿；《证治准绳》曰："大抵诸腰痛，皆起肾痛。"或脾肾虚寒，脾虚不运，湿浊内生，寒湿阻遏，久而成块。肾气不足，不能摄血，血尿日久，致使气血双亏，脏腑功能失调。

总之，肾癌病位在肾，尿血、腰痛为主症，肾虚是发病的关键所在，而又与脾、肝关系密切，本病的主要病机为内有肾虚毒蕴，肝肾阴虚，气血双亏；外有湿热蕴困，邪凝毒聚日久成积所致。治疗以扶正攻邪为主，兼顾他腑他脏，始终注重保护正气，攻伐不宜太过，以免伤正。

三、诊查要点

（一）诊断要点

1. 临床表现

肾脏由于位置隐蔽，肾癌早期症状常不明显。一般认为，无痛性血尿、腰痛、腰部或腹上区肿块被认为是肾癌的三大主症。早期肾癌多以无痛性血尿为主，一旦发生疼痛则多属晚期，疼痛以腰部钝痛为多见，若有血块或肿瘤组织阻塞输尿管时，则引起肾绞痛。肾癌晚期的患者可表现为贫血、乏力、发热、消瘦等症状，以及骨痛、自发性骨折、肺部转移等。

（1）肾癌的主症：①血尿。初为间歇性全程血尿，每次发作持续时间不定，以后间隔逐渐缩短。出血时常见碎血块如茶叶渣，少见条状血块，偶见较大血块。肉眼血尿常说明癌痛已侵犯肾盏或肾盂，或肿瘤压迫使肾盂过度充血而引起血尿。②腰痛。主要表现为持续性肾区痛，若癌瘤侵犯肾周围组织，疼痛加重，在深呼吸或脊柱运动时更明显。如伴有血块，可出现肾绞痛。③肿块。临床上肿块较大时方能触知，较小时易误认为正常肾脏。肿物多较硬，表面不平滑，可在较短时间出现肿物固定。

（2）肾癌的兼症（肾外表现）：主要为全身毒性症状和内分泌紊乱症状。

发热：肾癌的发热呈持续性低热或弛张热，有的患者此症为最突出或唯一的表现。多数学者认为发热与癌组织的致热原有关。肾癌手术后，体温应该恢复正常，否则说明肿瘤未切净或已有转移。中年以上有原因不明的发热，应做相应检查，以排除肾癌的可能性。

贫血：约有30%的患者为正常细胞性贫血，可因失血引起，也可能与肾癌毒素或大量肾组织破坏抑制了造血有关。

高血压：10%～15%的肾癌患者有血压升高。

转移症状：以转移症状为初发表现者约占4%，初诊者中约20%已有转移症状，多数表现为偏瘫、坐骨神经痛、背痛、颈部淋巴结转移、体表软组织转移或肺转移等。

内分泌失调：肾癌时前列腺素、肾素和红细胞生成素高于正常水平，还可释放甲状旁腺素、胰高血糖素、人绒毛膜促性腺激素。肾癌尚可产生其他生物活性物质而引发一些病症，如促肾上腺皮质激素增多可导致库欣综合征，泌乳素增多可发生溢乳，胰岛素增多可造成低血糖，促性腺激素增多可造成男子乳房过度发育、性欲减退、多毛症、女子闭经等。这些症状在肾癌术后应消失，否则预后不良。

2. 影像学诊断

（1）B超检查：目前本病有1/3～2/3是无症状体检偶然发现，以B超检查发现最多，B超检查可发现直径1 cm以上的肿瘤，表现为回声不均匀的低回声实质性占位病变，可判断肿瘤浸润程度和转移情况。

（2）腹部平片和泌尿系造影：均为常规检查。腹部平片可见肾脏轮廓增大或环状钙化。尿路造影可见肾盂充盈缺损，肾小盏受压变曲、伸长或扭曲。新月状畸形最具特征性。

（3）CT和MRI检查：可发现1 cm以上的肿物。肿瘤密度可准确确定，注入对比剂可增强，亦可发现局部肿大淋巴结和静脉内癌栓及下腔静脉受累情况。

（4）放射性核素检查：放射性核素闪烁扫描，可很好地显现肾的血管相，并扫描出肿物的热点或冷区，但用处更多的是对有无骨转移的诊断。

3. 细胞学诊断

脱落细胞学检查：18%～58%的患者尿中可发现癌细胞，B超引导下肿瘤穿刺细胞学检查有诊断价值。

4. 病理学诊断

活检取得病灶、转移灶组织或手术切除病肾做病理学检查，证实为原发性癌。肾癌分为透明细胞癌、颗粒细胞癌、未分化癌等，其中透明细胞癌最为常见；颗粒细胞癌生长活跃，其恶性程度较透明癌高；未分化癌较少见，其恶性程度更高。

（二）鉴别诊断

肾癌主要与其他非恶性肿瘤的血尿（如肾结核）、腰痛（如肾结石）及腹上区肿块（如肾囊肿及肾错构瘤）等相鉴别。

1. 肾结核

肾结核引起的血尿多为终末血尿，一般在长期进行性加重的尿频之后才出现血尿，尿量少，尿中有大量血细胞，并可找到结核杆菌。

2. 肾结石

肾结石可引起血尿，尤其是肾绞痛发作或体力劳动后，均可使血尿加重，肾结石的血尿一般较轻，且常伴病侧疼痛。

3. 肾囊肿

肾囊肿触之为囊性肿块，无严重血尿。尿路造影呈实质性病变，尿路平片囊壁呈蛋壳状或条纹样钙化，肾动脉造影病变为边界光滑的无血管区，周围血管呈弧形移位，超声检查肾实质内有边界清晰、圆形无回声区，穿刺囊肿液做细胞学检查可明确诊断。

4. 肾错构瘤

本病可有腰痛、肿块、血尿，但瘤体易破裂出血而突发严重血尿或休克，通常仅有镜下血尿。尿路平片有规则低密度区，肾动脉造影肾实质可见葱皮样分层排列，其B超检查表现为高度强回声，CT检查表现为低密度区，容易鉴别。

四、辨证论治

（一）辨证要点

邪毒肿块结聚于肾则形成肾癌，属里证，局部为实，多为湿热瘀毒互结而成，临床中清热除湿及活血化瘀解毒应各有侧重；又全身属虚，以气血俱虚为主，故临证应祛邪不忘扶正，尤重气血，调理脾肾。肾癌之脉弦滑数者多实，多见气滞血瘀，湿热毒邪较盛。其中舌质红或暗红，苔黄或舌见瘀斑，脉弦滑或滑数者属实多虚少，而舌质淡红或淡暗胖大，有齿印，苔白或无苔，脉细弱或沉细则多为虚多实少，提示病至中、晚期，预后不佳。肾癌之辨证应时时顾及本虚，在祛邪时勿忘扶正。

（二）分证论治

1. 湿热蕴肾

主症：尿血鲜红，或尿急、尿频、尿灼热疼痛，腰痛或坠胀不适，伴发热，口渴，纳少，舌质暗红，舌苔黄腻，脉滑数或弦、滑。

证候分析：本型多为肾癌初起，实证为主。尿鲜红，灼热疼痛及发热，口渴，舌暗红，苔黄腻，脉滑数或弦均为湿热蕴肾之象。

治法：清热利湿。

方药：龙蛇羊泉汤加减。

白英30 g，龙葵30 g，蛇莓30 g，半枝莲30 g，瞿麦20 g，黄柏15 g，延胡索10 g，土茯苓30 g，大蓟30 g，小蓟30 g，竹叶10 g，仙鹤草20 g。

方中白英、龙葵、蛇莓清热解毒，利湿消肿为君药；半枝莲、黄柏、土茯苓清热解毒，利湿为臣药；佐以瞿麦、竹叶清热通利小便，延胡索活血止痛，大小蓟、仙鹤草清热凉血止血。

如纳呆者，加用山楂、神曲等健脾消食；尿血不止者，加用生侧柏叶、地榆等凉血止血。

2. 瘀血内阻

主症：肉眼血尿，有时尿中夹有血丝或血块或尿时刺痛、涩痛，腰部或腹部可触及肿块，腰痛加剧，多呈刺痛或钝痛，痛处固定，面色晦暗，舌质紫暗，或见瘀斑点，苔薄白，脉弦或涩或沉细无力。

证候分析：瘀血内阻肾内，故有血块，腰部可扪及明显肿块，或刺痛或钝痛，痛有定处；舌紫暗有瘀斑或瘀点，脉象弦涩，均为瘀血之象。

治法：活血化瘀。

方药：桃红四物汤加味。

桃仁10 g，红花10 g，当归10 g，熟地15 g，白芍10 g，川芎10 g，白英30 g，土茯苓30 g。

方中当归、白芍、熟地养血补虚为君，桃仁、红花、川芎活血化瘀为臣，佐以白英、土茯苓清热解毒。全方共奏补虚泻实之效。

痛甚者，加乳香、没药以行气止痛；出血量多者，加用大蓟、小蓟、三七以化瘀止血。

3. 肝肾阴虚

主症：无痛性血尿、尿频，头晕耳鸣，腰膝酸软，口燥咽干，渴欲饮水，五心烦热，自汗盗汗，纳呆食少，神疲乏力，腰腹肿块，形体消瘦，舌红，苔薄或少苔或无苔，脉沉细无力。

证候分析：由于长期血尿，失血过多，血虚进一步发展导致肝肾阴虚，故出现头晕耳鸣、口干咽燥、五心烦热、腰膝酸软、神疲乏力、形体消瘦。舌红少苔、脉沉细均为阴虚内热之象。

治法：滋补肝肾。

方药：左归丸。

熟地 20 g，枸杞子 10 g，山茱萸 10 g，鹿角胶（烊化）10 g，怀山药 15 g，川牛膝 15 g，菟丝子 10 g，龟甲胶（烊化）10 g。

方中熟地、枸杞子、山茱萸滋补肝肾为君；龟鹿二胶为血肉有情之品，鹿角胶偏于补阳，龟甲胶偏于补阴，两胶合用沟通任督二脉，益精填髓，在补阴中有"阳中求阴"之义为臣；川牛膝、菟丝子强腰膝、健筋骨，山药健脾补肾为佐使。

五心烦热者，加黄柏、知母、地骨皮以清虚热；痛甚者，加白芍、延胡索；纳少者，加陈皮、砂仁理气健脾。

4. 气血两虚

主症：持续性无痛性血尿，腰腹肿块日见增大，疼痛加剧，心悸，气短，神疲乏力，面色苍白，形体消瘦，纳呆食少，舌质淡或见瘀点，苔薄白，脉沉细数或虚大而数。

证候分析：多见于肾癌晚期，由于长期失血，故面色苍白，心悸、舌淡苔白；血损及气，气虚则神疲乏力，病久气血不荣，故腰腹肿块增大，疼痛加剧，形体消瘦；脉沉细或虚大无力，为气血两虚之象。

治法：补气养血。

方药：八珍汤加味。

茯苓 20 g，白术 10 g，当归 10 g，人参（蒸兑）10 g。白芍 10 g，熟地 20 g，川芎 5 g，生姜 3 片，大枣 5 枚，甘草 5 g。

方中参、苓、术健脾益气，归、芍、地养血填精为君药；以川芎入血分而理气，则使归、芍、地补而不滞为臣药；姜、枣、草助参、术入气分以调和脾胃为佐使药。全方配合，共收气血双补之效。

如短气者，重用黄芪以补气健脾；纳差者，加用焦三仙、鸡内金消食开胃。

五、其他治疗

（一）内服药

1. 常用中草药

（1）白英（蜀羊泉、白毛藤），甘、苦，寒，有小毒，入肝、胆、胃经，清热解毒，祛风利湿。《本草纲目拾遗》："清湿热，治黄疸水肿。"临床常用于治疗泌尿生殖系肿瘤湿热型。用量用法：30 ~ 50 g，水煎服。

（2）龙葵，苦、微甘，寒，有小毒，入肺、胃膀胱经，清热解毒，活血消肿，利尿。《本草纲目》："清热散血。"适用于多种肿瘤。用量用法：20 ~ 30 g，水煎服。

（3）蛇莓，甘、酸，寒，有小毒，入肝、胃、脾经，清热解毒，散结消肿。《上海常用中草药》："治癌肿疗疮。"适用于多种肿瘤及疗疮肿毒、蛇虫咬伤。用量用法：20～30 g，水煎服。龙葵与白英、蛇莓配伍，称龙蛇羊泉场，为治疗泌尿系肿瘤的基本方。

（4）白花蛇舌草，苦、甘，寒，入心、肝、脾经，清热解毒，利湿消痛。《闽南民间草药》："清热解毒，消炎止痛。"适用于各种肿瘤。用量用法：30～50 g，水煎服。

（5）土茯苓，甘、淡，平，入肝、肾经，清热解毒，除湿通络。《本草图经》："敷疮毒。"用于多种癌症的治疗，最常用于泌尿生殖系肿瘤，多与龙葵、白花蛇舌草、白英等配伍。用量用法：20～30 g，水煎服。

2. 常用中成药

（1）六味地黄丸：由熟地、怀山药、山茱萸、泽泻、丹皮、茯苓组成，具有滋补肾阴的作用，适用于肾癌肾阴虚者，每次 6 g，每日 2 次。

（2）金匮肾气丸：由六味地黄丸加桂枝、附子组成，具有滋肾阴，温肾阳的作用，适用于肾癌阳虚者，每次 6 g，每日 2 次。

（3）康赛迪胶囊：又名复方斑蝥胶囊，含黄芪、斑蝥、人参等，有破血消瘀、攻毒蚀疮的功效，适用于肺癌、原发性肝癌及泌尿生殖系统肿瘤等，每次 3 粒，每日 2 次。

（二）外治法

1. 肾癌止痛散

冰片 3 g，藤黄 3 g，麝香 0.3 g，生天南星 20 g。上药共研细末，酒、醋各半，调成糊状，涂布于腰区瘤块处，药干则换之，适用于肾癌晚期局部疼痛者。

2. 冰香止痛液

朱砂 15 g，乳香 15 g，没药 15 g，冰片 30 g。捣碎，装入盛有 500 mL 米醋的瓶内，密封两天后取上清液入小瓶备用，用棉签或毛笔蘸药水涂痛处，可反复使用。一般用药后 10～15 min 疼痛消失，可维持 2 h 以上，适合肾癌局部疼痛者。

（三）针灸

肾俞、委中、命门、太溪、阿是穴。每次取穴 3～5 个，用平补平泻手法，每日 1 次，10 次为 1 个疗程，适用于肾癌肾虚冷痛者。

肾俞、三阴交、太溪。用补法，每日 1 次，10 次为 1 个疗程，适用于肾癌术后腰腹痛者。

六、急症与兼症

（一）疼痛

疼痛表现为单侧或双侧的腰部钝痛、刺痛或肾绞痛，伴有腹部或腰部肿块，或有尿血，或尿中出现血块，可兼有发热、口渴、纳差等，舌质紫暗或有瘀斑、瘀点，脉弦或涩或结代。治宜活血化瘀，理气散结，可以内服桃红四物汤加减，外用上述外用药或针灸止痛。

（二）血尿

血尿表现为尿血量增多或全程血尿，甚至因肾包膜破裂而大出血，伴腰痛，坠胀不适，时有低热，舌苔白腻或黄腻，舌体胖，脉滑数或濡数。宜清热解毒，凉血止血，方用八正散加减，水煎服。或用止痛散：锻花蕊石、煅龙牡、阿胶珠、代赭石、大小蓟、侧柏叶炭、焦山栀、茜草炭等量共研细末加入适量的云南白药，调匀，每次6g，每日3~4次，温开水送服。

（三）手术后治疗

肾癌术后常出现气血两虚或脾肾两虚或伴有瘀毒内蕴低热等症，可用熟地、黄芪、半枝莲、白花蛇舌草各30g，怀山药、山茱萸各15g，当归、泽泻、丹皮、地骨皮、银柴胡各10g，水煎服，每日1剂，分2次服。伴血尿者，加血余炭、鸡冠花炭各30g，阿胶（烊化）、白茅根、瞿麦各10g，灯心炭5g，三七粉（冲服）3g或琥珀末（冲服）1.5g；耻区不适者，加滑石、川楝子、乌药各10g，白芍20g，延胡索15g，木香5g；小便不畅者，加甘草梢15g，木通10g，竹叶、升麻各5g；动则汗出者，加煅牡蛎30g，浮小麦20g，五味子10g。

（四）放疗后治疗

肾癌放疗后常出现气阴两虚等症，可用黄芪、生地、鸡血藤、北沙参各30g，麦冬、天冬、天花粉、女贞子各15g，黄精、枸杞子、炒麦芽、五味子、鸡内金各10g。用法：水煎服，每日1剂，分2次服。血尿明显者，加大小蓟、仙鹤草各30g；湿热较盛者，加萹蓄、瞿麦各15g。

七、中医临床特色

张润清等用中药白及粉肾动脉栓塞治疗肾肿瘤取得较好的疗效。肾动脉栓塞作为晚期肾肿瘤的姑息性治疗手段，其目的是使血管缺血肿瘤坏死，缓解或控制肿瘤所产生的症状，如出血、疼痛等，并使肿瘤缩小，稳定和改善全身状况，延缓肿瘤生长速度。白及具有良好的黏合作用，可机械性阻断血流，且表面粗糙，加速血栓形成。白及因有较强的黏合性，还可与其他抗癌药物合用一并注入肿瘤内，使其停滞于局部，缓慢地释放从而达到治疗目的。武汉某医院泌尿外科自1982年11月至1985年11月共观察13例肾癌，单用或加丝裂霉素栓塞，其中6例肿瘤体积明显缩小，另3例栓塞后，血尿立即停止，全身症状明显改善。存活4年1例，1~1.5年2例，0.5~1年3例。

近年来，李曰庆运用单味中药的有效成分，对肾癌的实验研究和临床观察获得了一定的进展。如黄芪对肾癌术后蛋白尿和疼痛之减轻有一定的作用。用土贝母制剂对体外培养的人肾颗粒细胞癌GRC-1和裸鼠移植性人肾透明细胞癌RLC-310的生长、组织形态改变、癌细胞DNA含量及细胞周期的影响作用的实验观察，结果提示土贝母对人肾癌有一定的治疗价值。也有报道鸦胆子油乳剂对人肾颗粒细胞癌GRC-1细胞周期的影响，实验结果表明：此药物可使细胞周期的 S 期细胞百分比含量明显减少，使 DNA 合成受到抑制和阻断，DNA 含量下降，G_0/G_1 期细胞堆积，使癌细胞周期无法如常进行，从而发挥其抗癌的作用。

（颜莉芳）

第八节　膀胱癌

膀胱癌是指原发于膀胱上皮细胞的恶性肿瘤，为泌尿系统中最常见的恶性肿瘤。膀胱癌的发病有明显的地域性，在发达国家或地区发病率较高。美国和西欧高，日本低，美国的白种人高于黑种人，男女比例为 3 ∶ 1。最新统计资料显示 2004 年美国新发病例 60 240 例（男性 44 640 例、女性 15 600 例），位居男性肿瘤发病第 4 位，女性肿瘤发病率第 10 位；死亡 12 710 例（男性 8 780 例、女 3 930 例）。在我国，男性膀胱癌位居全身肿瘤的第 8 位，其发病率远较西方国家低，2002 年报道男性膀胱癌年龄标准化发病率为 3.8/10 万。膀胱癌可以发生于任何年龄段，但以中老年人常见，男性平均年龄大约 69 岁，女性为 71 岁。膀胱癌病死率在男性中占所有癌症死亡患者的 2.6%，女性为 1.4%。膀胱癌的病因目前尚未完全明了，但长期接触芳香族类物质、吸烟、膀胱结石、炎症等的慢性刺激被认为是重要的诱因，临床早期症状不明显，易被误诊，多以反复出现的无痛性肉眼血尿，或有尿路刺激症状就诊，晚期可见排尿困难及转移症状。按组织类型将膀胱癌分为上皮性和非上皮性。其中 90% 为来源于移行上皮细胞的肿瘤，包括乳头状瘤和移行上皮癌，以后者占绝大多数；非上皮性主要有未分化癌、鳞状细胞癌及腺癌等，较少见。膀胱癌以淋巴道转移和局部扩散为主，晚期出现血行播散，常转移到肝、骨、肺等器官。膀胱癌在非治疗情况下的自然生存期大致为 16 ~ 20 个月，经治疗者的生存期不等，长的可达几十年。老年人膀胱癌恶性程度呈上升趋势，可能因为老年人机体抵抗力下降所致。30 岁以下青少年一般膀胱癌趋于较低恶性，分化好，发展慢，预后也好。

一、历史沿革

中医古代文献无膀胱癌的病名，根据膀胱癌常见的血尿及尿液排出受阻等临床症状，可属于中医学"血尿""溺血""癃闭"的范畴。在古代医籍中对该病的病证、病因、病机及治疗均有一定的论述，如《素问·标本病传论》说："膀胱病，小便闭。"《素问·至真要大论》曰："岁少阳在泉，火淫所胜，民病溺赤，甚则血便。"《金匮要略·五脏风寒积聚病》认为本病："热在下焦者，则尿血，亦令淋秘不通。"《备急千金要方》说："胞囊者，肾膀胱候也，贮津液并尿。若脏中热病者，胞涩，小便不通……为胞屈僻，津液不通。""人有因时疾，瘥后得闭塞不通，遂致夭命。大不可轻之。"《三因极一病证方论》等医籍对无痛性血尿的诊断及鉴别诊断做了论述，如《三因极一病证方论·卷九·尿血证治》曰："病者小便出血，多因肾气结所致，或因忧劳、房事过度。此乃得之虚寒，故养生云：不可专以血得热为淖溢为说，二者皆致血尿。与淋不同，以其不痛，故属尿血，痛则当在血淋门。"《丹溪心法·溺血》描述为："大抵小便出血，则小肠气秘，气秘则小便难，痛者为淋，不痛者为尿血。"《医学入门·溺血》曰："血从精窍中来，乃心移热于小肠……"《医学纲目·溺血》对于本病的病因及治疗进行了论述："小便出血，是心伏热在于小肠，宜镜面草自然汁，加生蜜一匙服之，以八正散加麦门冬，葱煎服；如小便涩痛，以海金沙细末调治之。"《慎斋遗书·血证》卷七："尿血者，精不通行而成血，血不归精而入便。然其原在肾气衰而火旺，治当清肾。"《景岳全书·血证》："凡治血证，须知其要，而血动之由，惟火惟气耳。故察火者但察其有火无火，察气者但察其气虚气实，知此四者而得其所以，则治血之法无余义矣。"《医学心悟·尿血》："心主血，心气热，则遗热于膀胱，阴血妄行而溺出焉。又肝主疏泄，肝火盛，亦令尿血。清心，阿胶主之，平肝，加味逍遥散主之。若久病气血俱虚而见此症，八珍汤主之。凡治尿血，不可轻用止涩药，恐积瘀于阴茎，痛楚难当也。"《证治汇补》说："有热结下焦，壅塞胞内，而气道涩滞者；有肺中伏热，不能生水，而气化不施者……有久病多汗，津液枯耗者；有肝经忿怒，气闭不通者；有脾虚气弱，通调失宜者。"上述对膀胱功能、病因病机、治疗及预后的描述与膀胱肿瘤的压迫症状、尿不通畅、无尿、血尿症状相似。

二、病因病机

膀胱癌根据古代医籍的论述，并结合现代的认识，其病因可归结为外感邪毒、饮食损伤、情志不调、脾肾两虚四个方面。其主要病机为脾肾亏虚，湿热瘀毒积聚于膀胱。

（一）外感邪毒

邪毒由表入里，或秽浊之邪侵及机体，阻遏气机，久则郁而化热，聚于膀胱，导致膀胱气化不利，邪毒灼伤血络；或因小肠邪热毒瘀，心经火热邪毒，下传膀胱，发为本病。

（二）饮食损伤

饮食不节，恣食肥甘厚味，损伤脾胃，或因先天禀赋不足，脾失健运，水湿不运，湿浊不得排出，日久化热，湿毒瘀热互结，下注于膀胱，或蕴结于膀胱而发病。

（三）情志不调

七情内伤，气机不畅，以致气滞血瘀，日久成为瘀毒，或因气郁化火，火郁毒聚结于膀胱，气化功能失调，而成瘤块。

（四）脾肾两虚

先天禀赋不足，或因久病，肾元亏虚，或后天脾胃失于濡养，导致脾肾亏虚，气化无权，水湿运化失常，湿毒不排，瘀积成毒，蕴结于膀胱发为本病。

膀胱癌病位在膀胱，与脾、肾、三焦气化功能密切相关。其病机属本虚标实，虚证多因肾气亏虚，不能摄血，或气血双亏，血无所统，则发尿血；实证多因气化不利，郁积成毒，湿毒化热下注膀胱。实证多为疾病的早期，在血尿的同时可以伴见尿急、尿痛等邪实的表现；虚证主要见于晚期，尿血多无疼痛，常因虚致实形成癃闭。

三、诊查要点

（一）诊断要点

1. 临床表现

间歇性无痛性肉眼血尿或显微镜下血尿是膀胱癌的最常见症状，有时可伴有血块。出血量与血尿持续时间的长短，与肿瘤的恶性程度、肿瘤大小、范围和数目有一定关系。早期可能无任何临床症状，当肿瘤坏死、出血、感染或肿瘤发生在膀胱三角区时，可引起尿频、尿急、尿痛等膀胱刺激症状；当癌瘤在输尿管口附近浸润深肌层时，可引起梗阻，两侧输尿管下端梗阻可引起肾盂及输尿管扩张积水，甚或出现尿潴留、肾功能不全。晚期耻区可出现触痛或肿块，或可触及淋巴结肿大及全身衰竭等。膀胱癌常见的远处转移部位为肝、肺、骨等器官，出现相应的临床表现。当癌肿侵犯至膀胱周围组织或转移至盆腔淋巴结时，可见耻区耻骨上区疼痛、大便排出困难等相应症状。

2. 影像学诊断

（1）膀胱镜检查：在膀胱肿瘤诊断中占有极重要位置，可以直接观察癌肿的生长部位、大小、数目、形状、有无蒂、浸润范围，是否合并出血。对发现病灶或可疑者，应通过组织活检做出病理学确诊。

（2）B超检查：B超无论经腹壁或经尿道与膀胱镜检查相结合，都可能发现超过1 cm的肿瘤，甚至0.5 cm肿瘤，可以测量出肿瘤的大小、位置及黏膜浸润的程度。

（3）CT检查：主要应用于有浸润的膀胱癌，膀胱壁厚变形，并可能发现肿大淋巴结，当膀胱上的肿瘤组织向腔内或壁外生长及出现转移时，CT成像可充分显示其形状、大小，准确率在80%左右。它对憩室内癌和膀胱壁内癌诊断也有特殊意义。

（4）磁共振成像（MRI）检查：可行矢状、冠状面成像，有助于诊断膀胱穹窿部、底部易于和前列腺、尿道分辨。膀胱壁炎症、肥大、充血都可以从MRI检查中发现，并能诊断膀胱癌的浸润深度和转移淋巴结增大者。

（5）泌尿系造影：一般采用静脉尿路造影，以了解上尿路有无异常。因尿路上皮肿瘤容易多器官发病，尤其在膀胱瘤浸润影响输尿管口或肿瘤位于膀胱颈、三角区时，可出现肾积水，甚至不显影。还可行如下检查：①逆行性膀胱造影、注气造影、双对比等造影术，现已较少应用；②膀胱动脉造影，可清晰地看到膀胱瘤血管；③淋巴造影，目前应用常与淋巴结穿刺细胞学检查相结合，造影示尽早转移部位为闭孔淋巴结。

3. 细胞学、病理学诊断

（1）尿液脱落细胞检查：是一种简便易行又无创伤性的检查方法，对膀胱癌的诊断有重要价值，可多次重复，通过尿沉淀细胞的流式细胞计数，可提高早期诊断率，膀胱癌患者约85%尿脱落细胞可呈阳性。

（2）膀胱镜下活检：是目前获取膀胱癌组织的有效手段，也是目前确诊膀胱癌的最可靠的方法。对于尿脱落细胞检查阳性或膀胱黏膜表现异常时，建议行选择性活检。

4. 生物标志物及免疫组织化学诊断

在许多恶性肿瘤中，其乳酸脱氢酶活性均增高，癌胚抗原在膀胱癌患者尿中可升高，在尿中高于正常 50% 以上才具有临床意义，膀胱癌阳性率为 62%，与肿瘤大小、病理分级呈正相关；利用血卟啉衍生物（HPD）进行光敏诊断：HPD 易积累于肿瘤区域，通过过滤光电可以发现该处，对发现肿瘤病灶和指导取活检有帮助。

（二）鉴别诊断

膀胱癌主要与肾输尿管肿瘤、膀胱结核、急性膀胱炎、膀胱结石等相鉴别。

1. 肾输尿管肿瘤

肾输尿管肿瘤也为全程无痛性肉眼血尿，可单独发生或与膀胱癌同时发生，上尿路肿瘤引起的血尿可出现条形或蚯蚓状血块，明确诊断需要进行 B 超、CT、泌尿造影等检查。

2. 膀胱结核

膀胱结核有肾或肺结核病史，有低热、盗汗、消瘦等全身症状，伴有尿频、尿急、脓尿和终末血尿等典型膀胱炎症状，尿涂片酸染色或尿培养可发现结核杆菌，抗结核治疗有效。

3. 急性膀胱炎

急性膀胱炎以尿频、尿急、尿痛、尿道烧灼、脓尿及窘迫感为主要临床特点，其血尿症状多在膀胱刺激症状以后才出现，显微镜检尿内有大量白细胞，经抗菌治疗可愈。

4. 膀胱结石

常由排尿动作引起耻骨上区疼痛或排尿终末时疼痛，呈发作性绞痛，并向阴茎放射，尿流中断，血尿，阴茎勃起，腹部 X 线平片或膀胱造影、膀胱镜检可帮助确定诊断。

四、辨证论治

（一）辨证要点

膀胱癌以血尿为主要症状，临证时首先要判别其虚实，虚证当辨脾、肾亏虚之不同，实证当辨湿热、郁热、瘀毒之区别。其次应该辨别病情之轻重缓急，疾病发展至晚期，血尿伴有尿频、尿急、尿痛为急；血尿伴有消瘦、乏力、面色苍白及排尿不畅，甚至癃闭不通为危急重；单纯无痛性血尿为缓。

（二）临床分型

1. 湿热下注

主症：血尿，尿频尿急或尿道灼热，腰背酸痛，下肢浮肿，或少腹胀痛，或可触及包块，腹满纳呆，或口干口苦，心烦口渴，夜寐不安，舌质红，舌苔黄腻，脉滑数或弦数。

证候分析：本证多为疾病初期，湿热之邪下注膀胱，或为小肠邪热移热于膀胱，热邪伤及血络，可见血尿；湿热阻于膀胱，气化失司，则小便不利，溲时涩痛，淋沥不畅；气机不利，则小腹胀满，可触及包块；邪热内蕴，故口燥咽干；苔黄脉数为湿热下注膀胱之象。

治法：清热利湿，凉血止血。

方药：八正散加味。

瞿麦 15 g，萹蓄 15 g，车前子 10 g，石韦 15 g，滑石 20 g，白木通 10 g，大黄 6 g，山栀 9 g，甘草梢 6 g，苦参 15 g，生地 30 g，蒲黄 9 g，小蓟 15 g。

方中以滑石、白木通为君药，滑石善能滑利窍道、清热渗湿、利水通淋，白木通上清心火、下利湿热，使湿热之邪从小便而去；萹蓄、瞿麦、车前子、石韦为臣；佐以山栀清泄三焦，通利水道，以增强君药清热利水通淋之功；大黄涤荡邪热，并能使湿热从大便而去，苦参、生地、小蓟、蒲黄清热凉血止血增强抗癌之力，甘草调和诸药，共为佐使之用。

热盛心烦口渴者，加黄芩、天花粉以清热燥湿，生津止渴；尿血重者，加白茅根、槐花以清热解毒，凉血止血；尿中有血块者，加桃仁、川芎、三七以化瘀止血。

2. 瘀毒蕴结

主症：血尿，尿中可见血块，或尿液气味秽臭带有腐肉，排尿不畅或尿闭不通，多伴有少腹坠胀疼痛，大便困难，胃纳差，或有发热，舌质暗有瘀点、瘀斑，脉沉细。

证候分析：邪毒入侵，结于膀胱，气滞则血瘀，瘀久化热为毒，加之体内湿热之邪，郁积成毒，瘀毒蕴结于膀胱，毒热必灼伤血络，腐灼肌肉，迫血妄行，发为尿血，尿恶臭带腐肉；离经之血，结为瘀块，随尿排出，瘀毒夹离经之血块，阻塞尿路，故排尿困难或尿闭不通；瘀毒蕴结致气机升降失司，胃失和降，故纳差；大肠传导失司故大便困难；发热，舌质暗有瘀点、瘀斑，脉沉细为瘀毒蕴结之象。

治法：清热解毒，散结通淋。

方药：龙蛇羊泉汤加减。

龙葵 30 g，蛇莓 15 g，白英 30 g，海金沙 30 g，土茯苓 30 g，灯心草 9 g，苦参 15 g，白茅根 15 g，白花蛇舌草 30 g。

方中以龙葵、蛇莓为君药清热解毒散结；灯心草、土茯苓、白英、白花蛇舌草、苦参为臣药清热解毒，利湿通淋；海金沙、白茅根通淋止血为佐使。诸药共用以达清热解毒、散结止血之目的。

热重者，加大青叶、蒲公英加强清热解毒；尿混浊者，加瞿麦、萹蓄以清热利湿通淋。

3. 脾肾亏虚

主症：血尿，血色淡红，呈间歇性、无痛性，排尿无力，下肢肿块坚硬不移，淋巴结肿大，伴腰膝酸软，消瘦，头晕耳鸣，倦怠乏力，或伴恶心，纳呆食少，大便溏，或周身浮肿，畏寒肢冷，舌淡红，薄白，脉沉细无力。

证候分析：脾肾亏虚，湿热瘀毒郁结于膀胱发为肿块。肾为先天之本，中寓命门之火，肾阳不足，不能温养下焦，则腰膝酸软、排尿无力；脾虚运化失司，则恶心、纳呆、便溏、倦怠乏力；统摄不利，血不归经，则尿血；水谷精微不得充养机体，则消瘦、头晕耳鸣；脾肾亏虚，不能温化水湿，可见畏寒肢冷、周身浮肿；舌质淡，舌苔薄白，脉沉细无力均为脾肾阳亏虚之象。

治法：健脾补肾，散结止血。

方药：肾气丸加味。

干地黄 30 g，怀山药 15 g，山茱萸 15 g，桂枝 10 g，附子 10 g，茯苓 15 g，丹皮 12 g，泽泻 12 g，鳖甲 10 g，僵蚕 10 g，仙鹤草 15 g，茜草 15 g。

方中附子大辛大热，为温阳诸药之首，桂枝辛甘而温，乃温通阳气要药，二药相合，补肾阳之虚，助气化之复，共为君药；干地黄滋阴补肾，配伍山茱萸、山药补肝脾而益精血，共为臣药；再以泽泻、茯苓利水渗湿；丹皮擅入血分，合桂枝则可调血分之滞；佐以鳖甲、僵蚕软坚散结，仙鹤草、茜草止血活瘀。

若中气下陷而见小腹坠胀者，加柴胡、升麻以益气升阳，或予补中益气汤加减治之；若兼湿阻而见腹胀、呕恶、苔白腻，加半夏、砂仁、蔻仁、陈皮以化湿和胃；兼阳虚而见手足欠温、舌淡、脉沉弱，加干姜、肉桂以温中散寒；若气虚及阴，症见口干、少苔，加北沙参、生地、石斛、玉竹以养胃阴。

五、其他治疗

（一）内服药

1. 常用中草药

（1）金钱草，苦、辛，凉，利水通淋，除湿退黄，解毒消肿。《本草纲目拾遗》："葛祖方，去风散毒煎汤洗一切疮疖神效。《采药志》云，发散头风风邪，治脑漏，白浊，热淋。"适用于膀胱癌尿热痛不畅的患者。每次 30 ～ 60 g，鲜品加倍，煎汤服。

（2）瞿麦，苦，寒，利水通淋，活血通经。《神农本草经》："主关格诸癃结，小便不通。"《日华子本草》："催生，治月经不通，破血块，排脓。"治膀胱癌中瘀血阻滞、水湿内停者。每次 10 ～ 30 g，煎汤服。

（3）猪苓，甘、淡、平，利水渗湿，除痰散结。《本草纲目》："开腠理，治淋肿，脚气，白浊，带下，妊娠子淋，胎肿，小便不利。"《珍珠囊》："渗泄，止渴。又治淋肿。"治膀胱癌中水湿痰浊停聚者。每次 5 ～ 10 g，煎汤服。

（4）白英，甘、苦，寒，清热解毒，祛风利湿。《本草拾遗》："主烦热，风疹，丹毒，疟瘴，寒热，小儿结热。"《本草纲目拾遗》："清湿热，治黄疸水肿……"治膀胱癌中热毒内盛、湿热蕴结者。每次 10 ～ 15 g，煎汤服，或捣汁，浸酒服。

（5）黄柏，苦，寒，清热解毒，清热燥湿，清热泻火。《神农本草经》："主五脏肠胃中结热，黄疸，肠痔；止泄痢，女子漏下赤白，阴阳蚀疮。"《药性论》："治下血如鸡鸭肝片，以及男子茎上疮。"治膀胱癌中毒壅盛、湿热郁结者。每次 5 ~ 10 g，煎汤服，或入丸散。

（6）大蓟，甘，凉，凉血止血，祛瘀止痛。《唐本草》："根疗痈肿。"《滇南本草》："消瘀血，生新血，止吐、鼻血。治小儿尿血，妇人红崩下血，消疮毒，散瘰疬结核。"治膀胱癌中血毒炽盛、水湿停聚者。每次 10 ~ 15 g，鲜品可用 30 ~ 60 g，煎汤服。

2. 常用中成药

（1）八正合剂：由木通、车前子（炒）、灯心草、萹蓄、瞿麦等组成，具有清热利湿、通淋散结的功效，主治湿热下注型膀胱癌，小便赤涩或癃闭不通。每次 15 ~ 20 mL，每日 2 ~ 3 次。

（2）西黄丸：由麝香、牛黄、乳香、没药组成，具有解毒散结、消肿止痛的功效。膀胱癌热毒炽盛者可选用。口服，每次 3 g，每日 2 次。

（3）平消胶囊：由郁金、马钱子粉、仙鹤草、五灵脂、白矾、硝石、干漆、枳壳等组成，具有消肿散结、清热解毒的功效。对膀胱癌具有一定的缓解症状、缩小瘤体、抑制肿瘤生长、提高人体免疫力、延长患者生命的作用。口服，每次 4 ~ 8 片，每日 3 次。

（4）参一胶囊：由人参皂苷组成，具有培元固本、补益气血的功效。与化疗配合用药，有助于改善膀胱癌肿瘤患者的气虚症状，提高机体的免疫力。饭前空腹口服，每次 2 粒，每日 2 次。

（5）复方斑蝥胶囊：由斑蝥、刺五加、半枝莲、黄芪、女贞子、山茱萸、人参、三棱、莪术、熊胆粉、甘草组成，具有破血消瘀、攻毒蚀疮的功效，膀胱癌各类证型皆可选用。口服，每次 3 粒，每日 2 次。

（二）外治法

1. 祛腐生肌膏

熟石膏、黄柏、炉甘石、苍术、地榆、防风、延胡索、郁金、木瓜、白及、珍珠粉，以上药物共研细末，水调为膏，敷于局部，并内服扶正之剂，适用于膀胱癌术后形成窦道者。

2. 枯痔液局部注射

在膀胱镜下，应用枯痔液行瘤蒂及根黏膜下注射。治疗方法是注射 6 ~ 10 mL，2 周后做膀胱镜检查。

（三）针灸

1. 针法

（1）主穴：肾俞、太溪、三阴交。配穴：复溜、血海。用毫针刺，用补法。

（2）针刺和穴位注射止痛，取穴三阴交、肾俞穴，以 0.5% ~ 1% 的普鲁卡因注射液 1 mL，分别注入两侧肾俞穴各 0.5 ~ 1 mL。每 2 天注射 1 次，连续 10 ~ 15 次。注射前须做普鲁卡因皮试，适用于膀胱癌腰腹疼痛者。

2. 侧灸法

（1）取穴：膀胱俞、阴陵泉、三焦俞、行间、太溪，按艾炷灸法常规施术，每日施
1 ~ 2 次，每次灸 3 ~ 5 壮或每穴每次灸治 5 ~ 10 min。

（2）取穴：命门、关元，按艾卷雀啄法操作施术，每天灸 2 次，每穴每次灸治 5 ~ 10 min，
30 次为 1 个疗程。

六、急症与兼症

（一）尿闭

排尿点滴不畅甚或小便完全闭塞不通，超过 4 h，伴见下腹持续胀痛、小腹膨隆、压
痛。多因膀胱癌晚期，邪毒蕴结，阻塞水道而致。伴烦躁口渴、夜寐不安、舌红、苔黄腻、
脉滑数者，治宜清热利湿、行气利尿，方选八正散加苍术、黄柏、牛膝、通草等。伴消瘦、
乏力、气短、神疲、面白、虚冷、舌淡苔白、脉细弱无力等脾肾两虚之证者，治宜健脾补
肾、化气利水，方选补中益气汤合济生肾气丸加减。也可针刺足三里、三阴交、阴陵泉，
反复捻转提插，强刺激，也有一定的疗效。但随着病情的发展，上述治疗往往效果欠佳，
必须同时予以导尿，必要时应及时采取手术治疗以缓解病情，减轻痛苦。

（二）大量血尿

尿血鲜红持续不止，或中夹有血块，伴见消瘦乏力、面色苍由无华、脉微欲绝等。
属下焦热盛者，方用小蓟饮子加减治疗；属肾虚火旺者，方用知柏地黄丸加减治疗；属
肾气不固者，方用无比山药丸加减治疗；属脾不统血者，方用归脾汤加减治疗。可同时
服用三七粉、云南白药等。如出血较急、出血量多或中药治疗不满意，应及时加用西药
止血药物，必要时采取措施清除血块，保持尿道通畅，以及电凝止血或膀胱内灌注药物
以止血。

（三）膀胱刺激征

膀胱癌行化学药物及免疫治疗药物膀胱灌注所出现的尿频、尿急等膀胱刺激征；或者
膀胱癌合并感染，症见发热、口苦、呕恶，伴有尿频、尿急、尿痛，方选八正散合小柴胡
汤加减治疗。若高热不退，可给予紫雪散，若感染严重，应同时加用西药抗生素等，并嘱
患者注意多饮水以配合治疗。

七、中医临床特色

蒋益兰等运用中医辨证与化疗治疗晚期膀胱癌 56 例进行对比观察。中药组辨证分为阴
虚火旺型、脾气亏虚型、湿热内蕴型。中药组以小蓟饮子加减以凉血止血，化瘀解毒。基
本方为小蓟、鲜生地、蒲黄炭、藕节、淡竹叶、山栀、三棱、莪术、半枝莲、石见穿、田
七粉、重楼、甘草，连服 2 个月为 1 个疗程；化疗组用顺铂、氨甲蝶呤、环磷酰胺联合化

疗，21天为1周期，2～3个周期为1个疗程。结果中药组在症状改善及提高生活质量方面有优势；中药组瘤体稳定率86.1%＞化疗组75.0%；1年生存率两组相仿，2、3、4年生存率中药组（83.3%、77.4%、54.5%）明显高于化疗组（66.7%、53.8%、33.3%）；化疗组出现不同程度的消化道反应、骨髓抑制、肝肾功能损伤等不良反应，而中药组则无以上反应。

顾乃龙等研究用中药华蟾素和岩舒注射液作为全身治疗结合10-羟喜树碱膀胱灌注预防和治疗肿瘤复发，本组24例膀胱肿瘤患者经尿道气化电切后，给予华蟾素20 mL和岩舒20 mL每日交替使用，并采用10-羟喜树碱20 mg＋生理盐水100 mL膀胱灌注。治疗2年预防肿瘤复发。结果显示，随访期18～36个月，平均25.71月，共计24例，结果＞36月者6例，＞24月者15例，＞18月者3例。随访期膀胱肿瘤18个月内无复发。2年后有1例复发（4.16%），经再次膀胱气化电切术后，随访6个月无复发。认为中西医结合治疗可提高临床治疗效果，毒不良反应轻，能有效预防膀胱癌复发。

黄蜡梅等应用自拟抗癌煎剂（猪苓、白花蛇舌草、重楼、半枝莲、萹蓄、制黄柏各30 g，薏苡仁50 g的煎液），将药温控制在44℃，通过膀胱冲洗机进行自动循环冲洗，患者每15 min变换体位1次。先每周做1次，治疗6次后改为每2周1次，共12次为1个疗程。结果，70例中1年无复发率为78.6%，2年无复发率为68.6%，3年无复发率为61.8%，效果均满意。

（颜莉芳）

病案一　肺癌（肺脾气虚）

一、病历摘要

姓名：李××　　性别：男　　年龄：60岁

过敏史：暂未发现。

主诉：确诊为右肺腺癌2年余，乏力加重2日。

现病史：患者2018-11-30在外院确诊为右上肺浸润性腺癌，之后予多程化疗＋免疫治疗；2020-08-05复查出现多发脑转移，遂予化疗＋免疫＋靶向治疗多程，病情得以控制；2021-04-27患者出现颜面浮肿，周身乏力，精神极度疲倦，遂来就诊。

二、查体

体格检查： 形体消瘦，颜面浮肿，慢性病面容。心率 84 次 /min，律齐，未闻及病理性杂音。腹部未见明显异常。双肾区叩击痛（＋）。

专科检查： 双肺呼吸音减弱，双肺未闻及明显干湿性啰音，未闻及哮鸣音。

辅助检查： 颅脑 CT ＋全腹部 CT 平扫影像学诊断，结合临床病史及前片（2020-11-27）对比，提示右侧额叶转移灶水肿范围减轻，左侧枕叶转移瘤未见显示，请结合 MRI 检查；右上肺结节与前大致相仿；双肺多发转移瘤较前减少、变淡，请结合临床；右肾萎缩。

三、诊断

初步诊断：

中医诊断：肺癌（肺脾气虚证）。

西医诊断：1. 右上肺癌并双肺、脑多发转移；2. 右侧输尿管结石伴右肾积水。

鉴别诊断： 本病需与"肺痨"相鉴别。

"肺癌"与"肺痨"均可见咳嗽、咯血、消瘦等症状，但本病多见于老年人，多有吸烟史，发展较迅速，抗痨治疗无效，预后较差；而后者多见于中青年人，发展相对缓慢，经积极、恰当的抗痨治疗大多可获痊愈，预后相对较佳。

最终诊断：

中医诊断：肺癌（肺脾气虚证）。

西医诊断：1. 右上肺癌并双肺、脑多发转移；2. 右侧输尿管结石伴右肾积水。

四、诊疗经过

初诊： 神清，精神差，周身乏力，颜面浮肿，畏风，头晕偶有，鼻塞不畅，偶有恶心欲呕，无畏寒发热，咳嗽咳痰，痰白量中等，无咯血，无胸痛胸闷，无腹痛，睡眠差，胃纳欠佳，小便尚调，大便质可。舌淡苔白，脉弱。中药以健脾补肺、益气温阳为法，方药如下。

党参 15 g	茯苓 15 g	白术 15 g	桔梗 10 g
辛夷 5 g	泽泻 15 g	白芷 10 g	麦芽 15 g
山楂 10 g	建曲 10 g	萆薢 15 g	浙贝母 15 g
款冬花 10 g	蜜紫菀 10 g	枳壳 15 g	干姜 5 g
陈皮 10 g			

5 剂，日一剂，水煎 400 mL 早晚饭前温服。

二诊： 精神有所好转，颜面浮肿略减轻，无鼻塞，无恶心欲呕，咳嗽咳痰减轻，纳食略好转，睡眠欠佳，二便尚调。中药在原方基础上予去辛夷、白芷，加用车前草 15 g、黄芪15 g，7剂，日1剂，水煎400 mL早晚饭前温服。

三诊：患者精神好转，颜面无明显浮肿，咳嗽咳痰明显好转，纳眠好转，二便尚调。效不更方，中药继服二诊方药3剂。

五、出院情况

患者精神好转，颜面无明显浮肿，咳嗽咳痰明显好转，纳眠好转，二便尚调。

六、讨论

患者久病不复，邪气损正，阴伤气耗，肺气亏虚，宣降失权，气逆于上，故见咳嗽；机体失养，无力抗邪，毒热久稽，故见咳嗽咳痰；面色淡白，神疲体倦，为气虚之象；肺气虚，不能宣发卫气于肌表，表卫不固，故畏风；气虚无力固摄，故见颜面浮肿；机体失于濡养，则形体消瘦。治疗以健脾补肺、益气温阳为法，脾胃为后天之本，脾胃健运则周身濡养调达，气机充足则有利于固摄，阳虚畏寒予温阳则利于消肿驱寒。据患者病因病机予有效治法则药到病除。

（颜莉芳）

病案二　肠癌（气虚证）

一、病历摘要

姓名：卢××　　　性别：男　　　年龄：71岁

过敏史：暂未发现。

主诉：确诊为乙状结肠癌1年余，乏力加重1周。

现病史：患者2020-12因"乙状结肠占位"在当地行手术治疗，术后病理提示降乙状结肠交界处中分化腺癌。术后建议化疗，患者及家属拒绝。出院后患者间断出现小肠梗阻2次，予灌肠等保守治疗后可缓解。现患者为求中医药治疗来就诊。

既往史：高血压、冠心病病史多年。

二、查体

体格检查：心肺未见明显异常。

专科检查：耻区可见一手术瘢痕，愈合良好。腹部略膨隆，叩诊呈鼓音。

辅助检查：腹部 CT 提示乙状结肠癌术后未见肿瘤征象；升结肠肠壁略增厚，炎症？小肠略有胀气。

三、诊断

初步诊断：

中医诊断：肠癌（气虚证）。

西医诊断：降乙状结肠交界处中分化腺癌术后。

鉴别诊断："肠癌"须与"息肉痔"所致出血相鉴别。

二者均可有腹痛、便血，"息肉痔"排出带血性黏液便，里急后重，直肠肿块质软，无结节，"肠癌"排便习惯改变，大便性状改变。病理活检可鉴别。

最终诊断：

中医诊断：肠癌（气虚证）。

西医诊断：降乙状结肠交界处中分化腺癌术后。

四、诊疗经过

初诊：精神疲倦，周身乏力，时有腹胀，纳食差，眠差，大便干，2～3 日一行，小便 3～4 次／夜间。舌淡红苔白，脉弱。中药以健脾益气、润肠通腑为法，具体方药如下。

太子参 30 g	茯苓 25 g	白术 15 g	厚朴 15 g
法半夏 10 g	柏子仁 10 g	猫爪草 30 g	夏枯草 15 g
地黄 30 g	大黄 5 g	广藿香 15 g	救必应 10 g
火麻仁 15 g	苦杏仁 10 g	黄芪 30 g	白芍 15 g

7 剂，日 1 剂，水煎 400 mL 早晚饭前温服。

二诊：乏力略好转，腹胀有所缓解，精神有所好转，大便日 1 次，质略干，眠一般，小便 2 次／夜间。中药在上方基础上予改白芍 30 g，去救必应、广藿香、大黄、加茯神 15 g、肉苁蓉 15 g、蛇舌草 30 g、木香 10 g。7 剂，日 1 剂，水煎 400 mL 早晚饭前温服。

三诊：精神可，无明显腹胀，略口干，纳食可，眠一般，大便日 1～2 次，质可，小便 1 次／夜间。二诊方药中去茯神，加覆盆子 15 g、金樱子 15 g、麦冬 10 g。10 剂，日 1 剂，水煎 400 mL 早晚饭前温服。后患者无明显不适，定期复诊，中药调理。

五、出院情况

精神可，无明显腹胀，无口干口苦，纳食可，眠一般，大便日1～2次，质可，小便尚调。

六、讨论

患者肠癌术后，因个人原因拒绝化疗，后频繁出现肠梗阻，考虑术后气虚无力运行，故见乏力腹胀，病久加之术后伤津耗液，肠道失去濡养，故见排便困难，如此恶性循环，日久患者精神疲倦，周身乏力。舌淡苔白，脉弱亦属"气虚"之征。治疗以益气健脾、润肠通腑为法，使脾气健运，肠道得以滋养，气机通畅调达，诸多不适随之缓解。

（颜莉芳）

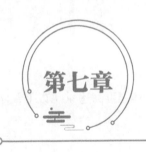

第七章　耳鼻喉疾病

第一节　乳蛾

乳蛾又名喉蛾、喉鹅、双蛾风，是因邪客咽喉，核内血肉腐败所致。临床以咽喉两侧喉核红肿疼痛、吞咽不利为特征。因其红肿，形状似乳头或蚕蛾，故名乳蛾。临床有急性和慢性之别，急性并有脓性分泌物者称烂喉蛾，慢性者称木蛾或死蛾。

乳蛾的病名，初见于金张从正《儒门事亲·喉舌缓急砭药不同解二十一》的"单乳蛾，双乳蛾……结薄于喉之两旁，近外肿作，因其形似，是为乳蛾"。在其他古籍中尚可见到肉蛾、连珠蛾、乳蛾、喉结、喉风、乳蛾核、蛾子等相关病名。

乳蛾相当于西医学中的扁桃体炎，4岁以上的小儿发病率较高，一年四季均可发病。小儿症状比成人患者重，常伴有高热。本病如治疗得当，一般预后良好。若病程较长，可迁延不愈或反复发作，容易并发鼻窦炎、中耳炎、颈淋巴结炎等并发症，偶尔可伴发急性肾炎、风湿热或败血症等。

一、病因病机

本病的病因，急乳蛾者主要责之于风热侵袭与脾胃积热，慢乳蛾者主要责之于肺肾阴亏、虚火上炎。风热邪毒从口鼻而入，咽喉首当其冲，风热外侵，肺气不宣，肺经风热循经上犯，结聚于咽喉而发为乳蛾。又咽喉为胃之系，脾胃有热，胃火炽盛，上冲咽喉，搏结于喉核，致咽喉肿痛发为乳蛾。久病失治，或温热病后，阴液亏损，余邪未清，以及素有肺肾阴亏，虚火上炎，与余邪互结喉核，发为慢乳蛾。

总之，乳蛾因致病因及病程长短的不同，其病情有虚实之分。急乳蛾多为风热侵袭，肺胃热盛，内外邪热相搏，一派热象，为实证。慢乳蛾多为久病失治或肺肾阴亏，虚火上扰，正虚邪恋，为虚证。

二、临床表现

（一）症状体征

1. 发热

体温多在 38 ~ 39℃，一般持续 3 ~ 5 d。扁桃体炎化脓时，体温可高达 40℃以上，伴畏寒。

2. 咽痛

初起时为一侧咽痛，可发展至对侧，吞咽或咳嗽时咽痛加重。慢性者，咽痛反复发作不已。

3. 其他

常伴有头痛、四肢无力、易疲乏等全身症状。

4. 体检

咽部黏膜弥漫性充血，以扁桃体及两腭弓最为显著。扁桃体肿大，在其表面可见黄白色点状脓疱，或隐窝口处有豆腐渣样物渗出。一侧或双侧下颌角淋巴结肿大。

（二）理化检测

细菌性扁桃体炎，外周血白细胞总数增高，中性粒细胞比例升高，甚至可出现核左移现象，咽拭子培养及涂片可获致病菌；病毒性扁桃体炎，白细胞总数偏低或正常。

三、诊查要点

（一）诊断

《中医病证诊断疗效标准》拟定乳蛾的诊断依据如下。

（1）以咽痛、吞咽困难为主要症状。急乳蛾有发热，慢乳蛾不发热或有低热。

（2）急乳蛾起病较急，病程较短；反复发作则转化为慢乳蛾，病程较长。

（3）咽部检查：①急乳蛾：扁桃体充血呈鲜红或深红色肿大，表面有脓点，严重者有小脓肿；②慢乳蛾：扁桃体肿大，充血呈暗红色，或不充血，表面有脓点，或挤压后有少许脓液溢出。

（4）急乳蛾及部分慢乳蛾患者白细胞总数及中性粒细胞增高。

（二）鉴别诊断

1. 烂喉痧

烂喉痧即猩红热，起病较急，初期即发热、咽喉部红肿疼痛，甚则腐烂，引饮梗痛，发热1天后出现弥漫性猩红色皮疹。全身症状明显，病程中可出现杨梅舌及环口苍白圈。

2. 喉关痈

喉关痈发生在扁桃体周围及其附近部位的脓肿，包括西医学的扁桃体周围脓肿、咽后壁脓肿等疾病，病变范围较乳蛾大。其临床以局部疼痛、肿胀、焮红、化脓，并伴有恶寒

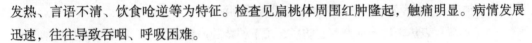

发热、言语不清、饮食呛逆等为特征。检查见扁桃体周围红肿隆起，触痛明显。病情发展迅速，往往导致吞咽、呼吸困难。

3. 咽白喉

咽白喉发病较缓，轻度咽痛，扁桃体及咽部见灰白色的假膜，不易擦去，强行擦去容易出血，并很快再生，颈淋巴结肿大明显，咽拭子培养或涂片可检出白喉杆菌。

4. 溃疡膜性咽峡炎

溃疡膜性咽峡炎多以局限炎症反应和溃疡形成、轻度发热、全身不适及咽痛为主。溃疡多位于一侧扁桃体上面，覆盖污秽的灰白色假膜，周围黏膜充血肿胀，病变部位取活组织显微镜检查或微生物培养可发现梭形杆菌及攀尚螺旋体。

四、辨证论治

（一）辨证思路

（1）本病的辨证首先需辨急慢、虚实之不同。急乳蛾起病急，病程短，属实热证。慢乳蛾病程长，迁延不愈，有伤阴见证，属虚证。慢乳蛾复感外邪者，可出现虚中夹实证。

（2）其次需辨病情轻重的不同。病情轻者，为风热上乘，邪热在表。病情重者，邪热由表入里，阳明积热，热毒内蕴在里。

（二）论治原则

本病的治疗关键为解毒利咽，若风热外侵者，伍以疏风清热；胃火炽盛者，伍以清胃泻火；内火炽盛、肠腑不通者，伍以通腑泻火；肺肾阴虚者，伍以滋阴降火。若乳蛾肉腐成脓，可用解毒消痈法治疗。此外，内服药物的同时，可在病灶局部外喷药粉。反复化脓者，可考虑手术摘除。

（三）治法应用

1. 疏风清热，消肿利咽

（1）适应证及辨析：适用于风热外侵证。症见急乳蛾初起，咽痛，轻度吞咽困难，伴发热、恶寒、咳嗽、咳痰等症，咽黏膜充血，扁桃体红肿，舌苔薄白，脉浮数。

（2）方药：银翘散加减。金银花、连翘清热解毒，薄荷透表，桔梗、牛蒡子、甘草清热宣肺、利咽，木蝴蝶、山豆根解毒利咽、消肿。

（3）加减：热邪重者加黄芩、赤芍；表证重者加葛根、防风；红肿明显者加丹皮、黄菊花；大便干结者加瓜蒌仁、生大黄；扁桃体上出现不易擦去的白色脓性膜，为毒入血分，加生地、绿豆衣。

2. 泻热解毒，利咽消肿

（1）适应证及辨析：适用于胃火炽盛证。症见咽痛较甚，吞咽困难，身热，口渴，大便秘结，咽部及扁桃体充血红肿，上有脓点或脓肿，舌红，苔黄，脉滑数。

（2）方药：清咽利膈汤加减。金银花、连翘、黄芩、栀子清热解毒，牛蒡子、薄荷辛凉解表,桔梗、生甘草利咽消肿,大黄、玄明粉通腑泄热。

（3）加减：表热未清者加荆芥、防风,颌下臖核肿痛者加射干、瓜蒌、浙贝以清热化痰散结,高热者加生石膏、天竺黄、黄连以清热泻火。

3. 滋阴降火,清利咽喉

（1）适应证及辨析：适用于肺肾阴虚证。症见咽部干燥、灼热,微痛不适,干咳少痰,手足心热,精神疲乏,或午后低热,颧赤,扁桃体暗红、肿大,或有少量脓液附于表面,舌红,苔薄,脉细数。

（2）方药：知柏地黄丸加减。知母、黄柏、丹皮清泻虚火,生地、玄参、麦冬、玉竹滋阴养液,马勃利咽消肿。

（3）加减：乳蛾红色转淡,但肿大不消,加浙贝母、夏枯草、赤芍、虎杖等活血化瘀消肿。

五、其他疗法

（一）中成药

1. 银黄口服液

每次 5～10 mL,每日 3 次,用于风热外侵证。

2. 小儿热速清口服液

每次 5～10 mL,每日 3 次,用于风热外侵证。

3. 抗病毒口服液

每次 5～10 mL,每日 3 次,用于乳蛾初起。

4. 双黄连口服液

每次 5～10 mL,每日 3 次,用于胃火炽盛证。

5. 金果饮

每次 5～10 mL,每日 3 次,用于肺肾阴伤证。

6. 六神丸

口服：1 岁 1 粒,2 岁 2 粒,3 岁 3～4 粒,4～8 岁 5～6 粒,9～15 岁 8～9 粒,每日 3 次,用于咽喉肿痛甚者。

7. 双黄连注射液

60 mg/（kg·d）,加入 10％的葡萄糖溶液 100～250 mL,静脉滴注,用于胃火炽盛者。

8. 清开灵注射液

10～30 mL,加入 10％的葡萄糖溶液 250 mL,静脉滴注,用于风热外侵或胃火炽盛证。

（二）单方验方

（1）野菊花、白花蛇舌草、地胆草、崩大碗、白茅根各 15 g，水煎服，每日 1 次，用于风热外侵证。

（2）山豆根 10 g，锦灯笼 12 g，水煎服，用于胃火炽盛证。

（3）蒲公英、土牛膝根、板蓝根各 15 g，七叶一枝花 12 g，任选其中 1～2 味，水煎服，每日 1 剂，用于胃火炽盛证。

（4）牛蒡子、昆布各 6 g，海藻 9 g，水煎服，用于肺肾阴虚乳蛾。

（三）药物外治

1. 冰硼散

外吹病灶，用于咽喉红肿，疼痛较轻者。

2. 珠黄散

外吹病灶，用于咽喉红肿较甚，疼痛较剧，或喉核有脓点者。

3. 锡类散

外吹病灶，用于乳蛾溃烂。

4. 双黄连粉针剂

水溶后超声雾化吸入，每次 1 支，加水 6 mL 溶化，每日 1 次，用于各型乳蛾。

（四）针灸疗法

1. 体针

（1）实热乳蛾：主穴选合谷、内庭、少商，配穴选天突、少泽、鱼际、少商，点刺出血。高热配合合谷、曲池。每次选其中 2～3 穴，中强刺激，每日 1 次。

（2）虚火乳蛾：主穴选风门、百劳、身柱、肝俞，配穴选合谷、曲池、足三里、颊车。每次选其中 2～3 穴中强刺激。

2. 耳针

取穴：咽喉、扁桃体。先找到两穴的压痛点，毫针刺入，施捻转泻法，强刺激，不留针或留针 20～30 min，每日 1 次。

3. 穴位注射

主穴：合谷、翳风、足三里。

配穴：曲池、行间、照海、大椎。

先取主穴，效不佳时酌选配穴，每次取 2～3 穴（头面部取患侧，四肢可取一侧或双侧），根据肌肉丰厚情况，每穴注射 0.2～0.5 mL 药液。药液为生理盐水、维生素 B_1、鱼腥草注射液等，任选 1 种，每日 1 次。

（五）拔罐疗法

取穴：大椎。快速进针 2～3 mm，不留针，取不易传热之物如橘皮、土豆片置于大椎穴上，上面放一小乙醇棉球，点燃后将火罐扣上即可，留罐 15～20 min，反复 2 次。

（六）推拿疗法

主穴：揉小天心 200 次，揉一窝风 200 次，推补肾水 300 次，推清板门 300 次，揉合谷穴 1 min。

配穴：推清肺金 300 次，退下六腑 300 次，揉二人上马 200 次，推清天河水 100 次，少商穴针刺放血。一般用主穴，重症患儿用配穴。

（七）烙灼疗法

阴虚火旺之乳蛾肥大者，可施行扁桃体烙灼术。局部麻醉后，用特制的烙铁烧红，待稍凉，灼烙肿大的扁桃体。

（八）饮食疗法

1. 白菜根茶

白菜根 1 个，白萝卜 3 片，侧柏叶 1 块（带枝）。加水 750 mL，煎沸 20 min，取汁代茶饮用，每日 1 剂，3 ~ 10 d 为 1 个疗程，用于急性扁桃体炎。

2. 山豆根甘草茶

山豆根、甘草各 12 g，将其共研为末，放在茶杯内，用开水冲泡，加盖闷 20 min，代茶饮，每日 1 剂，频频冲泡，用于慢性扁桃体炎。

3. 丝瓜冰糖饮

丝瓜 200 g，金银花 15 g，冰糖 30 g。将鲜嫩丝瓜洗净，切成小段，入金银花、冰糖，共放锅内蒸，滤汁饮用，每日 1 次。

（焦小强）

第二节　变应性鼻炎

变应性鼻炎是指突然和反复发作的以鼻痒、打喷嚏、流清涕、鼻塞等为主要特征的鼻病。本病无性别、年龄、地域差异，可常年性发病，亦可呈季节性发作，甚或诱发哮喘，为一常见病和多发病。根据中西医病名对照，本病属中医学"鼻鼽"范畴。

一、病因病机

本病多由脏腑虚损，正气不足，腠理疏松，卫表不固，风邪、寒邪或异气侵袭，寒邪束于皮毛，阳气无从泄越，故嚏而上出而为嚏。①肺气虚寒，卫表不固：肺开窍于鼻，外合皮毛，肺气调和宣畅，则鼻窍通利，能知香臭。若肺气虚弱，卫表不固，则腠理疏松，风寒外邪易乘虚而入，邪聚鼻窍，邪正相搏，肺气不宣，津液停聚，遂致喷嚏、流清涕、鼻塞等，发为鼻鼽。②脾气虚弱，化生不足：脾为后天之本，脾气健旺，则气血化生充足，鼻窍得养而不为外邪所侵。若脾气虚弱，化生不足，鼻窍失养，风寒、风热或不洁异气从口鼻侵袭，停聚鼻窍而发为鼻鼽。③肾阳不足，温煦失职：肾主水，肾阳为一身阳气之根本，有蒸化水液、温煦形体之作用。若肾阳不足，则摄纳无权，气不归原，温煦失职，腠理、鼻窍失于温煦，则外邪、异气易侵，而发为鼻鼽。④肺经伏热，上犯鼻窍：肺气通于鼻，若肺经有郁热，肃降失职，邪热上犯鼻窍，亦可发为鼻鼽。

二、诊查要点

1. 临床表现

具有鼻痒、喷嚏、鼻分泌物和鼻塞 4 项症状中至少 3 项，常年性存在有症状的时候，症状每日累计达 0.5 h 以上。

2. 辅助检查

（1）鼻腔检查可见鼻黏膜苍白、水肿或充血、肿胀，天花粉症患者往往有明显的结膜充血、水肿，严重者眼睑肿胀。

（2）发作期鼻分泌物涂片和（或）结膜刮片嗜酸粒细胞检查阳性。变应原皮肤试验呈阳性反应，至少一种为（＋＋）或（＋＋＋）以上。有条件者可行血清或鼻分泌物特异性 IgE 抗体检查。必要时行变应原鼻黏膜激发试验。

三、辨证论治

（一）辨证要点

鼻鼽多属虚寒之证，但也少数属实热之证。虚证属肺脾肾虚损，实证多属肺经郁热。

（二）治疗原则

本病治疗以内治为主，以温肺固表、健脾益气、补肾敛肺为基本治疗原则。

（三）分证论治

1. 肺气虚寒，卫表不固证

症状：鼻塞，鼻痒，喷嚏频频，清涕如水，嗅觉减退，畏风怕冷，气短懒言，语声低怯，自汗，面色苍白，或咳喘无力，舌质淡，舌苔薄白，脉虚弱。检查见下鼻甲肿大光滑，鼻黏膜淡白或灰白，鼻道可见水样分泌物。

治法：补益肺气，固表护卫。

方药：玉屏风散。

加减举例：临证可用温肺止流丹；鼻痒如蚁行者，加僵蚕、蝉蜕；喷嚏、清涕、语声低怯者，加党参、茯苓、山药；腰膝酸软者，加枸杞子、制何首乌；畏风怕冷、清涕如水者，加桂枝、干姜、大枣。

中成药：补肺丸补肺益气，或五加参蛤蚧精补肺气、益精血，或百令胶囊补肺肾、益精气。

2. 脾气虚弱，化生不足证

症状：鼻塞，鼻痒，清涕连连，喷嚏突发，面色萎黄无华，消瘦，食少纳呆，腹胀便溏，四肢倦怠乏力，少气懒言，舌淡胖、边有齿痕，苔薄白，脉弱无力。检查见下鼻甲肿大光滑，黏膜淡白或灰白，有水样分泌物。

治法：益气健脾，温运中阳。

方药：补中益气汤。

加减举例：腹胀便溏、清涕如水、点滴而下者，加山药、干姜、砂仁；畏风怕冷、遇寒则喷嚏频频者，加防风、桂枝；四肢不温、畏寒腰痛者，加肉桂、炮附子、枸杞子。

中成药：四君子丸益气健脾，或参苓白术颗粒补脾胃，或人参健脾片补气健脾，或补中益气丸补中益气。

3. 肾阳不足，温煦失职证

症状：鼻塞，鼻痒，喷嚏频频，清涕量多，面色苍白，形寒肢冷，腰膝冷痛，神疲倦怠，妇女则宫寒不孕，男子则阳痿、遗精，舌质淡，舌苔白，脉沉细无力。局部检查可见下鼻甲肿大光滑，黏膜淡白，鼻道有水样分泌物。

治法：温补肾阳，固肾纳气。

方药：肾气丸。

加减举例：喷嚏多、腰膝酸软者，加枸杞子、菟丝子；喷嚏、清涕、遇寒即甚者，加黄芪、防风、白术；腹胀便溏、喷嚏、清涕者，加白术、黄芪、党参、砂仁。

中成药：金匮肾气丸温补肾阳，或苁蓉健肾丸补肾壮阳，或右归丸温补肾阳、填精补血。

4. 肺经伏热，上犯鼻窍证

症状：鼻痒，喷嚏频作，流清涕，鼻塞，常在酷热暑天或由于热气引诱而发。全身或见咳嗽，咽痒，口干烦热，舌质红，苔白或黄，脉数。检查见鼻黏膜色红或暗红，鼻甲肿胀。

治法：清宣肺气，通利鼻窍。

方药：辛夷清肺饮。

加减举例：鼻痒如蚁行者，加荆芥、蝉蜕；咽干口燥者，加天花粉；在缓解期，加黄芪、山药。

中成药：辛夷鼻炎丸祛风、清热解毒，或鼻渊胶囊清热散风、凉血解毒、通窍，或胆香鼻炎片疏风清热、通窍止痛，或辛芩冲剂清热通窍、散风止痛，或鼻炎片散风清热、消肿通窍。

四、特色治疗

1. 单味中药

现代药理研究表明，多种中药具有治疗变应性鼻炎的作用。

（1）抗过敏：如黄芪、甘草、桂枝、荆芥、防风、辛夷、苍耳子、辛夷、紫苏叶、蝉蜕、葛根、柴胡、细辛、徐长卿、五加皮、秦艽、麦冬等。

（2）增强抵抗力：如黄芪、防风、白术、党参、山药、熟地黄等。

2. 针灸治疗

（1）刺灸。针刺配合艾灸治疗本病既治标又治本，可以引起皮肤的血管扩张，促进局部和周身的血液循环，增强机体的新陈代谢，改善局部组织营养，提高细胞和机体的免疫功能。①治法：益气固表，通利鼻窍。以局部和足三阳经腧穴为主。②针灸处方：迎香、印堂、风门、肺俞、足三里。③刺灸方法：针灸并用，虚证者加灸。④随证配穴：若鼻部症状重者，加上星、鼻通、合谷；脾虚便溏者，加脾俞、关元；阳虚畏寒、四肢不温者，加命门、肾俞。

（2）耳针疗法。取耳尖、风溪交替放血，也可用王不留行贴压鼻、肺、风溪背面、肾上腺、内分泌、额等耳穴。

（3）穴位埋线。取迎香、印堂、肺俞、大椎、合谷、足三里穴埋入羊肠线，15～20 d埋1次，4次为1个疗程。

3. 其他疗法

（1）穴位敷贴：将白芥子、延胡索各30%，甘遂、细辛各20%，研细末加入少许麝香成膏。于初伏、中伏贴肺俞、心俞、膈俞，末伏贴脾俞、肾俞、足三里。贴2～4 h，连续贴3年。

（2）滴鼻法：芳香通窍的药物滴鼻，如1%麻黄碱滴鼻液等。

（3）塞鼻法：细辛膏，棉裹塞鼻。

（4）吹鼻法：以皂角研极细末吹鼻，亦可以碧云散吹鼻。

（5）嗅法：可用白芷、川芎、细辛、辛夷共研细末，置瓶内，时时嗅之。

（6）经典食疗：糯米与生姜加水煮粥，粥将熟放入葱白，最后加米醋，稍煮即可。

（高立凡）

第三节　慢性咽炎

慢性咽炎为咽部黏膜、黏膜下及淋巴组织的慢性弥漫性炎症。本病多见于成年人，病程长，症状顽固，较难治愈。本病属中医学"痹""虚火喉痹"范畴。

一、病因病机

本病主要由脏腑虚损，咽喉失养及痰凝血瘀，结聚咽喉所致。①肺肾阴虚，虚火上炎：温热病后，或劳伤过度，耗伤肺肾阴液，使咽喉失于滋养，加之阴虚则虚火亢盛，虚火上炎，灼于咽喉，发为喉痹。②脾胃虚弱，咽喉失养：因思虑过度，劳伤脾胃，或饮食不节，或久病伤脾，致脾胃受损，水谷精微生化不足，津不上承，咽喉失养，则发为喉痹。③脾肾阳虚，咽失温煦：因于房劳过度，或操劳过度，或久病误治，或过用寒凉之品，以至脾肾阳虚，肾阳虚则虚阳浮越，上扰咽喉；或脾肾阳气亏损，失去温运固摄功能，寒邪凝闭，阳气无以上布于咽而为病。④痰凝血瘀，结聚咽喉：饮食不节，损伤脾胃，运化失常，水湿停聚为痰，凝结咽喉；或喉痹反复发作，余邪滞留于咽，久则经脉瘀滞，咽喉气血壅滞而为病。

二、诊查要点

1. 病史
多有咽痛、咽部不适反复发作史。

2. 临床表现
可出现咽干、咽痒、咽部微痛及灼热感、咽喉异物阻塞感及梗阻不利等咽喉不适的症状；常晨起时出现频繁的刺激性咳嗽，伴恶心；在气候变化、劳累、抽烟、用嗓过度后症状可加剧。

3. 辅助检查
咽黏膜呈慢性弥漫性充血、肿胀，咽后壁或见脓点；或见咽黏膜肥厚增生，咽后壁颗粒状隆起；或见咽黏膜干燥、萎缩变薄。

三、辨证论治

（一）辨证要点

1. 辨脏腑
慢喉痹病位虽在咽喉，但与肺、脾、肾三脏功能失常关系密切。

2. 辨虚实
慢喉痹以虚证居多，以阴虚阳虚为主，伴有虚火上炎。

（二）治疗原则
慢性咽炎的治疗应从中西医结合入手，以辨证论治为主，配合局部用药，以取得较好的疗效。

（三）分证论治

1. 肺肾阴虚，虚火上炎证
症状：咽部干燥，灼热疼痛不适，午后较重，或咽部异物感，干咳，痰少而稠或痰中带血，午后潮热，盗汗颧红，手足心热，舌质红少津，脉细数。检查可见咽部黏膜潮红，咽后壁淋巴滤泡增生，或咽部黏膜干燥少津。

治法：滋养阴液，降火利咽。
方药：养阴清肺汤。

加减举例：喉底颗粒增多者，加桔梗、香附、郁金、合欢皮；肾阴虚者，加山茱萸、山药、知母，或用六味地黄汤；咽部干燥焮热、虚烦盗汗、虚火亢盛者，用知柏地黄汤。

中成药：百合固金丸养阴清热、润燥化痰，或百令胶囊补肺肾、益精气，或金嗓清音丸养阴生津、利咽清音，或罗汉果玉竹冲剂养阴润肺，或金果饮养阴生津、清热利咽、润肺开音，或清咽喉合剂养阴清肺、润喉解毒，或六味地黄丸滋补肾阴，或大补阴丸补阴。

2. 脾胃虚弱，咽喉失养证

症状：咽喉梗塞不利或痰黏着感，咽燥微痛，口干而不欲饮或喜热饮，易恶心作呕，或时有呃逆反酸，若受凉、疲倦、多言则症状加重。平素容易感冒，倦怠乏力，短气懒言，动则汗出，胃纳欠佳，或腹胀，大便不调，舌质淡红边有齿印，舌苔薄白，脉细弱。检查见咽黏膜淡红或微肿，淋巴滤泡增生，可呈扁平或融合，或有少许分泌物附着。

治法：益气健脾，升清利咽。

方药：补中益气汤。

加减举例：咽部脉络较充血，咽黏膜肥厚者，加丹参、川芎；痰黏者，加贝母、枳壳；咽干较甚、舌苔干少津者，加玄参、麦冬；易恶心呕吐、呃逆者，加法半夏、厚朴；纳差、腹胀便溏、舌苔腻者，加砂仁、藿香。

中成药：四君子丸益气健脾，或参苓白术颗粒补脾胃，或人参健脾片补气健脾，或补中益气丸补中益气。

3. 脾肾阳虚，咽失温煦证

症状：咽部异物感，梗塞不利，痰涎稀白，面色苍白，形寒肢冷，腰膝冷痛，腹胀纳呆，下利清谷，舌质淡嫩，舌体胖，苔白，脉沉细弱。检查见咽部黏膜淡红，咽后壁清稀痰涎。

治法：补益脾肾，温阳利咽。

方药：附子理中丸。

加减举例：腰膝酸软、冷痛者，加肉桂、杜仲；咽部不适、痰涎清稀量多者，加法半夏、陈皮、茯苓；腹胀纳呆者，加砂仁、木香、茯苓。

中成药：金匮肾气丸温补肾阳，或参苓白术颗粒益气健脾，或附桂理中丸补肾助阳、温中健脾，或四神丸温肾暖脾。

4. 痰凝血瘀，结聚咽喉证

症状：咽部异物感、痰黏着感、焮热感，或咽微痛，痰黏难咯，咽干不欲饮，易恶心呕吐，胸闷不适，舌质暗红或有瘀斑瘀点，苔白或微黄，脉弦滑。检查见咽黏膜暗淡或暗红，咽后壁滤泡增多或融合成片，咽侧索肥厚。

治法：化痰散结，祛瘀利咽。

方药：贝母瓜蒌散。

加减举例：临证加赤芍、牡丹皮、桃仁；咽部不适，咳嗽痰黏者，加杏仁、紫菀、款冬花、法半夏；咽部刺痛、异物感、胸胁胀闷者，加香附、枳壳、郁金。

中成药：二陈丸燥湿化痰、理气和中，或三七总甙片散瘀止血、消肿定痛，或云南白药胶囊化瘀止血、活血止痛，或复方血栓通胶囊活血化瘀、益气养阴，或孔圣枕中丹补心肾、祛湿除痰。

四、特色治疗

1. 单味中药

现代药理研究表明，多种中药具有治疗慢性咽炎的作用。

（1）抗感染：如玄参、甘草、生地黄、麦冬、茯苓、薄荷、射干、牛蒡子、黄连、诃子等。

（2）祛痰：如川贝母、法半夏、橘红、陈皮、桔梗、瓜蒌等。

（3）提高机体免疫力：如黄芪、党参、人参、山茱萸、山药、熟地黄等。

2. 针灸治疗

（1）刺灸：针灸对喉喑有较好疗效，能通经活络，改善咽喉局部气血运行，以利声门之开合。

治法：疏风散寒，宣肺清热，清泻痰热，滋补肺脾肾。以任脉和手太阴经穴为主。

针灸处方：廉泉、天突、太渊、合谷。

刺灸方法：针灸并用。疾病初期多用泻法或平补平泻，后期多用补法，可加灸。

随证配穴：风寒袭肺者，加列缺、风池、鱼际；风热犯肺者，加曲池、大椎、外关；痰热壅肺者，加少商、尺泽、鱼际、曲池、内庭、丰隆；肺阴虚者，加肺俞、膏肓、尺泽、三阴交；肾阴虚者，加太溪、照海、复溜、三阴交；肺气虚者，配补肺俞、膏肓、足三里、气海；脾气虚者，配补足三里、脾俞、胃俞、三阴交、膈俞、气海等穴中的 2 ~ 3 穴；血瘀者，配泻三阴交、膈俞、中极、上廉、膻中、内关、血海等穴中的 2 ~ 3 穴；痰凝者，配泻中脘、丰隆、膻中、内关、中府、尺泽等穴中的 2 ~ 3 穴。

（2）耳针疗法：取咽喉、声带、大肠、神门、内分泌、皮质下、平喘等穴。脾虚者加取脾、胃，肾虚者加取肾，每次 3 ~ 4 穴，针刺 20 min。病初起时 1 次 / 天，久病隔日 1 次；也可用王不留行贴压，每次 3 ~ 4 穴，贴压 3 ~ 5 d。

（3）穴位注射：取喉周围的天突、扶突、人迎、水突、廉泉等穴，每次选 2 ~ 3 穴，选复方丹参注射液、当归注射液等，每次注射 0.5 ~ 1 mL 药液，隔日 1 次。

（4）放血疗法：用三棱针刺两手少商、商阳等穴，每穴放血 1 ~ 2 滴。

3. 推拿治疗

右手拇、示两指从喉结两旁平面起，分别自旁 1 分、8 分、1.5 分处向下轻轻摩揉，每线 20 ~ 30 遍，再配合拿揉人迎、水突，每穴 30 ~ 40 次，手法力求轻柔和缓。

4. 其他疗法

（1）穴位磁贴：取喉周围的天突、扶突、人迎、水突、廉泉等穴，每次选 2 ~ 3 穴，每次每穴照射 5 min，1 次 / 天。贴放磁片，或加用电流，每次 20 min，1 次 / 天。

（2）激光照射：取喉周围的天突、扶突、人迎、水突、廉泉等穴，每次选 2 ～ 3 穴。

（3）雾化吸入：根据不同证型选用不同中药水煎，取过滤药液 20 mL 做蒸汽或超声雾化吸入，每次 15 min，2 次 / 天；也可用内服之中药煎水装入保温杯中，趁热吸入药物蒸气。

（4）物理疗法：离子导入疗法，用红花、橘络、乌梅、绿茶、甘草、薄荷水煎取汁，做喉局部直流电离子导入治疗，每次 20 min，1 剂 / 天。脉冲嗓音治疗仪疗法：1 ～ 2 次 / 天，每次治疗 30 min。

（5）含漱：复方硼砂溶液、2% 硼酸液、生理盐水含漱，或金银花、甘草煎汤含漱。

（6）吹喉：大佛喉露、冰硼散、双料喉风散等直接吹喉。

（7）含服：华素片、薄荷喉片、西瓜霜润喉片等含服。

（8）还可应用电凝、冷冻、激光、微波等治疗，亦可局部涂 5% 硝酸银，或配合中医灼烙法。

（9）经典食疗：①百合绿豆汤。绿豆 20 g，百合 15 g，冰糖适量。加水同煮，饮汤，食百合、绿豆，1 次 / 天，连服数日。②甘蔗萝卜饮。新鲜甘蔗汁、萝卜汁各半杯，新鲜百合 100 g 或百合干 50 g。将百合煮烂后混入甘蔗汁、萝卜汁，冰箱冷藏，每日临睡前服用 1 杯。

（高立凡）

病案一　急乳蛾（风热外犯）

一、病历摘要

姓名：廖 × ×　　　性别：男　　　年龄：31 岁

主诉：发热伴咳嗽 1 天。

现病史：患者 1 天前无明显诱因出现发热恶寒，热峰为 40℃，伴全身疲倦乏力，汗出，咳嗽，无咳痰，无鼻塞流涕，无咽干咽痛，无腹痛腹泻，无尿频尿急其他不适。患者反复发热，且出现头晕头痛，自行服用退热药后未见明显好转。患者为求系统诊治，遂至我院急诊就诊，胸部 CT 提示，右肺中叶少许纤维灶，右肺下叶后基底段钙化，考虑良性；脂肪肝。急诊遂拟"发热查因"收入我科。入院症见，神志清晰，精神疲倦，发热恶寒，时有汗出，伴咳嗽，头重头晕，全身疲倦乏力，无咳痰，无恶心欲吐，无鼻塞流涕，无心慌胸闷等其他不适，口干，纳眠欠佳，二便调。患者自诉近期体重未见明显变化。

既往史：既往病史无特殊。

二、查体

体格检查：T 39.3℃，P 122 次 /min，R 22 次 /min，BP 96/52 mmHg。神志清晰，精神疲倦，咽充血，扁桃体稍肿大。口唇无发绀，颈静脉无充盈、怒张，胸廓无畸形，肋间隙无增宽，胸壁未见肿块、胸壁静脉无扩张。呼吸运动两侧对称，无端坐呼吸，未见三凹征，呼吸平顺。气管居中，胸壁无触压痛、无握雪感，胸廓扩张度两侧均匀对称，双侧触诊语颤对称正常，未扪及胸膜摩擦感。双侧肺部叩诊呈清音，肺下界正常，肺下界移动度正常，心浊音界不大，肝上界浊音界正常。听诊双侧肺部呼吸音清，未闻及干湿性啰音，语音传导正常，未闻及胸膜摩擦音。心前区无隆起，心尖冲动正常，位于第 5 肋间左锁骨中线内 0.5 cm，未触及震颤，心率 122 次 /min，律齐，各瓣膜听诊区未闻及杂音，未闻及心包摩擦音。腹部及神经系统检查未见异常。

专科检查：

视诊：口唇无发绀，颈静脉无充盈、怒张，胸廓无畸形，肋间隙无增宽，胸壁未见肿块、胸壁静脉无扩张。呼吸运动两侧对称，无端坐呼吸，未见三凹征，呼吸平顺。

触诊：气管居中，胸壁无触压痛、无握雪感，胸廓扩张度两侧均匀对称，双侧触诊语颤对称正常，未扪及胸膜摩擦感。

叩诊：双侧肺部叩诊呈清音，肺下界正常，肺下界移动度正常，心浊音界不大，肝上界浊音界正常。

听诊：听诊双侧肺部呼吸音清，未闻及干湿性啰音，语音传导正常，未闻及胸膜摩擦音。

辅助检查。2021-07-14 我院急诊胸部 CT 提示，右肺中叶少许纤维灶，右肺下叶后基底段钙化，考虑良性；脂肪肝。电解质四项：K$^+$ 3.23 mmol/L，Na$^+$ 132.00 mmol/L，CA 1.92 mmol/L。血清尿酸测定：URCA 581.9 μmol/L。血常规：NEUT 7.77×10^9/L，NEUT% 82.10%，LYMP% 11.90%，EO 0.01×10^9/L，EO% 0.10%。CRP 105.3 mg/L。血沉：19.0 mm/h。D-Dimer 446.0 ng/mL。PCT 0.75 ng/mL。粪便潜血：OB 阳性。尿常规、粪便常规、NT-proBNP、凝血四项、巨细胞病毒 IgM 抗体定量、甲型 / 乙型流感病毒抗原、单纯疱疹病毒 IgM 抗体定量、单纯疱疹病毒 IgG 抗体定量、EB 病毒抗体四项、登革热病毒抗原、疟原虫检查、肝功七项、血脂四项、心电图未见异常。糖、肾功能六项：URCA 538.9 μmol/L。腺病毒、柯萨奇病毒 IgM 未见异常，柯萨奇病毒 IgG +。

三、诊断

初步诊断：

中医诊断：急乳蛾（风热外犯证）。

西医诊断：1.急性化脓性扁桃体炎；2.脂肪肝。

鉴别诊断：本病应与喉白喉相鉴别。

后者为白喉杆菌引起的急性传染病，患者多是 1～7 岁儿童，咽部检查见扁桃体肿大，表面覆有灰白色假膜，范围超出扁桃体之外，假膜多较厚，不易剥离。急性化脓性扁桃体炎以咽痛剧烈、腭扁桃体红肿、表面见黄白色脓点为主要特征，结合患者症状体征，暂不考虑喉白喉。

最终诊断：

中医诊断：急乳蛾（风热外犯证）。

西医诊断：1.急性化脓性扁桃体炎；2.脂肪肝；3.高尿酸血症。

四、诊疗经过

中医其治疗应以虚则补之、实则泻之为基本原则，以"疏风清热"为法，方选"银翘散"加减；西医予退热、抗感染补液等对症治疗。

五、出院情况

患者神志清晰，精神可，咽痛好转，无发热，头重头晕好转。无恶心呕吐，无鼻塞流涕，无心慌胸闷、腹痛腹泻、尿频尿急尿痛，纳眠可，二便调。舌尖红，舌苔薄白，脉浮数。查体：咽稍红，扁桃体未见明显肿大及脓点。

六、讨论

急性化脓性扁桃体炎是日常生活中一种常见的上呼吸道感染疾病，一般免疫系统差的儿童多发。对于急性化脓性扁桃体炎，可以选择用中医来进行治疗。内治法、外治疗法、穴位治法是中医治疗急性化脓性扁桃体炎的常用方法。本案患者虽是中年男性，根据病史、症状、体征、实验室检查可明确诊断，不仅会出现咽喉疼痛，还伴有发烧的现象，缘患者感受风热外邪，邪毒内盛，束于咽喉，故见咽部红肿、发热，邪犯肺卫，气机不畅，乃见咳嗽；邪入里化热，耗伤气津，故疲倦乏力。舌尖红，舌苔薄白，脉浮数为风热外犯之舌脉象。中医治疗以疏风清热为治法，方药选用银翘散加减，配合中成药及制剂蒲地蓝胶囊清热解毒及中医外治法：穴位贴敷（曲池、合谷、天突）＋耳穴压豆（咽、支气管、肺、神门）＋中药热罨包治疗以调整脏腑阴阳。

化脓性扁桃体炎在中医上被称为乳蛾，对于乳蛾中医有其独特的治疗方法，内治法是中医治疗疾病的主要方法之一；对于急性化脓性扁桃体炎，可以用疏风清热、利咽消肿的中成药来治疗，然后根据病情轻重和外治疗法相与配合使用，相得益彰，往往能收到更好的临床疗效。对于急性化脓性扁桃体炎，外治法常用清热解毒的水来漱口，然后再用利咽消肿的中成药做成粉末剂喷在患处和做雾化吸入治疗，能有效地缓解急性化脓性扁桃体炎带来的不适感。急性化脓性扁桃体炎穴位治疗法包括灯火灸、刺血、拔罐。灯火灸取穴角孙。用灯火灸该穴位，直至该穴位呈微红状态即可。刺血取阿是穴，即快速用消毒后的针刺向扁桃体位置，每侧用针尖点刺二到四处，刺出血即可（如扁桃体有脓性分泌物时，则刺入该处）。拔罐取穴大椎，直到玻璃罐罩着位置局部出现深红色或瘀斑后，即可去罐。生活中这类疾病要引起重视，不要让急性扁桃体炎带来严重的伤害，在发作的时候，应及时就诊，应遵嘱多喝水，少吃辛辣、刺激性的食物，多吃一些清淡的含有维生素的食物。

（焦小强）

病案二　变应性鼻炎（脾阳亏虚，肾气不足）

一、病历摘要

姓名：关××　　性别：男　　年龄：36 岁

过敏史：暂未发现。

主诉：双下肢乏力 2 月。

现病史：患者于 3 年前开始出现鼻塞、流涕、喷嚏频作，涕多而清稀，讲话鼻音重，伴有头痛，形寒怕冷，口淡不渴，自服感冒药效果不佳。胃纳可，大便溏软，2 ~ 3 次 / 日，小便正常。

二、查体

体格检查：鼻腔黏膜充血、水肿、有较多清稀分泌物，咽部轻度充血。舌淡白，边有齿痕。脉沉细。

三、诊断

变应性鼻炎（脾阳亏虚，肾气不足）。

四、诊疗经过

首诊，温中健脾，宣通鼻窍。予以附子理中丸加裁：

制附片 30 g　　红参 10 g（另炖）　　（炒）白术 10 g　　干姜 15 g

细辛 6 g	麻黄 10 g	白芷 10 g	藁本 10 g
川芎 10 g	甘草 5 g	大枣 10 枚	

7 剂，水煎服，一日 2 次，温服。

二诊，半者诉服药后症状大为改善，鼻基流症状减轻，上方 + 枸杞子 30 g，菟丝子 30 g，补骨脂 30 g，淫羊藿 30 g。7 剂。半年后偶遇，述症状已半年未发作。

五、讨论

变应性鼻炎在临床很常见，特别是空调设备的大量使用、空气的污染等因素。本例患者脾阳亏虚，当温补脾阳，疗效较好，复诊加李可名老中医"肾四味"，脾肾两补。过敏性疾病一般认为应益气固表，脱敏止痒。据笔者观察，该病多责先天不足，亦即自身免疫力低下，从脾肾论治，仍治本之道。

（高立凡）

病案三　慢性咽炎（脾失健运，上热下寒）

一、病历摘要

姓名：王 × ×　　　性别：男　　　年龄：38 岁

过敏史：暂未发现。

主诉：反复咽中灼热感、异物感 2 年。

现病史：2 年来反复咽部不适，有异物感，咽干，咳痰。平素怕冷，口渴喜饮冷，口苦口干，气短懒言，微出冷汗，头晕，牙龈易出血，大便溏薄，曾自服抗生素，疗效不显。

二、查体

体格检查：咽后壁滤泡增生，色红，扁桃体 I 度肿大，舌质淡，苔薄白。脉弦滑。

三、诊断

慢性咽炎（脾失健运，上热下寒）。

四、诊疗经过

首诊，缓肝调中，清上温下。予以《伤寒论》乌梅丸，处方：

制附片 30 g	干姜 15 g	肉桂 10 g	当归 15 g
人参 15 g	黄连 6 g	黄柏 10 g	川椒 5 g
细辛 5 g	乌梅 10 g		

7 剂，水煎服，一日 2 次，温服。

二诊，患者诉服药后症状大为改善，仍觉咽部有轻微异物感，形寒怕冷症状好转，原方 + 僵蚕 10 g，山慈菇 10 g。7 剂。

五、讨论

慢性咽炎是临床常见病、多发病，一般是由于急性咽炎反复发作引起，另外口腔疾病，如牙周炎、龋齿等也会对邻近的咽部黏膜产生影响。治疗上西药没有特别有效的治疗方法。中医认为慢性咽炎属"喉痹"范畴，证型大体可分为外邪侵袭，肺胃热盛，肺肾阴虚，脾气虚弱，脾肾阳虚，痰凝血瘀等。本案患者证型属于上热下寒，乌梅丸温下清上，故效如桴鼓。该病不可拘泥于现有的辨证分型，当以辨证论治为基础。

（高立凡）

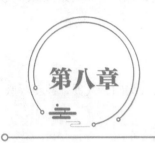

第八章　传染性疾病

第一节　传染性非典型肺炎

传染性非典型肺炎是由 SARS 冠状病毒引起的一种具有明显传染性、可累及多个脏器系统的特殊肺炎，世界卫生组织（WHO）将其命名为严重急性呼吸综合征（SARS）。其临床上以发热、乏力、头痛、肌肉关节酸痛等全身症状和干咳、胸闷、呼吸困难等呼吸道症状为主要表现，部分病例可有腹泻等消化道症状。胸部 X 线检查可见肺部炎性浸润影，实验室检查外周血白细胞计数正常或降低，抗菌药物治疗无效是其重要特征。重症病例表现明显的呼吸困难，并可迅速发展成为急性呼吸窘迫综合征。根据中西医病名对照，本病属中医学"瘟疫""热病"范畴，结合临床特点亦可从"发热""咳嗽"等角度进行辨证。

一、病因病机

本病病因为疫毒之邪，由口鼻而入；病位在肺，可累及心、脾、肾、肝、胃、肠等多脏腑。肺主表，受邪而寒热身痛；肺主气，司呼吸，因疫毒之邪郁闭肺气，而致干咳、呼吸困难、气促胸闷、喘息、憋气。邪之所凑，其气必虚，气阴受损而致极度乏力。其基本病机为"邪毒壅肺，湿痰瘀阻，肺气郁闭，气阴亏虚"，以"热、湿、毒、瘀、虚"贯穿疾病始终。起病即见疫毒袭肺损络，旋即见到耗气伤阴表现；进展期则毒热壅肺，邪伏膜原，气阴两伤，波及血分征象很少见到；恢复期正虚邪恋，出现多脏虚损，尤以肾亏明显，夹湿夹瘀。其病变特点随病情发展出现由浅入深、由轻转重、由实致虚、因虚致实，从而呈现表里同病、传变迅速、缠绵反复及虚实夹杂等特点。

二、诊查要点

1. 流行病学史

若患者在近 2 周内有与 SARS 患者接触，尤其是密切接触（指与 SARS 患者共同生活，照顾 SARS 患者，或曾经接触 SARS 患者的排泄物，特别是气道分泌物）的历史；或患者为与某 SARS 患者接触后的群体发病者之一；或患者有明确的传染他人，尤其是传染多人 SARS 的证据，可以认为该患者具有 SARS 的流行病学依据。

2. 临床表现

（1）发热≥ 38℃，呈持续性高热，伴乏力、头身痛。

（2）呼吸系统症状：咳嗽多为干咳、少痰，严重者逐渐出现胸闷、气促，甚至呼吸困难。

（3）其他方面症状：部分患者出现腹泻、恶心、呕吐等消化道症状。

3. 实验室检查

（1）外周血白细胞计数正常或降低。

（2）胸部 X 线检查可见肺部炎性浸润影，出现不同程度的片状、斑片状磨玻璃密度影，少数为肺实变影。

（3）特异性病原学检测：SARS-CoV 血清特异性抗体检测，从进展期至恢复期抗体阳转或抗体滴度呈 4 倍及以上升高，具有病原学诊断意义；SARS-CoV RNA 检测阳性具有早期诊断意义。

三、辨证论治

（一）辨证要点

根据病程、热势、呼吸困难程度、胸片变化、气阴损伤情况等为辨证要点。本病病因为湿热疫毒，因此需要从三个方面辨证：①辨湿热的轻重：一般表现为湿热并重或热重于湿，而湿重于热者少见；②辨病在气分还是病在营分：病在气分者舌质红，病在营分者舌质绛；③辨肺气郁闭的轻重：肺气郁闭轻者身痛、汗出不畅，肺气郁闭重者喘憋胸闷。

（二）治疗原则

1. 早治疗、早诊断

尽早使用中医药。

2. 重祛邪

该病为疫毒之邪感之，明代吴又可强调"逐邪为第一要义"，故清热解毒、透邪化浊要贯穿治疗始终。

3. 早扶正

由于气阴亏虚病机始终存在，故在患病早期有虚证现象出现时，应及时扶正。

4. 防传变

病机初见端倪即可采取措施，用药先于病机病势，以阻止传变，防范其他脏器的损伤。

（三）分证论治

1. 疫毒犯肺证

症状：初起发热，或有恶寒、头痛、身痛、肢困、干咳、少痰，或有咽痛、乏力、气短、口干、舌苔白或黄或腻，脉滑数，多见于疾病早期。

治法：清肺解毒，化湿透邪。

方药：银翘散合三仁汤。

加减举例：无汗者，加薄荷；热甚者，加生石膏、知母；舌苔腻甚者，加藿香、佩兰；腹泻者，加黄连、炮姜；恶心呕吐者，加制法半夏、竹茹。

中成药：清开灵注射液清热解毒、化痰通络、醒神开窍，或鱼腥草注射液清热解毒、消痈排脓、利湿通淋，或注射用双黄连（冻干）清热解毒、辛凉解表，或瓜霜退热灵清热解毒、开窍镇静，或藿香正气水解表化湿、理气和中。

2. 疫毒壅肺证

症状：高热、汗出热不解、咳嗽、少痰、胸闷、气促、腹泻、恶心呕吐，或脘腹胀满，或便秘，或便溏不爽，口干不欲饮，气短、乏力，甚则烦躁不安，舌红或绛，苔黄腻，脉滑数，多见于早期、进展期。

治法：清热解毒，宣肺化湿。

方药：麻杏石甘汤。

加减举例：烦躁、舌绛口干有热入心营之势者，加生地黄、赤芍、牡丹皮；气短、乏力、口干重者，去太子参，加西洋参；恶心呕吐者，加制法半夏；便秘者，加瓜蒌、生大黄；脘腹胀满、便溏不爽者，加焦槟榔、木香。

中成药：新雪颗粒清热解毒，或金莲清热颗粒清热解毒、利咽生津止咳祛痰，或苦甘冲剂疏风清热、宣肺化痰、止咳平喘。

3. 肺闭喘憋证

症状：高热不退或开始减退，呼吸困难、憋气胸闷、喘息气促，或有干咳、少痰、痰中带血；气短，疲乏无力，口唇发绀，舌红或暗红，苔黄腻，脉滑，多见于进展期及重症SARS。

治法：清热泻肺，祛瘀化浊，佐以扶正。

方药：葶苈大枣泻肺汤。

加减举例：气短疲乏喘重者，加山茱萸；脘腹胀满、纳差者，加厚朴、麦芽；口唇发绀者，加三七、益母草。

中成药：丹参注射液活血化瘀、通脉养心，或盐酸川芎嗪注射液活血化瘀，或血必净注射液活血化瘀、疏通经络、溃散毒邪。

4. 内闭外脱证

症状：呼吸窘迫、憋气喘促、呼多吸少，语声低微，躁扰不安，甚则神昏，汗出肢冷，口唇紫暗，舌暗红，苔黄腻，脉沉细欲绝，见于重症SARS。

治法：益气敛阴，回阳固脱，化浊开闭。

方药：参附汤。

加减举例：神昏者，送服安宫牛黄丸；冷汗淋漓者，加生龙骨、煅牡蛎；肢冷者，加桂枝、干姜；喉间痰鸣者，加猴枣散。

中成药：参附注射液回阳救逆、益气固脱，或黄芪注射液、益气元、扶正祛邪、养心通脉、健脾利湿，或生脉注射液理气开窍、益气强心、生津复脉、回阳救逆、扶正祛邪、活血化瘀，或安宫牛黄丸解热祛毒、通窍镇静。

5. 气阴亏虚，痰瘀阻络证

症状：胸闷，气短，神疲乏力，动则气喘，或见咳嗽，自觉发热或低热，自汗，焦虑不安，失眠，纳呆，口干咽燥，舌红少津，舌苔黄或腻，脉象多见沉细无力，多见于恢复期。

治法：益气养阴，化痰通络。

方药：生脉散。

加减举例：气短气喘较重、舌暗者，加三七、五味子、山茱萸；自觉发热或心中烦热、舌暗者，加青蒿、栀子、牡丹皮；大便偏溏者，加茯苓、白术；焦虑不安者，加醋柴胡、香附；失眠者，加炒酸枣仁、远志；肝功能损伤、转氨酶升高者，加茵陈、五味子；骨质损伤者，加龟甲、鳖甲。

中成药：生脉注射液理气开窍、益气强心、生津复脉、回阳救逆、扶正祛邪、活血化瘀，或参附注射液回阳救逆、益气固脱，或百令胶囊补肺肾、益精气，或补中益气丸补中益气、升阳举陷。

四、特色治疗

1. 单味中药

现代药理研究表明，多种单味中药具有治疗传染性非典型肺炎（SARS）作用。

（1）抗病原微生物：如金银花、连翘、黄芩、黄连、大青叶、板蓝根、鱼腥草、苦参等。

（2）解热：如石膏、知母、水牛角、羚羊角、黄芩、黄连、金银花、板蓝根、紫草、穿心莲、青蒿等。

（3）抗感染：如大青叶、板蓝根、金银花、连翘、黄连、黄柏、黄芩等。

（4）抗肺纤维化：如地龙、水蛭、红花、赤芍等。

2. 针灸疗法

（1）刺灸：针灸治疗 SARS，可改善急性肺感染之发热，辅助抢救呼吸衰竭，配合温针灸、穴位注射等治疗可以益气回阳固脱，增强体质，抵抗疫毒。后期调理，可改善肺功能。

治法：疫毒犯肺者以清肺解毒、化湿透邪为法，疫毒壅肺者以清热解毒、宣肺化湿为法，肺闭喘憋者以清热泻肺、祛瘀化浊、佐以扶正为法，内闭外脱者以益气敛阴、回阳固脱、化浊开闭为法，气阴亏虚、痰瘀阻络者以益气养阴、化痰通络为法。

针灸处方：肺俞、风门、尺泽、列缺、风池、大椎、曲池、合谷。

刺灸方法：针刺为主，泻法。重症SARS呼吸系统衰竭者针、灸并用，补法。

随证配穴：咽喉肿痛者，加少商、鱼际；胸闷者，加内关、膻中；呕吐者，加中脘、内关、足三里；高热者，加十宣、十二井；呼吸衰竭者，加素髎、气海、气舍、命门；体虚者，加神阙、足三里、气海、关元、膏肓、三阴交、胃俞、脾俞施灸。

（2）耳针疗法：取肺、气管、咽喉、脾、肾、肾上腺、皮质下。每次针2~3穴，强刺激，针刺时频频捻转，嘱患者适当活动患肢。留针30 min，1次/天。也可用王不留行贴压。

（3）艾灸疗法：呼吸衰竭者取神阙、关元、足三里、百会、涌泉。用艾条悬灸30~60 min。

（4）电针疗法：按针灸处方或加减每次选2~3对穴。早期取密波，较快频率，中期、极期取疏密波，每次通电20~30 min，1次/天。

（5）穴位注射：实证取肺俞、定喘、胸夹脊，用维生素B_{12}注射液；虚证取关元、足三里等，用黄芪注射液、参麦注射液，每穴0.5~1 mL。每日或隔日1次。

3. 推拿治疗

推拿适合于治疗无明显并发症的SARS。按揉脾俞、胃俞、膈俞、大椎、足三里等穴，酸胀为度；摩腹部5 min；自下而上推督脉及膀胱经反复1~2 min；擦大椎、背部膀胱经，透热为度；隔日1次。

4. 其他疗法

（1）刮痧疗法：用刮痧板边缘或刮板角部顺着一个方向于肘窝或腘窝刮拭，每个部位刮30次左右，以皮肤出现小出血点或小充血点为度，用于发热的患者。

（2）空气消毒：①房内可用艾叶、白芷、苍术、丁香、黄柏、羌活、石菖蒲、白芷、山奈、皂角刺、大黄、草果、檀香、藏香等芳香化浊药物在居室内点燃或熏蒸，芳香化浊、净化空气，也可加工成气雾剂，用于公共场所集体预防或居室内空气消毒，既能辟秽，又能化湿以消除疫毒。②避瘟丹。乳香、苍术、细辛、甘松、木香、枣肉糊为丸，如豆大，每用1丸焚之，良久，又焚1丸，略有香气即妙。③苍术烧烟熏。将碾压过的苍术末用棉纸包裹，捻成粗捻点燃，勿起火苗，把门窗封闭，待烟火熄灭、静置一会儿后，开窗通风便可。另外，推荐在室内熏艾、熏香等也可起到预防作用。

（3）药物嗅鼻：用清热滋阴中药如知母、黄芩、玄参、麦冬、沙参等制成滴鼻液滴鼻预防，每2 h滴1次，保持呼吸道湿润；或采用通阳取嚏法即艾叶、苍术、白芷、雄黄等芳香化浊类药刺鼻取嚏以预防；也可用藿香、苍术、白芷、草果、石菖蒲、艾叶、冰片、重楼等制成口鼻剂给药。

（4）佩带香囊：藿香、苍术、白芷、草果、石菖蒲、艾叶、冰片、重楼等粉碎成细末后，制成香袋，白天佩挂胸前，晚上置枕边，每日闻15次以上。

（5）穴位涂药：用雄黄散涂抹，雄黄、朱砂、石菖蒲、鬼臼等少许，涂五心、额、鼻、水沟、耳门以辟瘟。

（6）中药膏贴：咳嗽、喘促者，于天突、定喘贴"定喘膏"；喘促、胸闷、气粗者，可于心俞、膻中、膺窗、大包加贴"通脉护心膏"；对脘痞、纳呆、腹胀、便溏、泄泻者，可在中脘、神阙及关元贴"散结止痛膏"。

（7）经典食疗。①神仙粥。大米或小米 1 把，生姜 5 大片，水 2 小杯。方法：将上材料入砂锅内煮待烂时，加入带须大葱白 5 支，煮至米熟时，再加米醋 30 ~ 40 mL，调匀，每日早晨趁热喝之。②桑白皮百合排骨汤。桑白皮 50 g，百合 75 g，山药、排骨或瘦肉 500 g。方法：将上料清洗干净，把材料一并放进煲汤锅内加水煮沸煲熟食用。③枇杷叶茶。枇杷叶、夏枯草、菊花、黄糖。方法：上药清洗后加水煮沸煲半小时。

（焦小强）

第二节　病毒性肝炎

病毒性肝炎是由多种肝炎病毒引起的以肝脏损害为主的一组全身性传染病，主要临床表现以疲乏、食欲减退、肝大、肝功能异常为特征，部分患者出现黄疸或无症状。按病原分类，目前已发现的病毒性肝炎至少可分为甲、乙、丙、丁、戊、庚、TTV 7 型肝炎，临床分型可包括急性、慢性、重型（肝功能衰竭）和瘀胆型肝炎及肝炎肝硬化，其中甲型和戊型主要表现为急性肝炎，乙、丙、丁型主要表现为慢性肝炎并可发展为肝炎肝硬化和肝细胞癌，庚型肝炎病毒和 TTV 病毒的致病性问题目前尚有争议。根据中西医病名对照，急性肝炎属中医病名国家标准的"热病"范畴，慢性肝炎属"肝著"范畴，重型肝炎属"肝瘟"范畴，结合临床特点亦可从"黄疸""胁痛""积聚""鼓胀"等角度进行辨证。

一、病因病机

本病多为感受湿热或疫毒之邪，或饮食不洁，损伤脾胃，蕴结肝胆所致。因湿热之邪外袭机体，郁而不达，内阻中焦，损伤脾胃，以致运化功能失职，而症见疲乏、纳差、恶心、厌油、腹胀、便溏等症。又因湿热熏蒸于肝胆，不能泄越，以致肝失疏泄，胆汁外溢，不循常道，浸渍入肌肤，则全身睛目发黄，下注膀胱，则小便尽黄，是为阳黄证，为临床常见。但有极少属于阴黄者，多因素体虚弱，脾胃虚寒，或因感受寒湿之邪，或因过服苦寒之品，损伤脾胃，或因湿从寒化，劳倦伤形，致中气大伤，脾不化血，故脾土之色，自见于外，黄色晦暗，是为阴黄证。若患者机体由于先天不足，素体虚弱，或久病体虚，或劳欲过度，以致精血亏损，阴阳失调，从而导致正气不足，机体无力驱除疫毒外出，病情缠绵难愈，久而入脾肾并伤血气是为"肝著"病。湿热疫毒为患，脾胃受其害，故湿热中阻证往往为首见；湿困脾阳，土不荣木，木郁失达，易出现肝郁脾虚、脾肾阳虚证。热邪伤阴，或过用苦寒、燥湿之药，耗伤阴液，导致肝肾阴虚；气机阻遏，血行失畅而致瘀，可转为瘀血阻络之证。湿热疫毒之邪侵扰机体是病毒性肝炎外因；正气不足，腑脏功能失调为其内因。湿毒蕴结，久而导致气血痰瘀互相搏结，脏腑失和，经络不通最终导致阴阳气血俱虚，肝肾败损，这是本病的病理机制与发病过程。其基本病机病理为毒、瘀、湿热互结，导致肝、脾、肾三脏功能失调。

二、诊断要点

1. 流行病学史

有肝炎患者接触史，或饮食不洁史、水源、食物污染史（甲、戊型肝炎），有输血、血制品史或消毒不严格的注射史或针刺史（乙、丙、丁型肝炎）。

2. 临床表现

无其他原因可解释的乏力、食欲减退、恶心厌油、巩膜黄染、尿黄、肝区痛等。

3. 相关病原学和（或）血清学检测

相关病原学和（或）血清学检测阳性，血清 ALT 反复升高而不能以其他原因解释者。

三、辨证要点

1. 辨脏腑

其病位在肝胆，与脾、胃、肾有关。

2. 辨虚实

其病性可表现为虚、实或虚实夹杂，虚为脾胃亏虚之虚寒或肝肾阴虚，实为湿热、疫毒、寒湿等。

3. 辨标本

以正气不足、腑脏功能失调为本，毒、瘀、湿、热为标。

4. 辨阴阳

出现黄疸患者可分阴黄、阳黄辨证，阳黄由湿热所致，起病急，病程短，黄色鲜明如橘色，伴有湿热症状；阴黄由寒湿所致，起病缓，病程长，黄色晦暗如烟熏，伴有寒湿诸候。

四、治疗原则

病毒性肝炎早期主要是湿热、疫毒、寒湿为患，故当祛邪以消除病源，通过清热、解毒、利湿、温化，给邪以出路。肝热病多以湿热夹毒为患，治疗时若病重药轻，祛邪不力，致湿热毒邪未能祛尽，残留体内，迁延日久，必将形成肝著病。病毒性肝炎病位在肝胆，与脾胃肾诸脏相关，故顾护肝、脾、肾功能贯穿始终，即疏肝健脾、活血化瘀，以改善肝郁脾滞、瘀血阻络的病机，防止转变为积聚、鼓胀；久病注意预防肝、肾阴虚，扶助正气，即滋补肝肾、健运脾胃。

五、分证论治

（一）肝热病（急性病毒性肝炎）

1. 急性黄疸型肝炎

（1）湿热蕴蒸证（阳黄）：尿黄，身目俱黄，色泽鲜明，恶心，厌油，纳呆，口干苦，头身困重，胸脘痞满，乏力，大便干，小便黄赤，苔黄腻，脉弦滑数。

治法：清热利湿。

方药：茵陈蒿汤。

加减举例：胁肋胀痛者，加柴胡、郁金；呕吐明显者，加姜半夏、竹茹；小便黄而短赤者，加车前草、薏苡仁；心烦者，加生地黄、连翘。

中成药：茵栀黄颗粒清热解毒、利湿退黄，或茵山莲颗粒清热解毒利湿，或大黄利胆胶囊清热利湿、解毒退黄，或八宝丹胶囊清利湿热、活血解毒、去黄止痛。

（2）寒湿困脾证（阴黄）：身目发黄，色泽晦暗，畏寒喜温，形寒肢冷，大便溏薄，舌质淡、舌体胖，苔白滑，脉沉缓无力。

治法：利湿清热，健脾和中。

方药：茵陈五苓散。

加减举例：呕吐者，加法半夏、竹茹；腹胀者，加厚朴、大腹皮、枳壳；便溏尿少者，加苍术、佩兰、石菖蒲。

中成药：黄芪注射液益气养元、扶正祛邪、养心通脉、健脾利湿，或五苓胶囊温阳化气、利湿行水，或茵山莲颗粒清热解毒利湿。

2. 急性无黄疸型肝炎

（1）湿浊中阻证：脘闷不饥，肢体困重，倦怠嗜卧，或见浮肿，口中黏腻，大便溏泻，苔腻，脉濡缓。

治法：健脾化湿，清热解毒。

方药：胃苓汤。

加减举例：肝气郁结、胁痛明显者，加川楝子、延胡索、青皮；气郁化火、症见口干苦、舌质红、苔黄者，加栀子、牡丹皮、龙胆；肝气犯胃、胃失和降、症见嗳气频作、胸脘痞满不适者，加旋覆花、赭石、紫苏梗、陈皮等。

中成药：香连丸清热燥湿、行气止痛，或枫蓼肠胃康胶囊清热除湿化滞，或黄芪注射液益气养元、扶正祛邪、养心通脉、健脾利湿。

（2）肝郁气滞证：胁胀脘闷，胸闷不舒，善太息，情志抑郁，不欲饮食，或口苦喜呕，头晕目眩，妇女月经不调，痛经或经期乳房作胀，脉弦，苔白滑。

治法：疏肝理气。

方药：柴胡疏肝散。

加减举例：气郁化火、烦热口苦者，加牡丹皮、栀子、板蓝根、蒲公英；肝气横逆、肠鸣腹泻者，加白术、茯苓；胁肋胀痛明显者，加香附、陈皮、郁金；胃失和降、恶心呕吐者，加旋覆花、法半夏、生姜；口苦甚者，加黄芩、龙胆。

中成药：护肝片疏肝理气、健脾消食，或十味蒂达胶囊疏肝理气、清热解毒、利胆溶石，或逍遥丸疏肝健脾、养血调经。

（二）肝著（慢性病毒性肝炎）

1. 肝胆湿热证

症状：胁痛口苦，脘闷纳呆，恶心呕吐，厌油腻，身目黄或无黄，小便黄短，大便黏腻不爽，时时叹息，苔黄腻，脉弦数。

治法：清利肝胆湿热。

方药：龙胆泻肝汤。

加减举例：胃肠燥热、大便不通者，加大黄、芒硝；脘腹胀甚者，加陈皮、枳壳；右胁胀痛者，加郁金、香附；口苦喜呕者，加竹茹、连翘、法半夏；阴黄湿重于热者，加茵陈五苓散。

中成药：龙胆泻肝软胶囊清肝胆、利湿热，或茵山莲颗粒清热解毒利湿，或茵栀黄颗粒清热解毒、利湿退黄；或大黄利胆胶囊清热利湿、解毒退黄；或八宝丹胶囊清利湿热、活血解毒、去黄止痛。

2. 肝郁脾虚证

症状：胁肋胀疼痛，胸闷太息，精神抑郁，性情急躁，纳食减少，口淡乏味，脘痞腹胀，午后为甚，少气懒言，四肢倦怠，面色萎黄，大便溏泻或食谷不化，每因进食生冷油腻及不易消化的食物而加重，舌质淡有齿痕，苔白，脉沉弦。

治法：疏肝健脾。

方药：柴芍六君子汤。

加减举例：胸胁胀痛者，加香附、郁金；身目发黄者，加茵陈、金钱草；烦躁易怒、口苦者，加牡丹皮、栀子；肠鸣腹泻者，加白术、茯苓、薏苡仁；恶心呕吐者，加陈皮、法半夏、藿香、砂仁、生姜。

中成药：护肝片疏肝理气、健脾消食，或九味肝泰胶囊化瘀通络、疏肝健脾，或强肝片清热利湿、补脾养血、益气解郁。

3. 肝肾阴虚证

症状：右胁隐痛，腰膝酸软，四肢拘急，筋惕肉瞤，头晕目眩，耳鸣如蝉，两目干涩，口燥咽干，失眠多梦，潮热或五心烦热，男子遗精，女子经少经闭，舌体瘦，舌质红，少津，有裂纹，花剥苔或少苔，或红无苔，脉细数无力。

治法：滋补肝肾，养血活血。

方药：一贯煎。

加减举例：纳差者，加焦三仙；胁痛明显者，加郁金、延胡索；大便干结者，加火麻仁、柏子仁；失眠者，加酸枣仁、合欢皮；气阴两虚、午后低热者，加太子参、鳖甲、地骨皮；齿衄、鼻衄者，加白茅根、茜草。

中成药：六味地黄丸滋阴补肾，或杞菊地黄丸滋肾养肝，或川黄口服液益气养血、滋补肝肾、活血化瘀，或五灵肝复胶囊养阴生津、舒肝解郁、清热解毒。

4. 瘀血阻络证

症状：面色晦暗，或见赤缕红丝，两胁刺痛，肝脾大，质地较硬，蜘蛛痣，肝掌，女子行经腹痛，经水色暗有块，舌质暗或有瘀斑，脉沉细涩。

治法：活血化瘀、散结通络。

方药：血府逐瘀汤。

加减举例：肝脾大质硬者，加夏枯草、鳖甲、土鳖虫；瘀血严重者，加三棱、莪术；胁痛甚者，加延胡索、五灵脂；鼻衄、齿衄、肌衄者，加三七粉、大蓟、小蓟；气滞者，加木香、香附；病久体弱者，加党参、黄芪。

中成药：九味肝泰胶囊化瘀通络、疏肝健脾，或鳖甲煎丸消痞化积、活血化瘀、疏肝解郁，或血塞通注射液活血祛瘀、通脉活络。

5. 脾肾阳虚证

症状：畏寒喜暖，四肢不温，精神疲惫，面色不华或晦黄，少腹腰膝冷痛，食少脘痞，腹胀便溏，或晨泻，完谷不化，甚则滑泄失禁，小便不利或余沥不尽或尿频失禁，下肢或全身浮肿甚则水臌，阴囊湿冷或阳痿，舌淡胖，有齿痕，苔白或腻或滑，脉沉细弱或沉迟。

治法：温阳散寒，健脾利湿。

方药：附子理中汤。

加减举例：腹胀明显者，加厚朴、木香、大腹皮；恶心呕吐者，加法半夏、藿香、豆蔻；黄疸消退缓慢者，加赤芍、丹参、虎杖；大便溏泄者，加补骨脂、五味子、肉豆蔻；腹胀浮肿明显者，加车前子、陈葫芦。

中成药：附子理中丸温中健脾，或金匮肾气丸温补肾阳、化气行水，或黄芪注射液益气养元、扶正祛邪、养心通脉、健脾利湿。

六、特色治疗

1. 单味中药

现代药理研究表明，多种单味中药对病毒性肝炎有治疗作用。

（1）保肝降酶：如垂盆草、山豆根、五味子等。

（2）抗肝纤维化：如桃仁、红花、丹参、三七、赤芍、百合、山慈菇、柴胡、鳖甲、土鳖虫等。

（3）改善蛋白质代谢：如人参、黄芪、当归、灵芝、冬虫夏草等。

（4）调节免疫：如冬虫夏草、淫羊藿、巴戟天、黄芪、人参、白术、猪苓、当归、枸杞子、何首乌、女贞子等。

（5）抗病毒：如苦参、苦味叶下珠、虎杖、土茯苓等。

2. 针灸疗法

（1）刺灸：针灸可以调整免疫功能，缓解肝区疼痛，改善食欲缺乏、上腹饱胀、乏力等临床症状。

治法：疏肝利胆、清热解毒。

针灸处方：肝俞、阳陵泉、行间、足三里、三阴交。

刺灸方法急性期针法为主，泻法；慢性肝炎针、灸并用，平补平泻或补法。

随证配穴：食欲不佳体质量减轻者，加脾俞、胃俞、中脘；肝区疼痛者，加期门、支沟、太冲；黄疸者，加至阳、阴陵泉；倦怠乏力者，加三阴交、肺俞、肾俞。

（2）耳针疗法：取神门、皮质下、心、肝、胆、脾、肾及耳郭敏感点。针刺或压王不留行治疗，两耳交替，每日按压 3 ~ 4 次以加强刺激，3 ~ 4 d 更换。

（3）艾灸疗法：取陈艾绒制成枣核状于中脘、气海、双侧足三里、双侧阳陵泉（有腹水者加三阴交）隔姜灸，依病情灸 5 ~ 7 壮，或悬灸或温针灸，以局部皮肤潮红为度。1次 / 天，15 次为 1 个疗程

（4）电针疗法：按针灸处方或加减每次选 2 ~ 3 对穴。取密波，较快频率。每次通电20 ~ 30 min，1 次 / 天。

（5）化脓灸法：取双侧足三里、三阴交，每次取 1 穴。在穴位上采用麦粒灸法，每穴7 壮，每壮艾绒 1.5 mg，直接在穴位皮肤上点燃施灸，灸毕贴灸疮膏。每日换膏药 1 次，化脓一般需 45 d，疮口愈合后再取对侧另一穴施灸，左右上下交替取穴，6 个月为 1 个疗程。

3. 推拿疗法

本病不适宜推拿治疗。

4. 其他疗法

（1）刮痧治疗：患者取俯卧位，医者立于患者左侧，充分暴露背部，于脊柱及两侧膀胱经均匀涂刮痧降酶液（由刮痧油及清热解毒之中药配制而成），用水牛角刮痧板以泻法刮拭 5 ~ 10 min，以刮拭部位出痧为宜，在痧点密集处用真空罐拔罐，留罐 20 min 后起罐，每周 2 次，两周为 1 个疗程。功能疏通经络，调畅气血，适用于转氨酶升高显著，PT无明显延长者。

（2）肝病治疗仪 + 药物离子导入治疗：主穴取期门、章门、支沟、三阴交、足三里、内关、太冲；配穴：肝郁气滞者，取肝俞；脾虚湿盛者，取脾俞；肝肾阴虚者，取肾俞；脾肾阳虚者，取脾俞、肾俞；瘀血阻络者，取膈俞。黄疸明显者，选用中药外治 I 号（茵陈蒿、大黄、栀子、赤芍等组成）；肝郁气滞型，中药外治 II 号（由柴胡、白芍、当归、白术等组成）。采取平卧或半卧姿势。1 次 / 天，每次 30 min，每周治疗 5 ~ 6 次，1 周为1 个疗程，一般治疗 2 ~ 3 个疗程。能增强中医辨证施治的疗效，具有改善症状、降酶、退黄、回缩肝脾、升高白蛋白等作用，可作为慢性乙型肝炎的辅助治疗。

（3）中药外敷肝区：四黄水蜜（由黄连、黄芩、黄柏、大黄各等份，研成细末，水蜜调敷）外敷于右胁期门穴，1贴/天，每次4 h，具有行气止痛、活血化瘀的功效，适用于胁肋胀痛的慢性乙型肝炎患者。当归、乳香、没药、红花、桃仁等研细末，用调成粥状，装布袋敷于肝区，用肝病治疗仪照射30 min，2周为1个疗程，对于右胁隐痛不适者效果良好。

（4）敷脐疗法：根据患者证型选用不同的药物进行敷脐，能有效改善患者腹胀症状，脾胃虚寒者选用脐饼Ⅰ号（由干姜、附片、吴茱萸等组成）；脾虚肝郁者选用脐饼Ⅱ号（由柴胡、茯苓、车前子等组成），慢性乙型肝炎腹胀明显者选用脐饼Ⅲ号（由甘草、大戟、黄芪、沉香、厚朴、槟榔等组成）。

（5）药熨：适量枳壳、小茴香共研碎，加入青盐些许炒烫，装入布袋。热熨痛处，药冷则更换。2次/天，每次30 min。具有疏肝理气止痛的功效，适用于胁肋疼痛患者。

（6）中药灌肠：中药灌肠方由大黄、桃仁、枳实、厚朴等组成，具有解毒行气之力，用于患者出现大便秘结或不畅、腹胀。1次/天，保留灌肠30 min。具有通腑祛浊，改善症状，促进恢复的效果。

（高立凡）

病案　慢性乙型病毒性肝炎

一、病历摘要

姓名：齐××　　　性别：男　　　年龄：26岁

过敏史：暂未发现。

主诉：慢性乙型病毒性肝炎5年。

现病史：5年前体检发现慢性乙型性肝炎，曾服用西药，具体用药不详，转氨酶偏高，现要求中医治疗。

二、查体

体格检查：面色稍黄，巩膜无黄染，面部散在痤疮，无蜘蛛痣，腹部触诊，肝脾无肿大，舌红苔薄白，脉弦滑。

辅助检查：乙肝病毒表面抗原定量 2 262.268 IU/mL，乙肝病毒 e 抗体定量 100.00 Inh%，乙肝病毒核心抗体定量 462.35 C.O.I，谷丙转氨酶（ALT）233 U/L，谷草转氨酶（AST）101 U/L，总胆汁酸（TBA）8.3 μmol/L，总胆红素（TBIL）40.6 μmol/L，直接胆红素（DBIL）11.3 μmol/L，间接胆红素（IBIL）29.3 μmol/L。乙型肝炎 DNA 测定（定量）5.21×10^6 IU/mL。

三、诊断

慢性乙型病毒性肝炎（营卫失调，阴寒内盛）。

四、诊疗经过

一诊，清肝利胆，健脾益气。处方：

柴胡 10 g	黄芩 10 g	溪黄草 30 g	垂盆草 30 g
白芍 15 g	夏枯草 10 g	虎杖 10 g	山楂 10 g
麦芽 30 g	枳壳 10 g	法半夏 10 g	党参 10 g
甘草 5 g			

14 剂，水煎服，一日 2 次，温服。

二诊，患者诉口苦，大便薄溏。舌淡红，苔薄白。脉弦缓。脾胃虚弱，气化无力，治疗当以和解散寒，生津敛阴，柴胡桂枝干姜汤加减。处方：

柴胡 25 g	桂枝 10 g	干姜 10 g	黄芩 10 g
天花粉 15 g	牡蛎 30 g（先煎）	吴茱萸 5 g	草豆蔻 10 g

14 剂，水煎服。

三诊，患者服药后大便成形，食纳可，未诉特殊不适。原方再进 14 剂。复查，乙肝病毒表面抗原定 1 227.017 IU/mL，转氨酶、胆红素指标已正常，乙型肝炎 DNA 测定（定量）2.33×10^4 IU/mL。

五、讨论

慢性乙型病毒性肝炎临床上较为多见，中医归属于"黄疸""胁痛"范畴。病机为肝胆湿热，治疗以清热利湿法为主，但乙肝患者脾胃多虚，不适宜一味清热，当和解少阳兼治脾寒。柴胡桂枝干姜汤临床上用于治疗少阳兼水饮。刘渡舟教授在其《伤寒论十四讲》中明确指出，本方"治胆热脾寒，气化不利，口渴，心烦，或胁痛控背、手指发麻、脉弦而缓、舌淡苔白等证"，对慢性乙型病毒性肝炎功效良好。

（高立凡）

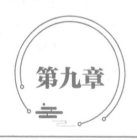

第九章　常见病证的针灸治疗

第一节　咳嗽

咳嗽是肺系疾病的主要症状之一。"咳"指有声无痰，"嗽"指有痰无声。临床一般声、痰并见，故统称咳嗽。根据病因可分为外感咳嗽和内伤咳嗽两大类。

西医学的上呼吸道感染、急慢性支气管炎、支气管扩张、肺炎、肺结核等的咳嗽症状属于本病范畴。

一、病因病机

外感咳嗽是外感风寒、风热之邪，使肺失宣降，肺气上逆而致。内伤咳嗽多为脏腑功能失调所致，如肺阴亏损，失于清润；或脾虚失运，聚湿生痰，上渍于肺，肺气不宣；或肝气郁结，气郁化火，火盛灼肺，阻碍清肃；或肾失摄纳，肺气上逆，均可导致咳嗽。

二、辨证

本病以咳嗽为主要症状，临床根据病因的不同分为外感咳嗽和内伤咳嗽。

（一）外感咳嗽

咳嗽病程较短，起病急骤，多兼有表证。

1. 外感风寒

咳嗽声重，咽喉作痒，咳痰色白、稀薄，头痛发热，鼻塞流涕，形寒无汗，肢体酸楚，苔薄白，脉浮紧。

2. 外感风热

咳嗽气粗，咳痰黏稠、色黄，咽痛，或声音嘶哑，身热头痛，汗出恶风，舌尖红，苔薄黄，脉浮数。

（二）内伤咳嗽

咳嗽起病缓慢，病程较长，可兼脏腑功能失调症状。

1. 痰湿侵肺

咳嗽痰多色白，呈泡沫状，易于咯出，脘腹胀闷，神疲纳差，舌淡苔白腻，脉濡滑。

2. 肝火灼肺

气逆咳嗽，阵阵而作，面赤咽干，目赤口苦，痰少而黏，不易咯吐，引胁作痛，舌边尖红，苔薄黄少津，脉弦数。

3. 肺阴亏损

干咳，咳声短促，以午后黄昏为剧，少痰，或痰中带血，潮热盗汗，形体消瘦，两颊红赤，神疲乏力，舌红少苔，脉细数。

三、治疗

（一）针灸治疗

1. 外感咳嗽

治则：疏风解表，宣肺止咳。以手太阴经穴为主。

主穴：肺俞、中府、列缺。

配穴：外感风寒者，加风门、合谷；外感风热者，加大椎。

操作：毫针泻法，风热可疾刺，风寒留针或针灸并用，或针后在背部腧穴拔罐。中府、风门、肺俞等背部穴不可深刺，以免伤及内脏。

方义：咳嗽病变在肺，按俞募配穴法取肺俞、中府以理肺止咳、宣肺化痰；列缺为肺之络穴，可散风祛邪，宣肺解表。

2. 内伤咳嗽

治则：肃肺理气，止咳化痰。以手、足太阴经穴为主。

主穴：肺俞、太渊、三阴交、天突。

配穴：痰湿侵肺者，加丰隆、阴陵泉；肝火灼肺者，加行间；肺阴亏虚者，加膏肓。

操作：主穴用平补平泻法，可配用灸法。

方义：内伤咳嗽易耗伤气阴，使肺失清肃，故取肺俞调理肺气；太渊为肺经原穴，可肃肺、理气、化痰；三阴交可疏肝健脾，化痰止咳；天突为局部选穴，可疏导咽部经气，降气止咳。四穴合用，共奏肃肺理气、止咳化痰之功。

（二）其他治疗

1. 穴位注射

选定喘、大杼、风门、肺俞，用维生素 B₁ 注射液或胎盘注射液，每次取 1～2 穴，每穴注入药液 0.5 mL，选穴由上而下依次轮换，隔日 1 次。本法用于慢性咳嗽。

2. 穴位贴敷

选肺俞、定喘、风门、膻中、丰隆，用白附子（16％）、洋金花（48％）、川椒（33％）、樟脑（3％）制成粉末。将药粉少许置穴位上，用胶布贴敷，每3～4h更换1次，最好在三伏天应用。亦可用白芥子、甘遂、细辛、丁香、苍术、川芎等量研成细粉，加入基质，调成糊状，制成直径1cm圆饼，贴在穴位上，用胶布固定，每3～4h更换1次，5次为1个疗程。

（苏春荀）

第二节　头痛

一、偏头痛

偏头痛是一种反复发作性的头痛，发病常有季节性，有遗传倾向，女性多发，首次发病多在青春期前后。其病因复杂，至今尚不十分清楚。有人认为颈交感神经反应性激惹、过敏、短暂性脑水肿、短暂性垂体肿胀、内分泌障碍、精神因素与本病的发生有一定关系。

（一）临床表现

（1）常在疲劳、紧张、情绪激动、睡眠欠佳、月经期、特定季节发病。

（2）部分患者有短暂的前驱症状：嗜睡、精神不振或过分舒适、视物模糊、畏光、闪光、彩色火星、流泪、盲点、偏盲，或有肢体感觉异常、运动障碍等。

（3）头痛大多位于额、颞、眼区周围，局限于一侧，个别为双侧，呈剧烈跳痛、钻痛、胀裂痛，持续数小时至1～2d，间隔数日或数月后再发。

（4）可伴有胃肠道及自主神经症状：恶心、呕吐、腹胀、腹泻、多汗、流泪、面色苍白、皮肤青紫、心率加快或减慢。

（5）还有特殊类型的偏头痛：①眼肌麻痹型偏头痛。发作时伴有眼肌的麻痹，眼肌麻痹常在数日内恢复。②内脏型偏头痛。发作时伴有消化道症状或盆腔内疼痛。③基底动脉型偏头痛。枕颈部的发作性头痛，伴有共济失调、眩晕、耳鸣、口舌麻木等。

（二）辅助检查

可根据不同原因或不同的类型选用不同的检查项目，但多无特异性。

（三）治疗

1. 体针疗法

（1）处方：取穴分为六组，第一组取鱼腰、太阳、阳白；第二组取百会、风池等；第三组取相关节段内远隔部位的穴位，如膻中、紫宫、内关、神门等；第四组取相关节段内远隔部位的穴位，如T1～5夹脊穴、大杼、肺俞、厥阴俞；第五组取足三里、内庭；第六组取三阴交、太溪。

第一组、第三组、第五组穴位为一处方，第二组、第四组、第六组穴位为一处方。两种处方交替使用，每次取用 7 ~ 8 穴即可（指取用的穴位总个数，下同）。患侧取穴为主。

（2）操作方法：常规消毒后，选用 28 ~ 30 号毫针，向下平刺阳白 0.7 ± 0.1 寸，向后平刺太阳 1.2 ± 0.2 寸，横向平刺鱼腰 0.7 ± 0.1 寸。向前平刺百会 1.2 ± 0.2 寸，向鼻尖方向斜刺风池 1.0 ± 0.2 寸。向脊柱方向 45° 角斜刺胸 1 ~ 5 夹脊穴、大杼、肺俞、厥阴俞 0.6 ± 0.2 寸。向下平刺膻中、紫宫 1.2 ± 0.2 寸，直刺内关 1.2 ± 0.2 寸，直刺神门 0.4 ± 0.1 寸。直刺足三里 2.0 ± 0.5 寸，直刺内庭 0.8 ± 0.2 寸。直刺三阴交 1.4 ± 0.2 寸，直刺太溪 0.8 ± 0.2 寸。

每天针刺 1 ~ 2 次，每次留针 30 min，留针期间行针 3 ~ 5 次。均用中等强度捻转手法，捻转的幅度为 2 ~ 3 圈，捻转的频率为每秒 2 ~ 4 个往复，每次行针 10 ~ 30 s。

（3）按语：本病的发病原因虽不十分清楚，但被认为是一种血管舒缩功能障碍性疾病，而血管的运动障碍又与支配神经的功能异常有关，因而又有人将本病称之为血管舒缩性头痛、血管神经性头痛。在针刺治疗本病时，应考虑到这两个方面的病理机制。头部血管分布着来自 T1 ~ 5 的自主神经，所以主要穴位应选在 T1 ~ 5 节段区内。通过调节相应节段的自主神经的功能来恢复血管的正常舒缩活动，选用第二组、第四组穴位的目的就在于此。因自主神经的功能又是由高位中枢控制的，而头部的一些穴位对高位中枢的功能有良好的调节作用，故而取用第一组、第二组穴位。取用第五组、第六组穴位旨在调节患者的内分泌功能和 5-HT 的水平，此外，针刺这几个穴位对自主神经的功能或消化道功能也有调节作用。

因偏头痛的发生是由于头皮或硬脑膜血管的反应性扩张而发生局限性水肿所致，所以针刺时使用中等强度刺激手法为宜，这样既可以通过调节自主神经的功能而间接调节血管的舒缩功能，又可起到一定的镇痛作用。如果单纯地为了追求镇痛效果，而采用强烈的刺激手法，有可能抑制交感神经的功能，使已经处于扩张状态的血管受到进一步抑制，反而事与愿违。

需要说明一点，有的患者有明显的前驱症状，若恰在前驱症状期就诊，则可先用较强的刺激手法针刺，前驱症状期过后再用中等强度刺激手法针刺。因为前驱症状的出现是由于颈内动脉分支的一过性痉挛引起脑局限性缺血所致，此时应首先缓解动脉的痉挛，故而先采用较强的刺激手法为宜。

2. 电针体穴疗法

（1）处方：与体针疗法的选穴相同。取穴分为六组，第一组取印堂、鱼腰、太阳、阳白；第二组取百会、风池等；第三组取相关节段内远隔部位的穴位，如膻中、玉堂、紫宫、华盖、内关、神门等；第四组取相关节段内远隔部位的穴位，如 T1 ~ 5 夹脊穴、大杼、风门；第五组取足三里、内庭；第六组取三阴交、太溪。

第一组、第三组、第五组穴位为一处方，第二组、第四组、第六组穴位为一处方。两种处方交替使用，每次取用 4 ~ 6 穴即可（指取用的穴位总个数，包括左右两侧的穴位。下同）。患侧取穴为主。

（2）操作方法：分为两步，第一步，进针操作与体针疗法一样；第二步为电针疗法操作方法。第一步操作完毕后，在第一组（头部的穴位）与第三组、第五组穴位之间，在第二组（头部的穴位）、第六组穴位与第四组穴位之间，分别连接电针治疗仪的两极导线，采用疏密波，刺激量的大小以出现明显的局部肌肉颤动或患者能够耐受为宜。每次电针治疗 20 min，每天治疗 1 ~ 2 次。

3. 灸法

灸法多与针刺法配合使用，而且不能用于面部的穴位。

（1）处方：取穴分为三组，第一组取 T1 ~ 2 夹脊穴、大杼、风门、三阴交、太溪；第二组取膻中、紫宫、内关、神门、足三里、内庭。两组穴位交替使用，每次取用 3 ~ 4 穴即可。第三组取头部的穴位，如印堂、鱼腰、太阳、阳白、百会、风池等，第三组穴位使用针刺法。

（2）操作方法：第一组、第二组交替使用，用艾条温和灸，或用隔姜灸，每穴灸 15 min，使局部有明显的温热感为宜。第三组穴位每次均用。可先针第三组，再灸第一组、第二组。每日治疗 1 ~ 2 次。

4. 耳针疗法

（1）处方：主穴、配穴同时取用，两侧交替。

主穴：典型偏头痛与普通型偏头痛均取一侧的颞区、大脑皮质、皮质下。

配穴：取另一侧的耳穴，女性患者加取卵巢区，丛集型偏头痛加取眼区，偏瘫型偏头痛取穴同典型偏头痛，基底动脉型偏头痛加取脑干区、枕颈区，眼肌瘫痪型加取脑干，内脏型和典型者加取胃区。

（2）操作方法：常规消毒后，用 28 号 0.5 ~ 1.0 寸毫针斜刺或平刺耳穴。每天针刺 1 ~ 2 次，每次留针 20 min，留针期间行针 2 ~ 3 次，用中等强度捻转手法，捻转的幅度为 2 ~ 3 圈，捻转的频率为每秒 2 ~ 4 个往复，每次行针 5 ~ 10 s。

（3）按语：按照常规，对于头痛的针刺治疗应该采用强刺激手法，然而对于本病的治疗却采用了中等强度刺激手法，原因何在呢？因为本病是一种发作性血管舒缩障碍性疾病，典型的偏头痛每次发作都包括一个动脉收缩期（主要是颅内动脉）和一个动脉扩张期（主要是颅外动脉），先发生颅内动脉收缩，使脑血流灌注量减少，而引起先兆症状，后发生颅外动脉扩张而引起头痛。其他各型也既有血管的收缩异常，又有血管的舒张异常。如果用强刺激手法针刺，不利于扩张状态的血管恢复原有的张力，而用弱刺激手法针刺，则不利于降低处于异常收缩状态的血管的张力。为了有效地调节血管的舒缩功能，所以这里采用了中等强度刺激手法。

典型偏头痛发作前有大脑功能失调的先兆出现，所以取用了脑点。其他各型偏头痛虽无典型的大脑功能失调的先兆症状，但是因为本病发作与精神状态有一定关系，精神过劳、紧张、焦虑、激动等均可促使偏头痛发作，所以其他各型偏头痛也应取用脑点，以调节大脑皮质的功能。

另外，偏头痛多见于女性，常在青春期前后发病，发作常与月经周期有关，妊娠期发作减少或停止发作，男女两性于更年期后发作均可完全停止。这说明内分泌情况与本病的发生有关，所以女性患者还应取用卵巢区，男性患者则可加取睾丸区，男女患者还均可加取皮质下区，以进一步调节内分泌系统的功能。

本病虽为偏头痛，根据全息生物医学理论，在使用耳针疗法时，不应只取太阳、额，更重要的是要取用一些能调节中枢神经和内分泌功能的穴位，如脑干、皮质下、大脑皮质、下丘脑等。

5. 电针耳穴疗法

（1）处方：主穴、配穴同时取用，两侧交替。

主穴：典型偏头痛与普通型偏头痛均取一侧的颞区、大脑皮质、皮质下。

配穴：取另一侧的耳穴，女性患者加取卵巢区，丛集型偏头痛加取眼区，偏瘫型偏头痛取穴同典型偏头痛，基底动脉型偏头痛加取脑干区、枕颈区，眼肌瘫痪型加取脑干，内脏型和典型者加取胃区。

在上述耳针疗法处方的基础上，选取单侧的体穴内关、后溪、合谷（双侧交替使用）。

（2）操作方法：常规消毒后，用 28 号 0.5 ~ 1.0 寸毫针斜刺或平刺耳穴。用 28 ~ 30 号毫针，直刺内关 1.2 ± 0.2 寸，直刺后溪 0.8 ± 0.2 寸，直刺合谷 1.2 ± 0.2 寸。然后在耳穴与内关、后溪、合谷之间分别连接电针治疗仪的两极导线，采用疏密波，刺激量的大小以出现明显的局部肌肉颤动或患者能够耐受为宜。每次电针 4 ~ 6 个穴位（指取用的穴位总个数，下同）（主穴、配穴交替），每次电针 20 min。每天治疗 1 ~ 2 次。没有接电疗仪的耳穴，按普通耳针疗法进行操作。

6. 耳穴贴压疗法

（1）处方：主穴、配穴同时取用，两侧交替。

主穴：典型偏头痛与普通型偏头痛均取一侧的颞区、大脑皮质、皮质下。

配穴：取另一侧的耳穴，女性患者加取卵巢区，丛集型偏头痛加取眼区，偏瘫型偏头痛取穴同典型偏头痛，基底动脉型偏头痛加取脑干区、枕颈区，眼肌瘫痪型加取脑干，内脏型和典型者加取胃区。

（2）操作方法：用王不留行籽进行贴压法。常规消毒后，用 5 mm × 5 mm 的医用胶布将王不留行籽固定于选用的耳穴，每穴固定 1 粒。让患者每天自行按压 3 ~ 5 次，每个穴位每次按压 2 ~ 3 min，按压的力量以有明显的痛感但又不过分强烈为度。隔 2 ~ 3 天更换 1 次，双侧耳穴交替使用。

7. 按语

（1）针灸治疗本病具有较好的疗效，治疗几次即可获效。

（2）诊断时应排除占位性病变。

二、丛集性头痛

丛集性头痛亦称偏头痛性神经痛、组胺性头痛、岩神经痛、Horton 头痛，多发于青壮年，男性发病率为女性的 4 ~ 7 倍，一般无家族史。

（一）临床表现

（1）患者在某个时期内突然出现一系列的剧烈头痛，许多患者的丛集期惊人地在每年的同一季节发生，一般无先兆症状。

（2）疼痛多见于眼眶或（及）额颜部，头痛为非搏动性剧痛，患者坐立不安或前俯后仰地摇动，为缓解疼痛部分患者用拳击头部。许多患者的头痛在每天的固定时间内出现，每次发作持续 15 min 至 3 h，可自动缓解。发作连串持续 2 周到 3 个月（称为丛集期）。

（3）伴同侧眼结膜充血、流泪、眼睑水肿或鼻塞、流涕，有时出现瞳孔缩小、眼睑下垂、脸红颊肿等症状。

（4）间歇期可为数月到数年，其间症状完全缓解，但约有 10% 的患者有慢性症状。

（二）辅助检查

检查项目多无特异性。

（三）治疗

1. 体针疗法

（1）处方：取穴分为六组，第一组取头部的穴位，如印堂、鱼腰、太阳、阳白；第二组取百会、风池等；第三组取相关节段内远隔部位的穴位，如膻中、玉堂、紫宫、华盖、内关、神门等；第四组取相关节段内远隔部位的穴位，如胸 1 ~ 5 夹脊穴、大杼、风门；第五组取足三里、内庭；第六组取三阴交、太溪。

第一组、第三组、第五组穴位为一处方，第二组、第四组、第六组穴位为一处方。两种处方交替使用，每次取用 6 ~ 8 穴即可。

（2）操作方法：常规消毒后，选用 28 ~ 30 号毫针，向下平刺印堂、阳白 0.7 ± 0.1 寸，向后平刺太阳 1.2 ± 0.2 寸，横向平刺鱼腰 0.7 ± 0.1 寸。向前平刺百会 1.2 ± 0.2 寸，向鼻尖方向斜刺风池 1.0 ± 0.2 寸。向脊柱方向 45° 角斜刺胸 1 ~ 2 夹脊穴、大杼、风门 0.6 ± 0.2 寸。向下平刺膻中、玉堂、紫宫、华盖 1.2 ± 0.2 寸，直刺内关 1.2 ± 0.2 寸，直刺神门 0.4 ± 0.1 寸。直刺足三里 2.0 ± 0.5 寸，直刺内庭 0.8 ± 0.2 寸。直刺三阴交 1.4 ± 0.2 寸，直刺太溪 0.8 ± 0.2 寸。

每天针刺 1 ~ 2 次，每次留针 30 min，留针期间行针 3 ~ 5 次。均用中等强度捻转手法，捻转的幅度为 2 ~ 3 圈，捻转的频率为每秒 2 ~ 4 个往复，每次行针 10 ~ 30 s。

（3）按语：丛集性头痛也被认为是神经血管功能异常所导致的头痛，曾被作为偏头痛的一种特殊类型，所以在治疗上同偏头痛的治疗相类似。在针刺治疗本病时，应考虑到这两个方面的病理机制。头部血管分布着来自 T1 ~ 5 的自主神经，所以主要穴位应选在

T1～5节段区内。通过调节相应节段的自主神经的功能来恢复血管的正常舒缩活动，选用第二组、第四组穴位的目的就在于此。因自主神经的功能又是由高位中枢控制的，而头部的一些穴位对高位中枢的功能有良好的调节作用，故而取用第一组、第二组穴位。取用第五组、第六组穴位，旨在调节患者的内分泌功能。

需要指出的一点是，使用泼尼松或地塞米松能够有效地阻断多数患者的丛集性发作，从这一点来分析，如果用针刺疗法治疗本病，在设法调节神经、血管功能的同时，还应注意提高肾上腺皮质系统的功能，体针疗法中选用三阴交、足三里等穴，就是出于这种考虑。此外，为了有效地提高肾上腺皮质系统的功能，根据新创立的现代时间针灸学理论，上述穴位的针刺时间选在每日下午的4时以后为宜。

2. 电针体穴疗法

（1）处方：与体针疗法的选穴相同。取穴分为六组，第一组取头部的穴位，如印堂、鱼腰、太阳、阳白；第二组取百会、风池等；第三组取相关节段内远隔部位的穴位，如膻中、玉堂、紫宫、华盖、内关、神门等；第四组取相关节段内远隔部位的穴位，如胸1～5夹脊穴、大杼、风门；第五组取足三里、内庭；第六组取三阴交、太溪。

第一组、第三组、第五组穴位为一处方，第二组、第四组、第六组穴位为一处方。两种处方交替使用，每次取用6～8穴即可。

（2）操作方法：分为两步，第一步，进针操作与体针疗法一样；第二步为电针疗法操作方法。第一步操作完毕后，在第一组（头部的穴位）与第三组、第五组穴位之间，在第二组（头部的穴位）、第六组穴位与第四组穴位之间，分别连接电针治疗仪的两极导线，采用疏密波，刺激量的大小以出现明显的局部肌肉颤动或患者能够耐受为宜。每次电针治疗20 min，每天治疗1～2次。

3. 灸法

灸法多与针刺法配合使用，而且不能用于面部的穴位。

（1）处方：取穴分为三组，第一组取胸1～5夹脊穴、大杼、风门、三阴交、太溪，第二组取膻中、玉堂、紫宫、华盖、内关、神门、足三里、内庭。两组穴位交替使用。第三组取头部的穴位，如印堂、鱼腰、太阳、阳白、百会、风池等，第三组穴位使用针刺法。每组选用2～3个穴位即可，交替使用。

（2）操作方法：第一组、第二组交替使用，用艾条温和灸，或用隔姜灸，每穴灸15 min，使局部有明显的温热感为宜。第三组穴位每次均用。可先针第三组，再灸第一组、第二组。每日治疗1～2次。

4. 耳针疗法

（1）处方：主穴、配穴同时取用，两侧交替。

主穴：取一侧的颞区、大脑皮质、皮质下、下丘脑。

配穴：取另一侧的耳穴眼区、脑干区。

（2）操作方法：常规消毒后，用28号0.5～1.0寸毫针斜刺或平刺耳穴。每天针刺

1～2次，每次留针 20 min，留针期间行针 2～3次，用中等强度捻转手法，捻转的幅度为 2～3圈，捻转的频率为每秒 2～4个往复，每次行针 5～10 s。

（3）按语：需要指出的一点是，使用泼尼松或地塞米松能够有效地阻断多数患者的丛集性发作，从这一点来分析，如果用针刺疗法治疗本病，在设法调节神经血管功能的同时，还应注意提高肾上腺皮质系统的功能，耳针疗法中取用下丘脑、皮质下，就是出于这种考虑。此外，为了有效地提高肾上腺皮质系统的功能，根据现代时间针灸学理论，上述穴位的针刺时间选在每日下午的 4 时以后为宜。

5. 电针耳穴疗法

（1）处方：主穴、配穴同时取用，两侧交替。

主穴：取一侧的颞区、大脑皮质、皮质下、下丘脑。

配穴：取另一侧的耳穴眼区、脑干区。

在上述耳针疗法处方的基础上，选取单侧的体穴内关、后溪、合谷（双侧交替使用）。

（2）操作方法：常规消毒后，用 28 号 0.5～1.0 寸毫针斜刺或平刺耳穴。用 28～30 号毫针，直刺内关 1.2±0.2 寸，直刺后溪 0.8±0.2 寸，直刺合谷 1.2±0.2 寸。然后在耳穴与内关、后溪、合谷之间分别连接电针治疗仪的两极导线，采用疏密波，刺激量的大小以出现明显的局部肌肉颤动或患者能够耐受为宜。每次电针 4～6个穴位（主穴、配穴交替使用），每次电针 20 min。每天治疗 1～2次。没有接电疗仪的耳穴，按普通耳针疗法进行操作。

6. 耳穴贴压疗法

（1）处方：主穴、配穴同时取用，两侧交替。

主穴：取一侧的颞区、大脑皮质、皮质下、下丘脑。

配穴：取另一侧的耳穴眼区、脑干区。

（2）操作方法：用王不留行籽进行贴压法。常规消毒后，用 5 mm×5 mm 的医用胶布将王不留行籽固定于选用的耳穴，每穴固定 1 粒。让患者每天自行按压 3～5次，每个穴位每次按压 2～3 min，按压的力量以有明显的痛感但又不过分强烈为度。隔 2～3 天更换 1 次，双侧耳穴交替使用。还可用埋针疗法，2～3 日更换 1 次。

7. 按语

（1）针灸治疗本病也具有较好的疗效，治疗几次即可获效。

（2）诊断时应排除占位性病变。

三、紧张性头痛

紧张性头痛又称肌收缩性头痛、精神肌源性头痛、单纯头痛、普通头痛等，主要由精神紧张及头颅周围肌肉张力增高所引起。

（一）临床表现

（1）长期焦虑、紧张、抑郁或睡眠障碍、高强度的工作、缺乏适当休息，以及某些单调、机械工种使头颈或肩胛带长期处于不良的姿势等均可诱发本病。

（2）头痛为非搏动性，常为双侧或整个头部的弥漫性紧压痛。枕区的疼痛多牵涉颈项及肩胛区疼痛。头痛的程度多为轻、中度。

（3）头痛影响日常工作，但并不阻止患者的活动。

（4）头颅周围及颈部、肩胛区肌肉有压痛。

（二）辅助检查

检查项目多无特异性。

（三）治疗

1. 体针疗法

（1）处方：取穴分为两组，第一组取头部、上肢的穴位，如印堂、鱼腰、太阳、百会、风池、合谷、后溪等，第二组取颈部脊髓节段支配区内的穴位（如颈部夹脊穴、玉枕、天柱等）、肩胛区内的穴位（如天宗、秉风、阿是穴等）。两组穴位交替使用，每次取用6 ~ 8穴即可，双穴者同时取用。

（2）操作方法：常规消毒后，选用28 ~ 30号毫针，向下平刺印堂0.7±0.1寸，向后平刺太阳1.2±0.2寸，横向平刺鱼腰0.7±0.1寸，向前平刺百会1.2±0.2寸，向鼻尖方向斜刺风池1.0±0.2寸。直刺合谷1.2±0.2寸，直刺后溪0.8±0.2寸，直刺颈1 ~ 4夹脊穴、天柱0.8±0.2寸，平刺玉枕0.8±0.2寸，斜刺天宗、秉风1.0±0.2寸，肩胛区内的阿是穴采用斜刺法，并严格掌握针刺深度。

每天针刺1 ~ 2次，每次留针30 min，留针期间行针3 ~ 5次。均用较强刺激手法针刺，捻转的幅度为3 ~ 4圈，捻转的频率为每秒3 ~ 5个往复，每次行针10 ~ 30 s。

（3）按语：头部及颈肩部的肌肉主要接受来自颈部脊髓节段神经的支配，所以在选取体穴时，主要应在颈部脊髓节段的支配区内进行，即选用颈部夹脊穴及颈部、肩胛带区、头部的阿是穴等。我们在临床实践中发现，只选用头部的穴位有时效果并不理想，而同时取用颈夹脊穴或颈部、肩胛带的阿是穴则能立竿见影。

2. 电针体穴疗法

（1）处方：与体针疗法的选穴相同。取穴分为两组，第一组取头部、上肢的穴位，如印堂、太阳、百会、风池、合谷、后溪等，第二组取颈部脊髓节段支配区内的穴位（如颈部夹脊穴、玉枕、天柱等）、肩胛区内的穴位（如天宗、秉风、阿是穴等）等。两组穴位交替使用，每次电针4 ~ 6个穴位即可。

（2）操作方法：分为两步，第一步，进针操作与体针疗法一样；第二步为电针疗法操作方法。第一步操作完毕后，在第一组的头部穴位与上肢的合谷、后溪之间，在第二组的头部穴位与肩胛区内的穴位之间，分别连接电针治疗仪的两极导线，采用疏密波，刺激量的大小以出现明显的局部肌肉颤动或患者能够耐受为宜。每次电针治疗 20 min，每天治疗 1 ~ 2 次。

3. 梅花针疗法

（1）处方：取穴分为三组，第一组取头部的穴位，如前顶、百会、后顶、风池等；第二组取颈部的穴位，如颈部夹脊穴、玉枕、天柱等；第三组取肩胛区内的穴位，如天宗、秉风、阿是穴等。三组穴位同时使用。

（2）操作方法：常规消毒后，用较强的刺激手法叩打，叩打的重点部位是头颈部和肩胛带区的压痛点或压痛区。每个穴区每次扣打 3 ~ 5 min，以局部皮肤潮红起丘疹、不出血为度。每日治疗 1 ~ 2 次。

4. 灸法

灸法多与针刺法配合使用，而且不能用于面部的穴位。

（1）处方：取穴分为三组，第一组取胸 1 ~ 5 夹脊穴、大杼、风门、三阴交、太溪，第二组取华盖、紫宫、内关、神门、足三里、内庭。两组穴位交替使用。第三组取头部的穴位，如印堂、太阳、百会、风池等，第三组穴位使用针刺法。

（2）操作方法：第一组、第二组交替使用，用艾条温和灸，或用隔姜灸，每穴灸 15 min，使局部有明显的温热感为宜。第三组穴位每次均用。可先针第三组，再灸第一组、第二组。每日治疗 1 ~ 2 次。

5. 耳针疗法

（1）处方：主穴、配穴同时取用，两侧交替。

主穴：取头对应的单侧耳区，如额、颞区、枕、大脑皮质。

配穴：取另一侧的耳穴，即颈部、肩胛带对应耳区内的敏感点。

（2）操作方法：常规消毒后，用 28 号 0.5 ~ 1.0 寸毫针斜刺或平刺耳穴。每天针刺 1 ~ 2 次，每次留针 20 min，留针期间行针 2 ~ 3 次，用较强捻转手法，捻转的幅度为 3 ~ 4 圈，捻转的频率为每秒 3 ~ 5 个往复，每次行针 5 ~ 10 s。

（3）按语：使用耳针疗法时，亦应注意选穴的针对性。针刺时均用较强的刺激手法，目的在于有效地缓解肌肉的紧张。

本病虽为头痛，根据全息生物医学理论，在使用耳针疗法时，不应只取颞、额、脑点等头部对应的耳穴，还应取用颈部、肩胛带对应的耳区。

6. 电针耳穴疗法

（1）处方：主穴、配穴同时取用，两侧交替。

主穴：取头部对应的单侧耳区，如额、颞区、枕、大脑皮质。

配穴：取另一侧的耳穴，即颈部、肩胛带对应耳区内的敏感点。

在上述耳针疗法处方的基础上，选取单侧的体穴内关、后溪、合谷（双侧交替使用）。

（2）操作方法：常规消毒后，用 28 号 0.5 ~ 1.0 寸毫针斜刺或平刺耳穴。用 28 ~ 30 号毫针，直刺内关 1.2±0.2 寸，直刺后溪 0.8±0.2 寸，直刺合谷 1.2±0.2 寸。然后在耳穴

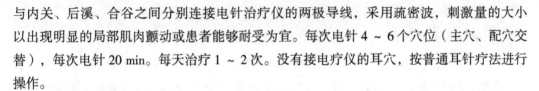

与内关、后溪、合谷之间分别连接电针治疗仪的两极导线，采用疏密波，刺激量的大小以出现明显的局部肌肉颤动或患者能够耐受为宜。每次电针 4 ~ 6 个穴位（主穴、配穴交替），每次电针 20 min。每天治疗 1 ~ 2 次。没有接电疗仪的耳穴，按普通耳针疗法进行操作。

7. 耳穴贴压疗法

（1）处方：主穴、配穴同时取用，两侧交替。

主穴：取头部对应的单侧耳区，如额、颞区、枕、脑干、大脑皮质。

配穴：取另一侧的耳穴，即颈部、肩胛带对应耳区内的敏感点。

（2）操作方法：用王不留行籽进行贴压法。常规消毒后，用 5 mm×5 mm 的医用胶布将王不留行籽固定于选用的耳穴，每穴固定 1 粒。让患者每天自行按压 3 ~ 5 次，每个穴位每次按压 2 ~ 3 min，按压的力量以有明显的痛感但又不过分强烈为度。隔 2 ~ 3 天更换 1 次，双侧耳穴交替使用。

8. 按语

（1）针灸治疗本病具有较好的疗效，治疗几次即可获效。

（2）诊断时应排除占位性病变。

（3）此外，对于焦虑、紧张、抑郁的患者，在使用针刺疗法治疗的同时，应在精神上给予诱导和劝慰。因工作繁重所致者，应设法调节作息规律，适当放松和注意休息。

四、外伤性头痛

头部的各种外伤均可引起头痛，临床表现因受伤部位及组织不同而异。

（一）临床表现

（1）头皮裂伤或脑挫伤后瘢痕形成，刺激颅内外痛觉敏感结构而引起头痛。疼痛部位比较局限，常伴有局部皮肤痛觉过敏。

（2）颈前部受伤累及颈交感神经链，导致支配头颅的交感神经失去控制而引起的头痛属自主神经功能异常性头痛。患者诉说一侧额颞区的发作性头痛，伴同侧瞳孔改变（先扩大后缩小），眼睑下垂及面部多汗。

（3）外伤后因颈肌持续收缩而出现的头痛和肌紧张性头痛的表现相类似，而且常与精神因素有关。

（4）外伤后神经不稳定性头痛常见于脑震荡后遗症，伴有头晕、耳鸣、失眠、注意力不集中、记忆力减退、精神萎靡不振或情绪易激动等症状。无神经系统的器质性损害。头痛与精神因素有一定关系。

（二）辅助检查

检查项目多无特异性。

（三）治疗

1. 体针疗法

（1）头皮裂伤或脑挫伤后瘢痕形成，刺激颅内外痛觉敏感结构引起的头痛：取阿是穴、太阳、百会、风池、玉枕、天柱、合谷、后溪等。每次取用 4 ~ 7 个即可，交替使用。

常规消毒后，选用 28 ~ 30 号毫针，向下平刺阿是穴 0.8 ± 0.2 寸，向后平刺太阳 1.2 ± 0.2 寸，向前平刺百会 1.2 ± 0.2 寸，向鼻尖方向斜刺风池 1.0 ± 0.2 寸。直刺颈 1 ~ 4 夹脊穴、天柱 0.8 ± 0.2 寸，平刺玉枕 0.8 ± 0.2 寸，直刺合谷 1.2 ± 0.2 寸，直刺后溪 0.8 ± 0.2 寸。

每天针刺 1 ~ 2 次，每次留针 30 min，留针期间行针 3 ~ 5 次。均用较强刺激手法针刺，捻转的幅度为 3 ~ 4 圈，捻转的频率为每秒 3 ~ 5 个往复，每次行针 10 ~ 30 s。用较强的刺激手法针刺，每日治疗 1 ~ 2 次，每次治疗 20 ~ 30 min，留针期间行针 3 ~ 4 次。

（2）外伤引起的自主神经功能异常性头痛：取穴分为两组，第一组取头部、上肢的穴位，如印堂、太阳、百会、风池、合谷、后溪等；第二组取 T1 ~ 5 节段区内的穴位，如相应的夹脊穴、背俞穴、内关、合谷等。每次取用 4 ~ 6 个即可，两组穴位交替使用。

常规消毒后，选用 28 ~ 30 号毫针，向脊柱方向 45° 角斜刺胸 1 ~ 2 夹脊穴、大杼、风门 0.6 ± 0.2 寸。斜刺向下平刺印堂 0.7 ± 0.1 寸，向后平刺太阳 1.2 ± 0.2 寸，向前平刺百会 1.2 ± 0.2 寸，向鼻尖方向斜刺风池 1.0 ± 0.2 寸。直刺合谷、内关 1.2 ± 0.2 寸，直刺后溪 0.8 ± 0.2 寸。

每天针刺 1 ~ 2 次，每次留针 30 min，留针期间行针 3 ~ 5 次。均用较强刺激手法针刺，捻转的幅度为 3 ~ 4 圈，捻转的频率为每秒 3 ~ 5 个往复，每次行针 10 ~ 30 s。

用较强的刺激手法针刺，捻转的幅度为 3 ~ 4 圈，捻转的频率为每秒 3 ~ 5 个往复，每次行针 10 ~ 30 s。每日治疗 1 ~ 2 次，每次治疗 20 ~ 30 min，留针期间行针 3 ~ 4 次。

（3）外伤后因颈肌持续性收缩引起的头痛：取穴分为两组，第一组取头部、上肢的穴位，如印堂、太阳、百会、风池、合谷、后溪等，第二组取颈部脊髓节段支配区内的穴位（如颈部夹脊穴、玉枕、天柱等）、肩胛区内的穴位（如天宗、秉风、阿是穴等）等。每次取用 4 ~ 6 个即可，两组穴位交替使用。

常规消毒后，选用 28 ~ 30 号毫针，向下平刺印堂 0.7 ± 0.1 寸，向后平刺太阳 1.2 ± 0.2 寸，向前平刺百会 1.2 ± 0.2 寸，向鼻尖方向斜刺风池 1.0 ± 0.2 寸。直刺合谷 1.2 ± 0.2 寸，直刺后溪 0.8 ± 0.2 寸，直刺颈 1 ~ 4 夹脊穴、天柱 0.8 ± 0.2 寸，平刺玉枕 0.8 ± 0.2 寸，斜刺天宗、秉风 1.0 ± 0.2 寸。肩胛区内的阿是穴采用斜刺法，并严格掌握针刺深度。

每天针刺 1 ~ 2 次，每次留针 30 min，留针期间行针 3 ~ 5 次。均用较强刺激手法针刺，捻转的幅度为 3 ~ 4 圈，捻转的频率为每秒 3 ~ 5 个往复，每次行针 10 ~ 30 s。

（4）外伤后神经不稳定性头痛：取太阳、鱼腰、百会、风池、玉枕、天柱、合谷、后溪等。

常规消毒后，选用 28 ～ 30 号毫针，向后平刺太阳 1.2 ± 0.2 寸，横向平刺鱼腰 0.7 ± 0.1 寸，向前平刺百会 1.2 ± 0.2 寸，向鼻尖方向斜刺风池 1.0 ± 0.2 寸。直刺天柱 0.8 ± 0.2 寸，平刺玉枕 0.8 ± 0.2 寸。直刺合谷 1.2 ± 0.2 寸，直刺后溪 0.8 ± 0.2 寸。

每天针刺 1 ～ 2 次，每次留针 30 min，留针期间行针 3 ～ 5 次。用中等强度刺激手法行针，捻转的幅度为 2 ～ 3 圈，捻转的频率为每秒 2 ～ 4 个往复，每次行针 10 ～ 30 s。

（5）按语：虽然都是外伤性头痛，但因伤及的部位和组织不同，头痛产生的病理生理学机制也各有所异。因此使用针灸疗法时，不能机械地一概"头痛医头"，只注重取用头部的穴位，而应当根据不同类型的外伤性头痛的病理生理学过程，科学地选用穴位。譬如外伤后瘢痕形成刺激颅内外痛觉敏感结构引起的头痛、外伤引起自主神经功能异常性头痛及外伤后因颈肌持续性收缩引起的头痛，穴位的选取均不应只限于头部，要做到这一点，确切的诊断是非常重要的。可以说进行疾病的准确诊断，弄清疾病的病理生理，是进行科学选穴的基本前提。这就是说，作为针灸临床医生，仅仅懂得"如何"扎针是远远不够的，应当具有更广博的知识，这也是针灸科学发展对现代针灸临床医生的要求。

2. 电针体穴疗法

（1）头皮裂伤或脑挫伤后瘢痕形成，刺激颅内外痛觉敏感结构引起的头痛：取阿是穴、太阳、百会、风池、玉枕、天柱、合谷、后溪等。每次取用 4 ～ 6 个即可，交替使用。

操作方法分为两步，第一步，进针操作与体针疗法一样；第二步为电针疗法操作方法。第一步操作完毕后，在头颈部穴位与上肢的合谷、后溪之间连接电针治疗仪的两极导线，采用疏密波，刺激量的大小以出现明显的局部肌肉颤动或患者能够耐受为宜。每次电针治疗 20 min，每天治疗 1 ～ 2 次。每次电针 4 个穴位即可。没有接电疗仪的穴位，按普通体针疗法进行操作。

（2）外伤引起的自主神经功能异常性头痛：取穴分为两组，第一组取头部、上肢的穴位，如印堂、太阳、百会、风池、合谷、后溪等；第二组取 T1 ～ 5 节段区内的穴位，如相应的夹脊穴、背俞穴、内关、合谷等。每次取用 4 ～ 6 个即可，两组穴位交替使用。

操作方法分为两步：第一步，进针操作与体针疗法一样；第二步为电针疗法操作方法。第一步操作完毕后，在第一组的头部穴位与上肢的合谷、后溪之间，在第二组的夹脊穴、背俞穴与内关、合谷之间，分别连接电针治疗仪的两极导线，采用疏密波，刺激量的大小以出现明显的局部肌肉颤动或患者能够耐受为宜。每次电针治疗 20 min，每天治疗 1 ～ 2 次。每次电针 4 个穴位即可。

（3）外伤后因颈肌持续性收缩引起的头痛：取穴分为两组，第一组取头部、上肢的穴位，如印堂、太阳、百会、风池、合谷、后溪等；第二组取颈部脊髓节段支配区内的穴位（如颈部夹脊穴、玉枕、天柱等）、肩胛区内的穴位（如天宗、秉风、阿是穴等）等。每次取用 4 ～ 6 个即可，两组穴位交替使用。

操作方法分为两步，第一步，进针操作与体针疗法一样；第二步为电针疗法操作方法。第一步操作完毕后，在第一组的头部穴位与上肢的合谷、后溪之间，在第二组的颈部穴位与肩胛区内的穴位之间，分别连接电针治疗仪的两极导线，采用疏密波，刺激量的大小以出现明显的局部肌肉颤动或患者能够耐受为宜。每次电针治疗 20 min，每天治疗 1 ～ 2 次。每次电针 4 ～ 6 个穴位即可。没有接电疗仪的穴位，按普通体针疗法进行操作。

（4）外伤后神经不稳定性头痛：取太阳、鱼腰、百会、风池、玉枕、天柱、合谷、后溪、内关等。每次电针 4 ～ 6 个穴位即可，交替使用。

操作方法分为两步：第一步，进针操作与体针疗法一样；第二步为电针疗法操作方法。第一步操作完毕后，在头部穴位与上肢的合谷、后溪、内关之间连接电针治疗仪的两极导线，采用疏密波，刺激量的大小以出现明显的局部肌肉颤动或患者能够耐受为宜。每次电针治疗 20 min，每天治疗 1 ～ 2 次。

3. 耳针疗法

（1）处方：主穴、配穴同时取用，两侧交替。

主穴：取一侧的大脑皮质、皮质下、脑干。

配穴：取另一侧的耳穴，头皮裂伤或脑挫伤后瘢痕形成，刺激颅内外痛觉敏感结构引起的头痛及外伤引起的自主神经功能异常性头痛，可同时选用或交替选用交感、额区、枕区、颈项区；外伤后因颈肌持续性收缩引起的头痛，取交感、颈项区；外伤后神经不稳定性头痛，取交感。

（2）操作方法：常规消毒后，用 28 号 0.5 ～ 1.0 寸毫针斜刺或平刺耳穴。每天针刺 1 ～ 2 次，每次留针 20 min，留针期间行针 2 ～ 3 次，用中等强度或中等强度以上的刺激手法针刺。

（3）按语：应当根据不同类型的外伤性头痛的病理生理学过程，科学地选用穴位。譬如外伤后瘢痕形成刺激颅内外痛觉敏感结构引起的头痛、外伤引起自主神经功能异常性头痛及外伤后因颈肌持续性收缩引起的头痛，耳穴的选取亦不能只限于脑的对应区，而应当考虑到颈部因素和颈交感神经的因素。要做到这一点，确切的诊断是非常重要的。可以说进行疾病的准确诊断，弄清疾病的病理生理，是进行科学选穴的基本前提。

4. 电针耳穴疗法

（1）处方：主穴、配穴同时取用，两侧交替。

主穴：取一侧的大脑皮质、皮质下。

配穴：取另一侧的交感、额区、枕区。

在上述耳针疗法处方的基础上，选取单侧的体穴神门、内关、太溪（双侧交替使用）。

（2）操作方法：常规消毒后，用 28 号 0.5 ～ 1.0 寸毫针斜刺或平刺耳穴。用 28 ～ 30 号毫针，直刺神门 0.4 ± 0.1 寸，直刺太溪 0.8 ± 0.2 寸，直刺内关 1.2 ± 0.2 寸。然后在耳穴与神门、太溪、内关之间分别连接电针治疗仪的两极导线，采用疏密波，刺激量的大小以出现明显的局部肌肉颤动或患者能够耐受为宜。每次电针 4 个穴位（交替使耳穴），每次电针 20 min。每天治疗 1 ～ 2 次。没有接电疗仪的耳穴，按普通耳针疗法进行操作。

5. 耳穴贴压疗法

（1）处方：主穴、配穴同时取用，两侧交替。

主穴：取一侧的大脑皮质、皮质下。

配穴：取另一侧的交感、额区、枕区。

（2）操作方法：用王不留行籽进行贴压法。常规消毒后，用 5 mm×5 mm 的医用胶布将王不留行籽固定于选用的耳穴，每穴固定 1 粒。让患者每天自行按压 3 ～ 5 次，每个穴位每次按压 2 ～ 3 min，按压的力量以有明显的痛感但又不过分强烈为度。隔 2 ～ 3 天更换1 次，双侧耳穴交替使用。

6. 按语

（1）针灸治疗本病具有较好的疗效，一般情况下治疗几次即可获效。

（2）使用针刺疗法治疗的同时，应注意休息。

五、颅内低压性头痛

腰椎穿刺是引起颅内低压性头痛的主要原因。

（一）临床表现

（1）腰椎穿刺后数小时内出现枕部的搏动性头痛，起坐或站立时头痛加剧，平卧后好转。

（2）一般在 1 ～ 3 d 内自然恢复，个别患者可持续 10 ～ 14 d。

（二）辅助检查

无特异性检查项目。

（三）治疗

1. 体针疗法

（1）处方：取穴分为两组，第一组取头部穴位，如风池、太阳、百会等；第二组取肢体部的穴位，如内关、合谷、太溪等。两组穴位同时使用，每次取用 5 ～ 7 穴即可。

（2）操作方法：常规消毒后，选用 28 ～ 30 号毫针，向后平刺太阳 1.2±0.2 寸，向前平刺百会 1.2±0.2 寸，向鼻尖方向斜刺风池 1.0±0.2 寸。直刺内关、合谷 1.2±0.2 寸，直刺太溪 0.8±0.2 寸。

每天针刺 1 ～ 2 次，每次留针 30 min，留针期间行针 3 ～ 5 次。使用中等强刺激手法针刺，捻转的幅度为 2 ～ 3 圈，捻转的频率为每秒 2 ～ 4 个往复，每次行针 10 ～ 30 s。

2. 电针体穴疗法

（1）处方：与体针疗法的选穴相同。取穴分为两组，第一组取头部穴位，如风池、太阳、百会等；第二组取肢体部的穴位，如内关、合谷、太溪等。两组穴位同时使用。

（2）操作方法：分为两步，第一步，进针操作与体针疗法一样；第二步为电针疗法操作方法。第一步操作完毕后，在第一组穴位与第二组穴位之间，分别连接电针治疗仪的两极导线，采用疏密波，刺激量的大小以出现明显的局部肌肉颤动或患者能够耐受为宜。每次电针治疗 20 min，每天治疗 1 ~ 2 次。每次电针 4 ~ 6 个穴位即可。没有接电疗仪的穴位，按普通体针疗法进行操作。

3. 梅花针疗法

（1）处方：取穴分为两组，第一组取头部的穴位，如前顶、百会、后顶、风池等；第二组取肢体部的穴位，如关、合谷、足三里等。两组穴位同时使用。

（2）操作方法：常规消毒后，用较强的刺激手法叩打，每个穴区每次叩打 3 ~ 5 min，以局部皮肤潮红起丘疹、不出血为度。每日治疗 1 ~ 2 次。

4. 耳针疗法

（1）处方：主穴、配穴同时取用，两侧交替。

主穴：取一侧的大脑皮质、皮质下、脑干。

配穴：取另一侧的交感、枕、颞。

（2）操作方法：常规消毒后，用 28 号 0.5 ~ 1.0 寸毫针斜刺或平刺耳穴。每天针刺 1 ~ 2 次，每次留针 20 min，留针期间行针 2 ~ 3 次，使用中等强刺激手法针刺，捻转的幅度为 2 ~ 3 圈，捻转的频率为每秒 2 ~ 4 个往复，每次行针 10 ~ 30 s。

5. 电针耳穴疗法

（1）处方：主穴、配穴同时取用，两侧交替。

主穴：取一侧的大脑皮质、皮质下、脑干。

配穴：取另一侧的交感、枕、颞。

在上述耳针疗法处方的基础上，选取单侧的体穴神门、内关、太溪（双侧交替使用）。

（2）操作方法：常规消毒后，用 28 号 0.5 ~ 1.0 寸毫针斜刺或平刺耳穴。用 28 ~ 30 号毫针，直刺神门 0.4±0.1 寸，直刺三阴交 1.4±0.2 寸，直刺内关 1.2±0.2 寸。然后在耳穴与神门、内关、太溪之间分别连接电针治疗仪的两极导线，采用疏密波，刺激量的大小以出现明显的局部肌肉颤动或患者能够耐受为宜。每次电针 4 个穴位（交替使用耳穴），每次电针 20 min。每天治疗 1 ~ 2 次。没有接电疗仪的耳穴，按普通耳针疗法进行操作。

6. 耳穴贴压疗法

（1）处方：主穴、配穴同时取用，两侧交替。

主穴：取一侧的大脑皮质、皮质下、脑干。

配穴：取另一侧的交感、枕、颞。

（2）操作方法：用王不留行籽进行贴压法。常规消毒后，用 5 mm×5 mm 的医用胶布将王不留行籽固定于选用的耳穴，每穴固定 1 粒。让患者每天自行按压 3 ~ 5 次，每个穴位每次按压 2 ~ 3 min，按压的力量以有明显的痛感但又不过分强烈为度。隔 2 ~ 3 天更换 1 次，双侧耳穴交替使用。

7. 按语

采用针刺疗法治疗本病的同时，应鼓励患者多饮水，如每日口服盐水 2 000 ~ 3 000 mL，取头低位卧床休息有利于头痛缓解。

六、其他原因引起的头痛

眼、鼻、鼻旁窦、耳等部位的许多疾病均可引起头痛。

（一）临床表现

（1）青光眼、虹膜炎、眼眶肿瘤、球后视神经炎、高度远视、眼外肌不平衡等原因均可引起球后或额颞区的疼痛。

（2）鼻腔或鼻旁窦发炎时，因黏膜充血水肿可引起牵涉性头痛。急性鼻旁窦炎时常引起眼球周围或额颞区的头痛。因鼻旁窦内的脓性分泌物经过一夜睡眠后积聚增多，所以患者清晨起床后头痛特别严重，待脓液排出后头痛明显减轻。

（3）急性乳突炎可引起耳后部疼痛。

（4）病毒性膝状神经节带状疱疹引起的疼痛常位于外耳道内或耳后，疼痛数日后出现带状疱疹及面瘫。

（5）颈源性头痛。

此外，鼻腔肿瘤、鼻咽部肿瘤、牙周脓肿、下颌关节功能障碍等均可引起头部的牵涉性疼痛。颅内的占位性病变及高血压亦可引起头痛。

（二）辅助检查

应结合原发性疾病的一系列症状注意进行相应的检查。

（三）治疗

对这一类头痛主要做病因治疗。非占位性病变引起的头痛，可把针灸疗法作为主要的治疗方法来使用。但占位性病变引起的头痛，只能把针灸疗法作为辅助治疗方法来使用。具体的治疗方法可参考其他的有关文献，在此不做详述。

（四）按语

（1）除占位性病变引起的头痛之外，一般情况下，针灸疗法对各类头痛均具有较好的疗效。

（2）应重点对原发性疾病进行治疗。

（苏春荀）

第三节　高血压

高血压是以血压升高为主要临床表现的综合征。继发于其他疾病的高血压称为继发性高血压，未明确病因的高血压称为原发性高血压，通常简称高血压。高血压是多种心、脑血管疾病的重要病因和危险因素，影响重要脏器，如心、脑、肾的结构和功能，最终可导致这些器官的功能衰竭。原发性高血压是最常见的心血管疾病之一。据卫生部门统计，近年我国 35 ~ 74 岁的人群中，仅此年龄段的高血压患者就有约 1.3 亿。这个数字还在不断增长之中。

高血压属于中医"头痛""眩晕"等病证的范畴。中医认为本病与先天禀赋异常、情志失调、饮食不节、过度劳倦等因素有关。上述原因导致机体阴阳失调，脏腑、经络气血紊乱，内生风邪、痰湿、火热、瘀血等，扰乱清窍，或气血、阴精亏虚，脑失所养，从而出现头痛、眩晕。长期精神紧张或恼怒忧思，可致肝气郁滞，日久则郁而化火；劳累过度或年老体弱，使肾阴虚损，肝失所养，阴不敛阳则肝阳偏亢，上扰清窍；恣食肥甘或嗜酒过度，可损伤脾胃，致脾失健运，湿浊壅遏，久壅化火。凡此，都使肝阳亢奋于上，阴血亏损于下，形成上实下虚之象。久病不愈，累及心、脑、肾，可出现中风、胸痹、心痛、水肿等。本病与肝、脾、肾三脏关系最为密切，病性多属虚实夹杂。

在我国的古医籍中，记载应用针灸之法治疗与原发性高血压相类似证候的条文，最早见于《内经》。如《灵枢·寒热病》提到"阳迎头痛，胸满不得息，取之人迎"。现代，人迎穴仍是治疗原发性高血压的重要穴位之一。晋代的《针灸甲乙经》也有类似的记载，症状描述较《内经》细致，以单穴为主。至宋代，对这类证候的治疗开始用多穴组方。到了明代，随着传统针灸学的日趋成熟，在组方上从以局部取穴组方为主进而以远近取穴配伍为主。

针灸治疗原发性高血压的理论和实践基本上是最近 50 多年积累起来的。针灸治疗本病的现代报道，首见于 1953 年。至 20 世纪 50 年代中后期，就有包括针刺、艾灸、穴位注射、皮肤针多种穴位刺激法应用于原发性高血压的临床治疗，除了个案外，不少是多病例观察资料。而且对针刺人迎穴、艾灸百会的降压效果进行了较深入的观察。从 20 世纪 60 ~ 70 年代，一些新的穴位刺激法不断加入防治原发性高血压的队伍，并且逐步总结出一批在调整血压上有相对特异性的穴位，如人迎、曲池、足三里等，也提炼出一些有可重复性的有效穴方。从 20 世纪 80 年代迄今的近 40 年，是针灸治疗原发性高血压最富成效的时期，进行了更为客观的大样本多指标对照观察。同时，对具有降压作用的穴位、处方及针刺手法进行了不断的优化和筛选。

近 70 年来的工作表明，针灸对原发性高血压的效果是肯定的，主要表现在：针灸对原发性高血压各期患者的即时降压效果肯定，而且存在具有降压作用相对特异性的穴位（包括体穴和耳穴）。针灸降压的近期效果也令人满意。针灸更具有改善症状和良好的保护靶器官作用。首先，针灸能明显消除和改善原发性高血压患者的多种症状，诸如头痛、眩晕、记忆力减退、疲乏等。同时，早期应用针灸，能有效地保护脑、心、肾等靶器官，使其避免受损。

但目前，仍存在以下不足：针刺远期降压疗效不够确切、临床疗效判定标准不统一和取穴不一致、针刺降压的手法计量学研究不够深入等。

一、诊查要点

（一）传统医学诊断

1. 诊断标准

（1）主症：头晕目眩，视物旋转，轻者闭目即止，重者如坐车船，甚则仆倒。

（2）次症：可伴有恶心呕吐、眼球震颤、耳鸣耳聋、汗出、面色苍白等。

（3）起病方式：慢性起病，逐渐加重，或反复发作。

2. 辨证要点

（1）病因病机：眩晕的发生多由内伤所致，如因气血亏虚、肾精不足，脑失所养所致；肝肾阴虚，肝阳偏亢，风阳上扰清窍所致；痰湿、瘀血痹阻脑络所致；亦可因外感风邪，扰动清窍所致。病位在清窍，与肝、脾、肾三脏关系密切。

（2）证型分析：可分为肝阳上亢、痰浊内阻、血脉瘀阻及阴阳两虚四个证型，如下。

肝阳上亢证：头晕目眩，头痛面赤，口苦口干，烦躁易怒，便秘尿黄，舌边尖红，苔黄少津，脉弦有力。

痰浊内阻证：头晕目眩，头痛头重，胸闷心悸，腹胀痞满，呕恶痰涎，舌质淡胖，苔白腻，脉滑。

血脉瘀阻证：头痛经久不愈，固定不移，偏身麻木，心痛胸痹，两唇发绀，舌质紫暗，苔薄白，脉弦涩。

阴阳两虚证：头晕目眩，头痛耳鸣，心悸气短，肢冷麻木，腰酸腿软，夜间尿多，阳痿早泄，失眠多梦，舌质淡，舌苔薄白，脉弦细无力。

（二）现代医学诊断

根据中国高血压防治指南 2018 年修订版，对高血压的诊断除了根据血压水平进行分级诊断外，还需要根据心血管危险因素、靶器官损害和合并的临床疾病进行心血管的分层诊断。

1. 高血压的诊断标准及其分级（表 9-1）

表 9-1　高血压的诊断标准及其分级

类别	收缩压（mmHg）	舒张压（mmHg）
正常血压	< 120 和	< 80
正常高值	120 ~ 139 和（或）	80 ~ 89
高血压	≥ 140 和（或）	≥ 90
1 级高血压（轻度）	140 ~ 159 和（或）	90 ~ 99
2 级高血压（中度）	160 ~ 179 和（或）	100 ~ 109
3 级高血压（重度）	≥ 180 和（或）	≥ 110
单纯收缩期高血压	≥ 140 和	< 90

注：当收缩压和舒张压分属于不同分级时，以较高分级作为标准。

2. 高血压危险度分层

高血压的危险度分层应包括心血管危险因素、靶器官损害及合并的临床疾病进行的评估（表9-2）。

表9-2 高血压患者心血管风险水平分层表

其他危险因素和病史	1级高血压	2级高血压	3级高血压
无	低危	中危	高危
1～2个危险因素	中危	中危	很高危
≥3个危险因素或靶器官损害	高危	高危	很高危
临床并发症或合并糖尿病	很高危	很高危	很高危

（1）心血管危险因素：血压的分级（1～3级）、男性 > 55 岁 / 女性 > 65 岁、吸烟、糖耐量异常和（或）空腹血糖受损、血脂异常、早发心血管疾病家族史（一级亲属，发病年龄 < 50 岁）、腹型肥胖或肥胖、缺乏体力活动、高同型半胱氨酸（ > 10 μ mol/L）。

（2）靶器官损害：左心室肥厚、颈动脉超声 IMT ≥ 0.9 mm 或动脉粥样斑块、估算的肾小球滤过率降低（eGFR < 60 mL/min/1.73 m^2）或血清肌酐轻度升高、微量清蛋白尿。

（3）合并的临床疾病：如脑血管疾病、心脏疾病、肾脏疾病、外周血管疾病、视网膜病变、糖尿病。

二、治疗

（一）古籍记载（眩晕、头风）

1. 取穴

人迎、百会、风池、脑空、足三里。

2. 操作

每次取 3 ～ 4 个穴。人迎穴，以 1.5 寸针避开动脉，刺入 1 寸，针尾动摇如脉搏动样，得气后上提 2 分。百会与脑空均平刺，风池向鼻尖方向针刺，足三里直刺，均以得气为度。平补平泻，留针 15 ～ 30 min。

3. 古方选辑

《灵枢·寒热病》："阳迎头痛，胸满不得息，取之人迎。"

《灵枢·厥病》："厥头痛，意善忘，按之不得，取头面左右动脉，后取足太阴。"

《针灸甲乙经·卷之十》："风眩目眩，颅上痛，后顶主之。……脑风目眩，头痛，风眩目痛，脑空主之。"

《针灸资生经·卷六》："百会、脑空、天柱疗头风，神聪疗头风目眩。"

《针灸大成·卷九》："头风目眩：解溪、丰隆……风池、上星、三里。"

（二）体针疗法

1. 取穴

主穴：①人迎、曲池、太冲、合谷、足三里；②百会、风池、悬钟、束骨、关元。

配穴：头痛、眩晕加行间、阳辅，心悸、气短加内关、大陵，失眠、健忘加涌泉、神门，便秘、肢麻加二间、商丘。

2. 治法

主穴每次仅取一组，可单用一组，也可轮用。配穴据症而加。每一主穴操作如下。每次主穴均取，酌加 1 ~ 2 个配穴。治疗时患者最好取仰卧位，枕头略高，使颈部悬空，四肢舒展。

（1）人迎：患者平卧，双侧均选。取准穴位，避开动脉，用 0.22 mm × 40 mm 之不锈钢毫针，刺入 1 ~ 1.5 寸，针柄动摇如脉搏样，得气后略做小幅度提插捻转 1 min 左右，留针。

（2）曲池：取双侧。用 28 号 3 寸毫针向小海穴方向直刺，根据患者胖瘦确定进针深度，一般为 2 ~ 2.5 寸，得气后施捻转提插手法，使针感上传至肩，下行于腕，运针 1 ~ 2 min 后留针。

（3）合谷、太冲：直刺进针 1 寸。

（4）足三里：直刺使针感往足部放散。

（5）百会：用 2 寸毫针刺入 1.5 寸，捻转 200 次 /min，持续 3 min 后静留。

（6）风池：针尖向鼻尖斜刺，深度为 0.8 ~ 1 寸。

（7）束骨：取双侧。向小趾端斜刺 0.5 寸，得气后，施提插捻转泻法，留针。

（8）悬钟：取双侧。针刺前先静卧 10 min。以 1.5 寸毫针刺入穴内 1.2 寸左右，针刺得气后用平补平泻手法，留针。

（9）关元：针刺前嘱患者排尿，以免刺伤膀胱。取 30 号 2 寸毫针，根据患者身体胖瘦，针尖稍向下，垂直刺入 1 ~ 1.5 寸，行小幅度反复提插，促使针感传至外生殖器，并继续行针半分钟左右留针。

手法上，除头部穴位施以捻转法外，余穴均施以提插捻转泻法，中等刺激，手法轻捻转加震颤，以患者有明显酸胀感，但可忍受为宜。尽可能激发感传向近心端放散，每次留针 20 ~ 30 min，留针期间每隔 5 ~ 10 min 行针 1 次，持续 30 s。隔日 1 次或每周 2 次。配穴可按常规针刺。留针时间 30 ~ 40 min，每 10 min 行针 1 次。隔日 1 次或每周 2 次。

3. 疗效评价

（1）显效：舒张压下降 10 mmHg 并降至正常或下降 20 mmHg 以上，需具备其中一项。

（2）有效：舒张压下降 < 10 mmHg，但已达到正常范围；舒张压较治疗前下降 10 ~ 20 mmHg，但未达到正常范围；或收缩压较治疗前下降 30 mmHg 以上，需具备其中一项。

（3）无效：未达到以上标准者。

（三）艾灸疗法

1. 取穴

主穴：百会、涌泉、曲池。

配穴：心、神门、肝、肾、内分泌（均为耳穴）。

2. 治法

以主穴为主，可独用其中一穴也可三穴轮用。主穴效不显时可加用或改用配穴。每次只选 1 ~ 2 个穴，双侧穴两侧均取。

灸百会时取坐位，行雀啄灸法：艾条点燃后，从远处向穴区接近，当患者感觉烫为 1 壮，然后将艾条提起，再从远端向百会穴接近，如此反复操作 10 次即可停，灸壮与壮之间应间隔片刻，以免起疱。

其余穴位均为温和灸，可双侧同时进行。令患者取仰卧位，将点燃之艾条置于距穴 2 ~ 3 cm 处施灸，以患者感温热而不灼烫为度。每次灸 15 ~ 20 min。

上述灸法，均为每日 1 次，7 ~ 10 次为 1 个疗程。效不显者可加用配穴，以王不留行籽贴压，每 4 h 自行每穴按压 1 min，每次一侧耳，双耳交替，每周换贴 1 次。

3. 疗效评价

坚持温灸可缓解症状，减少血压突然急剧升高的危险。

（四）拔罐疗法

1. 取穴

主穴：①大椎；②督脉，膀胱经在背、腰、骶部全部穴位；③肩井、风池、膈俞、膻中、肝俞、筋缩、肾俞。

配穴：神道、心俞、中极、中府、章门、期门。

2. 治法

每次任选一组。三组可单独用，也可轮用。配穴酌加。配穴一般采用闪火拔罐法，主穴操作如下。

（1）第一组穴用针罐法：患者正坐垂头，以 28 号 2 寸针针尖向下直刺大椎穴，进针 1 ~ 1.5 寸，略做提插，至出现下窜针感时，在针柄上放一蘸有 95% 乙醇棉球，点燃扣上一大号玻璃罐，吸拔 15 ~ 20 min。

（2）第二组穴用走罐法或排罐法：患者取俯卧位。如用走罐法，应先在患者背部涂上润滑液或凡士林，并用玻璃罐罐口将其涂匀。以闪火法将大号或中号罐吸于所选穴处，右手推罐沿督脉和膀胱经的走向，上下行走，一般每条经脉往复行走 10 ~ 30 次。至所吸拔范围明显潮红为度。取罐后，以消毒敷料擦净背部。如采用排罐法，可用玻璃罐或真空抽吸罐，每次可拔罐 10 ~ 25 个不等。每罐吸着时间 3 ~ 5 min，其中抽吸罐吸着的罐内压力以控制在 400 ~ 600 真空度之间为佳。以吸拔部位潮红或瘀紫为度。

（3）第三组穴用刺络拔罐法：患者取卧位或坐位，充分暴露穴区。每次主穴，少则取3～5个，多者全取，酌量加2～3个配穴。在所选穴位上以一次性七星针中度或重度叩刺数分钟，直到皮肤有明显出血点，出血面积略小于罐口，再以抽吸罐或玻璃罐（用闪火法或投火法）吸拔火罐。每次5～10 min。出血量少则3～5 mL，多则10～20 mL。拔罐的数目和每罐的出血量，一般根据患者的病情和体质而定。有毛发的部位如风池穴，则要剃除毛发。少数患者开始治疗时罐中出血量较少，甚至不出血，这是瘀血阻塞严重的表现，随着叩刺次数的增加，瘀血才能渐渐被吸出，出血量渐多，随着病情的好转，出血量又会渐渐减少，直至吸不出。

上述三种拔罐法，前二法，可隔日1次或每周2次，刺络拔罐法可5～7 d 1次。均以7～10次为1个疗程。

3. 疗效评价

（1）平衡阴阳：阳盛则热，阴盛则寒。发热是阳气盛实的表现，而寒战恶寒是阴气盛实的症状，在大椎穴进行拔罐能够治疗发热的疾病，而在关元穴进行拔罐则能治疗寒性的疾病。

（2）调和脏腑：拔罐疗法通过使经络、穴位局部产生负压吸引作用，使体表穴位产生充血、瘀血等变化通过经络与内在的脏腑相连，从而治疗各种脏腑疾病。

（3）疏通经络：拔罐疗法通过其温热机械刺激及负压吸引作用，刺激体表的穴位及经筋皮，而穴位及经筋皮部是与经络密切相连的。所以，拔罐能够疏通经络，使营卫调和，祛除经络中的各种致病的邪气，气血畅通，筋脉关节得以濡养，从而治疗各种疾病。

（4）协助诊断：通过观察所有拔罐后体表的变化，可以推断疾病的性质、部位及与内脏的关系。

（5）祛除病邪：拔罐疗法因为以负压吸拔体表的穴位，不仅能够开腠理、散风寒，而且还能调整脏腑经络的作用，鼓舞人体的正气，也有助于体内邪气的排出。

（6）双向调节：在临床取穴和拔罐方法都不变的情况下，拔罐疗法具有双向的良性调节作用。

（五）穴位埋线

1. 取穴

主穴：心俞、肝俞、肾俞、厥阴俞。

配穴：肝肾阴虚配合命门、三阴交穴，以滋阴养血；心脉瘀阻配合膈俞、血海穴，以活血化瘀；肝阳上亢者，配合太冲、曲池穴以平肝潜阳；痰湿中阻者，配合脾俞、丰隆穴以健脾除湿祛痰。

2. 治法

（1）术前准备：①备埋线针，或改良12号腰椎穿刺针（针芯前端磨平）、三角针，或尖头手术刀片、手术刀柄、三角缝针和缝合丝线；②常规皮肤消毒用品、洞巾、血管钳、注射器、镊子、持针器、剪刀；③0.5%～1%盐酸普鲁卡因、0或1号铬制消毒羊肠线、消毒纱布及敷料等。

（2）方法：腧穴局部皮肤消毒后，铺洞巾，以0.5%～1%盐酸普鲁卡因做浸润麻醉，然后选取以下四法之一进行埋线。

埋线针埋线法：剪取羊肠线约1 cm长，套在埋线针尖缺口上，两端用血管钳夹住。右手持针，左手持钳，针尖缺口向下以15°～40°方向刺入皮肤，当针头缺口进入皮内后，左手即将血管钳松开，右手持续进针直至羊肠线头完全埋入皮下，再进针0.5 cm，随后把针退出，用棉球或纱布压迫针孔片刻，再用纱布覆盖保护创口。

穿刺针埋线法：剪一段1～2 cm长羊肠线，放置在腰穿针针管的前端，后接针芯，左手拇指绷紧或捏起进针部位皮肤，右手持针，刺到所需的深度，当出现针感后，边推针芯，边退针管，将羊肠线埋植在腧穴的皮下组织或肌层内，针孔处覆盖消毒纱布。

三角针埋线法：在距离腧穴两侧1～2 cm处用甲紫作进出针点的标记。用持针器夹住带羊肠线的皮肤缝合针，从一侧标记点刺入，穿过腧穴下方的皮下组织或肌层，从对侧标记点穿出，捏起两针孔之间的皮，紧贴皮肤剪断两端线头，放松皮肤，轻轻按揉局部，使肠线完全埋入皮下组织内，覆盖纱布3～5 d。

切开埋线法：用刀尖切开皮肤0.5～1.0 cm，先将血管钳探到穴位深处，经过浅筋膜达肌层，探找敏感点按摩数秒钟，休息1～2 min，然后将0.5～1 cm长的羊肠线4或5根埋于肌层内，不能埋在脂肪层或过浅，以防止不易吸收或感染；切口处用丝线缝合，盖上消毒纱布，5～7 d后拆去丝线。

3. 疗效评价

穴位埋线疗法是将羊肠线固定在穴位里，起到长时间刺激穴位的目的，较之普通的针刺疗法效果更加显著和持久。通过穴位刺激，使阴阳平衡，中枢神经系统和内分泌体液调节功能紊乱得以恢复，周身动脉血管痉挛得以解除，则血压自然恢复正常。穴位埋线辨证配穴遵循了中医的辨证思想，"谨守病机，各司其属，疏其气血，令其调达，而致和平"，而达降压之疗效。穴位埋线治疗也可以与针灸治疗同时应用，效果更佳。

现代研究显示：针刺心俞穴可活血化瘀，改善心脏功能，减轻外周阻力；血压点为经外奇穴，对应于颈交感神经节。近年研究认为通过对其刺激，不是因为兴奋了舒血管运动中枢，而是由于抑制了缩血管运动中枢的活动，从而舒血管运动中枢的兴奋性相对增高，导致了血压降低，有明显降压作用。

调节经络失衡是针灸治疗原发性高血压的关键。从中医学科学的整体观念出发，血压升高及心、脑、肾重要器官供血失衡而引起的自身反馈性调节是机体的一种代偿效应，这种不尽完善的代偿效应遗留有血压升高的病理现象。治疗的目的不应单纯谋求血压的下降，而必须谋求心、脑、肾血液的供应恢复正常，故应因势利导，全面地谋求血流供应关系的平衡，以及扶持机体的自稳调节功能，应是辨证论治的最终目的。在原发性高血压患者中存在着许多自稳调节的紊乱和各种平衡失常，如微循环障碍、自主神经功能紊乱、免疫功能紊乱。而通过经络调节能显示出优势，采用针灸辨证选穴进行埋线治疗能调节人体的神经及血管，刺激腺体的分泌，旺盛细胞的新陈代谢，改善心、脑、肾血流的供求不平衡，促进心、脑、肾病理改变的恢复，进一步稳定血压。

经过观察，本疗法疗效确切，并可减轻患者长期服药之痛苦及其副作用，且简便易行，患者乐于接受，值得在临床上推广应用。

（六）穴位敷贴

1. 取穴

神阙、涌泉。

2. 治法

敷药制备，有以下五种：①脐疗粉：吴茱萸、川芎各等份，研成极细末，备用；②脐疗膏：取附子、川芎、三棱等药适量，研末，制成膏药备用；③吴茱萸研细末，备用；④桃仁、杏仁各 12 g，栀子 3 g，胡椒 7 粒，糯米 14 粒，捣烂，备用；⑤吴茱萸、川芎、牛膝各等份，混合研末，密贮备用。

每次选取一主穴。神阙穴，一般用第一、二敷方，其中，脐疗粉每次取 5 ~ 10 g，纳入脐中，外用消毒敷料包扎；脐疗膏取适量，敷于脐中，以桑皮纸和医用胶布固定。上法，均为每周敷贴 2 次。涌泉穴，用第三、四、五敷方。均于每晚临睡前先用温水洗净足底部，再行敷贴，每次用一侧穴区，两足轮用。第三方，每次取 15 g，用醋调后贴敷；第四方，取所述剂量，加入鸡蛋清 1 个，调成糊状后敷贴；第五方，取药粉 5 g，加入适量白酒及米醋和匀，均用消毒敷料及医用胶布固定，至次日晨取下，每日 1 次。穴位敷贴，可以 10 ~ 15 次为 1 个疗程，一般要求 3 ~ 5 个疗程。

3. 疗效评价

穴位贴敷疗法是将药物贴敷在相关穴位，刺激穴位，而起到药效和穴效相叠加的作用，从而治疗疾病的一种方法。贴敷疗法亦是通过经络系统而发挥作用的，它治疗内外诸疾的理论依据亦是"调节经脉、平衡阴阳"。同时又因药物直接接触皮肤，收到药效、穴效的双重效应，正如《理瀹骈文》中所说："切于皮肤，彻于肉理，摄于吸气，融于津液。"

（七）耳穴贴压加刺血

1. 取穴

主穴：降压沟、交感、缘中、心、神门、肝、肾上腺。

配穴：耳尖。

2. 治法

主穴每次选 4 ~ 5 穴。取一侧耳，先用耳穴探测仪探寻敏感点，以乙醇消毒耳郭，并反复按摩。再将医用胶布或麝香镇痛膏剪成 0.6 cm×0.6 cm，王不留行籽或磁珠 1 粒放在胶布中央贴于耳穴上，反复按压 3 ~ 5 min，患者觉耳郭发热发麻。嘱患者每日自行按压耳穴

3～5次，每次每穴（可数穴同按）1 min。

对侧可用刺血法。①耳尖刺血法：先用手指按摩耳郭使其充血，取患者单侧耳轮顶端的耳尖穴，经碘酊和乙醇消毒后，左手固定耳郭，右手持一次性采血针对准施术部位迅速刺入1～2 mm深，随即出针，轻按针孔周围，使其自然出血，然后用消毒干棉球按压针孔。双耳交替放血。临床上刺血治病的出血量，一般根据病情、体质而定。大概每侧穴位放血5～10滴，每滴如黄豆般大小。②降压沟刺血法：患者取卧位，对耳后降压沟之皮肤常规消毒后，左手固定耳郭，右手持消毒三棱针对准穴区可见之静脉快速点刺，让血自然流出或用手指挤压以助出血，边挤边用乙醇棉球拭之，待血色由黯红变清淡或挤不出血时方止，以干棉球按压针孔。上法均为每次一侧耳穴，双耳交替施治。1周治疗3次，12次（1月）为1个疗程，疗程间隔1周。

3. 疗效评价

耳穴贴压可养肝滋肾、活血理气，共奏调和气血、改善微循环之功效。本疗法对早、中期高血压患者疗效较好，治疗2次后可获有效或显效，血压持续下降的时间多在2周以上。耳尖点刺放血配合耳穴贴压，方法简便，无副作用，疗效好，降压快（因为点刺耳穴后，感传速度为85～60 cm/s），很快就能改善头晕目眩之主症，疗效多稳定且持久。

中医学认为耳并不是单独孤立的听觉器官，而是一个小的整体，它和经络脏腑有密切的联系，人体的穴位在耳郭上都能找到。通过按压耳穴可以调节人体脏腑的生理功能，达到改善器官功能的作用。耳穴疗法是通过对耳郭的有关部位进行刺激来治疗疾病的一种方法，是中医学的一个重要组成部分。它的治病作用是通过经络系统实现的。经络是人体运行气血的通道，它内属脏腑，外络肢节，沟通表里，运行气血，人体发生病变，相应部分的经络气血运行不畅，甚至壅塞不通，同时通过经络的反应和传导作用，耳郭的有关区域会有异常反应。因此，通过刺激耳穴的适当区域，可以起到疏通气血、调整阴阳的作用。

（八）割治疗法

1. 取穴

主穴：胸3～5夹脊穴、心俞、肺俞、厥阴俞。

配穴：天宗、肩髃、曲池、足三里、合谷、太冲。

2. 治法

先取主穴，由上而下取。如治2个疗程无效，取配穴，亦自上而下取。常规消毒后，每穴皮内注射2%普鲁卡因0.1 mL，然后用6号针头刺入皮下0.2 mm，转向上沿皮刺入0.5 cm，再把针尖挑出皮外，看到针尖后挑起皮肤，用手术刀沿针尖切开，不缝合，常规包扎。每次选穴宜少于10个，穴位交替轮用。隔日1次，4次为1个疗程，疗程间隔10～30天，一般治疗3～10个疗程。

（九）平衡针法

1. 取穴

降压穴（内踝最高点直下 4 cm 左右）。

2. 治法

患者取仰卧位，暴露双足，局部常规消毒。选定穴位，双侧同时取穴。针具采用 0.35 mm × 75 mm 无菌性针灸针。直刺进针，针刺深度 0.3 cm，行提插针刺手法，宜刺及足底内侧神经，使有触电式针感。每日针刺 1 次，连续治疗 21 d 为 1 个疗程。

3. 疗效评价

（1）显效：针刺后 30 min，血压 < 140/90 mmHg，头晕、头痛、心悸等症状消失。

（2）有效：针刺后 30 min 血压较治疗前下降，但仍 > 140/90 mmHg，头晕、头痛、心悸等症状缓解。

（3）无效：针刺后 30 min，血压、心率及头晕、头痛、心悸等无变化。

三、注意事项

（1）针灸对 1、2 期原发性高血压有较好的效果，对 3 期高血压可改善症状，但应配合降压药物治疗。高血压危象时慎用针灸。

（2）长期服用降压药物者，针灸治疗时不要突然停药，治疗一段时间，待血压降至正常或接近正常、自觉症状明显好转或基本消失后，再逐渐减少药量。

（3）高血压也可以作为某些疾病的一种症状，如心脑血管疾病、内分泌疾病等发生的高血压，为"症状性高血压"或"继发性高血压"，须积极治疗原发病。

（4）起居应规律，保持心情愉快，避免过度紧张与劳累。

（5）进行适度的体力劳动和体育锻炼，但发作期应卧床休息，谨防摔跤及诱发中风。

（6）饮食宜清淡，少进高脂、高糖饮食，限制盐的摄入。肥胖者应控制热量摄入，减轻体重。禁烟酒，不饮浓茶和咖啡。

（苏春荀）

第四节　水肿

水肿是指体内水液滞留，泛滥肌肤，引起头面、眼睑、四肢、腹背甚至全身浮肿，严重者还可伴有胸水、腹水等。本证又名水气，可分为阴水和阳水两大类。阳水发病较急，多从头面部先肿，肿势以腰部以上为著；阴水发病较缓，多从足跗先肿，肿势以腰部以下为显。

本证常见于西医学中的急慢性肾炎、充血性心力衰竭、肝硬化及营养障碍等疾病。

一、病因病机

本证多因三焦气化失职、气机不利、水液停滞、排泄失常、渗于肌肤而发病。

1. 风水相搏

肺为水之上源，又主一身之表，外合皮毛。风邪侵袭，肺失宣肃，不能通调水道，下输膀胱，以致风遏水阻，风水相搏，流溢于肌肤，发为水肿（阳水）。

2. 脾虚湿困

脾主运化，喜燥恶湿。如居处潮湿，或涉水冒雨，水湿之气内侵，或平素酒食不节，生冷太过，湿蕴于中，脾为湿困，健运失司，不能升清降浊，以致水湿不得下行，泛于肌肤，而成水肿（阴水）。

3. 阳虚水泛

生育不节，房劳过度，肾气内伤，或劳倦伤脾，日久脾肾俱虚，肾虚则开阖不利，不能化气行水，以致水液停聚，泛滥于肌肤，形成水肿（阴水）。

二、辨证

1. 阳水

证候：多为急性发作，初起面目微肿，继则遍及全身，皮肤光泽，按之凹陷易复，胸中烦闷甚则呼吸急促，小便短少而黄，伴有恶寒发热，咽痛，苔白滑或腻，脉浮滑或滑数。

治法：疏风利水。

2. 阴水

证候：发病多由渐而始，初起足跗微肿，继而腹背面部等渐见浮肿，按之凹陷恢复较难，肿势时起时消，气色晦滞，小便清利或短涩。脾虚者兼见脘闷纳少，大便溏泄。肾虚者兼见喜暖畏寒，肢冷神疲，腰膝酸软，脉沉细或迟，舌淡苔白。

治法：温阳利水。

三、治疗

（一）针灸治疗

1. 阳水

取穴：肺俞、列缺、合谷、三焦俞。

配穴：恶寒甚者，加偏历；发热甚者，加曲池；咽痛者，加少商；面部肿甚者，加水沟。

刺灸方法：针用泻法。

方义：取肺俞以宣肺疏风，通调水道；列缺、合谷为原络相配，可疏解表邪；三焦俞调整气化，通利水道。

2. 阴水

取穴：脾俞、肾俞、三焦俞、水分。

配穴：脾虚者，加中脘、足三里、天枢；肾虚者，加灸关元、命门。

刺灸方法：针用补法，可加灸。

方义：补脾俞、肾俞可温中助阳以化气利水；三焦俞通调水道以利水下行；水分可分利水邪，利尿行水。

（二）其他疗法

1. 耳针

取肺、脾、肾、膀胱，毫针中度刺激，留针 30 min，每日 1 次；或埋针或埋王不留行籽贴压刺激，每 3 ~ 5 d 更换 1 次。

2. 穴位敷贴

用车前子 10 g 研细末，与独头蒜 5 枚、田螺 4 个共捣，敷神阙；或用蓖麻籽 50 粒，薤白 3 ~ 5 个，共捣烂敷涌泉。每日 1 次，连敷数次。

（苏春荀）

第五节　腰痛

一、急性腰扭伤

急性腰扭伤又称腰部伤筋，俗称"闪腰"，包括肌肉、韧带、筋膜、小关节、椎间盘等组织急性损伤，是临床上的常见病和多发病。

腰部是脊柱负重较大、活动较灵活的部位，是支持人体上半部的主要支点，能做前屈、后伸、侧屈和旋转等活动。腰椎的稳定性主要靠韧带、肌肉和关节突等组织的支持，棘上韧带跨过各棘突点，连贯脊柱全长；棘间韧带在两棘突之间，两韧带有防止脊柱过度前屈的作用；黄韧带是毗邻椎板相互连接的黄色弹性组织，在下腰段椎管内整个后壁及关节囊表层全为韧带所覆盖；前纵韧带位于椎体前方，上自枕骨向下延伸至骶骨，附于椎骨缘、椎间盘，此韧带宽大而坚韧，对支持脊柱起重要作用；后纵韧带位于椎体后缘，是椎管的前壁，它的两侧较薄，中央较厚，并与椎间盘紧密相连；另外，从第 5 腰椎横突向髂骨嵴有髂腰韧带连接，从横突向骶骨翼有腰骶韧带连接，有稳定骶关节的作用。

（一）病因病机

急性腰扭伤多发生在腰骶、骶髂关节和椎间关节等部位。腰骶关节是脊柱的枢纽，骶髂关节是躯干与下肢连接的桥梁，身体的重力及外来的冲击力多集中在这些部位，故容易受伤。当脊柱屈曲时，两旁的竖脊肌（尤其是骶棘肌）收缩，以抵抗体重和维持躯干的位置，如负重过大，易造成肌纤维撕裂；当脊柱完全屈曲时，主要靠棘上韧带、棘间韧带、后纵韧带、髂腰韧带等来维持躯干的位置，易造成韧带损伤。急性腰扭伤轻者可致竖脊肌和腰背筋膜不同程度的撕裂，较重的可致棘上韧带、棘间韧带撕裂；椎间小关节突过度牵拉或扭转可致骨关节错缝或滑膜嵌顿。急性腰扭伤治疗不当可转为慢性劳损，时常发作。

《灵枢·百病始生》说："用力过度，则络脉伤。阳络伤则血外溢……阴络伤则血内溢。"跌打损伤、猛然搬动过重物体，或姿势不当骤然用力，损伤筋肉、脉络，血脉破损血溢脉外，瘀血凝滞，脉络阻塞，则产生瘀血肿痛、活动受限等症。

（二）诊断要点

1. 有明确的腰部外伤史

腰部剧痛，活动不便，坐卧、翻身困难，甚至不能起床，强迫体位，咳嗽、深呼吸时疼痛加重。也有的患者外伤腰部后，腰部疼痛并不剧烈，还可继续工作，数小时后或 1 ~ 2 d 后腰痛才逐渐加重。

2. 检查

（1）压痛点：可触及明显的压痛点，并以此可判断出受损的肌肉、韧带。压痛点位于棘突上，并可触及韧带剥离感，多属于棘上韧带损伤；压痛点位于相邻的两棘突间，多见于棘间韧带损伤；压痛点位于第 2 ~ 4 腰椎横突，多见于腰大肌损伤；压痛点位于髂嵴，多见于腰方肌损伤；压痛点位于腰骶髂三角处，多见于竖脊肌损伤；压痛点为棘突旁，多见于腰椎小关节错位。

（2）功能活动受限：可出现明显的功能活动障碍，可表现为单一方向，也可以出现几个方向，主要与受损的肌肉、韧带有关。

3. 脊柱侧弯

疼痛可引起肌肉保护性痉挛，不对称的肌痉挛可导致脊柱生理曲度的改变，有的是前凸减小，有的是向左右侧弯，通常脊柱多向患侧倾斜。

（三）辨证治疗

（1）主症：受伤之后随即感到腰部一侧或两侧剧烈疼痛，不能伸直，屈伸俯仰、转身起坐则疼痛加剧，整个腰部不能活动，呈强直状，严重者不能起床，深呼吸、咳嗽、打喷嚏时疼痛加剧；轻者受伤后尚能继续工作，数小时后或次日疼痛加重。舌质黯红，或有瘀斑，脉弦或涩。

（2）治则：活血祛瘀，通络止痛。

（3）处方：阿是穴、养老、委中。

（4）操作方法：通常情况下应先针刺养老穴，一侧腰痛者针健侧，两侧疼痛者针双侧。针刺时患者掌心向胸，采用 0.30 mm × 40 mm 的毫针，针尖向肘部斜刺，得气后用捻转泻法，并有针感向肘部传导。阿是穴用刺络拔火罐法，委中用三棱针点刺出血，出血由黯红变鲜红为止。

（5）方义：本病的病变部位主要位于足太阳经及督脉，本证是由于瘀血凝滞、脉络阻塞、经络气血不通所致，治当活血祛瘀疏通经脉。养老属于手太阳经，手太阳经通于足太阳经，并交会于督脉；养老又是手太阳经的郄穴，郄穴功善于急性疼痛症和血分疾病的治疗，故养老可用于急性腰扭伤，并且有非常好的效果。阿是穴刺络拔火罐，清除局部瘀血的阻滞，疏通经络气血的闭阻。委中属于足太阳经，又为血之郄穴，善于治疗血分疾病，点刺出血，可铲除太阳经的瘀血，通经止痛，正如《素问·刺腰痛》云"足太阳脉令人腰痛，引项脊尻背如重状，刺其郄中太阳正经出血……"。

二、棘上及棘间韧带损伤

棘上韧带和棘间韧带损伤是临床上常见病，通常归属于腰痛范畴，但在针灸治疗上有其特殊性，故单列以引起人们的注意和提高治疗效果。

棘上韧带是跨越各棘突点纵贯脊柱全长的索状纤维组织，自上而下，比较坚韧，但在腰部此韧带比较薄弱。棘间韧带处于相邻的棘突之间，其腹侧与黄韧带相连，其背侧与背长肌的筋膜和棘上韧带融合在一起，棘间韧带的纤维较短，较棘上韧带力弱。

（一）病因病机

多因脊椎突然猛烈前屈，使棘上韧带或棘间韧带过度牵拉而造成；或患者在负重时腰肌突然失力，骤然腰部前屈；或长期弯腰工作，使棘上及棘间韧带持续地处于紧张状态等原因，导致韧带撕裂、出血、肿胀，瘀血痹阻，经络气血不通，发为疼痛。

（二）诊断要点

（1）有明显的受伤史，受伤时患者常感觉到腰部有一突然响声，随即腰部似有折断样失去支撑感，并出现腰部疼痛。

（2）急性损伤者疼痛剧烈可为断裂样、针刺样或刀割样，慢性损伤者多表现为局部酸痛、不适，不耐久站久立，脊柱前屈时疼痛加重。

（3）检查：①身体屈曲时腰部疼痛；②棘突及棘突间有压痛，棘突上可触及韧带剥离感。棘间韧带损伤压痛点多位于第5腰椎和第1骶椎之间。

（三）辨证治疗

1. 急性损伤

（1）主症：受伤之后，腰骶部剧烈疼痛，活动受限，弯腰时疼痛加重，棘突上、棘突间有明显压痛。舌质黯红，脉弦或涩。

（2）治则：活血祛瘀，通络止痛。

（3）处方：阿是穴、后溪、水沟、委中。

（4）操作方法：先刺后溪，用 0.30 mm × 25 mm 的毫针直刺进针，得气后用捻转泻法，在行针的同时令患者活动腰部。针水沟用上述毫针向鼻中隔斜刺，得气后施以捻转泻法。阿是穴用梅花针叩刺出血，再拔火罐；委中用三棱针点刺出血，出血由黯红变鲜红为止。

（5）方义：本病位于督脉，是由于瘀血阻滞所致。后溪是手太阳经中的"输穴"，

"俞主体重节痛"，功于通经止痛；后溪又通于督脉，善于治疗位于督脉的急性疼痛。水沟属于督脉，又是手、足阳明经的交会穴，阳明经多气多血，所以水沟有行气行血的作用，是治疗急性腰的经验效穴。阿是穴、委中刺络出血，活血祛瘀，通经止痛。

2. 慢性损伤

（1）主症：有急性损伤史，但没有彻底治疗，或长期弯腰工作史，腰部或下腰部酸痛、不适，遇劳则加重，遇寒则发。舌质紫黯，脉沉涩。

（2）治则：益气养血，活血祛瘀。

（3）处方：肾俞、阿是穴、三阴交。

（4）操作方法：肾俞、三阴交针刺补法，阿是穴刺络拔火罐，术后加用灸法。

（5）方义：《景岳全书》："腰痛证，凡悠悠戚戚，屡发不已者，肾之虚也。"故取肾俞补肾气益精血，配三阴交培补肝脾肾，益气养血，濡养筋骨。阿是穴是瘀血闭阻的部位，刺络拔火罐，可祛除瘀血，加用艾灸法，促进血液运行，进一步消除瘀阻，加快病愈过程。

三、腰背部肌筋膜炎

腰背部肌筋膜炎是一种常见的腰背部慢性疼痛性疾病，主要是由于感受风寒湿邪或损伤引起的腰背部肌筋膜及肌组织发生水肿、渗出及纤维性变，而出现的一系列临床症状。本病又称腰背筋膜纤维变性。

（一）病因病机

根据本病的疼痛部位，主要涉及足太阳经及其经筋，足少阳经及其经筋，足少阴经及其经筋。

1. 外受风寒湿邪

劳力汗出之后，衣着寒湿；或冒雨涉水；或久居寒冷湿地，风寒湿邪侵袭经脉，经络受阻，气血运行不畅，发为腰痛。

2. 瘀血阻滞

闪挫跌仆，损伤经脉；或劳力过度，伤及脉络；或长期姿势不当，气血阻滞等，导致瘀血停滞，经络闭阻，发为腰痛。

3. 肾精亏损

《素问·脉要精微论》"腰者，肾之府，转摇不能，肾将惫矣"，是说肾虚是造成腰痛的重要原因，素体禀赋不足，或年老精血亏衰，或房劳不节，或大病久病之后，导致肾脏精血亏损，经脉经筋失于濡养，发为腰痛。

（二）诊断要点

（1）多见于中老年人，可有感受风寒湿或劳损病史。

（2）腰部疼痛，多为隐痛、酸痛或胀痛。疼痛时轻时重，一般晨起痛重，日间减轻，

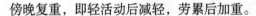

傍晚复重，即轻活动后减轻，劳累后加重。

（3）腰痛多位于脊柱两侧的腰肌及髂嵴的上方。

（4）在弥漫的疼痛区有特定的痛点，按压时可产生剧烈的疼痛，并可向周围、臀部及大腿后部传导，但不过膝部。

（5）检查：①激痛点，仔细检查，可触及激痛点；②可触摸到阳性反应物，筋结或索状物。

（三）辨证治疗

1. 寒湿腰痛

（1）主症：腰部冷痛重着，腰部僵硬，活动转侧不利，得热痛缓，遇阴雨天疼痛加重。舌苔白腻，脉迟缓。

（2）治则：散寒祛湿，温经通络。

（3）处方：肾俞、关元俞、阿是穴、阳陵泉、委中。

（4）操作方法：肾俞平补平泻法，术后加用灸法；关元俞平补平泻法；阿是穴处有结节或条索时，用齐刺法，针刺泻法，术后加用灸法；委中、阳陵泉针刺泻法。

（5）方义：《诸病源候论·腰背痛诸候》认为腰痛多是在肾虚的基础上，复感外邪所得，故云："劳损于肾，动伤经络，又为风冷所侵，血气搏击，故腰痛也。"故取肾俞针刺并灸，扶正祛邪，温经散寒；阿是穴是寒湿邪凝聚之处，针刺泻法可祛邪通经，艾灸可散寒化湿；本病位于足太阳经、足少阳经，故取足太阳经的关元俞、委中及足少阳经的阳陵泉，属于循经取穴的方法。正如《灵枢·始终》说"病在腰者取之腘"，此局部与远端相配合，祛邪通经，且阳陵泉为筋之会穴，腰部筋肉拘禁者用之尤为合适。

2. 瘀血腰痛

（1）主症：腰痛如刺，痛有定处，昼轻夜重，轻则俯仰不便，重则剧痛不能转侧，痛处拒按。舌质紫黯或有瘀斑，脉涩。

（2）治则：活血化瘀，通经和络。

（3）处方：膈俞、大肠俞、阿是穴、委中、阳陵泉。

（4）操作方法：膈俞、阿是穴用刺络拔火罐法，委中是在腘窝部位寻找暴怒的静脉或显露明显的瘀点用三棱针点刺出血，出血量掌握在血的颜色由黯红变鲜红而止。大肠俞、阳陵泉捻转泻法。

（5）方义：本证是由于瘀血痹阻经脉，以致气血运行不畅发生的腰痛。膈俞是血之会穴，委中是血之郄穴，二穴又同属于足太阳经，阿是穴是瘀血凝聚的部位，宗《素问·针解》"菀陈则除之者，出恶血也"，用放血的方法，以祛除恶血；《素问·刺腰痛论》"解脉会令人腰痛如引带，常如折腰状，善恐。刺解脉在郄中结络如黍米，刺之血射，以黑见赤血而已"，解脉即委中穴处的络脉，可见在委中穴处络脉放血是治疗瘀血性腰痛重要的有效方法，同时也指出放血量应掌握在血色由黑变赤为止。大肠俞属于局部取穴，可疏通腰部经络气血。阳陵泉疏解少阳经气，并对腰部转侧不利有良好效果。

3. 肾虚腰痛

（1）主症：腰痛酸软，隐隐作痛，膝软无力，反复发作，遇劳则甚，卧息则减。阳虚者伴有腰部发冷，手足不温，少腹拘紧，舌质淡，脉沉迟；阴虚者伴有五心烦热，咽干口燥，舌质红，脉细数。

（2）治则：补肾益精，濡养筋骨。

（3）处方：肾俞、关元俞、阿是穴、关元、飞扬、太溪。

（4）操作方法：阿是穴用齐刺法和灸法，其余诸穴用捻转补法，阳虚者在肾俞、关元俞、关元加用灸法。

（5）方义：本证是肾精亏损、腰府失养引起的腰痛，故补肾俞、关元以补肾益精，濡养肾府。本病位于足太阳经及其经筋，故补足少阴经穴原穴太溪和足太阳经络穴飞扬，原络配合，补肾益精，濡养经筋，再配以阿是穴，可加强解痉止痛的效应。关元俞内应关元穴，是人体元气输注的部位，与关元穴配合培补元气，主治肾虚腰痛，正如《针灸大成》所说："关元俞主风劳腰痛。"

四、第 3 腰椎横突综合征

第 3 腰椎横突综合征是指因附着于第 3 腰椎横突的软组织损伤并发生一系列病理变化而导致的腰痛或腰臀痛，是腰腿痛常见的病证之一。

腰椎横突位于腰椎两侧，是腰背筋膜附着部，是腰大肌、腰方肌的起点，并附有腹内斜肌筋膜，横突间有横突间肌及横突韧带相连。第 3 腰椎位于腰部中心，是腰生理前的顶点，是躯干活动的枢纽，是腰椎侧屈、旋转的核心（第 3、4 椎间盘髓核）。第 3 腰椎横突在各腰椎横突中最长、最宽、末端最厚，附着软组织的范围最广，在维持腰部各种姿势及脊柱平衡时，当腰腹部肌肉强力收缩时，所承受的拉应力最大，因此，第 3 腰椎横突上附着的软组织容易发生牵拉损伤。

（一）病因病机

当腰部肌肉强力收缩或长期不良姿势工作时，易导致骶腰椎附着部的软组织发生过度紧张、牵拉、撕裂等急、慢性损伤，引起肌肉、筋膜、肌腱等组织渗出、出血等病理变化，继而在横突周围形成水肿、瘢痕粘连、筋膜增厚、肌腱挛缩等改变，使其周围神经、血管受到刺激，从而引起腰痛、臀部痛。

根据本病的疼痛部位应属于足太阳经、经筋病证。

1. 瘀血阻滞

闪挫扭伤，损伤腰部经脉，血溢脉外，阻滞经络，气血不通，发为疼痛。

2. 外邪侵袭

风寒湿邪侵袭腰部经络，气血痹阻，导致腰背部肌紧张或痉挛，引起两侧腰背肌肌力

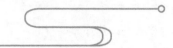

不平衡，久之必造成肌肉、筋膜损伤，引起疼痛的发作。

3．肝肾亏损

肾精匮乏，腰府失养；肝血亏损，则筋肉失养。《素问·举痛论》"脉涩则血虚，血虚则痛"、《临证指南医案》"脉络空乏而痛"等都指出了"不荣则痛"的理论，肝肾精血不足，筋脉失于温煦、濡养，而引起疼痛。

（二）诊断要点

（1）有腰部过度用力拉伤或长期不良姿势工作时。

（2）腰背部或腰臀部弥漫性疼痛，以一侧为主，可向大腿后侧腘窝平面以上扩散，晨起时疼痛明显，或长久固定某一体位后直腰困难，稍加活动后疼痛缓解，剧烈活动后疼痛加重。

（3）检查：①第3腰椎横突尖处有明显压痛；②腰肌痉挛，第3腰椎处可触及纤维性软组织结节，按压时可有同侧下肢放射痛，但放射性疼痛范围不超过膝关节；③直腿抬高试验可为阳性，但加强试验为阴性；④X线检查：腰椎生理曲度变直，第3腰椎横突明显过长、过大、左右不对称，或向后倾斜。

（三）辨证治疗

1．瘀血阻滞

（1）主症：腰痛如刺，痛处固定，疼痛拒按，腰肌僵硬，活动受限，动则痛甚。舌质黯红，脉弦。

（2）治则：活血化瘀，通经止痛。

（3）处方：气海俞、阿是穴、关元俞、秩边、委中。

（4）操作方法：气海俞、关元俞、秩边直刺捻转泻法；阿是穴先用齐刺法，留针15 min，起针后刺络拔火罐法，留罐8～10 min；委中用三棱针点刺出血，出血量如前面所述。

（5）方义：本病证属于足太阳经及其经筋病变，根据"经脉所过，主治所及"的原则，故取气海俞、关元俞、秩边、委中等足太阳经穴，局部、邻近和远端循经配穴，通经止痛，且气海俞、关元俞都位于骶棘肌，对缓解本肌的痉挛有良好作用。本病的病因病机是瘀血阻滞，经络不通，宗"菀陈则除之者，出恶血也"的治疗原则，故在阿是穴刺络拔罐，在委中点刺出血。《素问·刺腰痛论》："解脉会令人腰痛如引带，常如腰折状，善恐。刺解脉在郄中结络如黍米，刺之血射，以黑见赤血而已。"

2．风寒湿邪阻滞

（1）主症：腰部冷痛，转侧俯仰不利，遇寒冷痛增，遇热痛缓，腰肌板硬。舌质淡，太白滑。

（2）治则：祛风散寒，除湿止痛。

（3）处方：天柱、肾俞、阿是穴、次髎、委中、阴陵泉。

（4）操作方法：诸穴均用捻转泻法，肾俞加用灸法，阿是穴采用齐刺法并艾条灸5～8 min。

（5）方义：本证的病变部位在足太阳经及其经筋，遵照循经取穴的治疗原则，故治疗取穴以足太阳经穴为主，如天柱、肾俞、次髎、委中等，通经止痛。天柱祛风散寒；肾俞益肾助阳，扶正祛邪；《灵枢·终始》说"病在腰者取之腘"，所以委中是治疗腰痛的主穴；次髎通经利湿，主治"腰痛快快不可俯仰……腰背寒"（《针灸甲乙经》），再配合阿是穴，疏通局部病邪的痹阻，可加强疏通经络的作用。阴陵泉除湿利小便，通经止痛，《针灸甲乙经》："肾腰痛不可俯仰，阴陵泉主之。"

3. 肝肾亏损

（1）主症：腰痛日久，酸软无力，遇劳则甚，卧则痛减，腰肌痿软，喜按喜揉。偏阳虚者，腰痛喜热喜暖，手足不温，舌质淡，脉沉迟；偏阴虚者，手足心热，面色潮红，舌质红，脉弦细。

（2）治则：补益肝肾，濡养筋骨。

（3）处方：肾俞、关元俞、阿是穴、飞扬、太溪。

（4）操作方法：阿是穴用齐刺法，针刺后加用灸法；肾俞、关元俞直刺捻转补法，并用灸法；飞扬、太溪直刺捻转补法。

（5）方义：本证是肾精亏损、腰府失养引起的腰痛，故补肾俞、关元以补肾益精，濡养肾府。本病位于足太阳经及其经筋，故补足少阴经穴原穴太溪和足太阳经络穴飞扬，原络配合，补肾益精，濡养经筋，再配以阿是穴，可加强解痉止痛的效应。关元俞内应关元穴，是人体元气输注的部位，与关元穴配合培补元气，主治肾虚腰痛，正如《针灸大成》所说："关元俞主风劳腰痛。"

五、腰椎间盘突出症

腰椎间盘突出症又称腰椎间盘纤维环破裂髓核突出症，是腰椎间盘退行性变之后，在外力的作用下，纤维环破裂髓核突出刺激或压迫神经根造成腰痛，并伴有坐骨神经放射性疼痛等症状为特征的一种病变。腰椎间盘突出症是临床常见的腰腿痛疾病之一，好发于 20 ~ 45 岁的青壮年，男性比女性多见，其好发部位多见于 L4 ~ 5 和 L5 ~ S1。

根据本病的疼痛性质应属于中医"痛痹"范畴，根据本病的疼痛部位应归属于督脉、足太阳经及经筋和足少阳经及经筋的病变。

（一）病因病机

椎间盘是一种富有弹性的软骨组织，位于两个椎体之间，每个椎间盘由髓核、纤维环和软骨板组成。

椎间盘的主要功能是承担与传达压力，吸收脊髓的震荡，维持脊柱的稳定性和弹性。其中髓核是椎间盘的功能基础，纤维环和软骨板均有保护髓核的作用，而软骨板的膜具有渗透作用，可与椎体进行水分交换，以维持随和正常的含水量，保持髓核的半液体状态。

腰椎间盘容易突出有其生理和解剖的原因，后纵韧带具有保护椎间盘的作用，但下达

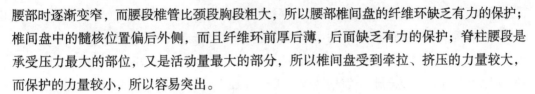

腰部时逐渐变窄，而腰段椎管比颈段胸段粗大，所以腰部椎间盘的纤维环缺乏有力的保护；椎间盘中的髓核位置偏后外侧，而且纤维环前厚后薄，后面缺乏有力的保护；脊柱腰段是承受压力最大的部位，又是活动量最大的部分，所以椎间盘受到牵拉、挤压的力量较大，而保护的力量较小，所以容易突出。

1. 椎间盘退化变性是产生本病的病理基础

随着年龄的增长，以及不断地遭受挤压、牵拉和扭转等外力作用，使椎间盘发生退化变性，髓核含水量逐渐减少而失去弹性，继而使椎间隙变窄、周围韧带松弛或产生纤维环裂隙，形成腰椎间盘突出症的内因。在外力的作用下，髓核可向裂隙处移动或自裂隙处向外突出，刺激或压迫邻近的软组织（脊神经）而引起症状。中医认为"五八肾气衰"，或由于劳伤过度，肝肾亏损，筋骨失养，不再隆盛，易被外力所伤，易受外邪侵袭而发病。

2. 外力是引起本病的主要原因

腰在负重的情况下突然旋转，或向前外方的弯腰用力，使腰椎前屈，腹部压力增大，合力向后，推动髓核后移，靠近纤维环后缘。此时，如果向后的合力超过了脊柱后方韧带、肌肉的抵抗力，髓核可突破纤维环的薄弱处而凸出。此种情况多见于从事体力劳动的年轻人。中医认为扭挫闪伤筋脉，血溢脉外，瘀血闭阻，压迫阻滞经络气血的运行，不通而痛，发为本病。

3. 腰背肌劳损是引起本病的辅助条件

脊椎的后方主要有后纵韧带、棘上韧带和棘间韧带及骶棘肌的保护，限制脊柱过度前屈，防止椎间盘后移。长期持续的弯腰工作，容易造成脊柱后侧肌肉韧带劳损和静力拉伤，使肌肉、韧带乏力，保护作用下降。再加上弯腰时髓核后移，长期挤压纤维环后壁而出现裂隙。在某种不大力的作用下，也可导致髓核从纤维环的裂隙处凸出。这种情况多见于40岁后的非体力劳动者，中医认为"五八肾气衰"，腰府失养，易受外力所伤，或劳累过度，耗伤气血，腠理空疏，易受外邪而发病。

4. 受寒是本病的主要诱因

寒冷刺激导致局部血液循环变慢，容易引起肌肉的不协调收缩，使椎间盘压力增大，为本证的发生提供了条件。中医认为感受风寒湿邪，痹阻经脉，气血不通而发病，如《素问·举痛论》曰："寒气入经而稽迟泣而不行……客于脉中则气不通，故卒然而痛。"

（二）诊断要点

（1）有急、慢性腰部疼痛史。

（2）下腰部疼痛，疼痛沿着坐骨神经向下肢放射，当行走、站立、咳嗽、打喷嚏、用力大便、负重或劳累时疼痛加重，屈髋、屈膝卧床休息后疼痛缓解。

（3）坐骨神经痛常为单侧，也有双侧者，常交替出现，疼痛沿患肢大腿后面向下放射至小腿外侧、足跟部或足背外侧。

（4）检查。①腰部僵硬，脊柱侧弯，腰椎前凸减小或消失。②压痛点：腰椎间隙旁有深度压痛，并引起或加剧下肢放射痛（即腰椎间盘突出的部位）；环跳、委中、承山、昆仑等部位压痛。③皮肤感觉异常：小腿外侧及足背部感觉减退或麻木表明第 5 神经根受压；外踝后侧、足底外侧和小趾皮肤感觉减退或麻木，表明 S1 神经根受压。④直腿抬高试验阳性、屈颈试验阳性、颈静脉压迫试验阳性、踇趾背屈力减弱（L5 神经根受压）或踇趾跖屈试验阳性（S1 神经根受压）、腱反射减弱或消失（膝腱反射减弱或消失表示 L4 神经根受压，跟腱反射或消失表示骶神经根受压）。⑤X 线摄片检查：X 线平片可见脊柱侧弯或生理前屈消失，椎间隙前后等宽，或前宽后窄，或椎间隙左右不等宽等。⑥CT、MRI 检查：可见腰椎间盘突的部位、大小及与椎管的关系。

（三）辨证治疗

1. 辨经络治疗

（1）主症：疼痛沿足太阳经放射或足少阳经放射。

（2）治则：疏通经络，行气止痛。

（3）处方：①足太阳经证：L2～5 夹脊穴、阿是穴、秩边、环跳、殷门、阳陵泉、委中、承山、昆仑；②足少阳经证：L2～5 夹脊穴、阿是穴、环跳、风市、阳陵泉、悬钟、丘墟。

（4）操作方法：针刺夹脊穴时，针尖略向脊柱斜刺，深度在 40 mm 左右，捻转手法，有针感向下肢传导效果较好。针秩边、环跳进针 60 mm 左右，行提插捻转手法，得气时，有针感沿足太阳经或足少阳经传导为佳。其余诸穴均直刺捻转平补平泻手法或泻法。

（5）方义：本方是根据疼痛的部位辨经论治，循经取穴，旨在疏通经气，达到通则不痛的目的。夹脊穴邻近病变部位，阿是穴是病变的部位，二穴是治疗本病的主穴。秩边、环跳是治疗腰腿痛的主要穴位，《针灸甲乙经》"腰痛骶寒，俯仰急难……秩边主之"。环跳是足少阳、太阳二脉之会，更是治疗腰腿疼痛、麻木、瘫痪的主要穴位，正如《肘后歌》云："腰腿疼痛十年春，应针环跳便惺惺。"阳陵泉也是治疗本病不可缺少的穴位，因为本穴属足少阳经，为筋之会穴，主治腰腿痛，如《针灸甲乙经》说："髀痹引膝，股外廉痛，不仁，筋急，阳陵泉主之。"且阳陵泉处又有坐骨神经的重要分支腓总神经，本病在此处多有压痛，故阳陵泉是治疗本病的重要穴。其余诸穴均属于循经取穴，疏导经气，通经止痛。

2. 病因辨证治疗

（1）瘀血阻滞：多有腰部外伤史，或腰腿痛经久不愈，疼痛如针刺、刀割，连及腰髋和下肢，难以俯仰，转侧不利，入夜疼痛加剧。舌质紫黯或有瘀点，脉涩。

治则：活血化瘀，通络止痛。

处方：腰椎阿是穴、环跳、阳陵泉、膈俞、委中。

操作方法：针阿是穴时，先在其正中刺 1 针，针尖略斜向脊柱，得气后行捻转泻法，然后在其上下各刺 1 针，针尖朝向第 1 针，得气后两针同时捻转，使针感向下肢传导。膈

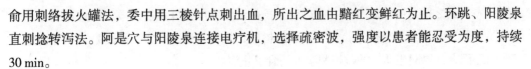

俞用刺络拔火罐法，委中用三棱针点刺出血，所出之血由黯红变鲜红为止。环跳、阳陵泉直刺捻转泻法。阿是穴与阳陵泉连接电疗机，选择疏密波，强度以患者能忍受为度，持续30 min。

方义：阿是穴位于病变部位，属于局部取穴。膈俞是血之会穴，委中又称"穴郄"，对于瘀血阻滞者有活血祛瘀、通络止痛的作用，正如《素问·刺腰痛论》："解脉令人腰痛如引带，常如折腰状，善恐。刺解脉在郄中结络如黍米，刺之血射，以黑见赤血而已。"

（2）寒湿痹阻：腰腿疼痛剧烈，屈伸不利，喜暖畏寒，遇阴雨寒冷天气疼痛加重，腰腿沉重、麻木、僵硬。舌苔白腻，脉沉迟。

治则：温经散寒，祛湿通络。

处方：腰部阿是穴、肾俞、环跳、次髎、阳陵泉、阴陵泉、跗阳。

操作方法：阿是穴的刺法同上，加用灸法或温针灸法；肾俞直刺平补平泻手法，加用灸法；其他诸穴均用捻转泻法。

方义：本证是由于寒湿邪气痹阻经脉所致，治当温经散寒，阿是穴的部位是病变的部位，也是寒湿凝结的部位，故温针灸阿是穴除寒湿之凝结。灸肾俞温肾阳祛寒湿。次髎通经利湿，并治腰腿疼，《针灸甲乙经》曰："腰痛怏怏不可以俛仰，腰以下至足不仁，入脊腰背寒，次髎主之。"阴陵泉除湿利尿，疏通腰腿部经脉，足太阴经筋结于髀，著于脊，多用于治疗湿性腰腿痛的治疗，《针灸甲乙经》"肾腰痛不可俯仰，阴陵泉主之"。跗阳位于昆仑直上3寸，主治腰腿疼痛，《针灸甲乙经》跗阳主"腰痛不能久立，坐不能起，痹枢骨衍痛"，本病在跗阳穴处常有压痛、硬结或条索，针灸此穴对缓解腰腿痛有较好的效果。用此穴治疗腰腿痛在《黄帝内经》中即有记载，称之为"肉里脉"，《素问·刺腰痛论》"肉里之脉令人腰痛，不可以咳，咳则筋缩急。刺肉里之脉，为二痏，在太阳之外少阳绝骨之后"。

（3）肝肾亏损：腰腿疼痛，酸重乏力，缠绵日久，时轻时重，劳累后加重，卧床休息后减轻。偏阳虚者手足不温，腰腿发凉，或有阳痿早泄，妇女有带下清稀，舌质淡，脉沉迟；偏阴虚者面色潮红，心烦失眠，下肢灼热，或有遗精，妇女可有带下色黄，舌红少苔，脉弦细。

治则：补益肝肾，柔筋止痛。

处方：腰部阿是穴、肾俞、肝俞、关元俞、环跳、阳陵泉、悬钟、飞扬、太溪。

操作方法：阿是穴针刺平补平泻法，并用灸法；肾俞、关元俞针刺补法并用灸法；环跳平补平泻法；其余诸穴均用捻转补法。偏阴虚者不用灸法。

方义：腰为肾之府，肾精亏损，腰府失养而作痛；肝藏血而主筋，肝血不足，筋失血养而作痛。治取肾俞、肝俞、关元俞补益肝肾濡养筋骨而止痛。太溪配飞扬属于原络配穴，旨在补益肾精调理太阳、少阳经脉以止痛。在飞扬穴处又有小络脉分出，名曰飞扬脉，主治腰痛，《素问·刺腰痛论》"飞扬之脉，令人腰痛，痛上怫怫然，甚则悲以恐，刺飞阳之脉……少阴之前与阴维之会"。所以说飞扬是治疗肾虚及肝虚引起腰痛的重要穴位。环跳是足少阳、太阳经的交会穴，位于下肢的枢纽，悬钟乃髓之会穴，阳陵泉乃筋之会穴，三穴同经配合，协同相助，补益精髓濡养筋骨以止痛。

六、腰椎骨质增生症

腰椎骨质增生症又称腰椎退行性脊椎炎、腰椎老年性脊椎炎和腰椎骨关节病等。其特征是关节软骨的退行性变，并在椎体边缘有骨赘形成，退行性变多发生在椎体、椎间盘和椎间关节。本症多见于中年以上的腰痛患者。本症属于中医"腰痛"范畴。

（一）病因病机

本病多见于中老年人，腰骨质增生是一种生理性保护性改变，可以增加脊椎的稳定性，代替软组织限制椎间盘的突出，一般情况下无临床症状。但当脊椎的退行性改变使各椎骨之间的稳定性平衡受到破坏，韧带、关节囊和神经纤维组织受到过度牵拉或挤压时，就会引起腰部疼痛。导致椎骨稳定性失衡的原因主要有以下几个方面。

1. 肝肾亏损

人体随着年龄的增长，尤其是 40 岁以后，机体各组织细胞的含水分和胶体物质逐渐减少，而含钙的物质逐渐增多，组织细胞的生理功能而随之衰退、老化，其中以软骨的退行性变最为显著，使脊椎失去稳定性。随着年龄的增长，人体五八肾气衰、七八肝气衰，或由于禀赋虚弱，或由于房劳过度、精血亏虚、筋骨失养而作痛。腰为肾之府，所以肝肾亏损多见于腰痛。

2. 寒湿痹阻

在肾虚的基础上，复感寒湿邪气、经脉痹阻发为腰痛，《诸病源候论·腰背痛诸候》云"劳损于肾，动伤经络，又为风冷所侵，血气搏击，故腰痛也"，或在劳力汗出之后，衣着冷湿，寒湿邪气常趁虚入侵，或久居寒湿之地，或冒雨涉水，寒湿邪气内侵，气血运行不畅，发为腰痛。

3. 瘀血阻滞

随着年龄的增长，肾气逐渐虚弱，腰椎的稳定性减低，在腰部受到牵拉、摩擦、挤压的情况下，极易受到损伤，导致瘀血阻滞、经气不通，发为腰痛。

（二）诊断要点

（1）患者多在 40 岁以上，男性多于女性。

（2）腰部酸痛、僵硬。

（3）久坐或晨起疼痛加重，稍微活动后疼痛减轻，但活动过多或劳累后疼痛加重，天气寒冷或潮湿时症状加重。

（4）检查：①腰椎生理前凸减小或消失，弯腰活动受限；腰部肌肉僵硬，有压痛；臀上神经和坐骨神经的径路可有轻度压痛。②X 线检查是诊断本病的主要依据，可见脊柱正

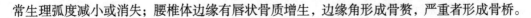

常生理弧度减小或消失；腰椎体边缘有唇状骨质增生，边缘角形成骨赘，严重者形成骨桥。

（三）辨证治疗

1. 肝肾亏损

（1）主症：腰痛绵绵，反复发作，喜按喜揉，遇劳则痛甚，卧床休息则痛减，有时伴有耳鸣、阳痿、小便频数等症。舌质淡、脉沉弱。

（2）治则：补益肝肾，濡养筋骨。

（3）处方：肾俞、关元俞、腰阳关、阳陵泉、飞扬、太溪。

（4）操作方法：诸穴均采用捻转补法，肾俞、关元俞、腰阳关加用灸法。

（5）方义：腰为肾之府，肾精亏损、腰府失养而作痛；肝藏血而主筋，肾虚则精血不足，筋失精血濡养而作痛。治取肾的背俞穴肾俞补肾气益精血，濡养筋骨而止痛；关元俞内应关元，是人体元气输注之处，补之可补元气、益精血、濡筋骨，善于治疗肾虚腰痛，如《针灸大成》曰"关元俞主风劳腰痛"。太溪配飞扬属于原络配穴，旨在培补肾精调理太阳，少阳经脉以止痛。用飞扬治疗肾虚性腰痛由来已久，在飞扬穴处又有小络脉分出，名曰飞扬脉，主治腰痛。《素问·刺腰痛论》："飞扬之脉，令人腰痛，痛上怫怫然，甚则悲以恐，刺飞阳之脉……少阴之前与阴维之会。"用飞扬配太溪治疗肝肾亏损性腰痛确有良好效果。阳陵泉乃筋之会穴，可缓筋急以止痛。诸穴协同相助，补益精血濡养筋骨以止痛。

2. 寒湿腰痛

（1）主症：腰部冷痛，遇寒湿则疼痛加重，得温则痛减，可伴有下肢麻木、沉重感。舌质淡，苔白腻，脉迟缓。

（2）治则：散寒利湿，兼补肾气。

（3）处方：肾俞、大肠俞、腰阳关、委中、阴陵泉。

（4）操作方法：肾俞用龙虎交战手法；腰阳关平补平泻法，并用灸法；委中、阴陵泉针刺泻法。

（5）方义：本证的病变部位在督脉、足太阳经及其经筋，遵照循经取穴的治疗原则，故治疗取穴以足太阳经穴肾俞、大肠俞、委中为主，通经止痛。肾俞益肾助阳，扶正祛邪；《灵枢·终始》说"病在腰者取之腘"，所以委中是治疗腰痛的主穴；大肠俞位于腰部，善于治疗腰痛，正如《针灸大成》所说大肠俞"主脊强不得俯仰、腰痛"。腰阳关属于督脉，通阳祛寒，利湿止痛。阴陵泉除湿利小便，通经止痛，《针灸甲乙经》："肾腰痛不可俯仰、阴陵泉主之。"诸穴相配，可达扶正祛邪、通经止痛的功效。

3. 瘀血阻滞

（1）主症：腰部疼痛，痛有定处，转侧不利，行动不便。舌质黯，或有瘀斑。

（2）治则：活血化瘀，通经止痛。

（3）处方：肾俞、阿是穴、膈俞、委中、阳陵泉。

（4）操作方法：肾俞用龙虎交战手法，阿是穴、膈俞用刺络拔火罐法，委中用三棱针点刺放血，阳陵泉针刺平补平泻法。

（5）方义：肾俞用龙虎交战手法，补泻兼施，扶正祛瘀。阿是穴、膈俞、委中点刺出血，祛瘀生新，通络止痛。阳陵泉是筋之会穴，舒筋止痛，又患者转侧困难，病在少阳转输不利，故阳陵泉可解转输之筋结，腰痛可除。

七、腰椎管狭窄症

任何原因引起的椎管、神经根管、椎间孔的变形或狭窄，使神经根或马尾神经受压迫引起的一系列临床表现者，统称为腰椎管狭窄症。本病是一个综合征，所以又称腰椎管综合征。神经受压迫可能是局限性的，也可能是节段性的或广泛性的；压迫物可能是骨性的，也可能是软组织。腰椎间盘突出引起的椎管狭窄，因有其独特性，不列入腰椎管狭窄症内，但腰椎管狭窄症可合并有椎间盘突出。

腰椎管狭窄症的主要症状是腰腿痛，所以属于中医"腰腿痛"的范畴。

（一）病因病机

腰椎管狭窄症可分为先天性狭窄和继发性狭窄，导致椎管前后、左右内径缩小或断面形态异常。先天性椎管狭窄多由于椎管发育狭窄、软骨发育不良或骶椎裂等所致，后天性椎管狭窄主要是腰椎骨质增生、黄韧带及椎板肥厚、小关节肥大、陈旧性腰椎间盘突出、脊柱滑脱、腰椎骨折恢复不良和脊椎手术后等。先天性椎管狭窄症多见于青年患者，后天性椎管狭窄症多见于中年以上的患者。

中医认为本病发生的主要原因是：先天肾气不足，肾气衰退，以及劳伤肾气，耗伤气血为其发病的内在因素；反复遭受外伤、慢性劳损及风寒湿邪的侵袭为其外因。其主要病机是肾气不足，气血虚弱，以及风寒湿邪痹阻，瘀血阻滞，经络气血不通，筋骨失养，发为腰腿疼痛。

（二）诊断要点

本病发展缓慢，病程较长，病情为进行性加重。

（1）主症：腰痛、腿痛和间歇性跛行。

（2）腰腿痛的特征：腰痛位于下腰部和骶部，疼痛在站立或走路过久时发作，躺下或下蹲位或骑自行车时，疼痛多能缓解或自行消失。腰腿痛多在腰后伸、站立或行走而加重，卧床休息后减轻或缓解。

（3）间歇性跛行是本病的重要特征：在站立或行走时，出现腰痛腿痛、下肢麻木无力，若继续行走可有下肢发软或迈步不稳。当停止行走或蹲下休息后，疼痛则随之减轻或缓解，若再行走时症状又会重新出现。

（4）病情严重者，可引起尿急或排尿困难，下肢不全瘫痪，马鞍区麻木，下肢感觉减退。

（5）检查：主诉症状多，阳性体征少是本病的特点。①腰部后伸受限，脊柱可有侧

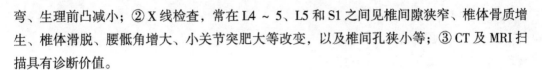

弯、生理前凸减小；②X线检查，常在L4～5、L5和S1之间见椎间隙狭窄、椎体骨质增生、椎体滑脱、腰骶角增大、小关节突肥大等改变，以及椎间孔狭小等；③CT及MRI扫描具有诊断价值。

（三）辨证治疗

1. 肾气虚弱

（1）主症：腰酸痛，腿细无力，遇劳加重，卧床休息后减轻，形羸气短，面色无华。舌质淡，苔薄白，脉沉细。

（2）治则：调补肾气，壮骨益筋。

（3）处方：肾俞、腰阳关、L4～5夹脊穴、关元俞、阳陵泉、飞扬、太溪、三阴交。

（4）操作方法：L4～5夹脊穴用龙虎交战手法，其余诸穴均采用捻转补法，并于肾俞、关元俞、腰阳关加用灸法。

（5）方义：本证是由于肾气虚弱而引起，主症是腰腿痛，病位于督脉、足太阳、足少阴经。腰为肾之府，肾虚则腰府失养，故治取肾的背俞穴补益肾气，濡养腰府及经脉而止痛；关元俞内应关元，是人体元气输注之处，补之可益元气，益精血濡筋骨，善于治疗肾虚腰痛，如《针灸大成》曰"关元俞主风劳腰痛"。太溪配飞扬属于原络配穴，旨在补益肾气调理太阳、少阴经脉以止痛。在飞扬穴处又有小络脉分出，名曰飞扬脉，主治腰痛，《素问·刺腰痛论》："飞扬之脉，令人腰痛，痛上怫怫然，甚则悲以恐，刺飞阳之脉……少阴之前与阴维之会。"故飞扬是治疗肾虚及肝虚引起的腰痛。三阴交补益气血，濡养筋骨。阳陵泉乃筋之会穴，可缓筋急以止痛。诸穴协同相助，补益肾气，养筋壮骨以止痛。

2. 寒湿痹阻

（1）主症：腰腿疼痛重着，自觉拘紧，时轻时重，遇冷加重，得热症减。舌质淡，太白滑，脉沉紧。

（2）治则：祛寒利湿，温通经络。

（3）处方：肾俞，关元俞，L1、L5夹脊穴，腰阳关，委中，阴陵泉，三阴交。

（4）操作方法：肾俞、关元俞、腰阳关均采用龙虎交战手法，并加用灸法；腰部夹脊穴、委中、阴陵泉针刺泻法；三阴交平补平泻法。

（5）方义：本证属于寒湿痹阻，但病之本是肾虚，治疗当用补泻兼施的方法。肾俞、关元俞，补肾气助元气；腰阳关温督脉，通脊骨；采用龙虎交战手法，补泻兼施，扶正祛邪，加用灸法可加强其温补肾气、散寒化湿的作用。腰夹脊穴是病变的症结处，针刺泻法祛除邪气之痹阻，可达痛经止痛的作用。委中通经祛邪，是治疗腰腿痛重要的有效穴位。阴陵泉除湿利小便，通经止痛，是治疗湿邪痹阻性腰痛的有效穴位，正如《针灸甲乙经》所说："肾腰痛不可俯仰，阴陵泉主之。"三阴交是足三阴经的交会穴，可健脾利湿，可补肝肾壮筋骨，与肾俞、关元俞配合，既可加强补肝肾的作用，又可利肾腰部的湿邪，加快腰腿痛的缓解。

3. 气虚血瘀

（1）主症：腰痛绵绵，部位固定，不耐久坐、久立、久行，下肢麻木，面色少华，神疲乏力。舌质黯或有瘀斑，脉细涩。

（2）治则：益气养血，活血化瘀。

（3）处方：膈俞、肝俞、脾俞、肾俞、关元俞、腰阳关、腰夹脊穴、足三里、三阴交。

（4）操作方法：膈俞、腰夹脊穴针刺泻法，并刺络拔火罐法；其余诸穴用捻转补法，病在肾俞、关元俞、腰阳关加用灸法。

（5）方义：本证是在肾虚的基础上，复加劳损经脉，瘀血阻滞及劳作日久耗伤气血，筋脉失养所致。选取血之会穴膈俞及病变之症结夹脊穴，刺络拔火罐，铲除瘀血之阻滞，以利气血通行及筋脉濡养。取肾俞、关元俞、肝俞补肝肾益筋骨。腰阳关温通督脉，通畅脊骨。脾俞、足三里、三阴交温补脾胃，益气血生化之源。诸穴相配，补后天益先天，除瘀血阻滞，可达益气养血、活血化瘀的功效。

八、腰椎椎弓峡部裂并腰椎滑脱

腰椎椎弓上下关节突之间称为峡部。椎弓峡部裂是指椎弓峡部骨质连续性中断，第5腰椎受累最多。腰椎滑脱是指腰椎逐渐向前或后方滑动移位，椎弓峡部裂的存在，可在一定的条件下导致腰椎滑脱。本病多见于40岁以上的男性，年龄越大发病率越高，发病部位以第5腰椎最多，第4腰椎次之，是引起腰腿痛的常见疾病。

（一）病因病机

腰椎的骨质结构由两部分组成，即前面的椎体和后面的椎弓。椎弓包括椎弓根、椎板、上下关节突、棘突和横突。腰椎峡部位于上下关节突之间，由一条狭窄的皮质骨桥构成，将椎板和下关节突与椎弓根和上关节突连接在一起。所以腰椎峡部是椎弓最薄弱的部分，腰部外伤后容易造成损伤；或由于积累性劳损，导致腰椎峡部静力性骨折。一旦双侧腰椎峡部发生骨折，由于剪切力的作用腰椎就可能产生移位。

1. 瘀血阻滞

中医认为本病由于跌仆闪挫，损伤腰部筋骨，瘀血阻滞，筋骨失养，长久不能愈合，酿成本病。

2. 寒湿阻滞

由于劳伤气血，卫外不固，风寒湿邪乘虚而入，痹阻腰部经脉，气血不通，筋骨长久失养，酿成本病。

3. 肾精亏损

由于先天不足，或由于房劳过度，肾气虚弱，精血亏损，筋骨失养，是引起本病的内在因素。

（二）诊断要点

（1）患者可能有腰部外伤或劳损史。

（2）慢性腰痛，站立或弯腰时疼痛加重，卧床休息后减轻；有时疼痛可放射到骶髂部甚至下肢。

（3）滑脱影响到马尾神经时可见下肢乏力、感觉异常、大小便障碍等。

（4）检查：①下腰段前突增加，腰骶交界处可出现凹陷或横纹，或腰部呈现保护性强直。②滑脱棘突有压痛，重压、叩击腰骶部可引起腰腿痛；部分患者可见直腿抬高试验和加强试验阳性。③X线检查应包括腰椎的正侧位片、左右双斜位片、过伸过屈位片，斜位片能显示"狗颈"及峡部的缺损，CT可帮助确定峡部裂的性质，MRI可帮助判断椎间盘的情况。

（三）辨证治疗

1. 瘀血阻滞

（1）主症：有明显的外伤史，腰骶痛骤作，疼痛剧烈，呈刺痛性，痛有定处，日轻夜重，俯仰受限，步履艰难。舌质紫黯，脉弦。

（2）治则：活血化瘀，通经止痛。

（3）处方：腰阳关、阿是穴、肾俞、后溪、委中。

（4）操作方法：先针刺后溪穴，直刺捻转泻法，在行针的同时，令患者轻轻活动腰部，疼痛好转后再针刺其他穴位。阿是穴用刺络拔火罐法，委中用三棱针点刺出血，出血量由黯红变鲜红为止。腰阳关针刺捻转泻法，肾俞用龙虎交战手法。

（5）方义：本病证是由于瘀血阻滞所致，病变位于督脉，连及足太阳经，故治疗以督脉和足太阳经为主。腰阳关属于督脉，针刺泻法，疏通阳气，行气活血。后溪是手太阳经的"输穴"，功于通经止痛，本穴又交会于督脉，是治疗急性督脉性腰痛的重要穴位。阿是穴位于病变部位，属于局部取穴，刺络拔罐出血，清除恶血，通经止痛。委中又称"穴郄"，对于瘀血阻滞者有活血祛瘀、通络止痛的作用，正如《素问·刺腰痛论》："解脉会令人腰痛如引带，常如折腰状，善恐。刺解脉在郄中结络如黍米，刺之血射，以黑见赤血而已。"解脉即是指位于腘窝委中部位的血脉，点刺放血对瘀血性腰痛有良好效果，出血由黑红变赤红为止。

2. 风寒湿邪阻滞

（1）主症：腰骶部重着疼痛，时重时轻，喜温喜暖，得温痛减，肢体麻木。舌苔白腻，脉沉紧。

（2）治则：祛风散寒，除湿通络。

（3）处方：肾俞、十七椎穴、次髎、后溪、阴陵泉、委中、承山。

（4）操作方法：肾俞、次髎、十七椎针刺龙虎交战手法，先泻后补，即先拇指向后捻转6次，再拇指向前捻转9次，如此反复进行，针刺后并用灸法。后溪、阴陵泉也用龙虎交战法。委中、承山针刺捻转泻法。

（5）方义：本证是风寒湿邪阻滞督脉及足太阳经所致，故治疗以督脉及太阳经穴为主；本病的内在原因是肾气虚弱，外邪趁之，所以扶正祛邪是治疗本病的大法。肾俞是肾的背俞穴，十七椎穴隶属督脉，针刺补泻兼施，扶正祛邪；针刺后加用灸法，既可温经助阳，又可祛寒除湿。次髎属于足太阳经，有利湿止痛的功效，是治疗寒湿性腰骶痛的主要穴位，正如《针灸甲乙经》所说："腰痛怏怏不可以俛仰，腰以下至足不仁，入脊腰背寒，次髎主之。"如针刺后再加用灸法可助其温阳利湿的作用。阴陵泉属于足太阴脾经，补之可健脾益肾，泻之可渗湿利尿，善于治疗湿浊性腰痛，如《针灸甲乙经》云："肾腰痛不可俯仰，阴陵泉主之。"后溪属于手太阳经的"输穴"，又交会于督脉，"俞主体重节痛"，可用于湿浊性腰痛的治疗；后溪配五行属于木，"木主风"，风可胜湿，所以后溪又有祛风止痛、祛湿止痛的功效。委中配承山疏通足太阳经脉，是治疗腰痛的重要组合。以上诸穴配合，可达祛除邪气、通经止痛的作用。

3. 肾精亏损

（1）主症：腰骶部酸痛，喜按喜揉，下肢乏力，遇劳则甚，卧床休息后减轻。舌质淡，脉沉细。

（2）治则：补肾益精，濡养筋骨。

（3）处方：肾俞、命门、关元俞、关元、飞扬、太溪。

（4）操作方法：飞扬针刺龙虎交战手法，其余诸穴均直刺捻转补法，并在肾俞、命门、关元俞、关元加用灸法。

（5）方义：本证是由于肾气虚弱精血亏损而引起，主症是腰腿痛，病位于督脉、足太阳、足少阴经。腰为肾之府，肾虚则腰府失养，故治取肾的背俞穴肾俞及命门补益肾气，濡养腰府及经脉而止痛；关元是人体元阴元阳关藏之处，关元俞内应关元，是人体元气输注之处，补之可益元气，益精血濡筋骨，善于治疗肾虚腰痛，如《针灸大成》曰"关元俞主风劳腰痛。"太溪配飞扬属于原络配穴，旨在补益肾气调理太阳、少阴经脉以止痛。在飞扬穴处又有小络脉分出，名曰飞扬脉，主治腰痛，《素问·刺腰痛论》："飞扬之脉，令人腰痛，痛上怫怫然，甚则悲以恐，刺飞阳之脉……少阴之前与阴维之会。"故飞扬功在治疗肾虚及肝虚引起的腰痛。诸穴协同相助，补益肾气，养筋壮骨以止痛。

九、骶髂关节扭伤

骶髂关节扭伤使骶髂关节周围韧带被牵拉而引起的损伤，临床较多见，常造成腰痛，甚至坐骨神经痛，多见于中年以上患者。本病属于中医"腰腿痛"范畴。

（一）病因病机

骶髂关节是一个极稳定的关节。骶结节韧带、骶棘韧带和骶髂前韧带，能稳定骶椎，限制骶椎向骨盆内移动，因而骶髂关节只有极小量的有限活动。但当弯腰拿取重物时，下肢腘绳肌紧张，牵拉坐骨向下向前，髂骨被旋向后，易引起骶髂关节损伤。女性在妊娠期间，由于内分泌的改变，骶髂关节附近的肌腱和韧带变得松弛，体重和腰椎前凸增加，容易导致骶髂关节的慢性损伤。解剖结构的变异，如第 5 腰椎横突骶化，特别在单侧横突骶化的情况下，常因用力不平衡而使一侧骶髂关节发生急性损伤或慢性劳损。

1. 瘀血阻滞

《灵枢·百病始生》说："用力过度，则络脉伤。阳络伤则血外溢……阴络伤则血内溢。"跌打损伤、猛然搬动过重物体，或姿势不当骤然用力，损伤筋肉、脉络，血脉破损血溢脉外，瘀血凝滞，脉络阻塞，则产生瘀血性痛、活动受限等症。

2. 气血虚弱

劳力过度或长久弯腰工作，耗伤气血，筋骨失于气血的温煦、濡养，即因虚而不荣，因不荣而不通，因不通而生痛。

3. 肝肾亏虚

先天不足，或房劳过度，或久行伤筋，久坐伤骨，导致精血亏损，筋骨失养发为腰骶部疼痛。

（二）诊断要点

（1）有急慢性腰腿痛史或外伤史，或慢性下腰部劳损史。

（2）骶髂关节疼痛，疼痛可放射到臀部、股外侧，甚至放射到小腿外侧。

（3）患侧下肢不敢负重，或不能支持体重，走路跛行，并用手扶撑患侧骶髂部，上下阶梯时需健侧下肢先行。

（4）站立时弯腰疼痛加剧，坐位时弯腰不甚疼痛，平卧时腰骶部有不适感，翻身困难。

（5）检查：①腰椎向健侧一侧弯，髂后上、下棘之间有明显压痛。②旋腰试验：患者坐位，两手扶在项部，检查者站在患者背后，双手扶其两肩做左右旋转，使患者的腰部左右旋转，若患者骶髂部有明显疼痛者为阳性。③骨盆分离试验：患者仰卧位，检查者双手按在左右髂前上棘，并向后用力挤压，若患者骶髂关节疼痛加剧者为阳性。④屈髋屈膝试验：患者仰卧位，健侧下肢伸直，将患侧下肢髋、膝关节屈曲，使骶髂关节韧带紧张，患侧疼痛加剧者为阳性。⑤"4"字试验阳性、床边试验阳性。⑥X 线检查：急性骶髂关节扭伤 X 线常无特殊改变；慢性扭伤或劳损，可有骨性关节炎改变，关节边缘骨质密度增加。

（三）辨证治疗

1. 瘀血阻滞

（1）主症：扭伤之后，腰骶部骤然疼痛，疼痛激烈，呈刺痛或胀痛性质，痛有定处，日轻夜重，俯仰受限，转侧步履困难。舌紫黯，脉弦细。

（2）治则：活血化瘀，通经止痛。

（3）处方：十七椎、关元俞、次髎、阿是穴、委中、殷门、阳陵泉。

（4）操作方法：阿是穴、委中、殷门寻找血脉明显处用三棱针点刺出血，病在出血后加拔火罐。其余诸穴均直刺捻转泻法。

（5）方义：本证属于瘀血阻滞引起的腰骶部疼痛，位于足太阳经，治疗当活血化瘀，以太阳经穴为主。《素问·针解》："菀陈则除之者，出恶血也。"所以取瘀血结聚处阿是穴、血之郄穴委中和衡络殷门点刺出其恶血，通络止痛。殷门位于腘横纹上8寸，主治腰骶部疼痛，《针灸大成》"殷门主腰脊不可俯仰举重，恶血泄注，外股肿"。殷门穴位于股后浮郄穴之上，衡络处，《素问·刺腰痛论》："衡络之脉，令人腰痛，不可以俯仰，仰即恐仆，得之举重伤腰，衡络绝，恶血归之，刺之在郄阳筋之间，上郄属寸，衡居为二痏出血。"所以衡络应属于股后殷门附近横行的脉络，点刺出血可治疗扭伤性腰骶部疼痛。十七椎穴、关元俞位于腰骶连接处，可疏通此关节的瘀血阻滞。阳陵泉属于足少阳经，其经筋"结于尻"，可治疗腰骶部的疼痛，尤其善于治疗腰骶部左右转侧困难的证候。

2. 气血虚弱

（1）主症：腰骶部酸痛，连及臀部和下肢，痛而隐隐，遇劳则甚，体倦乏力，面色无华。舌质淡，脉沉细。

（2）治则：补益气血，养筋通脉。

（3）处方：膈俞、肝俞、脾俞、肾俞、关元俞、次髎、秩边、三阴交。

（4）操作方法：膈俞、肝俞、脾俞、肾俞均浅刺补法，关元俞、次髎、秩边均采用龙虎交战手法，三阴交直刺捻转补法。

（5）方义：膈俞为血之会，肝俞补肝益肝，二穴配合，调理营血濡养筋骨。脾俞、肾俞、三阴交调后天补先天，益气血生化之源，温煦筋骨。关元俞、次髎、秩边补泻兼施，补法可调气血濡筋养骨，泻法可通经止痛。以上诸穴相配，可达补益气血、濡养筋骨、通脉止痛的功效。

3. 肝肾亏虚

（1）主症：腰骶部酸软疼痛，腰背乏力，遇劳则甚，卧则减轻，喜按喜揉。舌质淡，脉沉细。

（2）治则：补益肝肾，濡养筋骨。

（3）处方：肾俞、肝俞、关元俞、关元、次髎、阳陵泉、悬钟、太溪。

（4）操作方法：次髎直刺采用平补平泻手法，其余诸穴均用捻转补法，并在肾俞、关元俞、次髎加用灸法，每穴艾灸3～5 min。

（5）方义：肾俞是肾的背俞穴，肝俞是肝的背俞穴，太溪是足少阴肾经的原穴，旨在补肝肾益精血。关元是任脉与足三阴经的交会穴，有补益元气的作用，关元俞是元气输注的部位，二穴前后配合，补元气益精血，善于治疗虚性腰痛，《针灸大成》"关元俞主风劳腰痛"。阳陵泉乃筋之会穴，悬钟乃髓之会穴，补之可柔筋养骨而止痛。

（苏春荀）

第六节　髋部疼痛

一、股骨大转子滑囊炎

股骨大转子滑囊炎是髋关节周围滑囊炎中的一种，是指髋关节周围滑囊的水肿、积液及无菌性炎症。

髋关节结构相当稳定，一般伤筋的机会较少，但小儿急性髋关节滑囊炎临床并不少见。

髋部周围有很多滑囊，且多与关节腔相通，比较重要的有三个：股骨大转子滑囊（大粗隆滑囊）、坐骨结节滑囊、髂腰肌滑囊。

中医学认为，本病多因髋关节部的软组织受到持久或反复多次而连续的摩擦、扭转，使筋肉的负荷超过了生理限度，损伤经筋，气血凝滞，痰湿蕴结，导致本病。

（一）病因病机

急性创伤、明显劳损或感染、类风湿病变等，均可导致滑囊的水肿、渗出、肿胀而出现无菌性炎症及失治误治等。足少阳经经髀厌中，足少阳经筋"上走髀，前者结于伏兔之上，后结于尻"。所以，髋骨大转子滑囊炎应属于足少阳经病证。

1. 瘀血阻滞

股骨大转子滑囊因位置浅，而且位于臀大肌与大转子之间，所以髋关节的过度活动、轻度的直接或间接外伤，即可伤及经脉，血溢脉外，导致外伤性臀大肌转子滑囊损伤性炎症。

2. 痰瘀阻滞

瘀血长久痹阻，或劳伤筋脉，血行瘀滞，经气不通，湿浊留滞化为痰浊，导致滑囊、肥厚肿胀。

（二）诊断要点

大转子滑囊位于臀大肌与股骨大转子之间，是多房性的滑囊。由于臀大肌与股骨在大转子部，长期持续地互相摩擦而引起滑囊炎。

（1）髋部外侧方疼痛，尤以患侧卧、跑跳或走路多时明显，跛行。

（2）患肢常处于屈曲、外展、外旋位，以使臀部肌肉放松，缓解疼痛。若使髋关节内旋，使臀大肌紧张压迫滑囊时，可使疼痛加剧。

（3）大转子部位明显肿胀时，其后外侧凹陷消失，有压痛，严重时可有囊性感触及。

（4）被动内旋患肢可引起疼痛，髋关节屈伸活动不受限。

（5）X线检查有时可见钙化斑。

（三）辨证治疗

1. 瘀血阻滞

（1）主症：有明显的外伤史，局部肿胀疼痛，可有瘀斑，疼痛拒按，触之有波动感，髋关节活动受限。舌黯红或瘀斑，脉弦。

（2）治则：活血散瘀，通经止痛。

（3）处方：环跳、居髎、阿是穴、阳陵泉、足窍阴。

（4）操作方法：用三棱针在足窍阴点刺出血，用 0.30 mm×60 mm（5 寸）毫针在阿是穴中心直刺 1 针，在其上下左右各斜刺 1 针，针尖达囊肿的中心，行捻转泻法，起针后再刺络拔罐。其余诸穴均用捻转泻法。

（5）方义：本病变位于足少阳经，故治疗以足少阳经穴为主，疏通少阳经气，通络止痛。本病由外伤引起，外伤经脉，血溢脉外，瘀血阻滞，发为肿痛。阿是穴是瘀血汇聚之处，局部围刺加刺络拔罐祛除恶血，通络止痛。刺井穴出血，可清除弥散在经络中的瘀血，可增强通络止痛的作用。

2. 痰瘀阻滞

（1）主症：病变日久，反复发作，大转子部肿胀压痛，每因劳累后加重。舌质胖淡，舌苔白腻，脉沉细。

（2）治则：化痰祛瘀，疏通经络。

（3）处方：居髎、环跳、阿是穴、阳陵泉、脾俞、胃俞、次髎。

（4）操作方法：居髎、环跳、阳陵泉均直刺，并有触电感传导。阿是穴刺法同上，脾俞、胃俞向脊柱斜刺并达到脊柱骨，平补平泻法。次髎直刺，平补平泻法。

（5）方义：本证多属于慢性，由于急性外伤长久不愈转为慢性；或由于瘀血长久痹阻经络，津液瘀滞化为痰浊，痰瘀互结，而成痼疾。本病变位于足少阳经，病因源于痰瘀互结，故治疗取足少阳经穴居髎、环跳、阳陵泉疏通少阳经气，调理气血以止痛；阳陵泉配五行属于土，又有调脾胃化痰浊的功效。取阿是穴围刺加隔姜灸，以温散痰瘀之结节。次髎可清除下焦之湿浊。脾俞、胃俞补益脾胃，运化痰浊。诸穴相配可达化痰祛瘀疏通经络的作用。

3. 同经相应取穴法

本病的病变部位在髋关节部位，属于足少阳经，邻近环跳穴位处，与其相对应的是肩关节手少阳经肩髎穴。故本病可取手少阳经的肩髎治疗，对于急性发作者有良好效果。具体操作方法见总论。

二、坐骨结节滑囊炎

坐骨结节滑囊又称坐骨臀肌滑囊，位于臀大肌的深面，附着在坐骨结节上。此滑囊能间接帮助髋关节运动，减少肌腱与关节的摩擦。坐骨结节滑囊炎是一种常见病，多见于老年人，常因长期坐于硬座位而引起。

（一）病因病机

1. 痰瘀互结

由于长期坐着工作，坐骨结节滑囊长期被压迫和摩擦，囊内充血、水肿，囊壁渐渐增厚或纤维化，导致炎症的发生。足太阳经筋"结于臀，上夹脊"。中医认为久坐伤肉，久坐则人体气机失于畅达，脾胃功能活动呆滞不振，久之则失于运化，不能生化气血，气虚则血行滞缓而成瘀；脾失运化则津液代谢紊乱，痰湿内生，痰瘀互结，结于臀部足太阳经筋，酿成本病。

2. 瘀血滞留

瘀血滞留可见于臀部蹲伤，损伤脉络，血溢脉外，凝聚在臀部太阳经筋而成本病。其临床较少见。

（二）诊断要点

（1）患者有长期坐着工作的历史，多见于中老年人，尤其是体质较瘦弱者。

（2）患者坐椅子，尤其是硬椅子时，立即发生疼痛，起立时即消失。

（3）坐骨结节压痛是本病唯一的阳性体征。

（4）检查腹部、骶髂关节、髋关节及其周围组织无阳性体征。

（三）辨证治疗

1. 痰瘀互结

（1）主症：体质瘦弱，每当坐椅子时臀部疼痛，在坐骨结节有压痛，并可触及阳性结节或囊肿。舌胖质黯，脉沉细。

（2）治则：补益脾胃，活血化痰。

（3）处方：脾俞、胃俞、秩边、阿是穴、委中、三阴交。

（4）操作方法：脾俞、胃俞用横向斜刺法，针尖直达脊柱，并有针感传到臀部。秩边深刺，针尖斜向病变处，行龙虎交战手法。委中、三阴交直刺平补平泻手法。阿是穴用齐刺法，针尖均到达病所，得气后加用温针灸法。将艾条剪成 2 cm 长，插在针柄上，然后从艾条的下端点燃，每次 2～3 壮。

（5）方义：本证是痰瘀结聚在太阳经所致，故治疗以太阳经穴为主。脾俞、胃俞、三阴交补益脾胃，运化痰浊；委中是太阳经合穴，可疏通太阳经气，委中又是血之郄穴，配三阴交，可活血化瘀；秩边和阿是穴属于局部取穴，行齐刺手法，直达病所，再配以温针灸，温经活血祛散痰瘀。

2. 瘀血滞留

（1）主症：臀部蹲伤之后疼痛，不敢坐椅子，坐则痛剧，坐骨结节处有明显的压痛，舌质紫暗，脉弦。

（2）治则：活血化瘀，疏通经脉。

（3）处方：大肠俞、次髎、秩边、阿是穴、委中。

（4）操作方法：大肠俞、次髎、秩边直刺泻法，阿是穴用 0.30 mm×75 mm（3 寸）长的毫针行齐刺法，使针尖直达病所，委中用三棱针点刺出血。

（5）方义：本症的病变部位在太阳经，故治取太阳经穴为主。大肠俞、次髎、秩边调理气血疏通太阳经气；委中是血之郄穴，点刺放血，祛除瘀血疏通经脉；阿是穴行齐刺法直达病所，使用三针刺可加强活血祛瘀疏通经络的作用。

三、髂腰肌滑囊炎

髂腰肌滑囊炎又称髂耻滑囊炎，位于髂腰肌与耻骨之间，与髋关节相通，与股神经关系密切。其病变多为慢性过程，主要表现为滑囊积液和疼痛。

（一）病因病机

髂腰肌由腰大肌和髂肌组成，主要作用是使髋关节前屈和外旋。本病多见于足球运动员，以及从事跨栏、网球、举重等运动者，反复地使髋关节屈曲和外旋，髂腰肌滑囊与耻骨受到反复的摩擦、挤压，导致滑囊充血、水肿，形成慢性炎症发作。

本病的部位隶属于足阳明经和足太阴经，长期反复地屈髋运动，劳伤筋骨与气血，气伤则津液代谢障碍，引起水湿滞留；血伤则血滞为瘀血，气血损伤筋骨失养则运动障碍。

（二）诊断要点

（1）股三角区肿胀、疼痛和局部压痛。

（2）疼痛可因股神经受刺激而射到股前侧及小腿内侧。

（3）大腿经常处于屈曲位，若将大腿伸直、外展或内旋时，即可引起疼痛。若髋关节同时受累，则向各个方向运动均受限和疼痛。

（三）辨证治疗

（1）主症：腹股沟部压痛，有时可扪及肿块，动则引痛，腰部疼痛，髋关节活动受限，股前面及小腿内侧疼痛。舌质黯红，舌苔白腻，脉弦滑。

（2）治则：活血化瘀，健脾利湿。

（3）处方：冲门、髀关、血海、足三里、阴陵泉、三阴交。①腰部疼痛者，加肾俞、大肠俞；②髋关节活动障碍者，加居髎、环跳。

（4）操作方法：针刺冲门时避开股动脉，直刺 12 mm（0.5 寸）左右。髀关直刺泻法。血海、足三里、阴陵泉、三阴交、肾俞、大肠俞均直刺平补平泻法。刺居髎、环跳，针尖刺向关节腔，深达 2 ~ 2.5 寸。

（5）方义：本病隶属于足阳明经和足太阴经，故治疗以二经穴位为主。冲门、髀关位于股三角，属于局部取穴范畴。足三里、血海、阴陵泉、三阴交属于循经取穴，又有活血化瘀、健脾利湿的作用，是治疗本病的主穴。本病缘于髂腰肌的反复屈伸，髂肌起于髂窝，位于腰大肌的外侧；腰大肌起自腰椎体的侧面和横突，受 L2 ~ 4 及神经支配，长期反复运动必劳伤气血，筋肌失于气血的荣养则挛缩。针刺肾俞、大肠俞可疏通经络，调理下焦气血，解除髂腰肌的痉挛，缓解对滑囊的挤压，有利于病情的恢复。

四、髋关节骨性关节炎

髋关节骨性关节炎是一种慢性髋部关节病，又称增生性关节炎，或肥大性关节炎等。其病理特点是髋关节软骨变性，并在软骨下及关节周围有新骨形成，关节腔狭窄，导致关节活动受限、疼痛等症。它属于中医"骨痹"范畴，是骨科、针灸科常见病。

（一）病因病机

本病位于髋关节，隶属于足三阳经，足少阳经筋"上走髀，前者结于伏兔之上，后者结于尻"，足阳明经筋"直上结于髀枢"，足太阳经筋"结于臀"。髋关节是下肢运动的枢纽，常因劳伤和跌打损伤而患病。

1. 体质虚弱，外邪痹阻

年老肾精亏损，气血虚弱，卫外不固，风寒湿邪乘虚而入痹阻经脉。本病多发生于老年人，老年人多肾气亏损、气血虚弱，正如《灵枢·营卫生会》说："老人气血衰，其肌肉枯，气道涩，五脏之气相搏，其营气衰少卫气内伐……"腠理空虚，受风寒湿邪而成痹。

2. 劳伤气血，瘀血闭阻

反复劳损，耗伤气血，筋骨失养；或跌打损伤伤及血脉，瘀血停滞，气血闭阻而成痹。

（二）诊断要点

（1）多见于50岁以上的中老年人。

（2）主要临床表现是疼痛、跛行、晨僵和功能限制，休息后好转。

（3）疼痛的部位在髋关节前面，或侧面，或大腿内侧，常连及膝关节内侧。

（4）疼痛常因寒冷、潮湿、劳累加重。

（5）X线检查：关节间隙狭窄，股骨头变扁肥大，股骨颈变粗变短，头颈交界处有骨赘形成，髋臼部密度增高，外上缘有骨赘形成。

（三）辨证治疗

1. 体质虚弱，外邪痹阻

（1）主症：髋关节疼痛、跛行，休息后疼痛缓解，晨起髋关节僵硬，寒冷天疼痛加重。舌质胖淡，脉沉细。

（2）治则：补肾益精，祛邪通经。

2. 劳伤气血，瘀血阻滞

（1）主症：肢体倦怠，髋关节疼痛、跛行，晨起髋关节僵硬，开始活动疼痛，活动后好转，走路多时疼痛加重。舌质紫黯，脉弦细。

（2）治则：调理气血，祛瘀通络。

3. 治疗

（1）处方：环跳、居髎、髀关、阳陵泉、足三里。①肾气虚弱，外邪痹阻加肾俞、悬钟、太溪、后溪；②气血虚弱加脾俞、胃俞、关元俞、三阴交；③劳伤气血，筋骨失养加肝俞、脾俞、肾俞、悬钟、三阴交；④瘀血阻滞加膈俞、肝俞、阿是穴、委中、三阴交。

（2）操作方法：针刺环跳、居髎、髀关用0.30 mm×75 mm（3寸）的毫针深刺至关节腔附近，捻转泻法，由于体虚感受外邪者，加温针灸3壮。阳陵泉、足三里均直刺平补平泻手法。后溪直刺，捻转泻法。肾俞、悬钟、太溪捻转补法。肝俞、脾俞、胃俞、关元俞、悬钟、三阴交浅刺补法。膈俞、阿是穴刺络拔罐，委中点刺出血。病变因于瘀血者，在环跳、阳陵泉加用电针，疏密波，通电20～30 min。

（3）方义：本病属于足三阳经范畴，所以治疗取穴以足三阳经经穴为主。本病的病变在关节腔，病变部位较深，遵照《素问·刺要论》"病有浮沉，刺有深浅"的针刺原则，所以髋关节周围的穴位均用深刺法，使针感直达病所。肾虚者加肾的背俞穴肾俞、髓之会穴悬钟、肾经原穴太溪补益肾精荣养筋骨，加手太阳经输穴后溪，祛除邪气通经止痛。气血虚弱者加脾俞、胃俞、足三里、三阴交，补益脾胃以益气血生化之源。瘀血者宗"菀陈则除之者，出恶血也"的治疗原则，点刺出血，放出恶血，疏通经气，除旧生新，濡养筋骨。

五、扁平髋（股骨头骨骺炎）

扁平髋是髋关节病的一种，主要是由于股骨头骨骺的缺血性坏死引起的临床症状，又称股骨头骨骺炎、股骨头软骨炎、股骨头缺血性坏死、股骨头无菌性坏死等。本病好发于3～12岁儿童，其中以4～8岁更为多见，男多于女，男性约为女性的4～5倍，大多为单侧性，少数为双侧（约占15%）。本病的病因不明，可能与外伤、慢性损伤、先天性缺陷、内分泌紊乱等诸多因素有关，引起股骨头血液供应障碍，导致股骨头缺血性坏死。儿童缺血性坏死的自愈率较高，股骨头在经历坏死、吸收、重建的过程，股骨头出现扁平状畸形。此时的股骨头软骨仍光滑，在日常生活、工作、学习中没有太大的影响，但已扁平的股骨头不能像正常的股骨头那样承受正常的压力，应该及时进行治疗。若不然过度饮酒、过多地使用激素或过度劳累及髋关节外伤，引起股骨头及其周围组织缺血，再次引发股骨头坏死，而且发生率很高。

（一）病因病机

1. 瘀血阻滞

髋关节创伤，脉络损伤，血溢脉外，瘀血阻滞，气血不通，筋骨失养。

2. 脾肾虚损

某些慢性疾病，或长期使用肾上腺皮质激素，或饮酒过度，内伤脾肾，筋骨失养。

（二）诊断要点

1. 早期有疼痛性跛行

髋部、大腿或膝部酸痛和僵硬，活动后疼痛加剧，休息后缓解。

2. 压痛

髋部和腹股沟内侧压痛，股内收肌痉挛，可见大腿及臀部肌肉萎缩。

3. 活动受限

髋关节活动受限，尤以外展、屈曲、内旋活动受限明显。

4. X线摄片检查

早期髋关节囊球形肿胀，股骨头骨骺变小，骺线增宽，与颈部相连区域有不规则骨质疏松或囊性变，同时可有"新月征"及软骨下骨折（股骨头前外侧软骨下出现一个界限清楚的条形密度减低区），骨骺出现碎块或颗粒状影，股骨头扁平和股骨颈变宽短，且进行性加重。最后，疏松区重新钙化、碎块融合，再现骨小梁结构，股骨头呈扁平、宽大、半脱位和股骨颈呈宽而短畸形。晚期出现骨性关节炎改变。

（1）股骨头的变化：早期股骨头密度均匀一致地减低，或中央致密，边缘萎缩，高度略降低但不宽。碎裂及扁平化，骨骺破碎成点片状，有囊状间隙，形状及大小均不一致，与对侧对比密度增高，同时股骨头进一步扁平化。碎裂骨核的融合，标志愈合期的开始，骨核融合在一起，密度均匀一致。头扁平变大，病已愈但遗留有大而扁平的股骨头。除很少一部分严格不负重的可得到较正常的股骨头外，大部分病例股骨头畸形。

（2）骨骺颈的变化：早期，甚至股骨头发生畸形之前颈部即可出现畸形。颈部上端扩大，变短但不弯曲。上端在早期有疏松区，但在活动期变成规则的花纹状。

（3）关节腔的改变：早期关节间隙增宽，有时股骨头与坐骨的影像不再重叠而有间隙，正常时两者之间有少许重叠。

（4）髋臼的改变：由于股骨头形状改变引起髋臼底的改变，成不规则的凹陷，是由于膨大的圆韧带压迫引起。另外，有不规则的骨疏松区及致密区。

（三）辨证治疗

1. 瘀血阻滞

（1）主症：有髋关节创伤时，髋关节疼痛，运动受限，活动后疼痛加重，髋部及股内侧有压痛。舌质紫黯，脉弦。

（2）治则：活血化瘀，通经止痛。

2. 脾肾虚损

（1）主症：髋关节疼痛，活动受限，腰膝酸痛，不耐劳累，肌肉萎缩。舌质淡，脉沉细。

（2）治则：补益脾肾，濡养筋骨。

3. 治疗

（1）处方：肾俞、居髎、环跳、髀关、足三里、三阴交。①瘀血阻滞者，加膈俞、次髎、委中；②脾肾虚弱者，加脾俞、肾俞、关元俞、太溪。

（2）操作方法：肾俞、足三里、三阴交直刺补法；居髎针尖向斜下方深刺，髀关针尖向斜上方深刺，环跳针尖向斜上方深刺；膈俞、次髎刺络拔罐，委中点刺出血；脾俞、关元俞、太溪针刺捻转补法；瘀血阻滞者在环跳与髀关或居髎与足三里用电针法，采用疏密波，通电 15～20 min；脾肾虚损者，灸脾俞、肾俞、足三里，并在居髎或环跳温针灸 1～3 壮。

（3）方义：本处方的作用是解除和缓解疼痛，减少或避免肢体畸形的发生，恢复髋关节的功能。居髎、环跳、髀关属于局部取穴范畴，深刺使针感直达关节腔，疏通局部经络气血，促进血液循环，改善股骨头供血，有利于股骨头的恢复。瘀血阻滞者取膈俞、次髎刺络拔罐，活血化瘀，瘀血清除则新血可生，经脉通达，股骨头可得到精血濡养，有助于股骨头功能的恢复。脾肾损伤者取脾俞、肾俞、足三里、太溪针刺补法并灸，补脾胃以益气血生化之源，补肾气化生精髓，濡养筋骨。通过本治疗方案，疏通经络调理气血，改善股骨头的血液循环，使股骨头得到气血的荣养、精髓的濡养，有利于股骨头的再生和恢复。

六、弹响髋

弹响髋是指髋关节在做某些动作时，在髋部出现听得到或患者感觉到的弹响声，称为弹响髋。本病有关节内外之分，属于关节内者少见。本病多发生于青壮年，以长期站立者居多。

本病主要是由于紧张和肥厚的髂颈束与大转子发生摩擦所致。髂胫束是由阔筋膜（上端附着于尾骨、骶骨、髂峰等部位）与阔筋膜张肌（起自髂前上棘）深浅两层筋膜及臀大肌筋膜交织组成，向下越过股骨大转子后方与大腿外侧肌间隔密切相连，再向下止于胫骨外侧髁。

当长期站立行走可使髂颈束发生紧张而增厚时，其张力就明显增大，因此当髋关节做屈伸时，紧张肥厚的髂颈束与大转子发生摩擦，而发出弹响声。

（一）病因病机

《素问·宣明五气》说："久立伤骨，久行伤筋。"长期的站立行走，伤气耗血，气血亏损，筋骨失养；或由于气血凝滞，筋骨失养，造成髂胫束紧张、痉挛、肥厚，增厚的髂胫束或臀大肌肌腱在髋关节做屈伸、内收或外旋时，勉强滑过股骨大粗隆，从而引起弹响声。

（二）诊断要点

（1）有长期站立等慢性劳损史。

（2）本病一般无明显体征，疼痛多不明显，亦不影响关节活动。但在步履时，髋部随着髋关节的活动出现明显的弹响声，给患者造成心理上的压力。

（3）主动屈伸髋关节时，或做髋关节内收内旋时，能在粗隆处摸到粗硬的肌腱从上滑过。

（4）X 线排除外骨关节病后变。

（三）辨证治疗

（1）主症：病程迁延日久，髋部酸痛，肌肉萎缩，腿软无力，动则弹响，可触及僵硬的经筋。舌质淡，脉沉细。

（2）治则：益气养血，疏通经络，濡养筋骨。

（3）处方：脾俞、肾俞、关元俞、次髎、居髎、环跳、阿是穴、风市、阳陵泉、足三里。

（4）操作方法：脾俞、肾俞、足三里针刺补法；关元俞向脊柱斜刺，次髎、风市、阳陵泉平补平泻法；居髎、环跳刺向僵硬的髂胫束；阿是穴用刺络拔罐法。

（5）方义：本病属于足少阳经筋病证。脾俞、足三里可补脾胃，益气血生化之源；肾俞可益肾气，生精血，濡养筋骨。关元俞、次髎、环跳、居髎、风市、阳陵泉疏通经络，调理气血，濡养少阳经筋，缓解痉挛。阿是穴是气血凝结的筋结之处，施以刺络拔罐法，可除瘀血的阻滞，疏通经络，除经筋之挛缩。

七、梨状肌综合征

梨状肌综合征是指因梨状肌损伤后其肿胀、痉挛的肌肉刺激、压迫周围血管和神经，尤其是坐骨神经而引起的综合征。梨状肌起始于骶骨前面的骶前孔外侧，经坐骨大孔向外达臀部，止于股骨大转子，有外旋髋关节的功能。梨状肌把坐骨大孔分为梨状肌上孔及梨状肌下孔，梨状肌上孔有臀上神经通过，梨状肌下孔则有坐骨神经、臀下神经、股后神经、阴部神经及臀下动、静脉通过。故当梨状肌损伤后肌肉充血、肿胀、挤压、刺激神经，尤其是粗大的坐骨神经而引起腰腿疼痛等症。

梨状肌起于骨盆经臀部止于大转子，属于足三阴经、足太阳经、足少阳经及其经筋分布区。

（一）病因病机

根据本病的梨状肌解剖部位和临床表现，臀部、腰骶部、大腿后侧、小腿外侧疼痛，病及足太阳经和足少阳经；疼痛可连及会阴部、睾丸，以及排尿异常、阳痿等，病及足三阴经。

1. 风寒湿邪痹阻经脉

风寒湿邪侵袭经脉，寒性凝滞，经络气血凝滞不通，不通则痛；湿性黏滞而属阴，黏滞使气血难以疏通则见局部肿胀；风性善行，则疼痛由髋部连及下肢膝踝部。

2. 扭伤经脉

当外展外旋位久蹲久站，或负重后外展外旋由蹲位站起时，用力过猛，扭伤经脉，血溢经外，血瘀气滞，导致梨状肌的充血、肿胀，阻滞足三阳经与足三阴气血的运行而发病。

（二）诊断要点

（1）有明显的外伤史或受寒着凉史，或有肩扛重物，或有久蹲、久站后下肢扭伤史。

（2）臀部或腰骶部疼痛与跛行。患者自觉腰臀部或单侧臀部疼痛或酸胀或冷痛，重者如"刀割样"疼痛，疼痛可放射到大腿后侧和小腿外侧。疼痛严重时不能入睡，行走不便或跛行。有时疼痛连及大腿后外侧、睾丸、会阴部，有时会阴部有坠胀感或排尿异常或阳痿。

（3）检查。①压痛：在梨状肌体表投影区有明显压痛，并可触摸到紧张、痉挛的肌腹。②患侧下肢直腿抬高小于 60°时疼痛明显，超过 60°时疼痛反而减轻。③梨状肌紧张试验阳性。患者仰卧，健肢伸直，患肢屈膝屈髋，足跟着床，使患肢过度内旋内收，牵拉梨状肌出现疼痛者为阳性。

（三）辨证治疗

1. 寒湿痹阻

（1）主症：腰骶部、髋部疼痛，遇冷加剧，夜间加重，喜热畏寒，髋关节活动受限，走路跛行，甚或会阴部疼痛。舌质淡，苔薄白，脉弦紧。

（2）治则：散寒除湿，祛风通络。

（3）处方：大肠俞、次髎、阿是穴、环跳、殷门、阳陵泉、昆仑、三阴交。

（4）操作方法：诸穴均直刺捻转泻法，阿是穴用 0.30 mm×75 mm（3 寸）的毫针齐刺法深刺直达病所，环跳深刺并有触电感传导，次髎、阿是穴和环跳加用艾条灸 5 min，或温针灸 3 壮，留针 30 min。

（5）方义：治疗本病根据"以痛为腧"和循经取穴的治疗原则，主要选取足太阳经和足少阳经经穴为主，祛除邪气疏通经络，疼痛可解。加用灸法，温经祛寒，加强调理气血疏通经络的作用。血得热则行，温灸可改善微循环，调整毛细血管的通透性，促进疼痛物质的吸收，从而缓解疼痛。会阴部疼痛，病及足三阴经，配三阴交既可治疗三阴经病痛，又可除湿利尿。

2. 血瘀气滞

（1）主症：损伤之后，髋部疼痛，肿胀刺痛，动则痛甚，痛及下肢。舌质有瘀点，脉弦。

（2）治则：活血祛瘀，疏通经脉。

（3）处方：大肠俞、次髎、阿是穴、环跳、殷门、委中、阳陵泉、三阴交。

（4）操作方法：诸穴均直刺泻法，大肠俞、次髎、委中刺络拔罐，阿是穴用齐刺法，环跳深刺并有触电感传导，加用电针，选用疏密波，通电 30 min。

（5）方义：本病是瘀血阻滞经脉所致，宗《素问·针解》"菀陈则除之者，出恶血也"，故于大肠俞、次髎、委中刺络拔罐祛除恶血，疏通经络。加用电针，使用疏密波，可促进血液循环，改善组织营养，增强新陈代谢，帮助组织修复，消除疼痛有良好作用。

八、股内收肌综合征

股内收肌综合征是临床常见的运动损伤性疾病，多因髋关节过度外展、骤然牵拉或反复牵拉股内收肌群，形成损伤。该病以大腿内侧疼痛、活动受限为主要症状。

股内收肌群位于大腿内侧，共有 5 块，浅层有耻骨肌、长收肌、股薄肌，中层有短收肌及深层的大内收肌，共同完成大腿的内收运动。所以本病属于足三阴经脉、经筋病证。

（一）病因病机

（1）大腿突然强力外展，骤然外展，如在练习劈腿、跨木马等动作时，使大腿过度外展，损伤经脉，瘀血痹阻，发为疼痛。

（2）反复用力内收大腿，引起内收肌劳损，卫外不固，风寒湿邪乘虚而入，气血痹阻，经筋失养而痉挛，发为疼痛。

（3）本病位于大腿的内侧，根据《灵枢·经筋》记载应属于足三阴经脉、经筋病证。足太阴经筋"络于膝内辅骨，上循股阴，结于髀，聚于阴器，上腹结于脐"。足少阴经筋"上结于内辅之下，并太阴之筋，而上循股阴，结于阴器，循脊内……"足厥阴经筋"上结内辅之下，上循阴股，结于阴器，络诸筋"。

（二）诊断要点

（1）有股内收肌外伤史，或因劳累后感受风寒湿邪而引发。

（2）大腿内侧、耻骨部疼痛，内收外展时疼痛加重，甚或功能障碍。

（3）站立、下蹲时疼痛剧增，行走跛行，脚尖不敢着地。

（4）检查。①内收肌紧张并有广泛压痛，耻骨部及内收肌起点处压痛明显。②屈膝、屈髋分腿试验阳性，患侧"4"字试验阳性，股内收肌抗阻力试验阳性。③ X 线检查：早期无异常发现，可排除肌肉起始部的骨块撕脱；当内收肌处显示有钙化阴影时，表示内收肌已发生骨化性肌炎。

（三）辨证治疗

1. 瘀血痹阻

（1）主症：髋关节拉伤之后，股内侧突然疼痛，走路跛行，足尖不敢着地，耻骨及大腿内侧有明显的压痛，外生殖器疼痛。舌苔薄白，脉弦。

（2）治则：活血祛瘀，舒筋通络。

（3）处方：中极、足五里、阴包、血海、三阴交、太冲、隐白、大敦。

（4）操作方法：先用三棱针在隐白、大敦点刺出血，每穴挤出血 3 ~ 5 滴，再于阴包、血海穴用刺络拔罐法，即用梅花针叩刺出血，然后再拔罐 6 ~ 10 min。足五里与血海连接电疗机，用疏密波，通电 20 ~ 30 min，强度以患者能忍受为度。其余诸穴均用捻转泻法，留针 30 min。

（5）方义：本证是由于瘀血痹阻经脉所致，病及足三阴经，所以取足太阴经井穴隐白、足厥阴经井穴大敦点刺出血祛瘀通络，井穴是阴阳经交会之所，有较强的调理气血和疏通经络的作用，再配以病变局部刺络拔罐增强祛瘀通络的作用。本证病及足三阴经，故取足三阴经的交会穴中极、三阴交活络祛瘀通经止痛。

2. 寒湿痹阻

（1）主症：股内侧疼痛，走路跛行，足尖不敢着地，腹部疼痛，生殖器官疼痛，会阴部疼痛，尿频带下，腰骶疼痛。舌苔白腻，脉弦而紧。

（2）治则：温经散寒，祛湿止痛。

（3）处方：中极、急脉、箕门、曲泉、阴陵泉、三阴交、太白、次髎。

（4）操作方法：诸穴均用直刺泻法，其中急脉、箕门、曲泉、次髎用龙虎交战手法，留针 30 min。术后在次髎、中极、箕门、急脉用艾条灸 3 ~ 5 min。

（5）方义：本证是风寒湿邪痹阻足三阴经，遵"经脉所过，主治所及"的原则，故治取足三阴经穴为主。诸穴的主要作用是祛湿通经止痛，在配以灸法温散风寒。诸穴相配可达祛除邪气、通经止痛的功效。

（苏春荀）

病案一　自拟宣肺镇咳汤合游走罐等疗法治疗喉源性咳嗽

一、病历摘要

姓名：何 ××　　　性别：女　　　年龄：43 岁

初诊时间：2015-05-30。

过敏史：暂未发现。

主诉：咳嗽 1 周余。

现病史：咳嗽 1 周余，伴白色泡沫状黏痰，易咳，自觉咽痒气逆，夜间咳甚，无鼻塞、流涕等症状，舌淡苔薄边有齿痕，纳眠一般，二便调。

二、查体

专科检查：咽喉充血红肿，咽后壁淋巴滤泡增生，附有少许白色黏稠分泌物。

三、诊断

初步诊断：

中医诊断：喉嗽（外寒里饮型）。

西医诊断：喉源性咳嗽。

最终诊断：

中医诊断：喉咳（外寒里饮型）。

西医诊断：喉源性咳嗽。

四、诊疗经过

1. 自拟宣肺镇咳汤

蜜麻黄 6 g	苦杏仁 15 g	甘草 5 g	干姜 10 g
五味子 10 g	乌梅 10 g	百部 15 g	姜半夏 10 g
陈皮 12 g	党参 10 g	防风 15 g	赭石 10 g
蝉蜕 10 g			

2. 游走罐

取穴定喘、大椎、肺俞、肺底、肾俞、天突至膻中。走罐部位涂抹适量茶籽油，先游走颈部定喘、大椎，再游走背部风门、肺俞、肺底，然后用火罐边缘轻刮胸部天突、膻中。注意力度宜轻，时间以出痧为度或每个部位时间以 3 ~ 5 min 为宜。

3. 红外线

游走罐结束后，予以红外线灯照射大椎穴、肺俞穴、肺底穴区域。

五、出院情况

电话随访，患者诉当日做完游走罐及红外线治疗后，咽痒不适感明显缓解。当晚咳嗽次数明显缓解，两剂中药后偶有咳嗽，三剂中药服完已无咽痒、咳嗽等症状，故未至医院复诊。

六、讨论

本例患者咳嗽因风寒袭表、肺卫失宣而致，外感后期表证已解，但咳嗽未愈。自拟方中麻黄、杏仁、甘草取自三拗汤之意，其中麻黄发汗散寒、宣肺平喘，杏仁宣降肺气、止咳化痰，甘草清热解毒，协同麻黄、杏仁以利气祛痰，再予以防风，四药相配，共奏疏风宣肺、止咳平喘之功效。百部具有温润肺气、止咳的作用，是中医临床治疗肺系疾病的常用药。现代研究表明，百部对多种呼吸系统疾病都有一定的治疗作用，包括止咳、慢性阻塞性肺疾病和支气管哮喘等。百部的主要活性成分是其所含生物碱，作用机制可能与抑制炎性反应、纠正 Toll 样受体 -2 的表达、抑制成纤维细胞向肌成纤维细胞转化、抑制交替激活巨噬细胞的极化等有关[1]。现代研究认为，喉源性咳嗽与变态反应具有密切的联系，所以运用各类具有抗过敏作用的中药治疗本病较为普遍。方中蝉蜕具有抗过敏作用，且具有利咽、搜风止咳之效。本案患者平素体虚，又咳嗽 1 周余，故气虚更甚，予以党参、陈皮补气健脾，燥湿化痰；干姜、半夏可温肺化痰，散邪顺气；五味子、乌梅可敛肺气，敛正气而不敛邪气；代赭石可重镇降逆止咳。

游走罐疗法通过刺激体表的特定部位，调整阴阳、舒筋通络、活血祛瘀，使人体恢复阴平阳秘的生理状态，此外还能对失常的生物信息加以调整，从而起到对病变脏器的调整作用。笔者游走罐治疗主要取了背部膀胱经、督脉穴位，以及临床止咳效验穴，通过游走罐治疗，起到舒筋活络、疏通气血、调和营卫、止咳祛邪等作用。红外线照射应用于游走罐治疗中可进一步提高治疗效果。其可增加血管通透性，增加抗体和白细胞，增加血管通透性，改善血液循环，使局部组织含氧量增加；其还可通过增强白细胞和巨噬细胞的吞噬功能来加强机体免疫功能[2]。临床上二者配合应用，止咳效果好，一般一次就有明显的效果。

本病案中自拟宣肺镇咳汤，诸药合用，结合游走罐、红外线治疗，经过临床实践和观察记录，治疗喉源性咳嗽疗效显著。喉源性咳嗽为临床常见病，病因病机均较复杂多样，故临床治疗此病时需辨证论治、证症结合，抓住疾病的主要矛盾，不要拘泥于古方，可结合现代医学研究之精华，融会贯通，多种治疗方法综合运用，常收桴鼓之效。

七、参考文献

［1］邹璐，唐凌，等. 百部治疗呼吸系统疾病的基础研究进展［J］. 上海医药，2021，42（1）：10–13.

［2］尹长春，汪敏. 孟鲁司特结合温针及红外线照射治疗上呼吸道感染后顽固性咳嗽的临床研究［J］. 激光杂志，2015，36（10）：165–167.

（苏春荀）

病案二　电针合循经艾灸罐刮痧治疗经前偏头痛

一、病历摘要

姓名：宋××　　　　性别：女　　　年龄：44 岁

初诊日期：2012–06–29。

过敏史：暂未发现。

主诉：头痛间断性发作 1 年余，加重 2 天。

现病史：患者诉于 1 年前无明显诱因出现周期性月经前头痛不适，巅顶及右侧颞部尤甚，呈搏动性间断发作，痛甚会自觉伴恶心欲呕感，发作持续时间一般为 1 h 左右，情绪波动或紧张时症状尤甚，间歇期无明显异常。患者平素发作时口服必理通、芬必得及氟桂利嗪等药可缓解，但长期服用后疗效不佳。末次月经 2012-06-01，平素经期规律，色暗质稠，经量尚可，偶有痛经。近 2 天自觉头痛频繁发作，疼痛程度较前剧烈，剧烈时 VAS 评分可达 10 分，口服止痛药或者休息均不能有效迅速缓解，严重影响生活质量。舌质暗苔薄微黄腻，纳可眠多梦，大便先干后稀，小便调。患者诉 1 年前曾在老家行头颅磁共振检查未见异常。

二、查体

体格检查：一般生命体征平稳。

三、诊断

初步诊断：
中医诊断：头风。
西医诊断：偏头痛。
鉴别诊断：应与血管性偏头痛相鉴别。

血管性偏头痛是临床最常见的原发性头痛类型，临床以发作性中重度、搏动样头痛为主要表现，头痛多为偏侧，一般持续 4 ~ 72 h，可伴有恶心、呕吐，光、声刺激或日常活动均可加重头痛，安静环境、休息可缓解头痛。

最终诊断：
中医诊断：头风。
西医诊断：偏头痛。

四、诊疗经过

1. 治疗原则
理气通络、活血化瘀止痛。
2. 针灸穴位处方
太冲穴（双）、合谷穴（双）、三阴交穴（双）、率谷穴（双）、百会穴、太阳穴（双）、血海穴（双）、期门穴（双）。
3. 电针
双侧太冲穴、三阴交穴予以电针治疗，疏密波。

4. 循经艾灸罐刮痧治疗

（1）经筋选择：督脉、足太阳膀胱经

（2）温通刮痧：①将不掉灰的40∶1艾炷插入艾灸杯固定的钉子上，点燃艾炷；②均匀涂抹跌打万花油，刮痧时将刮痧杯杯口贴近皮肤，注意角度倾斜，与皮肤保持适当距离，防止烫伤；③循督脉由前发际经百会穴至大椎穴，沿脊柱正中向下刮至身柱穴；④沿足太阳膀胱经循行路线，由攒竹沿督脉两侧向下刮至会阳穴；⑤刮痧完毕，利用刮痧杯身进行按摩，收闭毛孔。在温灸刮痧过程中注意利用杯口在太阳、率谷、风池、风府、百会、大椎及阿是穴等处进行点按、揉法、拨经等推拿手法，或在有疼痛和条索阳性反应点的区域重点刮揉，增强刺激，加强局部组织的血液循环。

5. 治疗效果

第二次治疗时主诉（2012-06-30）：患者诉症状较前缓解，但情绪激动时仍有发作，持续时间较前缩短，疼痛程度较前明显缓解，自行热敷后症状缓解。

第二次治疗后主诉（2012-07-01）：患者诉症状较前明显缓解，偶有隐隐发作，可忍受，休息后可缓解。于昨晚已来月经，故暂停治疗。嘱托下次月经周期提前三天就诊治疗。

第三次治疗时主诉（2012-07-29）：患者复诊诉本月至今无明显头痛发作，偶有右侧头痛跳动感，余无明显不适。舌质仍稍暗伴瘀点边有齿痕，纳眠尚可，二便调。治疗方案同前。

第四次治疗时主诉：患者诉头部已无跳动感，亦无头痛等不适。

第五次治疗时主诉：患者诉自觉状态良好，无头痛等不适，今晨可见少量淡粉色分泌物，估计经期将至。

五、出院情况

三个月后随访：患者诉三个月前治疗结束后经前均无头痛等症状发作。

六、讨论

经前偏头痛是指在月经来潮前发生的偏侧头痛，具有发作性、搏动性特点，属中医学"头风"的范畴，本病发病急且反复发作，病程缠绵，给患者带来极大的痛苦。中医认为头为"精明之府""诸阳之会"，五脏六腑之气血皆上荣于头。经前冲脉血足，冲气亦盛，冲肝之气、火互挟上行，共扰清窍而致经行头痛；且若气郁不行则运血无力，终至血凝成瘀，每逢经期瘀随血动，欲行不得，故头痛剧烈，此为"不通则痛"，故本病案予以理气通络、活血化瘀止痛。

本病案针灸处方太冲和合谷合称为四关穴，合谷为大肠原穴，太冲为肝原穴和肝输穴，两者分别位于上肢和下肢，两者结合，一腑一脏，一升一降，一气一血，对于调节全身气机及血脉和患者情绪都有不可忽视的作用。研究表明，针刺四关穴可以通过交感神经调节使脑血管扩张，降低脑血管阻力，改善大脑血液循环，从而达到通则不痛的目的[1]。三阴交为足三阴经的交会穴，被誉为"妇科要穴"，临床可调理肝脾肾三经气血，有健脾调经的作用，为治疗女性内分泌疾病的常用穴位。研究表明，针刺三阴交穴可调整脏腑功能，扶助正气，增强机体的免疫功能，并能提高痛阈，降低痛觉敏感性，具有较好的镇痛效果[2]。《会元针灸学》记载："百会者，五脏六腑奇经三阳百脉之所会"，针刺百会，可达到通调脏腑、疏通经络、醒神开窍的效果；率谷为足少阳和足太阳之会，临床研究发现，腧穴区域都有丰富的血管和神经分布：例如枕动静脉分支和颞浅动静脉顶支，枕小神经、耳颞神经和枕大神经吻合支等[3][4]。太阳是治疗头痛的常用经外奇穴，可清肝明目、通络止痛，临床被广泛用于各种证型的头痛。《医碥》曰："百病皆生于郁，而木郁是五郁之首，气郁乃六郁之始，肝郁为诸郁之主。"肝失疏泄，气机郁滞，气血运行失调，不通则痛。故取血海、期门穴疏肝理气，活血化瘀，通窍止痛。

艾灸刮痧疗法是在刮痧的基础上，施以艾灸，借艾绒燃烧后产生的温热刺激，渗透到表皮、血管及结缔组织，刮灸相结合，补泻的同时，避免了刮痧时因泻太过或体虚质刮后出现头晕等症状，二者相得益彰，共凑温通经络、止痛、调整阴阳之效。中医认为头为诸阳之会，精明之腑，督脉为阳脉之海；足太阳膀胱经，从头走足，贯穿周身，刮痧督脉、足太阳膀胱经经络、腧穴，可使一身之阳气宣通无阻，瘀滞得通，故本病案选取督脉及足太阳膀胱经循经艾灸刮痧。在温灸刮痧过程中注意利用杯口在太阳、率谷、风池、风府、百会、大椎及阿是穴等处进行点按、揉法、拨经等推拿手法，或在有疼痛和条索阳性反应点的区域重点刮揉，增强刺激，加强局部组织的血液循环，提高临床疗效。

本案例研究表明针灸合温通刮痧疗法可有效治疗经前偏头痛，值得临床进一步推广。

七、参考文献

[1]段方胜，吴钢，郑依勇，等. 针刺四关穴对头痛患者脑血流动力学的影响[J]. 上海针灸杂志，1996，15（2）：5.

[2]胡茜莹. 针刺对偏头痛大鼠血清 SP、CGRP 影响的实验研究[D]. 辽宁中医药大学，2013.

[3]T. J. Schwedt and D. W. Dodick. Advanced neuroimaging of migraine[J]. The Lancet Neurology，2009，8（6）：560–568.

[4]魏洪. 头皮针透刺为主治疗偏头痛 43 例[J]. 针灸临床杂志，2009，25（06），34.

（苏春苟）

病案三 针刺血管舒缩区合筋结点治疗颈型偏头痛

一、病历摘要

姓名：关××   性别：女   年龄：49 岁

初诊时期：2016-05-23。

过敏史：暂未发现。

主诉：右侧头痛不适半年，加重 1 周。

现病史：患者诉反复右侧头痛不适半年，发作时伴颈项部强硬不适，口服止痛药及休息后症状可缓解。此次发作源于洗冷水澡后出现，症见颈项部酸痛不适，痛甚向左枕项部向前额及颞区放射，无头晕、肢体麻木等症状。舌淡苔薄白边有齿痕，脉弦紧，纳眠一般，二便调。患者诉既往颈椎病病史。

二、查体

专科检查：颈椎活动度基本正常，右侧颈肌紧张，枕项部触可触及条索状结节，压痛点 4 个，压颈试验（－），臂丛神经牵拉试验（－）。

三、诊断

初步诊断：

中医诊断：痹症。

西医诊断：偏头痛。

鉴别诊断：应与血管性偏头痛相鉴别。

血管性偏头痛是临床最常见的原发性头痛类型，临床以发作性中重度、搏动样头痛为主要表现，头痛多为偏侧，一般持续 4 ～ 72 h，可伴有恶心、呕吐，光、声刺激或日常活动均可加重头痛，安静环境、休息可缓解头痛。

最终诊断：

中医诊断：痹症。

西医诊断：偏头痛。

四、诊疗经过

1. 取穴

血管舒缩区双侧上、颈百劳（双）、太冲患侧、合谷患侧、风池患侧、太阳患侧、筋结点（电针）。

2. 筋结点定位

筋结点一般位于枕骨隆凸与颞骨乳突弧形连线上，多数为乳突后点、隆凸外侧点、隆凸内侧点[1]。

3. 血管舒缩区定位

依据第二版《焦顺发头针》定位：首先确定两条标定线。前后正中线是从两眉之间至枕外粗隆下缘的头部正中线。眉枕线是从眉上缘中点至枕外隆凸尖端的头侧面连线。上点在前后正中线中点向后移处，下点在眉枕线和鬓角发际前缘相交处。上下两点连线即为运动区，运动区向前移的平行线即为血管舒缩区，本次治疗选取血管舒缩区上处针刺[2]。

4. 其他穴位定位

太冲在足背侧，当第一跖骨间隙的后方凹陷处；合谷在拇、食两指之间凹陷中，第一、第二掌骨之中点边缘处；风池在项部，当枕骨之下，与风府相平，胸锁乳突肌与斜方肌上端之间的凹陷处；太阳位于眉梢和外眼角中间向后一横指凹陷处；颈百劳位于项部，当大椎穴直上 2 寸，后正中线旁开 1 寸。

5. 操作方法

血管舒缩区刺法：取得患者协作，让患者采取坐位或卧位，分开头发，定好穴位后，先用碘酊，再用 75% 酒精常规消毒，取不锈钢 0.35 mm × 25 mm 毫针，从正中线向两侧针刺，沿皮向眉尾方向刺至发际，针尖与头皮呈 30° 左右夹角，快速刺入皮下或肌层，然后沿刺激区快速推进到相应的深度，并进行快速捻转，使针体来回快速旋转 200 次 /min，捻转持续约 1 min，然后静留针 30 min，再用同样方法捻转 1 min，即可起针。并用消毒干棉球按压针孔片刻，以防止出血。颈百劳、太阳、太冲、合谷、内庭、丰隆刺法均直刺，风池穴针尖微下，向鼻尖方向斜刺 0.2 ～ 0.8 寸。筋结点予以电针一对，疏密波。留针 30 min，每日针刺治疗 1 次，3 天为 1 个疗程，共治疗 2 个疗程。

6. 治疗效果

1 个疗程结束后：患者诉 3 次治疗后症状明显缓解，但仍偶有颈头部牵涉疼痛感。

第二个疗程结束后：患者诉已无头痛、颈肩部不适等症状。

五、出院情况

半年后电话随访，患者诉经治疗后状态良好，既往头痛、颈部牵涉痛等症状无反复发作。

六、讨论

颈型偏头痛是指由颈椎或颈部软组织的器质性或功能性疾病引起的，以慢性、反复发作性、单侧头部疼痛为主要表现的一组临床综合征。颈枕部单一或多种组织结构的异常，如颈椎失稳、关节错位，特别是寰枢关节损伤导致的一侧或两侧椎枕肌群疼痛、痉挛，压迫或刺激枕大神经、耳大神经等，易导致偏头痛[1]。而偏头痛又可以使头颈部肌肉持续紧张收缩、代谢产物堆积而释放出致痛物质加重颈椎病情，反之则使头痛加剧，因此，颈型偏头痛易反复发作，病程迁延[2]。

中医学认为头为精明之府，诸阳之会，头部是经气汇集的重要部位，故直接针刺头部能醒脑开窍，疏通经脉，使气血通畅，而达到治疗的目的。血管舒缩区为"焦氏头针"的一组穴位，属于"头针"的范畴，所以针刺此组穴位亦可起到治疗偏头痛的效果。"焦氏头针"是山西焦顺发同志1971年首先提出，是以大脑皮层机能定位为理论根据，临床常用于脑源性疾病[3]。根据有关临床报道，结合解剖学位置，可推测血管舒缩区解剖学结构深层多有与偏头痛发作相关的神经和血管分布相关，针刺能调节支配血管的植物神经，改善脑血管异常的舒缩状态，及时地解除分支动脉的痉挛，使局部组织血液供应恢复正常，微循环获得改善，减少炎性和致痛物质的渗出，以达到预防和缓解疼痛的效果[4][5]。并且因血管舒缩区位于大脑额叶的头皮投影区，而额叶与自主神经症状密切相关，针刺血管舒缩区能反射性调整额叶功能，故推测针刺血管舒缩区对治疗偏头痛有关的自主神经紊乱引起的伴随症状亦可以达到良好的疗效。

偏头痛通常是由脏腑气机失常、头部气血逆乱、邪气入络、清阳不升、脑络淤滞所致，但肝失疏泄是其发病的基础。临床实践中针刺太冲和合谷穴为"开四关"，因为阳明经循行于前额，厥阴经过巅顶，四关穴通过经络之间的错综联系，对头面和五官病患如头痛发挥着直接的调节作用。合谷穴是手阳明大肠经的原穴，有清利头目、疏风通络之效；太冲穴是足厥阴肝经的原穴，针刺太冲穴可泻肝胆有余之火，疏通少阳经气而止痛。二穴相伍，一阴一阳，一气一血，一升一降，相互制约，相互为用，可使阴阳平衡，气血调和，继而头痛得解，疾病乃愈。太阳、风池穴为足少阳经与阳维之会，可条达阳经之气，针刺二穴可潜阳熄风，清利头窍，通过改善血管舒缩状态，从而缓解头痛的症状。颈百劳为奇穴，位于项部，当大椎穴直上2寸，后正中线旁开1寸，具有舒筋活络的功效。

颈型偏头痛患者因颈部软组织长期处于紧张痉挛状态，韧带增厚，日久局部见结节、瘢痕，在乳突、枕骨部常可扪及硬结条索状压痛点，临床称之为筋结点。本治疗穴位处方中"筋结点"定位于枕骨隆凸与颞骨乳突弧形连线上，即为乳突后点、隆凸外侧点、隆凸内侧点，这三点不仅分别是头夹肌、半棘肌、斜方肌的附着区域，也是枕部神经——颈1、颈2、颈3神经的分支分别穿出、走行的部位，其分别构成枕大神经、枕小神经，而枕大神经有交通支与枕下神经、枕小神经、第三神经、耳大神经、耳后神经和眶上神经相互连接，此处的病变极易侵犯枕部神经，从而分别产生耳后、枕后部、顶部、前额及双颞部的不同区域的牵扯性头痛[6]。故电针此组穴可以起到疏通局部经脉气血、祛瘀止痛的作用。

本病案证明针刺血管舒缩区合筋结点治疗颈型偏头痛具有简便、快捷、效验等特点。

七、参考文献

［1］叶树良，魏晖，蒋忠. 推拿治疗颈源性偏头痛［J］. 江西中医药，2004（04）：36.

［2］吴俊. 宫氏脑针治疗颈源性偏头痛疗效分析［J］. 实用中医药杂志，2020，36（02）：134-135.

［3］焦顺发. 焦顺发头针［M］. 北京：人民卫生出版社，2009（2）：46-51.

［4］钱晴兰. 血管舒缩区治疗偏头痛30例［J］. 上海针灸杂志，1996，15（3）：23.

［5］万剑斌，肖晓华，章江川. 头针治疗创伤性脑血管痉挛的疗效观察［J］. 针灸临床杂志，2007，23（9）：21-22.

［6］桑海一. 病因对应性手法治疗颈源性头痛100例［J］. 北京中医药大学学报（中医临床版），2006（02）：27-29.

（苏春荀）

病案四　针刺电疗合自拟通络降逆汤治疗颈源性高血压

一、病历摘要

姓名：黄××　　　性别：女　　　年龄：47岁

初诊日期：2018-03-19。

过敏史：暂未发现。

主诉：血压升高1月余。

现病史：患者诉近1月内间有头痛，颞部尤甚，偶有昏沉不适、恶心欲呕感，休息后症状可稍缓解，故未曾就医诊查。平素在家自测血压偏高，最高为165/112 mmHg，平均血压维持在145～160/100～110 mmHg。在我院内科曾就诊，诊断为"高血压病2期"，予以"硝苯地平缓释片"和"酒石酸美托洛尔缓释片"，患者因恐惧终身口服西药治疗，故未遵医嘱口服上述药物，今次就诊欲中医综合调理。患者诉其平时长期伏案工作且工作压力较大，颈肩部僵硬疼痛不适，左右活动稍受限，偶有胸闷心慌，平素口干纳差，眠多梦欠安。舌红苔黄微厚腻，脉弦。患者诉既往颈椎病病史，C3～C6反弓（外院检查，未能提供DR片及结果）。

二、查体

专科检查：颈部活动正常，颈部肌肉僵硬，第 7 颈椎附近隆起一筋包。

三、诊断

初步诊断：

中医诊断：1. 头痛（少阳证）；2. 眩晕（痰浊湿阻型）。

西医诊断：1. 高血压；2. 颈椎病。

最终诊断：

中医诊断：1. 头痛（少阳证）；2. 眩晕（痰浊湿阻型）。

西医诊断：1. 高血压；2. 颈椎病。

四、诊疗经过

1. 一诊（2018-03-19）

自拟通络降逆汤治疗：

粉葛 30 g	柴胡 15 g	白芷 10 g	川芎 10 g
茯苓 10 g	蔓荆子 12 g	磁石 20 g	牛膝 10 g
杜仲 10 g	甘草 5 g		

共两剂，每剂水煎 200 mL，早晚分服。

2. 二诊（2018-03-20）

（1）粉葛调整剂量为 45 g。中药两剂，每剂水煎 200 mL，早晚分服。并且予以中频脉冲电治疗＋普通针刺＋红外线五次。

（2）针灸治疗：四神聪、率谷穴、风池穴、夹脊穴、颈百劳、丰隆穴、太溪穴、太冲穴、合谷穴。针灸治疗时红外线灯照射颈部。

（3）中频脉冲电治疗：两对电极片予以颈部夹脊及双侧肩颈处。

3. 三诊（2018-03-23）

粉葛调整剂量为 60 g，加三七粉 2 g、牛膝 12 g、黄芩 10 g，去除杜仲。中药三剂，每剂水煎 200 mL，早晚分服。

4. 四诊（2018-03-26）

（1）白芷调整到 12 g，牛膝调整到 15 g。中药三剂，每剂水煎 200 mL，早晚分服。并且予以中频脉冲电治疗＋普通针刺＋红外线五次。

（2）针灸治疗：四神聪、率谷穴、风池穴、夹脊穴、颈百劳、丰隆穴、太溪穴、太冲穴、合谷穴。针灸治疗时红外线灯照射颈部。

（3）中频脉冲电治疗：两对电极片予以颈部夹脊及双侧肩颈处。

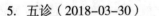

5. 五诊（2018-03-30）

牛膝调整到 20 g，加钩藤 15 g，去黄芩。中药三剂，每剂水煎 200 mL，早晚分服。

6. 六诊（2018-04-03）

加浮小麦 30 g。中药六剂，每剂水煎 200 mL，早晚分服。

五、诊疗情况

二诊：患者诉头痛稍缓解，血压基本同前，睡眠较前安稳，但颈肩部仍有紧张不适感，左右活动稍受限。故调整粉葛剂量至 45 g，另外予以针灸、红外线和中频电治疗。

三诊：血压稍降，波动在 135 ~ 145/95 ~ 100 mmHg，颈肩部紧张感明显缓解，偶有头晕不适，舌质暗苔薄微腻，纳可，口干口苦，眠多梦，二便调。辨证患者气滞血瘀，虚火上炎，故予以三七活血化瘀，黄芩清肝火，牛膝引火下行。

四诊：患者诉症状较前均明显好转，但偶有前额疼痛不适感，睡眠及口干口苦较前缓解，故守前方的基础上增加白芷及牛膝用量。继续予以针灸、红外线和中频电治疗。

五诊：患者诉血压平稳，波动在 115 ~ 125/80 ~ 85 mmHg，仍自觉眠多梦，夜间易烦躁不安，偶有口干口苦，故调整牛膝至 20 g 引火下行，增加钩藤平肝风，除心热。

六诊：患者诉血压平稳，波动在 115 ~ 120/80 ~ 85 mmHg，头颈部无明显不适，纳可，偶自觉烦躁眠多梦，舌淡苔薄白，二便调。故继续守前方，增加浮小麦 30 g 益气除烦安神。

随访：半年后随访，患者诉血压平稳，余无明显不适。

六、讨论

颈源性高血压属中医学"眩晕""头痛"范畴，多由积劳伤颈、忧郁恼怒、内损肝肾、肝阳上扰所致。与高血压病鉴别是本病的诊疗关键，高血压病一般血压持续性偏高，波动范围较小，与颈部的活动及姿势关系不大，经正规降压药及心脑血管药物治疗后，血压能得到很好的控制，且不具备典型的颈椎病临床表现。有研究者报道称颈源性高血压占颈椎病的 6.7% ~ 18%，占高血压人群的 15% ~ 21.9%[1]。现代研究表明，颈源性高血压患者多因颈部肌肉群、颈椎发生生理曲度变化，颈椎骨关节发生病理性变化，从而刺激或压迫颈部血管和神经，导致血压发生变化[2]。

本病的血压偏高波动范围较大，且具有典型的颈椎病临床表现及影像学改变，故诊断为颈源性高血压。患者体型偏胖，再加上颈部劳损过度，故辨证为痰浊湿阻体质，临床治疗可疏通颈部气血，活血通络，兼清肝祛湿，针刺采用平肝潜阳、健脾祛湿之原则，故中药予以自拟通络降逆汤，辅以针灸、红外线、中频脉冲电治疗。

自拟通络降逆汤方药如下：粉葛 30 g、柴胡 15 g、白芷 10 g、川芎 10 g、茯苓 10 g、蔓荆子 12 g、磁石 20 g、牛膝 10 g、杜仲 10 g、甘草 5 g。重用粉葛，取自《伤寒论》葛根汤之意，粉葛味甘、辛、凉，为君药，有生津舒筋、升阳解痉之效。柴胡辛散、苦泄、寒清，芳香疏泄，具有轻清升发疏泄之性，尤善疏散少阳半表半里之邪而和解少阳，为治少阳证要药；柴胡与葛根合用，有解肌通络、疏泄缓急之效。白芷、川芎、蔓荆子合用活血行气、祛风止痛。茯苓健脾祛湿。磁石潜阳纳气、镇惊安神。杜仲、牛膝补肝肾、强筋骨，且牛膝引虚火下行。诸药合用，共奏补肝益肾、化瘀通络、解肌祛风、疏经止痛之效。针灸取四神聪穴，具有镇静安神、清头明目、醒脑开窍的作用。率谷穴、风池穴利胆通络。夹脊穴、颈百劳舒经通络，缓解颈部局部肌肉痉挛。丰隆穴沉降胃浊，健脾祛湿化痰。合谷穴和太冲穴分别是手阳明大肠经和足厥阴肝经的原穴，而原穴是脏腑经气经过和留止的部位，是治疗脏腑疾病的重要选穴。合谷穴配合太冲穴为"开四关"，二穴共用能够开郁散结、活血通络。太溪穴滋肾阴，清虚热。红外线灯可以穿透皮肤，使肌肉层产生热效应，促进机体血液循环增加新陈代谢，还能帮助缓解肌肉过于收紧引起的疼痛，帮助肌肉松弛。通过对颈肩部的中频脉冲电治疗，可以起到疏通经络、活血化瘀、消炎去痛的功效，可以明显缓解颈部的疼痛、酸胀，可以缓解颈部肌肉的痉挛，因此可以改善颈部僵硬的情况。研究表明，针对颈部软组织的治疗可使患者的颈部软组织压痛、高血压临床症状均得到显著改善[3]。

本病案针药结合，现代物理疗法和传统中医疗法并用，临床疗效较好，经随访复发率较低，故本方法在临床上具有较高的应用价值。

七、参考文献

[1] Kalb S, Zaidi HA, Ribas-Nijkerk JC, et al. Persistent outpatient hypertension is independently associated with spinal cord dysfunction and imaging characteristics of spinal cord damage among patients with cervical spondylosis [J]. World Neurosurg, 2015, 84 (2): 351-357.

[2] 王得志，丁全茂. 颈源性高血压致病因素与治疗临床文献分析 [J]. 中国医药导报，2013, 10 (19): 118-120.

[3] 李石良，杨光，等. 颈部软组织状态对颈源性高血压影响的随机对照研究 [J]. 中国骨伤，2007, 5 (20): 4-6.

（苏春荀）

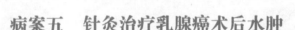

病案五　针灸治疗乳腺癌术后水肿

一、病历摘要

姓名：付××　　　性别：女　　　年龄：43 岁

初诊日期：2018-03-20。

过敏史：暂未发现。

主诉：左上肢沉重肿胀不适 6 年余。

现病史：患者于 2011-06-03 在全麻下行左侧乳腺癌根治术 + 前哨淋巴结活检术，术后整体恢复良好，但术后 6 年余间左上肢一直沉重肿胀，腋下及手术区皮肤绷紧感，腋下硬肿，肩关节活动明显受限，手指发麻，乏力，纳差，寐尚可，无口苦口干，小便调，大便溏。舌淡胖，舌质暗，苔薄腻，脉细涩。

二、查体

体格检查：左侧乳房缺如，左侧胸壁可见一自腋前线至胸骨旁长约 15 cm 横行手术瘢痕，未见渗液、渗血，皮瓣无发黑、坏死，未扪及皮下积液。右侧乳房未扪及明显肿物，表面皮肤无红肿、溃烂及水肿，挤压乳头未见明显溢液。双侧腋窝及双侧锁骨上未触及明显肿大淋巴结。左上肢水肿，左上臂肘上 10 cm，较右侧粗 5.5 cm，上举外展受限，皮温正常，左侧腋下皮肤硬而韧。

三、诊断

初步诊断：

中医诊断：水肿。

西医诊断：水肿。

鉴别诊断：应与肿瘤复发堵塞淋巴管、静脉血栓、严重心功能不全、肾源性水肿、急性淋巴管炎等相鉴别。可结合患者病史、体征，以及血管超声、心脏超声，必要时 MRI、CT、肌电图等检查来帮助明确诊断。

最终诊断：

中医诊断：水肿（脾肺气虚，水瘀互结，癌毒未清）。

西医诊断：水肿。

四、诊疗经过

1. 治疗经过

一诊（2018-03-20）：针刺运动疗法 + 耳针 15 次。

二诊（2018-04-09）：针刺运动疗法 + 耳针 50 次。

三诊（2018-07-05）：针刺运动疗法 + 耳针 50 次。

四诊（2018-10-16）：针刺运动疗法 + 耳针 50 次。

2. 治疗方法

（1）针灸取穴处方：肩三针、曲池、内关、外关、合谷、足三里、阴陵泉、气海、水分、太冲穴，针灸采用"平补平泻"手法，进针得气后留针，手臂穴位取针后嘱患者做屈伸运动，每日针灸 1 次，每次留针半小时。

（2）耳针取穴：腕、肘、肩、肩关节、肾上腺、三焦、心、肝。

3. 治疗效果

患者二诊：患肢肿胀明显减轻，左上臂肘上 10 cm，较右侧粗 3.5 cm，腋下及手术区皮肤绷紧感较前缓解，手指麻木减轻，上臂抬举外展幅度较前增大，纳食好转，寐差。

患者三诊：患肢肿胀继续缓解，手功能恢复，纳寐可，二便调，手指麻木、皮肤绷紧感基本好转，左上臂肘上 10 cm，较右侧粗 1.3 cm。

患者四诊：患肢肿胀不明显，手功能恢复，纳寐可，二便调，手指麻木、皮肤绷紧感基本痊愈，患者诉无体感不适。

五、出院情况

随诊半年，病情稳定，未见反复，平素亦有常规针灸整体调理。

六、讨论

乳腺癌是女性最常见的肿瘤，在女性癌症相关性死亡中占第 2 位[1]，手术是其主要手段。乳腺癌术中行淋巴清扫，加之术后放化疗使血管损伤、淋巴管闭塞，局部肌肉纤维化，压迫静脉和淋巴管，加重或引起上肢淋巴水肿。若继发感染、外伤或因负重、劳累，则水肿的发生及加重概率大大增加[2]。

中国传统医学将乳腺癌术后上肢水肿归属为"水肿""溢饮"范畴。多数中医学者将乳腺癌术后上肢淋巴水肿归责于肺脾肾。临床治疗时，开宣肺气可使停留在上肢的水液从大小便而去，顾护脾胃可加强其运化气血、水液的作用，补肾培元可温阳祛湿、通调水道。元·朱丹溪在《格致余论》中所言，乳岩的产生是由于"肝气横逆，遂成隐核"，肝气不疏，气滞血瘀，久则成癌，手术虽切除病灶，但病因不除，疾病亦会反复。故亦需疏肝理气，做到已愈防复。

在穴位选取上，根据"经络所过，主治所及"的原则，刺络穴位通常选取患肢肿胀部位所过的经络穴位，如肩三针、曲池、手三里、内关、外关等。有研究表明，局部针刺取穴可以促进上肢水肿处的血液循环，促使炎性细胞大量聚集，使局部新陈代谢明显加快，水肿明显减轻。合谷属多气多血之阳明经，偏于补气、泻气、活血；太冲属少气多血之厥阴经，偏于补血、调血。二穴相配，一气一血，一阳一阴，一升一降，共奏疏肝理气、平衡阴阳、通调气血的作用。阴陵泉为足太阴脾经经穴，开通于水道，乃是治水肿的经验效穴。足三里为胃经的合穴，具有调理脾胃、补益气血、预防保健的作用，与阴陵泉相配可起到标本兼治、健脾化湿利水的作用。水分、气海均隶属任脉，水分有行气利水的作用，气海能够补肾培元，提高机体抗病能力。二穴配伍，具有升阳补气、健脾化湿、通调水道的作用。综上所述，以上诸穴可共奏开宣肺气、疏肝健脾补肾、促进运化水湿之效。

在治疗方法上，现代研究认为：针灸刺激能够再通闭塞的经络，提高横纹肌的收缩能力，从而促进淋巴管内的淋巴液通过瓣膜作用向心移动，缓解患者上肢组织水肿[3]。针刺运动疗法，是指医者针刺得气并实施手法的同时，指导患者活动患处或相关关节以达到治疗作用的一种针刺方法，该治疗方法可以提高患者痛阈，改善局部血液循环，从而达到活血化瘀、舒筋通络的作用。

耳针是中医的绿色疗法之一，早在2000多年前已在《灵枢·口问》中有记载"耳者，宗脉之所聚也"。人体的经络及脏腑皆与耳有密切相关，且中医学认为，人的五脏六腑可在耳朵找到相应的位置。目前研究证明，研究者在临床上根据不同的病变脏腑运用耳穴进行治疗，取得一定效果。本病案针对病变部位直接选穴，取耳穴腕、肘、肩、肩关节，与患肢局部阿是穴和体针配合使用具有直接针对病灶、直捣邪气所客之处的功效。耳穴肾上腺有调节肾上腺及肾上腺皮质激素的作用，一方面可以调动机体的内源性免疫，从而提高机体免疫力即正气；另一方面耳穴肾上腺性平，具有清解升清、益心宣肺、行气利水之功，因此针刺耳穴肾上腺能达到益气利水消肿的作用。《难经·十八难》指出："三焦，有原气之别焉，主持诸气。"三焦是人体元气升降出入、通达全身的通道，司全身气机气化，也是水液运行周身的通路，能通行诸气和诸液，故通过刺激耳穴三焦，能将肢体的水液等物质运走，使水肿缺乏物质来源，无法形成。女子以肝为先天，肝藏血，主疏泄，乳腺癌患者的产生多与肝郁、肝火有关，故取耳穴肝以疏肝行气解郁，配合耳穴三焦共奏解郁之功。中医认为心主神明，肿瘤患者因病情较重，治疗过程较长，可使患者产生焦虑及抑郁情绪，"心"有养心安神的作用，针刺"心"可有助于患者保持精气神的稳定。

综上所述，针刺运动疗法、耳针等传统疗法综合治疗乳腺癌术后上肢水肿具有因人制宜、扶正固本、标本兼顾、疗效显著的优势，且治法灵活多样，尤其是在提高患者生活质量方面效果明显，值得推广。

七、参考文献

［1］TORRE L A，BRAY F，SIEGEL R L，et al. Global cancer statistics，2012［J］. CA Cancer J Clin，2015，65（2）：87-108.

［2］伍洪彬. 乳腺癌术后上肢淋巴水肿的预防及应用改良后静脉淋巴管吻合技术的疗效分析［J］. 临床和实验医学杂志，2016，15（14）：1387-1390.

［3］黄海涛，魏志平，胡哲. 针灸治疗乳腺癌术后上肢淋巴水肿疗效观察［J］. 浙江中医杂志，2014，49（1）：59.

（苏春荀）

病案六　经筋辨证治疗阳明型腰椎间盘突出症

一、病历摘要

姓名：赵××　　　性别：女　　　年龄：71 岁

初诊时间：2015-01-26。

过敏史：暂未发现。

主诉：左侧腰腿部疼痛不适 2 月余，加重 3 天。

现病史：患者诉左侧腰腿部疼痛不适 2 月余，3 天前坐矮凳洗衣后出现腰部疼痛加重，伴左侧大腿外侧牵涉痛，小腿酸胀沉着感，甚则影响睡眠，间有腹部痉挛痛，自觉发作时牵腰部肌肉疼痛。既往腰椎间盘突出病史，经针灸康复等综合治疗后 10 余年未曾复发腰腿痛症状，但偶有自觉腰部酸软不适。舌淡苔薄白边有齿痕，脉沉涩，纳眠一般，二便调。

二、查体

专科检查：腰部生理曲度向右侧弯曲，两侧肌肉紧张板结有压痛，直腿抬高试验阳性。

三、诊断

初步诊断：

中医诊断：痹症（脾肾亏虚型）。

西医诊断：腰椎间盘突出症。

最终诊断：

中医诊断：痹症（脾肾亏虚型）。

西医诊断：腰椎间盘突出症。

四、诊疗经过

1. 针灸疗法

取穴：大横、腹部筋结点、髀关穴、伏兔、梁丘、足三里、阳墟、解溪。

操作：患者取仰卧位，双脚弯曲，术者触诊腹部，从左下腹部开始，循逆时针，由下而上，先左后右，找出腹部筋结处，使用华佗牌 0.3 mm×50 mm 针灸针，右手持针，在腹部筋结处呈 90° 进针，进行提插捻转，平补平泻，待患者感觉酸、胀、麻或腹部肌肉有扎跳反应后起针，继而在双侧大横穴进针，提插捻转，待患者感觉酸、胀、麻或腹部肌肉有扎跳反应留针并予以电针，余穴位予以常规针刺。每天针灸 1 次，每次留针半小时。针灸治疗时予以红外线灯照射腰部。

2. 牵引疗法

牵引重量根据患者病情、体重和肌肉发达情况来定，每次调整不同耐受量。

3. 治疗效果

第一次治疗后问诊（2015-01-27）：腰部疼痛较前缓解，小腿酸重不适感亦减轻，余症状基本同前。

第三次治疗后问诊（2015-01-29）：腰部仍有疼痛，自觉病情稍反复，追问病情患者诉昨日自觉腰疼缓解曾下田劳作半日，夜间遂腰疼加重，嘱其治疗期间注意休息，勿过度劳累。

第六次治疗后（2015-02-04）：已无腰疼及牵涉痛等症状，偶有腰骶部酸软不适。

五、出院情况

3 个月后电话随访，患者诉腰腿部无不适感。

六、讨论

腰椎间盘突出症是临床常见病，其基本病机主要是由于腰椎间盘突出或者膨出所引起的症状。该病发病的主要原因是腰椎的退行性改变或在各种外力的作用下使椎间盘的纤维环破裂，然后髓核突出、膨出或脱出，使相邻的神经根受到刺激或压迫，而导致腰痛及一侧或双侧下肢疼痛、麻木或放射痛等症状。

中医方面，腰痛主要涉及膀胱经和督脉，而膀胱经和督脉皆与腹部有着联系。从其脏腑属络来看，膀胱经"络肾，属膀胱"；从其经别循行来看，其经别"属于膀胱，散之肾"，皆是该条经脉与腹部发生联络的证据。关于督脉与腹部的联系，《素问·骨空论》记载"督脉者起于小腹……""入循膂，络肾……其少腹直上者，贯脐中央"，阐明了督脉既从源头上联系腹部，又与腹腔肾脏联络，由此腰腹发生联系。从现代解剖学角度来看，腰痛患者腰部肌肉韧带等受损，力学平衡受到破坏，必然引起腹侧肌肉、肌筋膜的应力、张力的代偿性变化，长期高张力点的存在则导致局部组织产生硬结甚至条索。并且前后群腹肌通过共同构成腹腔前后壁起到控制和维持腹压的作用，稳定的、正常的腹压具有分担脊柱应力，维持腰脊稳定性的作用。当腰痛时，构成腹压后壁的肌肉、骨骼等力学平衡遭到破坏，脊柱压力无以由腰肌分担，剩余后群腹肌及前群腹肌必然代偿性增加张力才能维持相应的腹压，从而容易导致腹部压痛、结节、条索等阳性反应的形成，即所谓筋结现象，故多数腰背痛患者往往能在腹部深层触及筋结。本病案患者年事已高且腰椎间盘突出病史较久，故腹部筋结现象明显。临床治疗时首选大横穴、腹部筋结点，通过行提插捻转手法，其中筋结点予以疏密波电针治疗，以达到舒筋通络、消肿止痛等功效。

《素问·痿论》："阳明者，五脏六腑之海，主润宗筋……故阳明虚则筋纵。"[1]《素问·太阴阳明论》云："今脾病不能为胃行其津液，四肢不得禀水谷气，气日以衰，脉道不利，筋骨肌肉，皆无气以生，故不用焉"[2]，且根据"经脉所过，主治所及"的原则，故本病案针灸处方主选足阳明经穴位。

腰椎牵引是临床治疗腰椎间盘突出症常用的治疗手段，可通过适当力度的牵拉来降低腰椎神经根处的机械压力来缓解疼痛，尤其是有节律的间歇牵引不但可以改善血流，松解粘连的肌纤维，还可以刺激关节和肌肉感觉神经，继而解除痉挛。现代研究发现，腰椎间盘突出症患者牵引治疗后的椎间隙、硬膜囊横截面积变化情况，具有重要的临床应用价值[3]。

综上所述，经筋辨证治疗腰椎间盘突出症，对于阳明症型患者，针刺腰部筋结点及足阳明经腧穴，配合腰椎牵引治疗，临床疗效佳，值得推广。

七、参考文献

［1］田代华整理. 黄帝内经素问［M］. 北京：人民卫生出版社，2005，88.
［2］田代华整理. 黄帝内经素问［M］. 北京：人民卫生出版社，2005，60.
［3］胡华，宋震宇，高银. 腰椎间盘突出症患者牵引治疗后 MRI 影像学疗效评价［J］，2020，4（21）：19-20.

（苏春荀）

病案七　经筋辨证治疗少阳型腰椎间盘突出症

一、病历摘要

姓名：刘××　　　性别：女　　　年龄：33 岁

初诊日期：2015-03-25。

过敏史：暂未发现。

主诉：左侧腰腿部疼痛不适 4 天。

现病史：患者诉于游泳后出现腰背部剧烈疼痛伴左下肢牵涉痛，夜间痛甚，平卧稍缓解，起卧翻身困难，由臀部向腓、踝、足背等处放射，腿不能伸，咳嗽无震痛，口服消炎止痛药 3 天，疼痛无明显改善。患肢发凉，恶风冷，无汗，体温正常，舌苔薄白，脉浮紧。纳可眠欠佳，大便质烂，小便可。

既往史：腰椎间盘突出病史。

二、查体

专科检查：腰部生理曲度变直，微向右侧弯，两侧肌肉紧张板结有压痛，右秩边穴压痛（+++），直腿抬高实验（+），双委中穴附近有明显压痛。

辅助检查：外院腰椎 CT 片示 L4 ~ 5、L5 ~ S1 椎间盘向左后突出。

三、诊断

初步诊断：

中医诊断：痹症（寒湿阻络）。

西医诊断：腰椎间盘突出症。

最终诊断：

中医诊断：痹症（寒湿阻络）。

西医诊断：腰椎间盘突出症。

四、诊疗经过

1. 针灸取穴

腰阳关、肾俞、环三针、阳陵泉、悬钟、手三里。进针得气后留针，其中环三针、腰阳关予以电针治疗，每日针灸 1 次，每次留针半小时；针灸时腰部予以红外线灯照射。

2. 中药熏蒸疗法

患者平躺在中药熏蒸治疗床，暴露腰骶部位置，予以腰骶部中药熏蒸治疗。中药熏蒸药物处方：杜仲、川牛膝、透骨草、刘寄奴、桂枝、桑枝、伸筋草、木瓜、艾叶、海桐皮、生川乌、生草乌、乳香、没药、红花、肉桂、威灵仙等药物各等份，将上药按比例粉碎成粗粉并混匀，用时每次取药粉 500 g，加水 10 倍煎煮熏蒸。

3. 针灸操作手法

皮肤用酒精棉签常规消毒，其中环三针以 3 寸针快速进针，其他穴位则以 1.5 寸针快速进针。以上各穴均常规直刺，平补平泻，以患者局部有酸麻胀等得气感为度，得气后留针 30 min，环三针、腰阳关连接电针治疗仪，调至疏密波。每日针灸治疗 1 次，5 次为 1 个疗程，每次治疗结束后次日问诊记录患者的疗效，并进行分析。

4. 治疗效果

第二次治疗前问诊（2015-03-26）：患者诉腰部局部疼痛较前稍缓解，余症状缓解不明显，仍痛甚影响睡眠。

第三次治疗前问诊（2015-03-27）：患者诉腰部疼痛不适明显缓解，但仍间有左下肢牵涉痛，但疼痛程度较前已稍缓解。

第四次治疗前问诊（2015-03-28）：患者诉腰及左下肢牵涉痛疼痛程度较前均明显缓解，弯腰等活动已无受限。

第五次治疗前问诊（2015-03-30）：患者诉腰部间有酸软不适感，左下肢无不适。

第五次治疗后电话随访（2015-03-31）：患者诉腰腿部无疼痛不适感，自觉痊愈。

五、出院情况

1 个月后电话随访，患者诉腰腿部无疼痛不适，症状无反复，状态良好。

六、讨论

腰椎间盘突出症是指因腰椎间盘变性、纤维环破裂、髓核组织突出，刺激压迫马尾神经或神经根所诱发的一种临床综合征，症状的主要表现为下腰部疼痛、下肢放射痛、麻木等，严重者可导致大小便失禁、肢体瘫痪[1]。本病案患者既往腰椎间盘突出病史，此次又因游泳受寒发作，痛点主要沿足少阳胆经分布，故辨证为寒湿阻滞少阳经脉，予以散寒祛湿、温经通络治疗。

《素问·调经论篇》曰："病在筋，调之筋"，在足少阳经筋上排刺，能够疏通足少阳经筋经气，祛邪通络，活血止痛。足少阳经筋，从脚第 4 趾外侧开始，往上结于外踝骨；分两支，一支向上沿胫骨外侧结于膝外侧，另一支由腓骨上行走大腿外侧，在大腿前结于伏兔，后结于明显骶椎，直行经腰、侧腹往上延伸。故临床以循经取穴为主，依据疼痛放射部位配穴，选取腰阳关、肾俞、环三针、阳陵泉、悬钟等穴。《灵枢》曰："病在上者下取之；病在下者高取之；病在头者取之足；病在腰者取之腘。……治病者，先刺其病所从生者也。"临床治疗中应根据疼痛位置辨为何经，依从"经脉所过，主治所及"的原则，解决"不通则痛"的问题，予以舒经活络则经通痛止，故常辅以手少阳经手三里配穴针灸治疗增强临床疗效。

中药熏蒸疗法是传统中医外治法，有温通经脉、祛湿散寒的作用。该中药熏蒸处方中，肉桂、艾叶、桂枝温经散寒，刘寄奴、红花、伸筋草、桑枝、透骨草、乳香、没药活血化瘀、舒经通脉，海桐皮、生川乌、生草乌温经通络、祛湿止痛，杜仲、川牛膝补肝肾、强筋骨，威灵仙祛湿镇痛、通经络；木瓜平肝舒经活络、除痹止痛。诸药合用，使药力和热力源源传入患者体内，改善血液循环，降低神经兴奋性，合以针灸治疗，共奏温通经络、行气活血止痛之效，效如桴鼓。

七、参考文献

丁育忠. 邵铭熙运用整脊合芒针治疗腰椎间盘突出症经验［J］. 湖南中医杂志，2019，35（11）：40-41.

（苏春荀）

病案八　经筋辨证治疗太阳型腰椎间盘突出症

一、病历摘要

姓名：吴××　　　性别：男　　　年龄：40 岁

初诊日期：2015-03-24。

过敏史：暂未发现。

主诉：右侧腰腿部疼痛不适 1 天。

现病史：患者诉于打篮球时不甚跌倒在地，摔伤腰部，后始觉腰背部疼痛难忍，活动受限，伴右下肢后侧牵涉痛，暂无肢体麻木等症状。既往腰椎间盘突出病史。诉几年前行腰椎 CT 检查示 L5 ~ S1 椎间盘向后突出。

二、查体

专科检查：夹脊穴明显压痛，双委中穴附近有明显压痛。直腿抬高试验阳性。

三、诊断

初步诊断：

中医诊断：痹症（气滞血瘀）。

西医诊断：腰椎间盘突出症。

最终诊断：

中医诊断：痹症（气滞血瘀）。

西医诊断：腰椎间盘突出症。

四、诊疗经过

1. 针灸取穴

天柱穴、风池穴、腰眼、秩边、承扶、委阳、委中、承山、承筋、悬钟、攒竹。进针得气后留针，其中腰眼/秩边、悬钟/承筋予以电针，连续针灸4天1个疗程，共治疗2个疗程，每次留针半小时；针灸时腰部予以红外线灯照射。

2. 牵引疗法

牵引治疗时重量的选择要根据患者的病情、体重及肌肉发达情况来调整。

3. 治疗效果

一次治疗后（2015-03-25）：患者诉腰背部肌肉紧张感较前稍缓解，但疼痛感基本同前。

五次治疗后（2015-03-30）：患者诉疼痛较前明显缓解，但是起立、坐下等变换体位时仍受限。右侧腿间有酸软不适感。

八次治疗后（2015-04-07）：患者诉腰腿部已无明显疼痛不适。

五、出院情况

6个月后电话随访，患者诉半年来腰腿部无疼痛等不适。

六、讨论

腰椎间盘突出症属于中医学"痹症"的范畴。《素问·刺腰痛》篇曰："足太阳脉令人腰痛，引项脊尻背如重状，刺其郄中。"本病案中患者因打篮球而摔倒扭伤腰部，损伤经脉气血，继而致经络气血淤滞不通，故腰部不通则痛。《阴阳离合论》曰："足太阳膀胱之脉，夹背抵腰中，络肾，属膀胱，其支者，从腰中下夹脊贯臀……"，故临床治疗时主选足太阳膀胱经腧穴。秩边为足太阳膀胱经经穴，具有疏经降温通络之效，其深部为梨状肌，梨状肌与坐骨神经的解剖位置非常复杂且密切相关；悬钟、承扶、承山和承筋均为足太阳经经穴，具有舒筋活络、祛风散寒止痛的功效，是治疗坐骨神经痛的临床常用穴。委中为足太阳膀胱经合穴，四总穴之一，主治腰背部及下肢疾患。委阳穴不仅隶属足太阳膀胱经，而且是手少阳三焦经的下合穴，位于足太阳膀胱经两条支线汇合的腘窝处，下合穴主治六腑疾病，理三焦则可调达周身气机，故针刺委阳穴不但可以激发本经经气又可调理患者的整体阴阳气机。根据"下病上取"的治疗原则，辨证选取足太阳膀胱经的攒竹穴、天柱穴和足少阳胆经风池引气归经。

牵引可以放松腰椎关节周围的关节囊、韧带及肌肉，从而减轻椎间盘压力，通过弹性回缩及负压吸引的原理，继而促进患者髓核不同程度的回纳或者逐渐改变与神经根相对的位置关系，调整内环境，恢复内平衡，促进炎症的消退，松解肌肉的痉挛及粘连，解除腰椎后关节的负载，使后关节恢复正常的对合关系。陈飞浩等认为内源性致痛调节系统可以通过骨盆牵引得到激活，血液中儿茶酚胺、五羟色胺等致痛因子在牵引后含量减低，使得对血管感受器的刺激降低，进而达到减轻疼痛的效果[1]。本病案中患者缘于外伤诱发的腰椎间盘突出症，肌肉痉挛较甚，予以牵引治疗后肌群得到松解，椎间盘压力得以减轻，又配合针灸辨证治疗，故临床症状缓解较为明显。

七、参考文献

陈飞浩，刘初容，冯重睿. 骨盆牵引联合悬吊训练治疗腰椎间盘突出症的疗效观察［J］. 世界最新医学信息文摘，2019，19（3）：52.

（苏春荀）

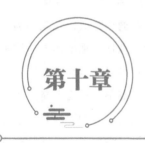

第十章　常见病证的传统康复治疗

第一节　脑卒中

脑卒中又称脑血管意外、中风等，是一组由于脑部血液循环障碍所导致的急性脑血管病。

在正常情况下，脑血管输送血液，为脑的神经细胞提供必需的营养物质，以维持脑的正常生理活动。一旦脑血管发生破裂出血或脑血管内血栓形成、血块堵塞等异常变化时，就会造成神经细胞的急性缺血坏死。因其发病急、变化快、来势凶猛，故称"脑卒中"。在中医辨证论治过程中，本病多由于肝风内动所致，故又称"中风"。

由于脑损害的部位、范围和性质不同，脑卒中发病后的表现不尽相同，多见一侧上下肢瘫痪无力，肌肤不仁，口眼㖞斜，舌强语謇。久之，则肢体逐渐痉挛僵硬，拘急不张，甚则肢体出现失用性强直、挛缩，进而导致肢体畸形和功能丧失等。功能障碍可分为运动功能障碍、感觉功能障碍、言语功能障碍、认知障碍、心理障碍，其中运动功能障碍以偏瘫最为常见。并发症可见肺部感染、泌尿系感染、下肢深静脉血栓、肌肉废用性萎缩、褥疮、压疮等。

传统康复疗法主要以针灸、推拿、中药和传统运动疗法等为手段，从而减轻功能缺损（残损）程度，在促进患者的整体康复方面发挥重要作用。

一、康复评定

（一）现代康复评定方法

1. 整体评定内容

（1）全身状态的评定：包括患者的年龄、既往身体状况、并发症，以及主要脏器功能状态等。

（2）功能状态的评定：包括意识、认知、言语、吞咽、肢体运动功能、感觉功能、平衡功能、日常生活能力、社会参与能力等。

（3）睡眠、心理状态的评定：包括睡眠障碍、抑郁症、焦虑状态等。

（4）患者本身素质及所处环境条件的评定：包括患者爱好、职业、所受教育、经济条件、家庭环境、患者与家属的关系等。

（5）其他：对其丧失功能的自然恢复情况进行预测。

2. 具体康复评定

脑卒中康复评定是脑卒中康复的重要内容和前提，它对康复治疗目标和康复治疗效果起着重要作用，且有利于评估其预后。一般情况下，在脑卒中早期就应进行康复评定，之后应定期评定。康复评定涉及的内容包括脑损害严重程度、肌肉骨骼和运动功能、平衡协调功能、日常生活活动能力、言语功能、吞咽功能、认知功能、感觉、心理、中医证候等评定。

（二）传统康复辨证

1. 病因病机

中医认为本病的发生，主要因素在于患者平素气血亏虚，心、肝、肾三脏阴阳失调，兼之忧思恼怒，或饮酒饱食，或房室劳累，或外邪侵袭等因素，以致气血运行受阻，经脉痹阻，失于濡养；或阴亏于下，肝阳暴张，阳化风动，血随气逆，挟痰挟火，横窜经络，蒙闭清窍而卒然仆倒，半身不遂。

2. 辨证分型

（1）急性期：本病多由忧郁恼怒、情志不畅、嗜食甘肥醇酒，或年老精气亏损所致。其气阴不足为致病之本，风、痰、瘀为发病之标。其主要病机则是阴阳失调、气血逆乱、风痰瘀血蒙蔽清窍，横窜经络，阻塞于脑所致。临床有中脏腑与中经络之别。

中经络：病情较轻，病邪较浅，可见头痛烦乱、眩晕、舌强不语、半身瘫痪、肌肤麻木、口眼歪斜，可伴有耳鸣、腰膝酸软、脉弦或浮数。但一般无昏迷等神志的改变。

中脏腑：病情较重，有精神或意识障碍。除半身不遂、肌肤麻木、口眼歪斜、言语謇涩等症状外，常有猝然昏倒、不省人事、口噤不开、牙关紧闭、两手握固、便闭、肢体强直或痉挛、脉弦滑有力等症。

（2）恢复期：偏瘫恢复阶段大多表现为虚实夹杂病机。所谓虚，多为气虚、阴虚，而阴虚又主要为肝肾阴虚；所谓实，则多为瘀血、痰浊。临床常见的证型有：

气虚血瘀：偏瘫兼见面色苍白、形体虚羸、半身麻木、肌肤甲错、舌有瘀斑瘀点、脉细涩。

肝肾阴虚：偏瘫兼见腰酸腿软、耳鸣健忘、眩晕、视物模糊，或筋脉拘急、屈伸不利、神情呆滞、舌红苔薄、脉弦细。

脾虚痰湿：偏瘫兼见肢体软弱无力、感觉迟钝、食欲不振、倦怠乏力、形体肥胖、面黄唇淡，或语言不利、舌体胖大、舌淡苔腻、脉滑。

二、康复策略

（一）目标

脑卒中康复目标是采用一切有效的措施预防脑卒中后可能发生的残疾和并发症，改善受损的功能，提高患者的日常活动能力和适应社会生活的能力。

（二）治疗原则

（1）只要患者神志清楚，生命体征平稳，病情不再发展，48 h 后即可进行康复治疗。

（2）康复治疗注意循序渐进，需脑卒中患者的主动参与及家属的配合，并与日常生活和健康教育相结合。

（3）采用综合康复治疗，包括物理因子治疗、运动治疗、作业治疗、言语治疗、心理治疗、传统康复治疗和康复工程等。

（4）康复与治疗并进。脑卒中的特点是功能障碍与疾病共存，故需要给予综合康复治疗。

（5）重建正常运动模式。偏瘫恢复的不同阶段治疗方法不同。松弛性瘫痪时以提高患侧肌张力，促进随意运动产生为主要治疗原则；痉挛期要注意降低肌张力，而在本阶段不恰当的针刺治疗易引起肌张力增高，故应特别注意。

（6）重视心理因素。严密观察脑卒中患者有无抑郁、焦虑情绪，及时给予心理疏导，促进保持积极、乐观的康复心态。

（7）预防复发，即做好二级预防工作，控制危险因素。

（8）根据患者功能障碍的具体情况，采取合理的药物治疗和必要的手术治疗。

（9）坚持不懈，康复是一个持续的过程，重视社区及家庭康复。

三、康复治疗

脑卒中的传统康复疗法包括针灸、推拿、中药内服、中药熏洗和气功疗法等，既可单独使用，也可联合应用。多种康复疗法的综合应用，可以优势互补，提高疗效。药物与针灸结合是最常用的康复疗法。推拿疗法在改善痉挛状态方面有独特的优势。故传统康复技术与现代康复技术的配合应用，可提高脑卒中康复治疗的有效率。

（一）推拿治疗

以舒筋通络、行气活血为原则，病程长者须辅以补益气血、扶正固本。重点选取手、足阳明经脉及腧穴。推拿对于抑制痉挛、缓解疼痛、防止关节挛缩、促进随意运动恢复都有良好作用。

在偏瘫的不同阶段，应采用不同的推拿手法。如在偏瘫弛缓期，多采用兴奋性手法提高患肢肌张力，促使运动恢复，可在肢体上进行擦、揉、捏、拿、搓、点、拍等手法。痉挛期，则多采用抑制性手法控制痉挛，一般用较缓和的手法，如揉、摩、捏、拿、搓、擦

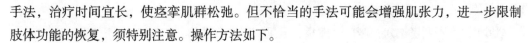

手法，治疗时间宜长，使痉挛肌群松弛。但不恰当的手法可能会增强肌张力，进一步限制肢体功能的恢复，须特别注意。操作方法如下。

（1）患者取俯卧位（若不能俯卧或较久俯卧者可改为侧卧位，患侧在上），医生立于患侧。从肩部起施以掌根按揉法，自肩后、上背，经竖脊肌而下至腰骶部，上下往返多次按背腰部肌肉。在按压背俞穴基础上，重点按压膈俞、肝俞、三焦俞、肾俞等及督脉大椎、筋缩、腰阳关等穴，约 5 min。

（2）继以上体位，在患侧臀部施掌根按揉法和按压环跳、八髎等穴相结合，并配合做髋关节内、外旋转的被动运动。按压承扶、殷门、委中、承山诸穴；掌根按揉股后、腘窝，小腿后屈肌群；重点是拿、捻跟腱并配合距小腿关节背伸的被动运动，总共 5 ~ 6 min。

（3）患者仰卧位，医生立于患侧。先掌根按揉三角肌，指揉肩三穴，拿三角肌、肱二头肌、肱三头肌，以肱三头肌为主，并配合肩关节外展、外旋、内旋、内收、前屈等被动运动。继而指揉曲池、手三里，拿前臂桡侧肌群和前臂尺侧肌群，配合肘关节屈伸的被动运动；再指揉外关、阳池，拿合谷，按揉大、小鱼际肌，指揉掌侧骨间肌和背侧骨间肌，配合腕关节屈伸、尺偏、桡偏的被动运动；捻、摇诸掌指、指间关节，总共约 5 min。

（4）继以上体位，先在股前、外、内三侧分别施掌根按揉法，按压髀关、伏兔、风市、血海诸穴，拿股四头肌，拿股后肌群，拿股内收肌群，并配合髋关节屈伸和环转的被动运动。以掌根按揉股骨，指揉内外膝眼、阳陵泉、足三里、绝骨、太溪、昆仑诸穴，拿小腿腓肠肌，配合膝关节屈伸的被动运动。再指揉解溪、涌泉及诸骨间肌，抹、捻诸足趾，并配合距小腿关节及诸足趾的摇法，共 5 ~ 6 min。

（5）继以上体位，抹前额，扫散两侧颞部，按揉百会、四神聪，拿风池结束治疗。

（二）针灸治疗

针灸治疗以疏通经络、调畅气血、醒脑开窍为原则，可选用体针法或头皮针法。

1. 体针法

（1）对中风脑出血闭证，以取督脉、十二井穴为主，用毫针泻法及三棱针点刺井穴出血。口眼㖞斜者，初起单取患侧，久病取双侧，先针后灸，选地仓、颊车、合谷、内庭、承泣、阳白、攒竹等穴。半身不遂者初病可单刺患侧，久病则刺灸双侧，初病宜泻，久病宜补，选肩髃、曲池、合谷、外关、环跳、阳陵泉、足三里。

（2）阳闭痰热盛者选穴：水沟、十二井、风池、劳宫、太冲、丰隆，十二井穴点刺放血，其他穴针用泻法，不留针。

（3）阴闭痰涎壅盛者选穴：丰隆、内关、三阴交、水沟，针用泻法，每日 1 次，留针10 min。

（4）中风，并发高热、血压较高者选穴：十宣、大椎、曲池，十宣点刺放血，其他穴针用泻法，每日 1 次，不留针。

（5）血压较高者选穴：曲池、三阴交、太冲、风池、足三里、百会，针用泻法，每日

1 次，留针 10 ~ 20 min。

（6）语言不利者选穴：哑门、廉泉、通里、照海，强刺激，每日 1 次，不留针。

（7）口眼㖞斜者选穴：翳风、地仓、颊车、合谷、牵正、攒竹、太冲、颧髎，强刺激，每日 1 次，留针 20 ~ 30 min。

（8）石氏醒脑开窍法。

主穴：双侧内关、人中、患侧三阴交。

副穴：患肢极泉、尺泽、委中。

配穴：根据合并症的不同，配以不同的穴位。吞咽障碍配双侧风池、翳风、完骨，眩晕配天柱等。

操作法方：①主穴：先针刺内关，直刺 0.5 ~ 1 寸，采用提插捻转结合的手法，施手法 1 min，继刺人中，向鼻中隔方向斜刺 0.3 ~ 0.5 寸，采用雀啄手法，以流泪或眼球湿润为度，再刺三阴交，沿胫前内侧缘与皮肤呈 45° 角斜刺，进针 0.5 ~ 1 寸，采用提插针法。针感传到足趾，下肢出现不能自控的运动，以患肢抽动 3 次为度。②副穴：极泉穴，原穴沿经下移 2 寸的心经上取穴，避开腋毛，术者用手固定患侧肘关节，使其外展，直刺 0.5 ~ 0.8 寸，用提插泻法，患者有麻胀并抽动的感觉，以患肢抽动 3 次为度。尺泽穴取法应屈肘，术者用手拖住患侧腕关节，直刺 0.5 ~ 0.8 寸，行提插泻法，针感从肘关节传到手指或手动外旋，以手动 3 次为度。委中穴，仰卧位抬起患侧下肢取穴，医生用左手握住患者距小腿关节，医者肘部顶住患肢膝关节，刺入穴位后，针尖向外 15°，进针 1.0 ~ 1.5 寸，用提插泻法，以下肢抽动 3 次为度。印堂穴向鼻根方向进针 0.5 寸，同样用雀啄泻法，最好能达到两眼流泪或湿润，但不强求；后用 3 寸毫针上星透百会，高频率（> 120 转 /min）捻针，有明显酸胀感时留针；双内关穴同时用捻转泻法行针 1 min。每周 3 次。

治疗时可结合偏瘫不同时期的特点采用不同的治疗方法。如偏瘫 Brunnstrom 运动功能恢复分期，在出现联合反应之前，采用巨刺法，即针刺健侧；出现联合反应但尚无自主运动时，采用针刺双侧的方法；当患肢出现自主运动之后，则采用针刺患侧。巨刺法可促进联合反应和自主运动的出现。但有些脑卒中患者病变范围较广，巨刺法虽可诱发出联合反应，然而促使其出现明显的自主运动仍然比较困难。

2. 头皮针法

选择焦氏头针，按临床体征选瘫痪对侧的刺激区。运动功能障碍选运动区，感觉障碍选感觉区，下肢感觉运动功能障碍选用足运感区，肌张力障碍选舞蹈震颤控制区，运动性失语选言语一区，命名性失语选言语二区，感觉性失语选言语三区，完全性失语取言语一至三区，失用症选运用区，小脑性平衡障碍选平衡区。

操作方法：消毒，针与头皮呈 30° 斜刺，快速刺入头皮下推进至帽状腱膜下层，待指下感到不松不紧而有吸针感时，可行持续快速捻转 2 ~ 3 min，留针 30 min 或数小时，期间捻转 2 ~ 3 次。行针及留针时嘱患者活动患侧肢体（重症患者可做被动活动）有助于提高疗效。急性期每日1次，10次为1个疗程；恢复期和后遗症期每日或隔日1次，5～7次为1个疗程，中间休息5～7 d再进行下1个疗程。

不管是体针还是头针治疗，均可加用电针以提高疗效，但须注意选择电针参数。一般松弛性瘫痪可选断续波，电流刺激后可见肌肉出现规律性收缩为度。痉挛期选密波，电流强度以患者耐受且肢体有细微颤动为度。通电时间面部10～20 min，其他部位20～30 min为宜。灸法、皮肤针法、拔罐疗法等也可用于偏瘫治疗，但临床上应用相对较少。

（三）传统运动疗法

中风先兆或症状较轻者，可选择练习八段锦、易筋经、五禽戏等功法（具体操作可参考第六章传统运动疗法相关内容）。通过躯体活动促进气血的运行，调畅气机，舒缓病后抑郁情绪。运动量可根据各人具体情况而定，一般每次练习20～30 min，每日1～2次，30 d为1个疗程。

（四）其他传统康复疗法

其他传统康复疗法包括中药疗法、刮痧疗法等。

1. 中药疗法

中药疗法包括中药内服、中药外治和中医养生保健等。

（1）中药内服。络脉空虚，风邪入中，选用大秦艽汤加减；肝肾阴虚，风阳上扰，选用镇肝熄风汤加减；气虚血瘀，脉络瘀阻，可选补阳还五汤加减；肝阳上亢，痰火阻络，选用天麻钩藤饮加减；邪壅经络，选用羌活胜湿汤加减；痰火阻络，选用涤痰汤加减；肝风内动，选用四物汤合芍药甘草汤加减；气血两虚，选用八珍汤加减；风痰阻络，选用解语汤，也可选用大活络丸、人参再造丸、消栓再造丸、华佗再造丸、脑络通胶囊和银杏叶片等中成药。

（2）中药外治。①中药熏洗经验方：制川乌、制草乌、麻黄、桂枝、海桐皮各15 g，泽兰、伸筋草、艾叶、透骨草、牛膝、鸡血藤、千年健各30 g，大黄粉（后下）20 g，生姜60 g，芒硝90 g，肉桂6 g。使用方法：将上方约加水3 000 mL煎成500 mL药液兑入浴缸中进行药浴，或放入熏蒸床局部熏蒸，水温应保持在42 ℃左右。②中药热敷法：取"温经散寒洗剂"（每1 000 mL药液中含千年健、川芎、红花、当归、桂枝各100 g，乳香、没药、苏木各60 g）适量，用清水稀释3倍后，放入毛巾煮沸。待湿毛巾温度下降到41～43 ℃时，将其敷于患侧肢体，外包裹塑料薄膜保温，10 min后更换1次毛巾（治疗后配合被动运动疗效更佳）。每日1次，20次为1个疗程。

（3）中医养生保健。①药补：可选服一些有助降压、降脂及提高机体免疫功能的中药，如山楂、枸杞子、冬虫夏草等，中成药如杞菊地黄丸、六味地黄丸、华佗再造丸等。②食补：新鲜蔬菜、水果、豆制品、萝卜、海带及含丰富蛋白质的鸡、鸭、鱼类等。③生活起居：注意劳逸结合，起居要有规律，要保证有效的休息和充足的睡眠，保持心情舒畅，情绪稳定，要顺应气候变化，注意冷暖变化而随时更衣。

2. 刮痧疗法

患者取坐位或侧卧位，治疗师以中等力度刮头部整个区域，即从前发际刮至后发际，从中间至两侧，5～10 min；项背部、上肢部、下肢部涂上刮痧介质，项背部刮风池至肩井穴区域，上肢部刮肩髃、曲池、手三里、外关至合谷穴，下肢部刮环跳至阳陵泉、足三里、解溪、太冲穴，刮痧力度适中，刮至局部潮红为度。每日刮治1次，20次为1个疗程。

四、注意事项

（1）推拿操作时力量应由轻到重，强度过大或时间过长的手法有加重肌肉萎缩的危险。在松弛性瘫痪期，做肩关节活动时，活动幅度不宜过大，手法应柔和，以免发生肩关节半脱位。对于肌张力高的肢体切忌强拉硬扳，以免引起损伤、骨折或骨化性肌炎。

（2）针刺治疗包括电针时，应注意观察患者肌张力的变化。如果发现肌痉挛加重，应调整治疗方法或停止针刺。对于体质瘦弱者，针刺手法不宜过强。针刺眼区、项部的风府等穴及脊柱部的腧穴，要掌握一定的角度，不宜大幅度地提插、捻转和长时间留针，以免伤及重要组织器官；胸胁腰背部腧穴，不宜深刺、直刺。电针时电流调节应逐渐从小到大，不可突然增强，以免造成弯针、折针、晕针等情况。应避免电针电流回路经过心脏。安装心脏起搏器者禁用电针。

（3）灸法操作时应防止因感觉障碍而造成皮肤的烧烫伤。

（林培挺）

第二节　面神经炎

面神经炎又称特发性面神经麻痹或 Bell 麻痹，多由病毒感染、面部受凉、神经源性病变、物理性损伤或中毒等引起一侧或者双侧耳后乳突孔内急性非化脓性炎症反应，导致面神经受损。此病的神经损害为周围性，故亦称为"周围性面神经麻痹"。本病以口眼㖞斜为主要特点，常在睡眠醒来时发现一侧面部肌肉板滞、麻木、瘫痪，额纹消失，眼裂变大，露睛流泪，鼻唇沟变浅，口角下垂歪向健侧，病侧不能皱眉、蹙额、闭目、露齿、鼓颊。部分患者初起时有耳后疼痛，还可出现患侧舌前 2/3 味觉减退或消失，听觉过敏等症。病程迁延日久，可因瘫痪肌肉出现挛缩，口角反牵向患侧，甚则出现面肌痉挛，形成"倒错"现象。其发病急骤，以一侧面部发病为多，双侧面部发病少见；无明显季节性，多见于冬季和夏季。

本病属中医学之"口僻""面瘫""吊线风""口眼㖞斜""歪嘴风"等病证范畴。中医认为，"邪之所凑，其气必虚"。本病多由脉络空虚，风寒侵袭，以致经气阻滞，气血不和，瘀滞经脉，导致经络失于濡养，肌肉纵缓不收而发作。

颅内炎症、肿瘤、血管病变、外伤等多种病变累及面神经所致的继发性面神经麻痹与前者不同，不是本节讨论的对象。

一、康复评定

（一）现代康复评定

1. 病史

起病急，常有受凉吹风史，或有病毒感染史。

2. 表现

一侧面部表情肌突然瘫痪，患侧额纹消失，眼裂不能闭合，鼻唇沟变浅，口角下垂，鼓腮，吹口哨时漏气，食物易滞留于患侧齿颊间，可伴患侧舌前 2/3 味觉丧失、听觉过敏、多泪等。

3. 损害部位

耳后乳突孔以上影响鼓索支时，则有舌前 2/3 味觉障碍；若镫骨肌支以上部位受累时，除味觉障碍外，还可出现同侧听觉过敏；损害在膝状神经，可有乳突部疼痛，外耳道和耳郭部的感觉障碍或出现疱疹；损害在膝状神经节以上，可有泪液、唾液减少。

4. 脑 CT、MRI 检查

脑 CT、MRI 检查均正常。

5. 实验室检查

急性感染性（风湿、骨膜炎等）面神经麻痹者可有：①外周血白细胞及中性粒细胞升高；②血沉增快；③大多数患者脑脊液检查正常，极少数患者脑脊液的淋巴细胞和单核细胞增多。

6. 电生理检查

肌电图（EMG）可显示受损的面肌运动单位对神经刺激的反应，测知面神经麻痹程度及有无失神经反应，对确定治疗方针和判定预后及可能恢复的能力很有价值。它通常可进行动态观察，在发病 2 周左右，应列为常规检查。神经传导速度（MCV）是判断面神经受损最有意义的指标，它对病情的严重程度、部位及鉴别轴索与脱髓鞘损害，均有很大帮助。此外，电变性检查对判定面神经麻痹恢复时间更为客观，发病早期即病后 5 ~ 7 d，采用面神经传导检查，对完全性面瘫的患者进行预后判定，患侧诱发的肌电动作电位 M 波波幅为健侧的 30% 或以上时，则 2 个月内可望恢复；如为 10% ~ 30%，常需 2 ~ 8 个月恢复，并有可能出现合并症；如仅为 10% 或以下，则需 6 ~ 12 个月才能恢复，甚至更长时间，部分患者可能终生难以恢复，并多伴有面肌痉挛及联带运动等后遗症。病后 3 个月左右测定面神经传导速度有助于判断面神经暂时性传导障碍，还是永久性的失神经支配。

7. 功能障碍评定

面神经炎患侧功能障碍和面肌肌力的康复评定（表 10-1 和表 10-2）。

表 10-1 功能障碍分级

分级	肌力表现
0 级	相当于正常肌力的 0%,嘱患者用力使面部表情肌收缩,但检查者看不到表情肌收缩,用手触表情肌也无肌紧张感
1 级	相当于正常肌力的 10%,让患者主动运动(如皱眉、闭眼、示齿等动作),仅见患者肌肉微动
2 级	相当于正常肌力的 25%,面部表情肌做各种运动虽有困难,但主动运动表情肌有少许动作
3 级	相当于正常肌力的 50%,面部表情肌能做自主运动,但比健侧差,如皱眉比健侧眉纹少或抬额时额纹比健侧少
4 级	相当于正常肌力的 75%,面部表情肌能做自主运动,皱眉、闭眼等基本与健侧一致
5 级	相当于正常肌力的 100%,面部表情肌各种运动与健侧一致

表 10-2 肌力分级

分级	功能障碍情况
I	正常
II	轻度功能障碍,仔细检查才发现患侧轻度无力,并可察觉到轻微的联合运动
III	轻、中度功能障碍,面部两侧有明显差别,患侧额运动轻微运动,用力可闭眼,但两侧明显不对称
IV	中、重度功能障碍,患侧明显肌无力,双侧不对称,额运动轻微受限,用力也不能完全闭眼,用力时口角有不对称运动
V	重度功能障碍,静息时出现口角㖞斜,面部两侧不对称,患侧鼻唇沟变浅或消失,额无运动,不能闭眼(或最大用力时只有轻微的眼睑运动),口角只有轻微的运动
VI	全瘫,面部两侧不对称,患侧明显肌张力消失,不对称,不运动,无连带运动或患侧面部痉挛

（二）传统康复辨证

1. 病因病机

中医对本病多从"内虚邪中"立论,认为"经络空虚,风邪入中,痰浊瘀血痹阻经络,以致经气运行失常,气血不和,经筋失于濡养,纵缓不收而发病"。

2. 辨证

（1）风寒侵袭:见于发病初期,面部有受凉史,症见口眼㖞斜,伴头痛、鼻塞、面肌发紧,舌淡,苔薄白,脉浮紧。

（2）风热入侵:见于发病初期,多继发于感冒发热,症见口眼㖞斜,伴头痛、面热、面肌松弛、耳后疼痛，舌红，苔薄黄，脉浮数。

（3）气血不足：多见于恢复期或病程较长的患者，症见口眼㖞斜、日久不愈、肢体困倦无力、面色淡白、头晕等，舌淡，苔薄白，脉细无力。

二、康复治疗

面神经炎的中医治疗方法日趋多样化，有针灸、推拿、中药内服、外敷、皮肤针、电针、刺络拔罐、穴位注射、割治、埋线等。在临床中应注意诊断，以及早治疗，充分发挥中医各种治法的优势，标本兼顾，内外治疗，并中西医结合，各取所长，以达到提高疗效、缩短病程、降低费用的良好效果。

（一）一般治疗

（1）治疗期间，可在局部用热毛巾热敷，每次 10 min，每日 2 次。

（2）眼睑闭合不全者，每日点眼药水 2 ~ 3 次，以防感染。

（3）患者应避免风寒侵袭，戴眼罩、口罩防护。

（4）患者宜自行按摩瘫痪的面肌，并适当地进行功能锻炼。

（5）治疗期间，忌长时间看电视、电脑，以防用眼过度，导致眼睛疲劳，影响疗效。

（二）针灸治疗

1. 毫针法

治则：活血通络，疏调经筋。

处方：以面颊局部和手足阳明经腧穴为主。

主穴：阳白、四白、颧髎、攒竹、颊车、地仓、合谷（双）、翳风（双）。

随证配穴：风寒证加风池穴祛风散寒，风热证加曲池疏风泻热，鼻唇沟平坦加迎香，人中沟歪斜加人中、口禾髎，颏唇沟歪斜加承浆，味觉消失、舌麻加廉泉，乳突部疼痛加风池、外关，恢复期加足三里补益气血、濡养经筋。

2. 电针法

取地仓、颊车、阳白、瞳子髎、太阳、合谷（双）等穴，接通电针仪，以断续波刺激 10 ~ 20 min，强度以患者面部肌肉微微跳动且能耐受为度。每日 1 次，适用于恢复期（病程已有 2 周以上）的治疗。

3. 温针法

取地仓、颊车、阳白、四白、太阳、下关、牵正、合谷（双）等穴，将剪断的艾条（每段 1 ~ 1.5 cm）插到针柄上，使艾条距离皮肤 2 ~ 3 cm，将艾条点燃，持续温灸 10 ~ 20 min，注意在艾条与皮肤之间放置一小卡片（4 cm×5 cm），防止烧伤皮肤，温度以患者有温热感且能耐受为度。每日 1 次。

操作要求：①初期：亦称"急性期"，为开始发病的第 1 ~ 7 天，此期症状有加重趋势，此乃风邪初入，脉络空虚，正邪交争，治以祛风通络为主。此期宜浅刺，轻手法，不宜使用电针法过强刺激。②中期：亦称"平静期"，为发病的第 7 ~ 14 天，此期症状逐渐稳定，乃外邪入里，络阻导致气血瘀滞，故治当活血通络。此期宜用中度刺激手法，可用电针法、温针法等强刺激手法。毫针法处方、随证配穴、操作等具体方法见上。其中电针法、温针法、穴位敷贴、穴位注射、皮肤针、耳针法等均可酌情选用。③后期：又称"恢复期"，约为发病的第 16 天至 6 个月，此后症状逐渐恢复，以调理气血为主。此期浅刺多穴多捻转有助促进面部微循环，营养面神经及局部组织，同时激活神经递质冲动，利于松肌解痉，恢复面肌正常运动，类似"补法"，有别于初期浅刺泄邪之"泻法"。若辅以辨证配穴，补气益血、祛风豁痰，则更显相得益彰。毫针法处方、随证配穴、操作等具体方法见上。可酌情选用电针法、温针法、穴位敷贴、穴位注射、皮肤针、耳针法等。④联动期和痉挛期。发病 6 个月以上（面肌连带运动出现以后），此期培补肝肾、活血化瘀、舒筋养肌、息风止痉。采用循经取穴配用面部局部三线法取穴针灸治疗。在电针法、温针法、穴位敷贴、穴位注射、皮肤针、耳针法无效下可选择手术治疗。

（三）推拿治疗

1. 治则

疏通经络，活血化瘀。

2. 取穴及部位

印堂、风池、阳白、太阳、四白、睛明、迎香、地仓、颧髎、颊车、下关、听宫、承浆、合谷、翳风。

3. 主要手法

一指禅法、按揉法、抹法、揉法、擦法、拿法。

4. 操作方法

以患侧颜面部为主，健侧做辅助治疗。首先患者取仰卧位，医者用一指禅推法自印堂穴开始，经阳白、太阳、四白、睛明、迎香、地仓、颧髎、下关至颊车，往返 5 ~ 6 遍。用双手拇指抹法自印堂穴交替向上抹至神庭穴，从印堂向左右抹至两侧太阳穴，从印堂穴向左右抹上下眼眶，自睛明穴向两侧颧骨抹向耳前听宫穴，从迎香穴沿两侧颧骨抹向耳前听宫穴，治疗约 6 min。指按揉牵正、承浆、翳风，每穴约 1 min。用大鱼际揉面部前额及颊部 3 min 左右。在患侧颜面部向眼方向用擦法治疗，以透热为度。然后患者取坐位，用拿法拿风池、合谷穴各 1 min。

（四）中药治疗

根据中医辨证论治施以相应汤药，辅助针灸治疗，针药结合。

治则：祛风通络，化痰开窍。

方药：牵正散加减。白附子 6 g、僵蚕 20 g、全蝎 8 g、蜈蚣 2 条、法半夏 12 g、地龙 15 g。

随证加减：风寒侵袭者，加防风 6 g、羌活 12 g、荆芥 10 g、苏叶 6 g；风热入侵者，

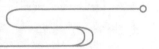

加银花 15 g、板蓝根 15 g、菊花 12 g、泽泻 12 g；气血不足者，加黄芪 15 g、党参 15 g、当归 10 g、天麻 15 g。

用法：水煎，每日一剂，分两次服。忌辛辣、生冷食物。

（五）其他传统疗法

1. 拔罐疗法

拔罐疗法适应于风寒袭络证各期患者。选取患侧的阳白、下关、巨髎、颧髎、地仓、颊车等穴位。采用闪火法，于每穴位区域将火罐交替吸附及拔下约 1 s，不断反复，持续 5 min 左右，以患侧面部穴位处皮肤潮红为度。每日闪罐 1 次，每周治疗 3～5 次，疗程以病情而定。根据病情，亦可辨证选取面部以外的穴位，配合刺络拔罐治疗。

2. 穴位敷贴

选地仓、颊车、阳白、颧髎、太阳等穴。将马钱子锉成粉末 1～2 分，然后贴于穴位处，5～7 d 换药 1 次；或用蓖麻仁捣烂加麝香少许，取绿豆粒大一团，敷贴穴位上，每隔 3～5 d 更换 1 次；或用白附子研细末，加冰片少许做面饼，敷贴穴位，敷药后面部即有紧抽、牵拉、发热的感觉，一般持续 2～4 h，以痊愈为度。恢复期可取嫩桑枝 30 g，槐枝 60 g，艾叶、花椒各 15 g，煎汤频洗面部，先洗患侧，后洗健侧。

3. 穴位注射

用维生素 B_1、维生素 B_{12} 等注射液注射翳风、牵正等穴，每穴 0.5～1 mL，每日或隔日 1 次，以上穴位可交替使用。

4. 皮肤针

用皮肤针叩刺阳白、太阳、四白、牵正等穴，以局部潮红为度，每日 1 次，适用于发病初期，或面部有板滞感觉等面瘫后遗症。

5. 耳针法

取神门、交感（下脚端）、内分泌、口、眼、面颊区、下屏尖（肾上腺）等穴，毫针刺法，留针 20～30 min，每日 1 次，适用于面瘫的各期。

6. 西医治疗

（1）激素治疗：泼尼松或地塞米松，口服，连续 7～10 d。

（2）改善微循环，减轻水肿：低分子右旋糖酐 250～500 mL，静脉滴注 1 次/d，连续 7～10 d，亦可加用脱水利尿剂。

（3）物理疗法：红外线照射，超短波透热疗法，以助于改善局部血液循环，消除水肿。

三、注意事项

（1）多食新鲜蔬菜、粗粮、黄豆制品、大枣、瘦肉等。

（2）平时面瘫患者需要减少光源刺激，如电脑、电视、紫外线等。

（3）需要多做功能性锻炼，如抬眉、鼓气、双眼紧闭、张大嘴等。

（4）每天需要坚持穴位按摩。

（5）睡觉之前用热水泡脚，有条件的话，做些足底按摩。

（6）面瘫患者在服药期间，忌辛辣刺激食物，如白酒、大蒜、海鲜、浓茶、麻辣火锅等。

（7）用毛巾热敷脸，每晚3～4次，勿用冷水洗脸，遇到寒冷天气时，需要注意头部保暖。

（8）应注意保持良好心情。心理因素是引发面神经麻痹的重要因素之一。面神经麻痹发生前，有相当一部分患者存在身体疲劳、睡眠不足、精神紧张及身体不适等情况。所以保持良好的心情，就必须保证充足的睡眠，并适当进行体育运动，增强机体免疫力。

（9）要注意面神经麻痹只是一种症状或体征，必须仔细寻找病因，如果能找出病因并及时进行处理，如重症肌无力、结节病、肿瘤或颞骨感染，可以改变原发病及面瘫的进程。面神经麻痹也可能是一些危及生命的神经科疾患的早期症状，如脊髓灰质炎或 Guillian-Barre 综合征，如能早期诊断，可以挽救生命。

（林培挺）

第三节　颈椎病

颈椎病是指颈椎间盘退变及颈椎骨质增生，刺激或压迫邻近的脊髓、神经根、血管及交感神经而引起颈、肩、上肢的一系列复杂的综合征，称为"颈椎综合征"，简称"颈椎病"。其主要表现为颈部不适及肩背疼痛、感觉异常、上肢麻木和（或）乏力、头晕、耳鸣、恶心、猝倒等。本病好发于30～60岁的中老年人，尤其多见于长期低头或伏案工作的人群，无性别差异。本病逐渐有年轻化的趋势，好发部位在第4～5颈椎、第5～6颈椎、第6～7颈椎。

目前一般将颈椎病分为颈型、神经根型、脊髓型、椎动脉型、交感型和混合型6型。颈椎病的发病机制尚不清楚，但一般认为颈椎长期受风寒、慢性劳损、创伤及轻微外伤、反复落枕、坐姿不当、退行性变、先天性畸形等，是发病的重要原因。

本病属于中医学的"项痹病""项筋急""项肩痛""眩晕"等范畴。中医学认为，本病是由于长期低头工作，使颈部劳损，或外伤，或由于肝肾不足，气血两亏，出现气血瘀阻，经脉痹塞不通所致。

一、康复评定

（一）现代康复评定方法

1. 康复问题

（1）疼痛麻木：颈肩及上肢均可出现疼痛、麻木、酸胀，程度及持续时间不尽相同，可坐卧不安，日夜疼痛。因此，解除疼痛是康复治疗的主要目的，也是患者的迫切要求。

（2）肢体活动障碍：神经根型颈椎病患者可因上肢活动而牵拉神经根，使症状出现或加重，限制了正常的肢体活动。脊髓型颈椎病患者因锥体束受压或脊髓前动脉痉挛缺血而出现上下肢无力、沉重，步态不稳，易摔倒，肌肉抽动等。

（3）日常生活活动能力下降：颈椎病患者四肢、躯干和头颈部不适等使日常生活和工作受到很大影响，如梳头、穿衣、提物、个人卫生、站立行走等基本活动明显受限。

（4）心理障碍：颈椎病是以颈椎间盘、椎体、关节突退行性变为基础，影响周围组织结构，并产生一系列症状，这种退行性变无法逆转，尽管临床症状可以通过治疗而缓解或解除，但病理基础始终存在，因此症状可能时发时止，时轻时重，不可能通过几次治疗而痊愈。患者可能出现悲观失望、抑郁、恐惧和焦虑等心理，也可能心灰意冷而放弃康复治疗。

2. 康复功能评定

（1）颈椎活动度：颈椎的屈曲与伸展的活动度，枕寰关节占50%，旋转度寰枢关节占50%，所以，颈椎的疾病最易引起颈椎活动度受限。神经根水肿或受压时，颈部出现强迫性姿势，影响颈椎的活动范围。令患者做颈部前屈、后伸、旋转与侧屈活动。

正常范围：前后伸屈各 35° ~ 45°，左右旋转各 60° ~ 80°，左右侧屈各 45°。老年患者活动度会逐渐减少。

（2）肌力、肌张力评定：主要为颈、肩部及上肢的检查，包括胸锁乳突肌、斜方肌、三角肌、肱二头肌、肱三头肌、大小鱼际肌等。有脊髓受压症状者，要进行下肢肌肉的肌力、肌张力、步态等检查。常用方法有：①徒手肌力评定法。对易受累及的肌肉进行肌力评定，并与健侧对照。②握力测定。使用握力计进行测定，测试姿势为上肢在体侧下垂，用力握 2 ~ 3 次，取最大值，反映屈指肌肌力。正常值为体重的 50%。

（3）感觉检查：对神经受损节段的定位有重要意义，主要包括手部及上肢的感觉障碍分布区的痛觉、温觉、触觉及深感觉等检查，均按神经学检查标准进行。如疼痛是最常见的症状，疼痛的部位与病变的类型和部位有关，一般有颈后部和肩部的疼痛，神经根受到压迫或刺激时，疼痛可放射到患侧上肢及手部。若头半棘肌痉挛，可刺激枕大神经，引起偏头痛。常用的疼痛评定方法有视觉模拟评分法、数字疼痛评分法、口述分级评分法、麦吉尔疼痛调查表。

（4）反射检查：包括相关的深反射、浅反射及病理反射，根据具体情况选用。

（5）特殊检查。①前屈旋颈试验：令患者头颈部前屈状态下左右旋转，出现颈部疼痛者为阳性。阳性结果一般提示颈椎小关节有退行性变。②臂丛神经牵拉试验：患者坐位，头稍前屈并转向健侧。检查者立于患侧，一手抵于颈侧，并将其推向健侧，另一手握住患者的手腕将其牵向相反方向。如患者出现麻木或放射痛时，则为阳性，表明有神经根型颈椎病的可能。③椎间孔挤压试验和椎间孔分离试验。椎间孔挤压试验又称压头试验，具体操作方法：先让患者将头向患侧倾斜，检查者左手掌心向下平放于患者头顶部，右手握拳轻轻叩击左手背部，使力量向下传递。如有神经根性损伤，则会因椎间孔的狭小而出现肢体放射疼痛或麻木等感觉，即为阳性。椎间孔分离试验又称引颈试验，与椎间孔挤压试验相反，疑有神经根性疼痛，可让患者端坐，检查者两手分别托住其下颌，并以胸或腹部抵住其枕部，渐渐向上牵引颈椎，以渐扩大椎间孔。如上肢麻木、疼痛等症状减轻或颈部出现轻松感，则为阳性。神经根型颈椎病患者一般两者均为阳性。④旋颈试验，又称椎动脉扭曲试验，主要用于判定椎动脉状态。其具体操作方法：患者头部略向后仰，做向左、向右旋颈动作，如出现头痛、眩晕等椎-基底动脉供血不全症状时，即为阳性。该试验有时可引起患者呕吐或猝倒，故检查者应密切观察，以防意外。

（6）影像学的评定：包括X线摄片、CT检查、MRI检查等。①X线摄片：正位示棘突偏斜（不在一条直线上），钩椎关节增生；侧位示颈椎生理曲度异常（生理曲线变直、反张或"天鹅颈"样改变），前纵韧带钙化，项韧带钙化，椎体前后缘增生，椎间隙狭窄，椎体移位，椎管狭窄等；双斜位示椎间孔变形或变小，小关节增生；颈椎过伸过屈位示椎体移位，椎体不稳定等。②CT检查：着重了解椎间盘突出，后纵韧带钙化，椎管狭窄，神经管狭窄，横突孔大小等，对后纵韧带骨化症的诊断有重要意义。③MRI检查：了解椎间盘程度（膨出、突出、脱出）、硬膜囊和脊髓受压情况，髓内有无缺血和水肿灶，脑脊液是否中断，神经根受压情况，黄韧带肥厚，椎管狭窄等。

3. 专项评定

专项评定有颈椎稳定性评定、颈椎间盘突出功能损伤的评定和脊髓型颈椎病的功能评定等。针对脊髓型颈椎病可以采用日本骨科学会（Japan Orthedic Association，JOA）对脊髓型颈椎病的17分评定法，17分为正常值，分数越低表示功能越差，以此评定手术治疗前、后功能的变化。

（二）传统康复辨证

1. 病因病机

传统医学认为，本病多因肾气不足，卫阳不固，风寒湿邪乘虚而入，或因跌仆损伤、动作失度及长期劳损，导致颈部经脉闭阻，气血运行不畅而致。肝肾亏虚、气血不足为内因，风寒湿邪入侵和长期劳损为外因。

2. 辨证

（1）风寒湿型：症见颈、肩、上肢窜痛麻木，以痛为主，头有沉重感，颈部僵硬，活动不利，恶寒畏风。舌淡红，苔薄白，脉弦紧。

（2）气滞血型：症见颈肩部，上肢刺痛，痛处固定，伴有肢体麻木。舌质黯，脉弦。

（3）痰瘀阻络型：症见头晕目眩，头重如裹，四肢麻木不仁，纳呆。舌质黯红，苔厚腻，脉弦滑。

（4）肝肾不足型：症见眩晕头痛，耳鸣耳聋，失眠多梦，肢体麻木，面红目赤。舌红少津，脉弦。

（5）气血亏虚型：症见头晕目眩，面色苍白，心悸气短，四肢麻木，倦怠乏力。舌淡苔少，脉细弱。

二、康复治疗

（一）康复策略

目前，本病的康复治疗多采用非手术疗法，以牵引、推拿、针灸疗法最为有效。本病初期多实，当视其不同证情，应用祛风散寒、除湿通络、活血化瘀等法以祛邪；久病多虚，或虚实错杂，则选益气养血、滋补肝肾等法以扶正，或扶正祛邪兼顾治之。在康复治疗的同时，颈椎病必须与颈部风湿症、肩背部肌间筋膜炎、进行性肌萎缩、前斜角肌综合征、类风湿颈椎炎、颈椎结核、脊髓肿瘤、脊髓空洞症、原发性或转移性肿瘤、颈肋综合征、锁骨上窝肿瘤等病鉴别。

颈椎病具体证型表现及治疗分析如下。

1. 颈型

颈型多见于青壮年，症状较轻，以颈部症状为主，预后较好，多可自愈。其临床主要表现为反复落枕、颈部不适、僵硬、疼痛、活动受限，少数患者有一过性上肢麻木、痛、感觉异常；体征可见颈项僵直，颈肌紧张，患椎棘突间有压痛，颈两侧、两冈上窝、两肩胛区可有压痛，头颈部活动时颈痛，头颈活动范围缩小；X 线提示颈椎生理曲度变直，椎间关节不稳定，椎体移位。

以牵引、推拿、针灸、中药为主，辅以运动疗法。平时要养成良好的日常生活习惯。

2. 神经根型

神经根型是最常见的一个类型，临床主要表现为颈僵不适、活动受限，头、枕、颈、肩、臂痛、酸，手臂有触电样、针刺样串麻；体征可见颈椎棘突、横突、冈上窝、肩胛内上角和肩胛下角有压痛点，压顶试验阳性，臂丛牵拉试验阳性，低头试验和仰头试验阳性，手肌肉萎缩，上肢皮肤感觉障碍；颈椎正、侧、双斜位片子提示生理曲度异常，椎体前后缘增生，椎间隙狭窄，钩椎关节增生，小关节增生，前纵韧带钙化，椎间孔狭窄。

急性期慎用牵引，以推拿、针灸为主；慢性期以推拿、针灸、牵引为主，辅以其他康复疗法、运动疗法。治疗的同时，要养成良好的日常生活习惯。

3. 脊髓型

脊髓型是颈椎病中最严重的一种类型，由于起病隐匿、症状复杂，常被漏诊和误诊。其临床主要表现为下肢无力、酸胀，小腿发紧，抬腿困难，步态笨拙，下肢、上肢麻，束胸感，束腰感，手足颤抖，严重者大小便失控、单瘫、截瘫、偏瘫、三肢瘫、四肢瘫（均为痉挛性瘫痪）；体征可见上下肢肌紧张，肱二头肌、三头肌腱反射亢进或降低（前者病变在颈高位，后者在低位），膝、跟腱反射亢进，腹壁反射、提睾反射、肛门反射减弱或消失，Hoffmann 征、Rossolimo 征、Babinski 征等病理反射阳性，踝阵挛阳性，低、仰头试验阳性，屈颈试验阳性；侧位 X 线或断层检查提示颈椎后缘增生、椎间隙狭窄、椎管狭窄、后纵韧带钙化、椎间盘膨出、突出、脱出、硬膜囊或脊髓受压变形。

以推拿、针灸为主，禁用牵引，辅以其他传统康复疗法、运动疗法，平时要养成良好的日常生活习惯。此类型致残率高，应引起重视。提倡早期诊断、及时治疗，阻止病情的发展。

4. 椎动脉型

椎动脉型临床主要表现为发作性眩晕（可伴有恶心、呕吐）、耳鸣、耳聋、突然摔倒；体征可见椎动脉扭曲试验阳性，低、仰头试验阳性；颈椎正、侧、双斜位片提示钩椎关节增生、椎间孔变小；椎动脉造影提示 72% ~ 85%有椎动脉弯曲、扭转、骨赘压迫等；脑血流图检查提示枕乳导联，波幅低、重搏波消失、流动时间延长。转颈或仰头、低头时，波幅降低更明显。

以推拿、针灸为主，慎用牵引，辅以其他传统康复疗法、运动疗法，平时要养成良好的日常生活习惯。

5. 交感神经型

交感神经型临床主要表现为枕颈痛、偏头痛、头晕、恶心、呕吐、心慌、胸闷、血压不稳、手肿、手麻、怕凉、视物模糊，疲劳、失眠、月经期可诱发发作，更年期多见；体征可见心率过速、过缓，血压高低不稳，低头和仰头试验可诱发症状产生或加重；颈椎正、侧、双斜位片提示颈椎退行性改变；脑血流图提示额乳导联和枕乳导联的波幅明显增高。

辅以其他传统康复疗法、运动疗法，平时要养成良好的日常生活及活动习惯。

6. 混合型

同时存在两型或两型以上的症状和体征，即为混合型颈椎病。其治疗策略为对症治疗，具体方法参考以上各型。

（二）治疗方法

1. 低头或伏案工作不宜太久

尽量避免长时间伏案低头劳作，减少颈椎负载，有利于椎间关节创伤炎症的消退，症状可以减轻或消除。注意卧床休息时枕头的选择与颈部姿势。枕头应该是硬度适中、圆形或有坡度的方形枕头。习惯于仰卧位休息，可将枕头高度调至 12 ~ 15 cm，将枕头放置于颈后，使头部保持略带后仰姿势；习惯于侧卧位休息，将枕头调到与肩等高水平，维持颈椎的生理曲度，使颈部和肩胛带的肌肉放松，解除颈肌痉挛。

2. 颈围领及颈托的使用

颈围领和颈托可起到制动和保护颈椎，减少对神经根的刺激，减轻椎间关节创伤性反应，并有利于组织水肿的消退和巩固疗效，防止复发的作用。只是长期应用颈托和颈围领可以引起颈背部肌肉萎缩，关节僵硬，所以穿戴时间不宜过久。

3. 推拿治疗

中医认为推拿治疗可以调和气血、祛风散寒、舒筋通络，从而达到解痉止痛的作用，它适用于除了严重颈脊髓受压的脊髓型以外的所有各型颈椎病。其手法应刚柔结合，切忌粗暴，常用手法程序如下。

（1）在颈背部反复掌揉、擦法和一指禅推法，然后在颈肩部的督脉、手三阳经的部分腧穴如风池、风府、肩内俞、肩井、天宗、缺盆等穴作点、压或拿法，再在斜方肌与提肩胛肌处行弹拨法。若为神经根型，手法治疗应包括肩、肘、手的主要穴位；若为椎动脉型，应包括头面部的百会、太阳等穴位。接着用旋扳手法。最后以抹法、叩击、拍法作结束。

（2）施行旋扳手法时，先嘱患者向一侧旋转颈部，施术者两手分别置于患者的下枕部和枕后部顺势同时稍用旋转头颈。此时必须注意：①旋转角度不可过大；②不可片面追求旋颈时可能发出的"咔嗒"声；③脊髓型及椎动脉型颈椎病不做旋扳手法。

4. 针灸治疗

针灸治疗颈椎病的主要作用在于疏通经络、活血止痛，现代研究提示针灸具有调节神经功能，解除肌肉和血管痉挛，改善局部血液循环，增加局部营养，防止肌肉萎缩，促进功能恢复等作用。

（1）治疗原则：祛风散寒，舒筋活络，通经止痛。

（2）选择穴位。①主穴：大椎、后溪、天柱、颈夹脊。②配穴：颈型加风池、阿是穴等；神经根型加肩外俞、肩井、合谷等穴；椎动脉型加风池、天柱、百会等穴；脊髓型加肩髃、曲池等穴；交感神经型加百会、太阳、合谷等穴；混合型随症加减，多循经取穴。颈肩疼痛加外关、阳陵泉、大椎、肩井，上肢及手指麻痛甚者加曲池、合谷、外关，头晕、头痛、目眩者加百会、风池、太阳，恶心、呕吐加内关、足三里。

（3）具体操作：可单用毫针刺法，泻法或平补平泻。寒证所致者局部加灸。疼痛轻者取大椎、肩井、阿是穴拔罐；疼痛较重者先在局部用皮肤针叩刺出血，然后再拔火罐或走罐（出血性疾病者禁用）。

5. 传统运动疗法

运动疗法可增强颈部、肩部、背部肌肉的肌力，使颈椎结构稳定，减少神经刺激，改善颈椎间各关节功能，增加颈椎活动范围，解除或减轻肌肉痉挛，纠正不良姿势。常用的运动疗法有易筋经、八段锦、太极拳等。

6. 其他传统康复疗法

（1）颈椎牵引疗法：主要作用是解除颈肩肌痉挛，增大椎间隙与椎间孔，减轻骨赘或突出椎间盘对神经根的压迫，减少椎间盘内压力，牵开被嵌顿的关节滑膜。通常用枕颌布带法，患者多取坐位（也可卧位），牵引角度按病变部位而定，C1 ~ 4 用 0° ~ 10°，C5 ~ 6 用 15°，C6 ~ T1 用 25° ~ 30°，治疗时间 15 ~ 30 min，牵引重量由 6 kg 开始，每治疗 1 ~ 2 次增加 1 ~ 1.2 kg（或 1.5 kg）。治疗过程中要经常了解患者的感觉，如出现头晕、心慌、胸闷或原有症状加重，应立即停止治疗。对于牵引后有明显不适或症状加重，经调整牵引参数后仍无改善者，脊髓受压明显、节段不稳严重者，年迈椎骨关节退行性变严重、椎管明显狭窄、韧带及关节囊钙化骨化严重者要严禁操作。

（2）药物治疗：药物在颈椎病的治疗中可以起到辅助的对症治疗作用，常用的西药有非甾体类消炎止痛药（如口服芬必得、布洛芬）、扩张血管药物、营养和调节神经系统的药物、解痉药物。

风寒湿型：祛风散寒，祛湿止痛，方用蠲痹汤加减。

气滞血瘀型：活血化瘀，舒经通络，方选血府逐瘀汤加减。

痰瘀阻络型：祛湿化痰，通络止痛，方选涤痰汤加减。

肝肾不足型：滋水涵木，调和气血，方选独活寄生汤加减。

气血亏虚型：益气活血，舒筋通络，方用归脾汤加味。

口服中成药如骨仙片、天麻片、颈复康、根痛平冲剂等。

（3）注射疗法：常用方法有局部痛点封闭，颈段硬膜外腔封闭疗法和星形神经节阻滞。

（4）日常生活及活动指导：不良的姿势可诱发颈病或使颈椎病症状加重，故对患者日常生活活动的指导非常重要。如行走要挺胸抬头，两眼平视前方；不要躺在床上看书；喝水、刮胡子、洗脸不要过分仰头；缝纫、绣花及其他手工劳作不要过分低头；看电视时间不宜太长；切菜、剁馅、擀饺子皮、包饺子等家务劳动，时间也不宜太长。

三、注意事项

（1）低头或伏案工作不宜太久，宜坚持做颈保健操。

（2）注意颈肩部保暖，避免受凉。

（3）睡眠时枕头高低和软硬要适宜。

（4）使用被动运动手法治疗时，动作应缓和、稳妥，切忌暴力、蛮力和动作过大，以免发生意外。

（5）对于椎动脉型颈椎病不宜施用旋转扳法治疗，该类型患者也禁忌做颈部旋转锻炼。

（6）牵引疗法面对脊髓压迫严重、体质差或牵引后症状加重者不宜做牵引，神经根型和交感型急性期、脊髓型硬膜受压、脊髓轻度受压暂不用或慎用牵引。

（7）脊髓型颈椎病预后不好，应考虑综合治疗（如手术治疗）。

（林培挺）

第四节　肩关节周围炎

肩关节周围炎又称"漏肩风""五十肩""肩凝症""冻结肩""肩痹"等，是指肩关节及其周围的肌腱、韧带、腱鞘、滑囊等软组织的急、慢性损伤，或退行性变，致局部产生无菌性炎症，从而引起肩部疼痛和功能障碍为主的一种疾病，简称肩周炎。

引起肩周炎的原因有：一是肩关节周围病变，如冈上肌肌腱炎、肱二头肌肌腱炎等慢性炎症和损伤均可波及关节囊和周围软组织，引起关节囊的慢性炎症和粘连；肩关节的急性创伤引起局部炎性渗出、出血、疼痛、肌肉痉挛，将会导致肩关节囊和周围组织粘连；肩部功能活动减少，上肢固定过久均可导致肩关节周围软组织粘连发生。二是肩外疾病引发，如颈源性肩周炎，先有颈椎病的症状和体征，而后再发生肩周炎。此外，本病与精神心理因素、体内感染病灶、内分泌紊乱及自身免疫反应等有关。本病的好发年龄在50岁左右，女性发病率略多于男性。

中医认为，外感风寒是本病的重要诱因，故称"漏肩风"；因多发于50岁左右者，故又称"五十肩"；因患侧肩部畏寒怕冷和呈现固结状，活动明显受限，故也称"肩凝症""冻结肩"。五旬者肝肾渐亏，气血虚弱而筋骨失养。肩部的外伤和劳损而使气血凝滞，或因腠理空虚，卫阳失固，汗出当风，睡眠露肩，风寒湿邪乘虚侵袭，致经气闭阻，气血运行不畅，经筋挛缩及功能失常，引起机枢失利。因此，本病主要原因为气血虚弱、外伤、劳损和外感风寒湿邪，属中医的"痹证"范畴，为本虚标实之证。

一、康复评定

（一）现代康复评定

1. 发病年龄及病史

本病多发于五十岁左右的老年人，女性患者为多，有肩部劳损、感受风寒，或曾遭受过外伤的病史。

2. 症状及体征

肩部周围疼痛，尤以夜间为甚，患者不敢患侧卧位，肩部周围可找到相应的压痛点。严重者肩关节活动明显受限，尤其不能做前屈、外展及后伸动作，更甚者可发生肩臂肌肉失用性萎缩。

3. 特殊试验（肌肉抗阻力试验）

使欲检查的肌肉主动做功，并被动施加阻力，引起该肌起、止点的疼痛者为阳性，并可证实其病变之所在。如检查三角肌时，嘱患者主动将肩关节外展，术者同时施以一定阻力加以对抗，若出现疼痛加重，表示该肌受累。

4. X线摄片

年龄较大或病程较长者，肩部正位片可见肩部骨质疏松，或肱骨头骨质增生，或冈上肌腱、肩峰下滑囊钙化症。

5. 肩关节活动度的评定

采用量角器测量患者肩关节的屈、伸、外展、内旋和外旋等活动度。正常肩关节的活动度：前屈0°～180°，后伸0°～50°，外展0°～180°，内旋80°，外旋30°。评定量表可参照Brunnstrom等级评估：关节无运动（0分），关节运动达正常活动范围的

1/4（1分），关节运动达正常活动范围的 1/2（2分），关节运动达正常活动范围的 3/4（3分），关节运动达正常活动的全范围（4分）。

6. 日常生活活动能力（ADL）评定

患臂需进行 ADL 评定，如患者有穿脱上衣困难，应了解其受限程度，询问如厕、个人卫生及洗漱（梳头、刷牙、洗澡等）受限的程度，了解从事家务劳动如洗衣、切菜、做饭等受限情况。

（二）传统康复辨证

1. 病因病机

中医认为年老体衰，精血不足，筋脉失于充分濡养，日久筋脉拘急而肩关节不用；或久居潮湿之地，淋雨受风，夜卧漏肩，以致外邪侵袭血脉之间，因湿性黏滞、重浊、寒性凝滞，血受寒则凝，脉络拘急而疼痛，或寒湿之邪淫溢于筋肉关节导致关节屈伸不利。跌仆闪搓，筋脉受损，或久劳致损，瘀血闭阻关节，脉络不通，不通则痛，日久关节筋脉失养，拘急不用。

2. 辨证

（1）风寒侵袭：肩部疼痛较轻，病程较短，疼痛局限于肩部，多为钝痛或隐痛，或有麻木感，不影响上肢活动。局部发凉，得暖或抚摩则痛减。舌苔白，脉浮或紧。多为肩周炎早期。

（2）寒湿凝滞：肩部及周围筋肉疼痛剧烈或向远端放射，昼轻夜甚，病程较长。因痛而不能举肩，肩部感寒冷、麻木、沉重、畏寒，得暖稍减。舌淡胖，苔白腻，脉弦滑。

（3）瘀血阻络：外伤后或久病肩痛，痛有定处。局部疼痛剧烈，呈针刺样，拒按，肩活动受限；或局部肿胀，皮色紫黯。舌质紫黯，脉弦涩。

（4）气血亏虚：肩部酸痛麻木、肢体软弱无力、肌肤不泽、神疲乏力；或局部肌肉挛缩，肩峰突起。舌质淡，脉细弱无力。

二、康复策略

肩周炎和其他软组织慢性损伤性炎症一样，为自限性疾病，预后良好，但处理不当会加重病变，延长病期，遗留永久性功能障碍。目前，本病的治疗多采用传统康复疗法。在传统康复疗法中，又以针灸、推拿为主，目的主要为缓解疼痛和恢复关节活动度，易为患者所接受。同时，在康复治疗时必须与颈椎病、肿瘤压迫臂丛神经等病鉴别，以免造成误诊、漏诊和误治。

三、康复治疗方法

（一）针灸治疗

针灸治疗可疏通经络，调和气血，缓解疼痛。①选取穴位：肩井、天宗、肩髃、肩

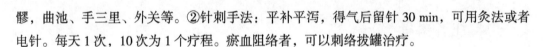

髎、曲池、手三里、外关等。②针刺手法：平补平泻，得气后留针 30 min，可用灸法或者电针。每天 1 次，10 次为 1 个疗程。瘀血阻络者，可以刺络拔罐治疗。

（二）推拿治疗

1. 早期

宜采用轻手法，目的是改善患肢血液、淋巴循环，消除水肿，缓解疼痛，保持肩关节功能。待疼痛减轻可增加主动运动。常用手法主要是能作用于浅层组织和深部肌肉的一些手法，如揉捏、㨰法、拿法、弹拨等。

2. 慢性期

采用稍重手法，并结合被动运动，目的是缓解疼痛，松解粘连，扩大活动范围，恢复肩胛带肌肉功能。常用手法主要是能作用到深层组织或带有被动运动性质的一些手法，如揉捏、拿法、运法、颤法等。具体手法如下。

（1）松解放松法：患者坐位，医者站于患侧，用一手托住患者上臂使其微外展，另一手用㨰法或拿揉法施术，重点在肩前部、三角肌部及肩后部。同时配合患肢的被动外展、旋外和旋内活动，以缓解肌肉痉挛，促进粘连松解。

（2）解痉止痛法：接上势，医者用点压、弹拨手法依次点压肩井、秉风、天宗、肩内陵、肩贞、肩髎等穴，以酸胀为度，对有粘连部位或痛点施弹拨手法，以解痉止痛，剥离粘连。

（3）活动关节法：接上势，医者一手扶住患肩，另一手托住其肘部，以肩关节为轴心做环转摇动，幅度由小到大；然后做肩关节内收、外展、内旋、外旋及前屈、后伸的扳动。本法适用于肩关节功能障碍明显者，具有松解粘连、滑利关节的作用。

（4）舒筋活血法：按上势，医者先用搓揉、拿揉手法施于肩部周围；然后握住患者腕部，将患肢慢慢提起，使其上举，并同时做牵拉提抖；最后用搓法从肩部到前臂反复上下搓动 3 ~ 5 遍，以放松肩臂，从而达到舒筋活血的作用。

（三）口服西药

酌情选用消炎镇痛、缓解肌肉痉挛的药物，如短期服用布洛芬 0.3 g，每天 2 次；也可选用阿司匹林、双氯芬酸钠等。

（四）局部注射

局部注射对疼痛明显并有固定压痛点者均可使用。该方法能止痛、松弛肌肉和减轻炎症水肿，常用的有曲安奈德、利多卡因等，不宜长期使用。

（五）中药内服

风寒侵袭型内服蠲痹汤加减以祛风散寒，通络止痛；寒湿凝滞型内服乌头汤加减以散寒除湿，化瘀通络；瘀血阻络型内服活络效灵丹与桃红四物汤合并加减以活血化瘀，通络止痛；气血亏虚型内服黄芪桂枝五物汤以益气养血，祛风通络。

四、注意事项

（1）注意休息和肩部保暖，防止劳累和复感风寒而使症状加重。

（2）肩周炎后期强调肩关节功能锻炼，可做蝎子爬墙、体后拉肩、手拉滑轮、吊单杠及肩关节内收、外展、前屈、上举及后伸等各个方向的活动，活动幅度由小到大，直至做到最大限度。因为怕疼而在小范围内的活动锻炼意义不大。

（3）肩周炎的推拿治疗，初期以舒筋活血止痛为主，手法宜轻柔；后期以松解粘连为主，手法宜深沉有力，并加强肩关节的被动运动。肩部软组织粘连日久的患者，可因失用而发生肩部骨质疏松，故在摇、扳关节时用力以患者能耐受为度，切忌猛烈施术，活动范围由小而大，戒盲目求功，防止造成意外损伤。年老体衰者亦可在卧位施以手法治疗。

（林培挺）

第五节　腰腿痛

腰腿痛是一组以腰腿部疼痛，可伴有功能活动受限为主的一类病证，常见的有急性腰肌扭伤、慢性腰肌劳损、腰椎间盘突出症、腰椎椎管狭窄症、坐骨神经痛、梨状肌综合征等。本病属中医"痹症"范畴，多为素体禀赋不足，或年老精血亏虚，或感受外邪，或腰部闪挫、劳损、外伤等因素，使筋脉、肌肉受损，失于濡养，导致气血瘀滞，不通则痛，气血失运，不荣则痛。

一、康复评定

（一）现代康复评定方法

1. 脊柱形态

脊柱形态包括外观形态、生理弧度测量、脊柱侧弯的测量、腰骶角度的测量、两侧肩部、骨盆高低倾斜的测量等内容。

2. 脊柱活动度测定

可用脊柱活动度的简易评价或方盘量角器做脊柱屈伸、左右侧弯及旋转的活动度检查；也可用三轴位运动测量器，置于两侧肩胛骨之间的背部，紧贴胸椎棘突，嘱患者做脊柱最大可能的前屈、后伸、左、右侧屈和旋转，并记录其活动幅度。活动受限可因肌痉挛、椎间盘突出、小关节退行性改变及韧带挛缩引起。

3. 肌力测定

临床一般分六级测定。

0级：无可测知的肌肉收缩。

Ⅰ级：有轻微收缩，但不能引起关节活动。

Ⅱ级：在减重状态下能做关节全范围运动。

Ⅲ级：抗重力不抗阻力做关节全范围运动。

Ⅳ：抗重力抗一定阻力运动。

Ⅴ级：抗重力抗充分阻力运动。

4. 影像学的评定

影像学的评定包括 X 线摄片、CT 和 MRI 检查等。

（1）X 线摄片：正侧位、过屈过伸位，定量测量腰椎稳定性及腰椎曲度。

（2）CT 或 MRI 检查：可将腰椎间盘突出症依程度分为膨出、突出及脱出 3 型；腰椎 MRI 还可分析腰背部双侧肌肉横断面积，了解肌肉形态及分布比例，排除肿瘤、结核等。

5. 肌电图和神经传导的测定

表面肌电图检查主要反映局部肌肉疲劳程度。

6. 日常生活及活动能力

其包括翻身、起立、站立、行走、弯腰等内容。

（二）传统康复辨证

1. 病因病机

中医认为，本病主要因感受风寒，或坐卧湿地，风寒湿邪浸渍经络，经络之气阻滞；或湿热邪气浸淫，或湿浊郁久化热，或机体内蕴湿热，流注膀胱经；或长期从事较重的体力劳动，或腰部闪挫撞击伤未完全恢复，经筋、脉络受损，瘀血阻络；或年老精血亏虚，腰部脉络失于温煦、濡养。上述因素均可使腰部经络气血郁滞，导致腰、臀、腿疼痛麻木，功能活动受限。

2. 四诊辨证

腰腿痛一般临床主要分为 5 型。

（1）寒湿阻络型：腰腿冷痛，酸胀重浊，转侧不利，下肢一侧或双侧麻木疼痛，阴雨天气或受潮湿发作或加重，得热痛减，舌质淡，苔白腻，脉濡数或弦数。

（2）湿热阻络型：腰腿疼痛，痛处伴有热麻感，常于夏季或长夏季节症状加重，口苦，小便黄赤，舌红，苔黄腻，脉濡数或弦数。

（3）瘀血阻络型：腰及一侧或双侧下肢疼痛，痛有定处，日轻夜重，活动、负重疼痛加重，舌质紫黯或有瘀斑，脉涩。

（4）气血不足型：腰痛绵绵，一侧或双侧下肢麻木疼痛，软弱无力，过度劳累则疼痛加重，常伴气短乏力，面色少华，纳呆，舌淡苔薄白，脉沉弱无力。

（5）肝肾亏虚型：腰膝酸软疼痛，下肢一侧或双侧隐隐作痛，喜按喜揉，遇劳更甚。偏于阳虚者，则手足不温，舌淡苔白，脉沉细；偏于阴虚者，则手足心热，舌红少苔，脉弦细数。

二、康复治疗

（一）康复策略

目前，本病的康复治疗多采用非手术疗法，其中以推拿、牵引疗法最为有效，也易被患者所接受。但在康复治疗中，要排除腰腿部肿瘤、结核、炎症、风湿性疾病、妇科及其他内外神经科疾病和重大脊柱创伤等病，方能实施传统康复疗法。

1. 急性腰肌扭伤

急性腰肌扭伤是指腰骶、骶髂及腰背两侧的肌肉、筋膜、韧带、关节囊及滑膜等软组织急性损伤，从而引起腰部疼痛及功能障碍的一种病证。本病俗称"闪腰岔气"，是腰痛疾病中最常见的一种，多发生于青壮年体力劳动者，长期从事弯腰工作和平时缺乏锻炼、肌肉不发达者。其临床主要表现为外伤后腰部疼痛剧烈，不能伸直，活动明显受限，仰卧转侧均感困难，患者常以两手撑腰，以免加重疼痛。严重时不能坐立和行走，有时可伴下肢牵涉痛，咳嗽、打喷嚏、用力解大便时可使疼痛加剧，脊柱多呈强直位。X线摄片提示腰椎生理前凸消失和肌性侧弯。必要时让患者腰椎屈曲位拍摄和斜位X线片，以显示病理改变。如棘上、棘间韧带断裂者，则可见棘突间隙加宽。

急性期以针灸、卧床休息为主，症状缓解后可加用推拿、物理疗法等。如治疗及时，手法运用恰当，疗效极佳。若治疗不当或失治，可致损伤加重而转变成慢性腰痛。

2. 慢性腰肌劳损

腰肌劳损主要是指腰骶部肌肉、筋膜等软组织慢性损伤。在慢性腰痛中，本证占有相当的比重，临床主要表现为腰痛反复发作。腰骶部一侧或两侧酸痛不舒，时轻时重，缠绵不愈。酸痛在劳累后加剧，休息后减轻，并与气候变化有关。体征可有广泛压痛，压痛一般不甚明显。急性发作时，可有腰肌痉挛、腰脊柱侧弯、下肢牵扯掣痛等。X线片可了解腰椎一般情况，排除其他腰椎病变。

以牵引、推拿、针灸为主，辅以物理疗法、运动疗法等。

3. 腰椎间盘突出症

腰椎间盘突出症又称"腰椎间盘纤维环破裂髓核突出症"，简称"腰突症"，是临床常见的腰腿痛疾病之一。本病好发于 30 ~ 50 岁的体力劳动者，男性多于女性。其发病主要是在椎间盘退变的基础上，受到相应的损伤或外力作用所致，造成纤维环破裂和髓核组织突出。其发病部位以 L1 ~ 5 和 L5 ~ S1 之间突出者为最多见，其他腰椎间盘也可发生，可以单节或多节段发病。突出方向以向后外侧突出压迫神经根最为常见，临床表现有外伤或受凉史，腰痛和一侧下肢放射痛。腰部各方向活动均受限，翻身转侧困难，咳嗽、打喷嚏或大便用力时疼痛加重，卧床时减轻。久病或神经根受压严重者患侧下肢麻木、肌力减弱、患肢不温、怕冷；亦可向后方突出压迫硬膜囊甚至马尾神经，如阴部麻木、刺痛，排便及排尿障碍或失控，男子阳痿，或双下肢不全瘫痪等。直腿抬高试验及加强试验阳性，屈颈试验阳性，股神经牵拉试验阳性，跟、膝腱反射减弱或消失，以上试验可以辅助诊断。

CT、MRI、X 线等影像学检查提示：正位片可显示腰椎侧凸，椎间隙变窄或左右不等，患侧间隙较宽；侧位片显示脊柱腰曲前凸消失，甚至后凸，椎间盘突出椎间隙为后宽前窄，椎体边缘骨质增生。CT、MRI 检查可反映出硬脊膜囊及神经根受压的状态。

急性期卧硬板床休息，症状缓解后以电针、拔罐、中药熏蒸和牵引联合疗法为主，辅以物理、运动疗法。

4. 梨状肌综合征

由梨状肌损伤、炎症刺激压迫坐骨神经引起臀部及下肢疼痛，称为梨状肌综合征。梨状肌损伤在临床腰腿痛患者中占有一定比例，查体可有梨状肌肌腹压痛，有时可触及条索状隆起肌束。直腿抬高试验小于 60° 时，梨状肌紧张，疼痛明显；大于 60° 时，疼痛减轻，梨状肌试验阳性。

急性期卧床休息，症状缓解后以推拿、针灸为主，辅以物理疗法。

（二）治疗方法

1. 推拿治疗

此法治疗腰腿痛临床疗效肯定，而且具有简便、舒适、有效、安全的特性，为患者所接受。

（1）放松方法：患者俯卧位，治疗师站于患侧，在腰背部、臀部及腿部用按、揉、拿、擦等放松方法操作 3 ~ 5 遍。

（2）腰腿部疼痛：以舒筋通络，活血化瘀，解痉止痛为原则。推拿选择部位以腰背部的背阔肌、腰方肌、竖脊肌等肌肉为主，并选择循行于腰腿部的足太阳膀胱经脉、督脉腧穴，如双侧环跳、患侧承扶、殷门、委中、承山、悬钟等。

（3）腰腿部活动功能障碍：以舒筋通络、整复错位、松解粘连、滑利关节为原则。推拿选择部位以腰背部的背阔肌、腰方肌、竖脊肌等肌肉为主，并选择循行于腰腿部的足太阳膀胱经脉、督脉所属穴位，如环跳、承扶、殷门、委中、承山、悬钟等。

（4）腰腿部肌力减弱：以疏通经络、行气活血为原则。推拿选择部位以腰背部的背阔肌、腰方肌、竖脊肌等肌肉为主，并选择循行于腰腿部的足太阳膀胱经脉、督脉腧穴，如环跳、承扶、委中、悬钟等。手法以按法、揉法、摩法、拍法、擦法、推法为主。

（5）整理手法。上述诸法结束后，再直擦腰部两侧膀胱经和患侧承扶、殷门、委中、承筋、承山、悬钟，横擦腰骶部，以透热为度，达到温经通络、活血散瘀、消肿止痛的目的。

2. 针灸治疗

（1）治疗原则：补肾壮腰、舒筋活血、通络止痛。

（2）治疗作用：针刺拔罐具有解除局部肌肉痉挛、止痛、消除神经根部血肿和水肿的作用，可减轻椎间隙的压力，改善腰肌及骶髂肌的痉挛。

（3）取穴方法：以选取足太阳膀胱经、足少阳胆经、督脉经穴为主，足太阴脾经腧穴为辅。①主穴：肾俞、大肠俞、腰阳关、委中、悬钟、阿是穴。②配穴：腰肌劳损、扭伤引起者，加水沟、腰痛穴；腰椎间盘突出引起者，配夹脊穴；脊正中痛者，加水沟；脊柱两侧疼痛者，配委中、后溪；伴有大腿后侧放射痛者，配委中；小腿外侧放射痛者，配承山、阳陵泉、悬钟。血瘀配血海、膈俞，寒湿证配肾俞、腰阳关，湿热证配阴陵泉、三阴交，肝肾亏虚配太溪、命门、悬钟。

（4）操作步骤：针灸并用，还可配合选择电针、拔罐、穴位注射、外敷等方法。患者取俯卧或侧卧位，选用 1.5 ~ 2.5 寸毫针，得气后可连接电针治疗仪，选择连续波、中频率，电流以患者能够耐受为度，留针 30 min 后出针；再用腰灸盒等灸疗工具在针刺处艾灸 15 min；后用闪火法在针刺部位拔罐，留罐 5 ~ 10 min 后起罐。寒湿腰痛、瘀血腰痛用泻法，肾虚腰痛用补法，急性腰肌损伤引起者结合运动针法。

3. 传统运动疗法

八段锦、五禽戏、易筋经、太极拳、少林内功都对腰腿痛有一定的防治作用，临床上可选择其中的某些动作进行单项练习。如八段锦中的"两手攀足固肾腰"等、五禽戏中的"熊戏、猿戏"等，太极拳强调以腰为轴，注重对腰腿力量的锻炼，均可练习。

4. 其他传统康复疗法

其他传统康复疗法包括腰椎牵引、中药内服和熏蒸疗法、针刀疗法等。

（1）腰椎牵引。操作方法：患者仰卧位，平躺于牵引床上，用牵引带固定腰部和骨盆处，启动开关，牵引力缓缓调整至患者能够耐受为度（一般 30 ~ 50 kg 为宜）。治疗 1 周后逐渐递增到 55 ~ 70 kg，牵引 30 min。

（2）中药疗法。①内服：以中成药为宜，可长期服用，以补肾壮骨，如壮腰健肾丸、六味地黄丸、健步虎潜丸等。②熏蒸：选用活血化瘀、祛风除湿、温肾助阳、通络止痛类的中草药，常用药物如红花、威灵仙、川芎、艾叶、制川乌、制草乌、桂枝、鸡血藤、独活、木瓜、伸筋草、透骨草、杜仲等。熏蒸 30 min 后，擦干局部水分，用弹力腰围固定。

（3）小针刀疗法。①操作部位：压痛点或阿是穴。②操作方法：选择医生操作方便、患者被治疗时自我感觉舒适的体位（多采用俯卧位），在选好的治疗点做局部无菌消毒，医生戴无菌手套，最后确认进针部位，并做标记（对于身体大关节部位或操作较复杂的部位可敷无菌洞巾，以防止操作过程中的污染）。为减轻局部操作时引起的疼痛，可做局部麻醉，阻断神经痛觉传导。

5. 日常生活及活动指导

急性疼痛期应卧硬板床休息 3 ~ 4 周，以减少椎间盘承受的压力，避免加重疼痛；注意腰部保暖，避免受凉，忌贪凉饮冷。腰部须用弹力腰围固定以利恢复；多吃含钙量高的食物，如牛奶、虾皮、芝麻酱等。不良的姿势也可诱发腰腿痛或使腰腿痛症状加重，故对患者日常生活活动的指导非常重要，如避免腰部超量用力；捡拾物品时以下蹲代替弯腰；腰部动作须平稳，有控制；避免用力过猛；避免在腰部侧弯、扭转姿势下用力；携带重物时尽量贴近躯干，减轻腰椎负荷；座椅不宜过低，靠背应与腰部向平；坐位工作时桌椅的高度适当，维持腰椎正常的生理曲度。

三、注意事项

推拿对于治疗腰腿痛效果显著，但应根据病因灵活运用。急性损伤慎用推拿手法，可根据患者具体情况选择药物或针灸治疗或局部制动以消炎止痛，防止充血水肿进一步发展，如针灸解除腰腿部肌肉痉挛，或选用脱水药物如甘露醇等消除水肿，非甾体类药物双氯芬酸等消除炎症止痛；急性期过后，可先做轻柔的手法以解痉止痛。运用拔伸法时切忌暴力拔伸，以免造成医源性损伤，拔伸过程中不可忽松忽紧。在治疗神经源性腰腿部肌力减弱的同时，应积极逆转神经病变，并尽力维持关节活动功能；治疗失用性腰背肌肌力减弱的同时，尽量做关节的主动运动及抗阻力运动。

长期的腰腿痛会伴有躯干部、臀部及患肢肌力的减弱，而躯干肌力的不足，会影响脊柱的稳定性，是导致腰痛迁延难愈的原因之一，因此在临床上应重视腰背肌和腹肌肌肉力量的锻炼，使其保持适当的平衡，维持良好的姿势，以保持腰椎的稳定性。一般当患者症状初步缓解后，宜尽早开始卧位时的腰背肌和腹肌锻炼。

（林培挺）

第六节　运动神经元病

一、概述

运动神经元病是一组病因未明，选择性侵犯脊髓前角细胞、脑干运动神经元和（或）锥体束的慢性进行性变性疾病，临床以上和（或）下运动神经元损害引起的瘫痪为主要表现。本病为持续性进展性疾病，目前尚没有有效的治疗能阻止或延缓临床及病理进程，康复治疗可在一定程度上减轻患者的痛苦，并最大限度地提高患者的生活质量和独立能力。

确切病因目前尚不清楚，可能是患者自身因素和环境因素相互作用所致。运动神经元病的神经变性可能是遗传、免疫、中毒、慢病毒感染、兴奋性氨基酸毒性作用、氧化应激及环境等多种因素相互作用的结果。

运动神经元病选择性侵犯运动皮质第 5 层的 Betz 细胞、脑干下部运动神经元、脊髓前角细胞，主要改变是神经细胞变性，数目减少。支配眼外肌运动神经核和支配骨盆肌肉的 Onuf 核一般不受影响，故患者眼球运动和膀胱直肠控制常保留。颈髓前角细胞变性最显著，是最常并早期受累的部位。镜下见变性神经元的突出特征是胞质内透明的 Lewy 样或 skein 样包涵体。颈髓前角和 X、XI、XII 对脑神经核神经元消失常伴有胶质细胞增生。受累骨骼肌表现为脂肪浸润和失神经支配后萎缩，残存肌肉间神经纤维发芽，运动终板体积增加。运动神经元病临床进展速度不仅取决于神经元变性的速度，还取决于神经再支配的作用效果。皮质脊髓束和皮质延髓束弥漫性变性；锥体束变性最先发生在脊髓下部，并逐渐向上发展。

本病临床通常分为以下四型。

1. 肌萎缩性侧索硬化症（ALS）

此型累及脊髓前角细胞、脑干运动神经核和锥体束，表现为上、下运动神经元损害并存的特点。①多在 40 岁以后发病，男性多于女性。②起病时多出现单个肢体局部无力，远端肢体受累比近端重。首发症状常为上肢无力，尤其是手部肌肉无力、不灵活，以后出现手部小肌肉如大、小鱼际肌或蚓状肌萎缩，渐向近端上臂、肩胛带发展，多数患者疾病早期都有肌肉痛性痉挛或肌束颤动，对侧肢体可同时或先后出现类似症状；下肢痉挛性瘫痪，呈 "剪刀步态"，肌张力增高，腱反射亢进，病理征阳性；少数患者发病时先出现下肢无力，走路易跌倒，行走困难。③大多数 ALS 患者感觉系统不受影响，少数患者有麻木和感觉异常。④患者眼球运动和膀胱直肠控制常保留。⑤延髓麻痹常晚期出现。⑥病程持续进展，快慢不一，生存期平均 3 ～ 5 年，最终因呼吸肌麻痹或并发呼吸道感染死亡。

典型 ALS 患者认知功能不受影响，有报道 4% ～ 6% 的患者伴有痴呆，主要是注意障碍。PET 扫描提示除运动皮质 ALS 患者大脑其他部位也有葡萄糖代谢下降，提示 ALS 患者额叶和皮层下组织功能异常。抑郁是 ALS 患者常见症状之一，据报道约 75% 的患者有中重度抑郁症状。

2. 进行性脊肌萎缩症

此型主要累及脊髓前角细胞，也可累及脑神经运动核。①多在 30 岁左右发病，男性多见。②表现为肌无力、肌萎缩和肌束颤动等下级神经元损害表现；首发症状常为手部小肌肉萎缩、无力，渐向近端上臂、肩胛带发展；远端萎缩明显，肌张力降低，腱反射减弱，无感觉障碍和括约肌功能障碍。③累及延髓可以出现延髓麻痹，常死于肺感染。

3. 进行性延髓麻痹

累及脑桥和延髓的运动神经核。①多在 40 ～ 50 岁以后起病。②常以舌肌最早受侵，出现舌肌萎缩，伴有颤动，以后腭、咽、喉肌、咀嚼肌等亦逐渐萎缩无力，以致患者构音不清、吞咽困难、饮水呛咳、咀嚼无力等。咽喉和呼吸肌无力使咳嗽反射减弱。软腭上举无力、咽反射消失、舌肌萎缩，有肌束颤动。双侧皮质脑干束受累可出现假性延髓性麻痹，患者有强哭、强笑，下颌反射亢进，真性和假性延髓性麻痹症状体征可以并存。③本病进展迅速，预后差，患者多在发病后 1 ～ 3 年内死于呼吸肌麻痹、肺部感染等。

4. 原发性侧索硬化症

此型选择性损害锥体束。①少见，多在 40 岁以后发病。②病变常首先累及下胸段皮质脊髓束，出现进行性强直性双下肢瘫痪，渐及双上肢，表现为四肢瘫痪、肌张力增高、病理征阳性。③病程进行性加重，皮质延髓束变性可出现假性延髓性麻痹。④一般不伴感觉障碍，也不影响膀胱功能。

根据发病缓慢隐袭，逐渐进展加重，具有双侧基本对称的上或下，或上下运动神经元混合损害症状，而无客观感觉障碍等临床特征，排除了有关疾病后，一般诊断并不困难。

脑脊液、血清酶学检查（磷酸肌酸激酶、乳酸脱氢酶等）、脑电图、CT、诱发电位（SEP、BAEP）多为正常。MRI可显示脊髓萎缩。

肌电图可见纤颤、正尖和束颤等自发电位，运动单位电位的时限宽、波幅高，可见巨大电位，重收缩时运动单位电位的募集明显减少。做肌电图时应多选择几块肌肉包括肌萎缩不明显的肌肉进行检测，有助于发现临床上的肌肉病损。运动神经传导速度可正常或减慢，感觉神经传导速度正常。

目前尚无治疗运动神经元病的特效治疗方法，一般以对症支持治疗为主。

近年来获FDA批准的利鲁唑（riluzole），既是谷氨酸拮抗剂，也是钠通道阻滞剂，据报道能延长ALS患者存活期，改善功能退化评分比率，推迟其机械换气时间。利鲁唑大规模临床研究证实，利鲁唑能显著提高ALS患者生存率，但不能改善患者的运动功能。推荐最初使用剂量是50 mg，每日2次，常见不良反应有恶心、无力、肝脏谷丙转氨酶增高。建议用药后前3个月每个月复查肝功能，以后每3个月复查1次。应用神经营养因子治疗本病尚处于研究之中。未来运动神经元病的治疗可能将致力于联合应用上述多治疗方法，结合抗氧化、抗凋亡和基因治疗等，最终将延缓或终止疾病的进展。

大约50%的患者起病后3～4年内死亡，5年存活率是20%，10年存活率是10%，少数患者起病后可存活长达20年。年长者和以延髓麻痹、呼吸肌无力起病者寿命明显缩短，而年轻患者和病变只累及上运动神经元或下运动神经元者预后较好。运动神经元病患者通常死于肺部感染、呼吸衰竭，少数死于摔伤。

二、康复

（一）诊断及相关问题

大约80%的病例诊断相对较为容易，有经验的神经内科医生甚至可在接诊后几分钟内即可做出诊断。约10%的病例诊断相对困难，还有10%的病例可能在发病后几个月才能被诊断。当发病时症状和体征相对较为局限或病变仅累及上或下运动神经元时较难立即做出诊断。

在等待寻找进行性肌肉无力的病因过程中，患者和其家庭可能非常焦虑。当被告运动神经元病的诊断时，多数患者和其家庭将很难完全理解这一疾病对其意味着什么。故医生必须要考虑到患者及其家庭对该诊断的情感反应。患者及其家庭要认识到：症状将会随时间逐渐进展，目前没有方法治愈该病，没有治疗方法使已经出现的症状得到恢复。同时，还要让患者和其家庭了解以下的"正面"信息：①强调还有许多神经功能仍然保留，包括视力、听力、智力、感觉及膀胱直肠功能等；②病情进展速度变化较大，部分患者疾病进展缓慢，可存活若干年；③一些治疗、辅助器具和矫形器等可有助于缓解某些症状；④许多研究正在探索运动神经元病的发病机制，已发现某些治疗可延缓疾病进程等。

（二）物理治疗和作业治疗

疾病早期患者仍能行走，生活可自理，治疗主要是维持功能独立性和生活自理能力，预防并发症如跌倒、痉挛、疼痛等，维持肌肉力量，对患者和其家庭开展疾病宣传教育。肌力训练和耐力训练要注意训练强度，以肌肉不疲劳为原则，训练过量会导致肌肉疲劳，加重肌肉无力和肌纤维变性。推荐进行等长肌力训练，训练的运动量以不影响每日的日常生活能力为标准。治疗师可指导患者和其家庭护理人员进行关节主动或被动活动及安全有效的移动，关节活动度训练可在家中作为常规治疗每天进行。

疾病后期主要是指导患者转移，床和轮椅上体位摆放，抬高瘫痪肢体减少远端肢体水肿。肌肉无力可改变关节的生物力学，易发生扭伤和肌腱炎，可应用各种支具改善功能。肩带肌肉无力可使用肩部吊带减少对局部韧带、神经和血管的牵拉。远端肢体无力影响手功能者，使用腕部支具使腕背伸 30° ～ 35° 可提高抓握功能。万能袖带能帮助不能抓握的患者完成打字或自己进食等任务。颈部及脊柱伸肌无力常导致头部下垂和躯干屈曲，需佩戴颈托或头部支持器。下肢无力常发生跌倒，上肢同时无力跌倒时更为危险，可佩戴下肢支具减少跌倒发生。疾病逐渐进展，可使用步行拐杖、手拐、步行器，最终需使用轮椅。即使患者仍能行走，亦推荐间断使用轮椅以减少能量消耗。设计良好的轮椅有助于预防痉挛和皮肤破损，增强患者的独立生活能力和社会参与能力。电动轮椅可帮助部分患者在没有护理情况下独立生活，甚至有些患者可以参加工作。

（三）构音障碍

大多数运动神经元病患者有构音障碍，言语交流困难，早期主要是软腭无力、闭唇不能、舌运动困难，疾病后期出现声带麻痹和呼吸困难。可训练患者减慢讲话速度，增加停顿，仅说关键词，提高讲话清晰度，通过讲话提高呼吸功能。进行舌肌、唇肌和膈肌肌力训练，但应注意训练强度，避免过度疲劳加重肌肉无力。上颚抬举训练有助于减少鼻音。严重者可借助纸、笔或简单的写字板、高科技的计算机等装置进行交流。

（四）吞咽障碍和营养不良

吞咽障碍是运动神经元病患者常见症状，可发生于口腔前期和吞咽的四个阶段，即口腔预备期、口腔期、口咽期和食管期。异常姿势和上肢无力可致口腔前期进食困难，闭唇无力使口腔内容物漏出，舌肌无力致食团从口腔进入咽部缓慢和不协调，软腭上举无力易使口腔内容物反流进鼻腔等。患者常担心进食缓慢，易漏掉食物及发生哽咽，更易发生吞咽障碍。治疗师应鼓励患者尽可能在轻松舒适的环境中进食，指导其保持正确的进食姿势和改变食物形状如半流状或糊状食物，食物的形状应利于患者吞咽。进食前吸吮冰块或冰饮料降低痉挛肌肉的张力，改善吞咽反射。

几乎所有的患者都有水和营养摄入不足的问题，常见原因有吞咽障碍；患者常避免进食某种食物；进食时间明显长于其他人，伴流涎、鼻腔反流、呛咳或窒息发生等；上肢无力；患者害怕吞咽或抑郁等心理因素也干扰进食等。研究认为，营养不良与严重呼吸肌无力和肺功能下降密切相关。因此应定期记录患者的热量供给、体重情况。严重者可选择鼻饲或间歇口腔食管管进食法、胃造瘘术、肠造瘘术或经皮内镜胃造瘘术（PEG）。对于晚期终末患者多采取鼻饲营养，部分患者有鼻和口咽部不适感，如长期进行肠道营养可选用PEG。PEG可避免肠造瘘术带来的痛性痉挛和腹泻等并发症，但易进入空气和发生反流，少数患者合并局部或腹膜感染，患者一般不愿接受PEG，但放置后多数患者反应良好，据报道放置PEG者存活时间显著延长。

（五）流涎

流涎是严重困扰运动神经元病患者的症状之一。正常人每天自主吞咽600余次，大约分泌唾液1 500～2 000 mL/d。流涎主要是由于唇闭合无力和吞咽能力下降所致。流涎的治疗除训练患者唇闭合和吞咽能力外，可使用抗胆碱能药物控制唾液分泌，常用药物有阿密曲替林、阿托品、东莨菪碱等，也可服用苯海索。如唾液较多可使用便携式吸引器吸出口腔内积存的唾液。如上述方法均无效，可考虑阶段性小剂量腮腺照射疗法。

（六）呼吸衰竭

多数运动神经元病患者由于呼吸肌无力，易合并肺炎，最终死于呼吸衰竭。少数患者早期膈肌受累可出现呼吸无力或呼吸衰竭。膈肌和肋间外肌无力导致吸气压和吸气量下降，肋间内肌和腹肌无力导致呼气压力和呼气量下降。患者常出现呼吸肌疲劳。呼吸肌无力常导致出现以下症状：平卧时呼吸困难、咳嗽和说话无力、白天困倦、入睡困难、多梦、清晨头痛、神经过敏、多汗、心动过速及食欲减退等。治疗上注意预防肺部感染的发生，如发现肺部感染的征象，应使用抗生素。指导护理人员进行肺部物理治疗和体位排痰引流。患者反复严重呼吸困难，出现焦虑和恐惧症状可予小剂量劳拉西泮（0.5～1 mg）改善症状。

定期评价呼吸功能，监测肺活量、最大通气量、潮气量、血氧饱和度和血气分析等。仰卧位肺活量多首先下降，夜间肺通气不足通常比白天严重。当呼吸道分泌物较多，排出不畅，气体交换量不足，用力肺活量（FVC）降至正常值的50%以下，或FVC下降迅速，出现呼吸困难时，应及时进行人工辅助呼吸以延长生命。无创间歇正压通气（NIPPV）是常用的辅助通气方法，通气装置方便携带，价格相对便宜。NIPPV能减少呼吸肌负担，改善气体交换，减轻晨起头痛症状，提高训练耐力，延缓肺功能下降，提高生活质量，延长患者存活时间。

（七）疼痛

运动神经元病早期通常无疼痛症状，而疾病晚期常出现疼痛。有研究报道，45%～64%的运动神经元病患者有疼痛症状。疼痛可能与关节僵硬、肌肉痛性痉挛、皮肤压力性损伤、严重痉挛及便秘等有关。疾病晚期患者交流困难，很难寻找疼痛原因。物理治疗和非甾体消炎药可控制关节僵硬导致的疼痛。护理上应注意无论白天或夜间都要使患者处于舒服的体位。如为痛痉挛、痉挛或便秘等原因可选择相应药物对症治疗。

（八）痛性痉挛

运动神经元病早期常出现肌肉痛性痉挛，可应用硫酸奎宁治疗，剂量为 200 ~ 400 mg/d。苯妥英钠、巴氯芬和地西泮等药物也有助于缓解痛性痉挛。

（九）痉挛

上运动神经元受累可出现痉挛，肌肉松弛药物可治疗痉挛。部分患者由于肌张力下降后自觉肌无力加重，而不能耐受药物治疗。常用药物有巴氯芬、苯二氮䓬类药物如地西泮等。

（十）便秘

便秘是困扰运动神经元病患者的常见症状，可能与腹肌无力、盆底肌肉痉挛、卧床、脱水、饮食结构改变纤维食物减少和使用抗胆碱能药等有关。严重便秘和腹胀可加重呼吸功能恶化。应指导患者增加液体和纤维食物摄入，调整药物；适当使用缓泻剂，如番泻叶、甲基纤维素和乳果糖等，必要时可使用开塞露协助排便。

（十一）情感心理问题

几乎所有运动神经元病患者得知诊断后会出现焦虑和抑郁等反应，因此有必要对患者提供帮助和建议。在运动神经元病患者整个病程中焦虑和抑郁可能持续存在，部分患者需服用抗抑郁药物。严重抑郁症状发病率并不是非常高，大约为 2.5%。但患者因担心疾病会给家庭带来沉重的负担，常有自杀的念头。病变累及双侧皮质脊髓束，患者可出现情绪不稳定、强哭和强笑等情感异常。可应用阿米替林或丙咪嗪等抗抑郁药物治疗，有报道左旋多巴对部分情感异常患者有效。

（十二）终末治疗

如没有人工辅助通气，大多数患者将死于呼吸衰竭。疾病晚期药物治疗的唯一目的是减轻患者的痛苦。吗啡可减轻患者的不适感和呼吸困难等症状，可经 PEG、皮下注射或静脉注射给药。地西泮和氯丙嗪有助于缓解焦虑症状。许多患者希望在家中死去，社区卫生部门应提供必需的医疗和护理。如在医院接受终末治疗，应允许患者家人和其熟悉的医护人员陪伴患者。

（林培挺）

第七节　周围神经损伤

一、概述

周围神经是由脑和脊髓以外的神经节、神经丛、神经干及神经末梢组成，是传递中枢神经和躯体各组织间信号的装置。周围躯体神经多为混合性神经，含有运动神经纤维、感

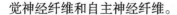

觉神经纤维和自主神经纤维。

周围神经病损是指周围神经运动、感觉功能和结构异常，可分为神经痛和神经疾患两大类。神经痛是指受累的感觉神经分布区出现剧痛，而神经传导功能正常，神经主质无明显变化，如三叉神经痛。神经疾患是指周围神经的某些部位由于炎症、中毒、缺血、营养缺乏、代谢障碍、外伤等引起的一组疾病和损伤，属炎症性质者习惯上称为神经炎，而周围神经丛、神经干或其分支受外力作用而发生的损伤（如挤压伤、牵拉伤、挫伤、撕裂伤、锐器伤、火器伤、注射伤等）称为周围神经损伤。

周围神经炎症与损伤的主要临床表现为：①运动障碍，弛缓性瘫痪、肌张力降低、肌肉萎缩；②感觉障碍，局部麻木、灼痛、刺痛、感觉过敏、实体感缺失等；③反射障碍，腱反射减退或消失；④自主神经功能障碍，局部皮肤光润、发红或发绀、无汗、少汗或多汗、指（趾）甲粗糙脆裂等。

周围神经损伤后，常出现浮肿、挛缩等并发症，应注意预防。常见的周围神经病损有三叉神经痛、肋间神经痛、特发性面神经炎（Bell 麻痹）、多发性神经炎（末梢神经炎）、急性感染性多发性神经根神经炎、臂丛神经损伤、尺神经损伤、桡神经损伤、正中神经损伤、腕管综合征、胫神经损伤、腓总神经损伤、股外侧皮神经炎、坐骨神经损伤等。康复治疗的目的是消除或减轻疼痛，预防与解除肌肉肌腱挛缩、关节僵硬，防止肌肉萎缩，增强肌力，恢复运动与感觉功能，最终恢复患者的生活和工作能力。

二、康复评定

周围神经病损后，除了仔细而全面地采集病史、进行全身体格检查外，尚应进行功能检查与评定，以了解周围神经病损的程度，做出预后判断，确定康复目标，制订康复计划及评定康复效果等，通常采用下列检查、评定方法。

（一）肌力测定

肌力测定可用徒手肌力检查法（按 0～5 级的肌力检查记录）和器械检查（包括捏力计、握力计、张力计、背腿胸测力计等）。

（二）腱反射检查

腱反射检查包括肱二头肌、肱三头肌、桡骨膜反射、膝感觉、跟腱反射等。

（三）患肢周径的测量

应与相对应健侧肢体周径对比。

（四）关节活动度测量

常用量角器测定法，测量患肢各关节各轴位运动的范围。

（五）感觉检查

感觉检查内容包括浅感觉（触觉、温觉和痛觉）和深感觉（位置觉、两点分辨觉及形体觉）。

（六）自主神经检查

检查方法常采用出汗试验。

（七）电生理学检查

电生理学检查对于判断神经病损的程度、范围、预后有很大的帮助，是临床工作中的首选评定方法。它可以帮助我们获得客观可靠的周围神经损伤的指标，目前常用以下方法。

（1）直流感应电测定：应用间断直流电和感应电刺激神经、肌肉，根据阈值的改变和肌肉收缩反应的状况，来判断神经、肌肉的功能状态。阈值低，肌肉出现强直收缩为正常反映；阈值提高，肌肉强直收缩减弱或出现不完全强直收缩为部分变性反应；阈值大，收缩极迟缓，呈蠕动式为完全变性反应；引不出任何肌肉收缩者为绝对变性反应。应用直流感应电诊断，可鉴别上下运动神经元病变、器质性与功能性病变，并帮助我们对神经病损的预后进行估计，但不能精确定量。

（2）强度－时间曲线检查：用若干个宽度逐渐减小的电脉冲刺激某神经所支配的肌肉，把最小可见收缩的点连成曲线，称为强度－时间曲线。有神经支配的正常肌肉，强度－时间曲线位于左下象限，呈抛物线型（Ⅲ）；完全失神经肌肉，则位于右上象限（Ⅰ）；部分失神经肌肉则介于两者之间，曲线出现弯折（Ⅱ）；若神经支配不恢复，出现纤维化，可因无兴奋而测不出曲线；若神经支配逐渐恢复，则曲线首先出现弯折，随之出现曲线斜度下降和曲线左移（图 10-1）。

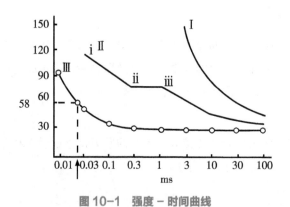

图 10-1　强度－时间曲线

直流感应电测定和强度曲线可以为周围神经损伤提供很好的预后估计。凡直流感应电诊断和强度－时间检查呈正常反应和正常曲线者，病损一般为神经失用症，多可在 3 个月内恢复。若为部分变性反应，呈部分失神经曲线，多为轴索断裂，一般需要 3 ~ 6 月或更长时间方可恢复。若检查结果为完全变性反映、完全失神经曲线，则一般为严重的轴索断裂或神经断裂，恢复时间多需 6 个月以上或不能恢复。

（3）神经肌肉电图检查：此检查对周围神经病损具有十分重要的评定价值，如通过针极肌电图检查，了解瘫痪肌中自发、失神经电位的数量与种类，了解有无插入电位延长，随意运动时有无动作电位、电位数量，从而可得出神经失用症或轴突断离或神经断离的判断，通过纤颤电位、正锋波数量减少，出现多相新生电位，可判断神经再生。

（4）神经传导检查：神经传导检查是对于周围神经病损最为有用的检查方法之一，可以测定传导速度、动作电位的幅度和末端潜伏期。它既可用于运动神经评定，也可用于感觉神经评定。髓鞘变薄或节间退化变性可使传导速度减慢，严重脱髓鞘甚至导致传导阻滞，但激发电位的幅度无明显减小。轴索变性则传导速度通常正常或轻度减慢，但激发电位幅度明显降低。若髓鞘与轴索均受损，速度减慢和幅度下降可同时出现。

（八）家庭、职业等社会环境的调查

通常采取物理治疗时和作业治疗时随患者去家里和生活的社区进行调查访问，在患者生活的环境中评定其功能水平，内容包括住所外部的环境和住所内部的环境。评定的方式是让患者模拟全天的日常活动，包括穿衣、化妆、洗澡和饮食的准备，患者试图完成所有的转移、行走、自理和其他所能做的活动等。

三、康复治疗

（一）康复治疗的步骤与方法

康复治疗的目的是防治并发症，促进受损神经再生，保持肌肉质量，迎接神经再支配，以促进运动功能与感觉功能的恢复，最终提高患者的生活质量和工作能力。康复治疗应早期介入，介入越早，效果越好。治疗时，应根据不同时期、不同病情进行有针对性的处理。

1. 预防与治疗并发症

（1）防治局部水肿：产生水肿的原因主要是病损后局部循环障碍、组织液渗出过多。局部水肿也是挛缩的原因之一，可采用抬高患肢，弹力绷带压迫，患肢做轻柔的向心按摩与被动运动，热敷、温水浴、蜡浴、红外线、电光浴及超短波、短波或微波等方法来改善局部血液循环，促进组织水肿或积液的吸收。

（2）防止肢体挛缩与变形：周围神经损伤后，由于水肿、疼痛、肢体位置不当及受累肌与其拮抗肌之间失去平衡等因素的影响，常易出现肌肉、肌腱挛缩。挛缩一旦发生，不但难以治疗，而且影响运动并助长畸形的发展，因此，预防极为重要。除采用预防浮肿的方法外，还应将受累肢体及关节保持在功能位置上，可使用三角巾、夹板、石膏托或其他支具进行固定或支托。如已出现挛缩，则应进行挛缩肌肉、肌腱的被动牵伸，受累肢体的按摩，各种温热疗法、水疗及水中运动等。应用支具时，应根据病损神经的不同而选用不同类型的支具。支具的重量宜轻、尺寸要合适，并应注意避免对感觉丧失部位的压迫。进行被动牵伸时，动作应缓慢，范围逐渐增大，切忌粗暴，以免引起新的损伤。

（3）预防继发性外伤：由于神经的损伤，使病损神经所分布的皮肤、关节的感觉丧失，缺乏对外界伤害的防御能力，故易遭受外伤。一旦外伤发生，由于伤口常有营养障碍，

治疗较难，因此，对丧失感觉的部位应注意加强保护并注意保持清洁。对丧失感觉的指尖部、足底部等要经常保持清洁，并应用手套、袜子等保护。在试用热疗时要特别慎重，不然可能会造成感觉丧失部位的烫伤。对创口可采用超短波、微波、紫外线、激光等方法进行治疗，以促进创口愈合。

2. 促进神经再生

（1）物理疗法：对保守治疗与神经修补术后患者早期应用超短波、微波、紫外线、超声波、磁疗等可促进水肿消退、炎症吸收，改善组织营养状况，有利于受损神经的再生过程。

（2）药物：维生素 B_1、维生素 B_{12}、烟酸、辅酶 A、ATP 等药物具有营养神经的作用，早期应用可以促进神经再生。近年来，神经生长因子（NEF）制剂肌内注射或静脉点滴对刺激神经细胞的再生也取得了很好的效果。

3. 保持肌肉质量，迎接神经再支配

（1）周围神经病损后，在受累肌肉完全瘫痪、肌电图检查尚无任何动作电位或只有极少的动作电位时，可采用电针、电刺激疗法及按摩、被动运动等方法，以防止、延缓、减轻失神经肌肉萎缩，保持肌肉质量，迎接神经再支配。

（2）当肌肉有极弱收缩时，可采用肌电生物反馈疗法以帮助恢复肌力。

4. 增强肌力，恢复运动功能

一旦受累肌的肌电图检查出现较多的动作电位时，就应开始增强肌力训练，以促进运动功能的恢复。训练中应根据病损神经所支配肌肉的肌力而采用不同的训练方法与运动量。

（1）受累神经支配肌肉主动运动困难（肌力为Ⅰ级）时，使用助力运动。

（2）瘫痪肌肉的功能已有部分恢复，但力量仍弱（肌力为Ⅱ~Ⅲ级）时，可使用较大范围的辅助运动、主动运动及器械性运动，但应注意运动量不宜过大，以免肌肉疲劳。随着肌力的增强，应逐渐减小助力的力量。

（3）当受累肌肉的肌力增至Ⅲ~Ⅳ级时，可进行抗阻练习，以争取肌力的最大恢复，同时进行速度、耐力、灵敏度、协调性与平衡性的专门训练。

（4）在进行肌力训练时，应注意结合功能性活动和日常生活活动性训练，上肢如洗脸、梳头、穿衣、伸手取物等，下肢如训练踏自行车、踢球等动作。治疗中应不断增加训练的难度和时间，以增强身体的灵活性和耐力。

（5）作业治疗：根据功能障碍的部位与程度、肌力与肌耐力的检测结果，进行有关的作业治疗。上肢周围神经病损者可进行编织、泥塑、打字、修配仪器等操作，下肢周围神经受累者可进行踏自行车、缝纫机、落地式织布机等练习。治疗中不断增加训练的难度与时间，以增强灵巧性与耐力，但应注意防止由于感觉障碍导致机械损伤。

5. 促进感觉功能的恢复

（1）周围神经病损后，对有麻木等异常感觉者，可采用直流电离子导入疗法、槽浴、低频电疗法、电按摩及针灸等治疗。

（2）对实体感缺失者，当指尖感觉有所恢复时，可在布袋中放入日常可见的物体（如手表、钥匙等）或用各种材料（如纸、绒布、皮革等）卷成的不同圆柱体，用患手进行探拿，以训练实体感觉。

（3）此外，可用轻拍、轻擦、叩击、冲洗患部，让患者用患手触摸各种图案、擦黑板上的粉笔字及推挤装入袋中的小球等方法来进行感觉训练。

6. 心理疗法

周围神经病损患者往往伴有心理问题，担心病损后的经济负担，担心不能恢复，以及由此而发生的家庭与社会生活问题。可采用医学宣教、心理咨询、集体治疗、患者示范等方式来消除或减轻患者的心理障碍，使其发挥主观能动性，积极地进行康复治疗；亦可通过作业治疗来改善患者的心理状态，如采用治疗性游戏（各类棋类游戏、掷包、套圈、投篮球、扔简易保龄球等）来训练上肢、下肢、躯干，而且可在心理上收到较好效果。

对保守治疗无效而又适合或需要手术治疗的周围神经损伤患者，应及时进行手术治疗。对受累肢体功能不能完全恢复或完全不能恢复者，应视具体情况分别给其设计、配制辅助器具，进行代偿功能训练。

（二）常见周围神经病损及其康复

1. 面神经炎

（1）病因和临床表现。面神经炎是指一侧面神经周围性损害引起的该侧面肌瘫痪，病因尚不清楚，常为非化脓性炎症，风寒为本病常见的诱因。其临床主要表现为患侧额纹消失、眼裂扩大、鼻唇沟变浅、嘴角下垂、面部偏向对侧等，有的患者可伴有舌前 2/3 味觉减退或消失、听觉过敏或耳部疱疹。多数患者发病后 2 个月内可有不同程度的恢复，少数患者可推迟至一年后才恢复。

（2）康复治疗，可采取以下措施。①注意眼、面卫生保健：注意眼部卫生，可以使用保护性眼罩和抗生素眼药水，以防止暴露性角膜炎。鼓励患者轻柔地按摩患侧面部及用患侧咀嚼，以有效地帮助表情肌的恢复，防止面部肌肉萎缩。②药物治疗：可使用泼尼松 $10 \sim 20$ mg，每日 1 次，加兰他敏 2.5 mg 肌内注射，每日 $1 \sim 2$ 次，以及使用维生素 B_1、B_{12} 及血管扩张药等。③物理治疗：急性期，可用无热量的超短波消炎，以及短时间、低热量的红外线局部照射，以促进血液循环和消肿，但禁用强烈刺激治疗；恢复期，可选用直流电药物离子导入法；一般先用红外线照射面部后，导入 0.05% 新斯的明、0.25% 加兰他敏、低频脉冲电疗法。④增强肌力训练：肌力 0 ~ Ⅰ级时，可用手指进行被动运动和按摩；肌力Ⅱ ~ Ⅲ时，应做主动训练，逐渐使运动幅度达到正常；肌力Ⅳ ~ Ⅴ级时，可进行抗阻运动，注意在训练时应在限制健侧面肌牵拉的情况下进行。⑤自我模仿训练：治疗师先说出或者演示患者模仿的表情，如高兴、伤感、受惊、吃惊、愤怒、好奇、害羞等，然后让患者面对镜子表演。⑥按摩：按摩应沿各孔口向周围进行，并可同时让患者做开口、闭眼、噘嘴；或让患者站在镜子前，用手指轻轻地在脸上画圆圈，按肌纤维的方向由下向上、从口轮匝肌到眼轮匝肌或从下向上按摩。

2. 腕管综合征

（1）病因病理。多为特发性，或由外伤、遗传性、解剖异常、代谢障碍所引起，或继发于类风湿关节炎，主要病变为正中神经在腕横韧带下受压。孕妇中15％可出现本病，但产后即可消失。

（2）临床表现和诊断。患者多为年轻或中年人，夜间手有异常感觉，优势手常感疼痛麻木，大鱼际肌无力，叩击腕横韧带区常引起感觉异常（Tinel征）。电诊断测定经腕点的运动和感觉功能，可显示远端潜伏期明显延长而上段正中神经传导速度正常。

（3）康复治疗。①一般疗法：腕部支托、口服非固醇类抗感染类药物、皮质激素局部注射，有时服用利尿药也可使症状短时消失。②肌无力的代偿：拇对掌、外展肌无力影响抓握功能，有时会使所持物品下落。严重的无力需配用对掌支具，将拇指置于外展位，以便使拇指掌面能与其他各指接触。③感觉丧失与疼痛的治疗：使用TENS表面电极于疼痛区域，可使神经永久性部分损伤继发的疼痛缓解。如患者已产生反射性交感神经营养不良，可用上肢TENS与手部按摩、冷热水交替浴及腕、指关节助力与主动关节活动范围练习。④手术：多数需进行手术松解，其成功率高、并发症少。

3. 臂丛神经损伤

本病较为常见，其损伤的原因很多，如上肢过度牵拉或过度伸展、锁骨骨折、第一肋骨骨折、肩关节脱位、锁骨上窝的外伤、产伤及颈部手术等，皆可引起臂丛神经的损伤。根据其受伤部位的高低，可分为以下三类。

（1）上臂型（臂丛上部瘫痪）：为C5～C6神经受伤，称Erb-Duchenne麻痹，主要表现为上肢近端瘫痪，臂及前臂外侧面有感觉障碍。肱二头肌反射及桡骨骨膜反射减弱或消失。此类患者一般预后良好。康复采用外展支架保护患肢，手部带外展支具，同时可按摩患肢各肌群，被动活动患肢各关节，并可选用温热疗法、电疗法。在受累肌肉出现主动收缩时，应根据肌力选用助力运动、主动运动及抗阻运动。

（2）前臂型（臂丛下部瘫痪）：较少见，为C8～T1神经受损，称Klumpke麻痹，可引起尺神经、臂及前臂内侧皮神经功能障碍及正中神经部分功能障碍。其主要特点是上肢远端瘫痪，臂及前臂内侧皮神经感觉障碍。颈交感神经纤维受侵则出现霍纳（Horner）综合征。康复治疗采用支具使腕关节保持在功能位，患侧腕关节及掌指、指间关节的被动运动，同时视病情选用其他康复治疗方法。

（3）全臂型（混合型）：比少见，但严重，臂丛神经束从C5～T1都有不同程度的损伤，不局限于任何一个神经束。引起整个上肢下运动单位性瘫痪及感觉障碍、腱反射消失、肌肉萎缩、自主神经功能障碍及霍纳征。康复方法为患肢各关节的被动运动及配合其他康复治疗。如患肢功能不能恢复，应训练健肢的代偿功能。

4. 桡神经损伤

（1）病因：常见原因为肱骨上部骨折、腋杖压迫、上肢置于外展位的手术、肱骨干中下1/3骨折或髁上骨折、用臂当枕头或臂垂挂椅边睡觉、桡骨颈骨折及陈旧性骨折大量骨

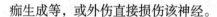

痂生成等，或外伤直接损伤该神经。

（2）临床表现：受损部位不同，产生不同临床表现的桡神经麻痹。①高位损伤，即在腋下区桡神经发出分支至肱三头肌以上部位受损时，产生完全的桡神经麻痹，上肢各伸肌皆瘫痪；②肱三头肌以下损伤时，伸肘力量尚保存，肱桡肌、桡侧腕长伸肌、肘后肌及前臂部伸肌瘫痪；③肱桡肌以下损伤时，部分旋后能力保留；④前臂区损伤时，各伸指肌瘫痪；⑤腕骨区损伤时，只出现手背区感觉障碍。

（3）康复治疗：桡神经损伤后，因伸腕、伸指肌瘫痪而出现"垂腕"畸形、指关节屈曲及拇指不能外展，应使用支具使腕背伸30°、指关节伸展、拇外展，以避免肌腱挛缩，并进行受累关节的被动运动，以避免关节强直。

5. 正中神经损伤

（1）病因：肱骨髁上骨折、肘关节脱位、肩关节脱位、腕部锐器切割、腕部骨质增生等可致正中神经损伤。

（2）临床表现：①正中神经上臂受损时，前臂旋前肌、屈腕（桡侧）肌、屈拇肌、屈中指及食指深肌功能丧失，大鱼际肌萎缩，出现"猿手"畸形，拇指不能对掌，桡侧三个半指感觉障碍；②损伤平面位于腕关节时，出现拇指对掌功能丧失、大鱼际肌萎缩及桡侧三个半指感觉障碍。

（3）康复治疗：康复治疗时，除视病情不同而选用被动运动、主动运动及其他理疗方法外，为矫正"猿手"畸形、防治肌腱挛缩，还需运用支具使受累关节处于功能位。

6. 尺神经损伤

（1）病因：尺神经损伤的原因可为颈肋、肱骨髁上骨折、肱骨内上髁骨折、肘关节脱位、腕部切割伤及枪弹伤等。

（2）临床表现：①尺神经在上臂区损伤时，尺侧腕屈肌，指深屈肌（环、小指），小鱼际肌，骨间肌，第3、4蚓状肌功能丧失；②在腕部损伤时，小指及环指尺侧半感觉消失，小鱼际肌、骨间肌萎缩，各指不能做内收、外展动作，小指、环指掌指关节过伸、指间关节屈曲而呈"爪形"畸形。

（3）康复治疗：为防止小指、环指掌指关节过伸畸形，可使用关节折曲板，使掌指关节屈曲至45°，亦可佩戴弹簧手夹板，使蚓状处于良好位置，屈曲的手指处于伸展状态。

7. 坐骨神经损伤

（1）病因：坐骨神经的总干和终支延伸于整个下肢，在相当高的位置（大腿上部）就分为终支（腓神经和胫神经），因此，总干的损伤远比其终支的损伤为少见。腰椎间盘后外侧突出、脊椎骨折脱位、脊椎关节病、脊椎结核等可压迫、损伤坐骨神经根，臀部肌内注射部位不当或注射刺激性药物、髋关节脱位、骨盆内肿瘤、骶骨或髂骨骨折等均可损伤坐骨神经。

（2）临床表现：①在臀部平面以上损伤时，有膝关节屈曲障碍、距小腿关节与足趾运动丧失、足下垂、小腿外侧和后侧及足感觉障碍；②在股部平面以下损伤时，出现腓神经与胫神经支配肌瘫痪。

（3）康复治疗：配用支具（如足托）或矫形鞋，以防治膝、距小腿关节挛缩及足内、外翻畸形等。

8. 腓神经损伤

（1）病因：腓神经损伤在下肢神经损伤中最多见。膝关节外侧脱位、膝外侧副韧带撕裂伤、腓骨头骨折、小腿石膏固定太紧、手术时绑膝带过紧、臀部肌内注射等可引起腓神经损伤。

（2）临床表现：损伤后，胫骨前肌、趾长伸肌、趾短伸肌、腓骨长肌与腓骨短肌瘫痪，出现"马蹄内翻足"，即足不能背伸、外展，足下垂并转向内侧，足趾下垂，不能背伸，行走时呈"跨越步态"，小腿前外侧及足背感觉障碍。

（3）康复治疗：治疗时，可用足托或穿矫形鞋使踝保持 90° 位。如为神经断裂，应尽早手术缝合。对未能恢复者，可行足三关节融合术及肌腱移植术。

（林培挺）

第八节　脊髓损伤

脊髓损伤主要是因直接暴力（砸伤、摔伤、刺伤、枪伤等）造成脊柱过度屈曲、骨折、脱位伤及脊神经，其次是因脊髓感染、变性、肿瘤侵及脊髓引起。本节重点介绍外伤性脊髓损伤。

外伤性脊髓损伤根据损伤水平和程度差异，可分为脊髓震荡、脊髓挫伤、椎管内出血和脊髓血肿四种类型。本病多造成严重瘫痪致残，胸、腰髓损伤引起双下肢和躯干的部分瘫痪称截瘫，颈髓 C4 以上损伤上肢受累则称四肢瘫，可伴有损伤水平以下躯干、肢体、皮肤感觉、运动反射完全消失、大小便失禁等症状。

中医认为脊髓损伤多为督脉损伤，从而导致督脉和其他经络、脏腑、气血之间的功能紊乱，出现一系列临床表现。中医古籍中无脊髓损伤这样的病名，也缺乏与脊髓损伤相关疾病的完整记载。《灵枢·寒热病》："身有所伤，血出多……若有所堕坠四肢懈惰不收，名为体惰。"本句描述了外伤所致的截瘫与脊髓损伤极为类似，提出了中医病名"体惰"，可被认为是对本病的最早病名记载。

一、康复评定

（一）现代康复评定方法

康复评定通过对患者功能障碍的性质与程度进行评估，为医师在治疗前制订康复治疗策略做准备。同时，通过治疗前后评估客观指标的变化比较，体现治疗效果，有助于进一步康复治疗与策略的修改。康复评定一般分为初期评定（入院后 1 周）、中期评定（治疗

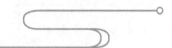

1 个月后）和末期评定（出院前 1 周），具体评定项目如下。

1. 损伤平面评定

脊髓损伤神经平面主要以运动损伤平面和感觉损伤平面来确定。

（1）运动损伤平面评定：运动损伤平面可参考美国脊椎损伤协会（american spinal injury association，ASIA）和国际脊髓学会（intermational spinal cord society，ISCoS）标准，通过徒手肌力评定关键肌的肌力来确定。运动平面的判断依赖于被查肌肉是否有完整的神经支配，但需注意有无妨碍肌力检查的因素，如疼痛、体位、肌张力过高或肌肉废用等。对于无法应用徒手肌力检查法确定的肌节，如 C1 ~ C4、T2 ~ L1 及 S2 ~ S5，运动平面可参考感觉平面来确定。

（2）感觉损伤平面评定：感觉损伤平面通过检查 ASIA 和 ISCoS 确定的关键感觉点的痛觉（针刺）和轻触觉来确定。

2. 运动功能评定

（1）肌力评定：按照从上到下的顺序检查每块关键肌，使用标准的仰卧位及标准的肌肉固定方法。体位及固定方法不当会导致其他肌肉代偿，从而影响评定的准确性。

（2）其他非关键肌评定：2011 版国际标准允许使用非关键肌功能来确定运动不完全损伤状态，以评价 ASIA 残损分级为 B 级还是 C 级，包括膈肌、三角肌、指伸肌、髋内收肌及腘绳肌等。

3. 感觉功能评定

采用 ASIA 和 ISCoS 的感觉评分（sensory scores，SS）来评定，关键感觉点包括身体左右侧从 C2 至 S4 或 S5 的 28 个关键感觉点。每个关键点要检查两种感觉：轻触觉和针刺觉（锐 / 钝区分）。

4. 损伤程度评定

ASIA 残损分级。

5. 脊髓休克评定

当脊髓与高位中枢离断时，脊髓暂时丧失反射活动能力而进入无反应状态的现象称为脊髓休克。其临床特征是躯体及内脏反射减退或消失，包括横断面以下节段脊髓支配的骨骼肌紧张性降低或消失，外周血管扩张，血压下降，发汗反射消失，膀胱充盈，直肠内粪积聚。脊髓休克为一种暂时现象，以后各种反射可逐渐恢复。

临床上常使用以下两种方法判断脊髓休克是否结束：①球海绵体反射；②损伤平面以下出现感觉、运动或肌肉张力升高或痉挛。

6. ADL 能力评定

对于脊髓损伤截瘫患者可用改良的 Barthel 指数评定，四肢瘫患者可用四肢瘫功能指数（quadriplegic index of function，QIF）评定。

7. 功能恢复预测

对完全性脊髓损伤的患者，可根据不同的损伤平面预测其功能恢复情况。

8. 直肠功能评定

（1）肛门自主收缩（voluntary anal contraction，VAC）由 S2～S4 阴部神经的躯体运动部分支配的肛门外括约肌是评估运动功能的一项特殊检查。给患者的指令应为"像阻止排便运动一样挤压我的手指"，检查者手指应能重复感受到自主收缩。若 VAC 存在，则为运动不完全损伤。要注意鉴别 VAC 与反射性肛门收缩。

（2）肛门深部压觉（deep anal pressure，DAP）此部位由阴部神经 S4 或 S5 的躯体感觉部分支配，检查方法是检查者用食指插入患者肛门后对肛门直肠壁轻轻施压，还可以使用拇指配合食指对肛门施加压力，如发现肛门处任何可以重复感知的压觉即为感觉不完全损伤。S4 或 S5 有轻触觉或针刺觉者，DAP 评估则不是必须检查的项目。

9. 其他评定

对脊髓损伤的患者还需进行神经源性膀胱评定、性功能障碍评定、心肺功能评定、心理障碍评定。

（二）传统康复辨证

1. 病因病机

本病属于中医之"痿证""痹证""痿躄""体惰"的范畴。坠落、摔伤、挤压、车祸、砸伤及战时火器伤，造成督脉损伤，肾阳不足；迁延日久，阳损及阴，使肝肾亏损；督脉受损，阳气不足，导致临证多变。总之，脊髓损伤病位在督脉，累及肾、脾、肝、肺。在病理性质方面，以经络瘀阻、阳气不足为主，甚则阳损及阴，导致阴阳两虚。故其病因为"瘀血"，病机为"督脉枢机不利"。

2. 辨证

瘀血阻络证，脾肾阳虚证，肝肾亏虚证。

二、康复策略

确定各种不同损伤水平患者的康复目标，使患者使用尚有功能的肌肉，学习相关的技术，完成尽可能独立地进行自理生活的各种活动，完成从一个地方到另一个地方的转移，甚至要努力重新就业。

康复治疗在很大程度上可以预防或减低脊髓损伤所引起的一系列严重的并发症，如肺部感染、尿路感染、压力性损伤、关节僵硬和挛缩、精神抑郁等，通过装配和使用辅助设施使患者最大限度地恢复日常生活活动和工作、学习娱乐等能力。

脊髓损伤康复在早期即应开始。在受伤后有两种情况：一是需手术治疗，一是保守治疗。只要病情稳定、无其他合并损伤，康复即应开始。当然早期活动不能影响手术效果。主要是活动身体各个关节，保持关节正常活动度，每日活动 2～3 次，每个关节活动不少于 1 min。另外，在医生允许情况下，在护士指导下进行体位更换，也就是定时翻身，防止压力性损伤产生，一般 2 h 一次，突出骨部分（如肩胛骨、足跟、后背部、骶尾骨、双肢部）加软垫垫起，注意大小便排出通畅，注意体温变化，经常安慰患者，改善患者心理，注意伙食的营养，定时饮水。如果早期康复做得好，会为今后进行全面康复训练创造良好基础。

传统康复治疗对脊髓损伤患者，不论在缩短康复疗程，提高生活自理能力，还是在解除患者病痛方面，都有着不容忽视的作用。它可使脊髓损伤患者的肌力得到不同程度的提高，降低痉挛性瘫痪患者的肌张力，对痉挛有一定的缓解作用，减轻患肢疼痛；改善尿便排泄功能，改善性功能，对泌尿系感染、继发性骨质疏松和压力性损伤等合并症有很好的防治作用。

脊髓损伤所导致的各种功能障碍和并发症，需采用不同的治疗原则。截瘫或四肢瘫宜疏通督脉，通达阳气；痉挛宜疏通督脉，养血柔肝散寒；骨质疏松应补肾通经，行气活血；直立性低血压应补脾益肾；便秘宜调理肠胃，行滞通便；尿潴留应疏调气机，通利小便；泌尿系感染宜利尿通淋；脊髓损伤神经痛应通经活血行气止痛。

三、康复治疗

（一）推拿治疗

1. 原则

疏通经络，行气活血，补益肝肾。选择以足阳明胃经脉和督脉的腧穴为主，辅以足少阳胆经脉、足太阳膀胱经经脉及腧穴。

2. 具体操作

患者仰卧位，治疗师位于患侧。治疗师用㨰法沿上肢自上而下操作 2 ~ 3 遍；拿上肢，然后按揉上肢手三阳经穴位合谷、阳溪、手三里、曲池、臂臑、肩贞、肩髃等穴，每穴操作 1 ~ 2 min。捻五指。用㨰法沿下肢前面自上而下㨰 2 ~ 3 遍。按揉髀关、伏兔、足三里、解溪等穴，每穴操作 1 ~ 2 min。用拿法从大腿根部拿向小腿至足踝部，操作 2 ~ 3 遍，以腓肠肌部位为重点。患者取俯卧位，治疗师位于患者一侧，用㨰法沿背部膀胱经、督脉来回滚 5 遍，病变脊椎节段以下手法可稍加重，自下而上对夹脊穴及督脉施捏脊法。用拇指揉法揉腰俞、腰阳关、肾俞、脾俞等穴，每穴按揉 1 ~ 2 min。拍打脊背部，以皮肤发红为度。拿下肢 2 ~ 3 遍后，用拇指揉环跳、风市、阳陵泉、委中、承山等穴。摇法施于下肢，结束治疗。每日 1 次，每次 30 min，10 次为 1 个疗程。

3. 操作要求

推拿手法的轻重可根据患者的体质和瘫痪性质来决定，痉挛性瘫痪患者手法宜轻，时间宜长，以捏、拿为主，放松过高的肌张力，顺其自然缓慢屈伸关节，同时进行上下肢各受限关节的伸和牵拉的被动运动 3 次。弛缓性瘫痪患者手法宜重，时间宜短，以拍、打、抖、震颤为主。如瘫痪部位的肌肉已有一定的自主活动，推拿手法应逐渐加重，常用搓法、㨰法、拿法等手法及揉掐肌肉法、捶拍肢体法，并加强对患肢的被动运动。

4. 注意

颈椎骨折所致四肢瘫者，重点用拇指揉、捏、按及弹拨患者双侧颈肩（一般从骨折的上 2 节段椎旁开始）、上肢及手指，做手指、腕、肘关节的屈伸、肩关节外展和上举的被动运动 3 次。下肢用同样的方法。腰椎骨折所致截瘫者重点要从骨折上 2 节段的椎旁开始，沿督脉、膀胱经及下肢足阳明经、足少阳经、足太阴经进行揉、捏、按及弹拨等，最后点压其经络上的部分腧穴及涌泉穴。伴有继发性骨质疏松者，选取肾俞、关元俞、气海俞、脾俞、大杼、阳陵泉、足三里进行按揉。

（二）针灸治疗

1. 毫针刺法

毫针刺法是治疗脊髓损伤中应用广泛的一种疗法，以疏通经络、活血化瘀为原则，临床一般常用循经取穴和对症取穴施术。

（1）循经取穴。以足阳明胃经脉、足太阳膀胱经脉、足少阳胆经脉、督脉、任脉为主。胃经取梁门、天枢、水道、归来、髀关、阴市、足三里、上下巨虚，膀胱经取各背俞穴及膈俞，胆经取京门、环跳、风市、阳陵泉、悬钟、丘墟、足临泣，督脉取大椎、陶道、身柱、神道、至阳、筋缩、脊中、悬枢、命门、腰阳关，任脉选中脘、建里、水分、气海、关元、中极；也可酌选足三阴经穴，如章门、三阴交、地机、血海、涌泉等。

（2）对症取穴。①二便障碍：选取八髎、天枢、气海、关元、中极、三阴交；②下肢瘫：下肢前侧选取髀关、伏兔、梁丘，下肢外侧选取风市、阳陵泉、足三里、绝骨，下肢后侧选取承扶、殷门、昆仑；③足下垂选取解溪、商丘、大冲；④足外翻选取照海，足内翻选取申脉；⑤上肢瘫选取肩髃、肩髎、臂臑、曲池、手三里、外关透内关、阳溪、合谷。

另外，还可按脊髓损伤节段取穴：C5 ~ 7 节段损伤取手太经或手阳明经的穴位，C8 ~ T2 节段损伤取手少阴经或手太阳经的穴位，T4 ~ 5 节段损伤取双乳头连线相平的背部俞穴，T7 ~ 9 损伤取平肋缘或肋缘下方的背部俞穴，T10 损伤取脐两旁腰部的穴位，L1 ~ 5 损伤取足阳明经和足太阴经的穴位，S1 ~ 3 损伤取足太阳经和足少阳经穴位。临床还常用华佗夹脊疗法，一般选取从受损脊柱两侧上 1 ~ 2 椎体至第 5 骶椎夹脊穴为主。

（3）具体操作：各经腧穴，轮流交替使用。常规方法针刺上述穴位，松弛性瘫痪宜用补法，痉挛性瘫痪宜用泻法，针感差者常加电刺激。留针 30 min，每日或隔日 1 次，30 次为 1 个疗程。1 个疗程结束后休息 1 周再进行下 1 个疗程。

2. 头皮针疗法

头皮针疗法以疏通经络、行气活血为原则。选择焦氏头针进行治疗，截瘫选取双侧运动区上 1/5，感觉区上 1/5；四肢瘫选取双侧运动区上 1/5、中 2/5，感觉区上 1/5、中 2/5 及足运感区。痉挛者加取舞蹈震颤区。

具体操作：采用大幅度捻转手法，每次捻针 15 ~ 20 min，隔日 1 次。

3. 电针疗法

电针疗法选择损伤脊髓平面上下的椎间隙处督脉穴位，选穴时应避开手术瘢痕。

具体操作：取督脉穴沿棘突倾斜方向进针，针刺的深度以达硬膜外为止，针刺颈段和上胸段时尤应慎重，不可伤及脊髓。针刺到位后，上下两针的针柄上分别连接直流脉冲电针仪的两个输出电极。弛缓性瘫痪，以疏波为主，输入电极正极在下，负极在上；痉挛性瘫痪以密波为主，输入电极正极在上，负极在下。打开开关，电刺激频率为 1 ~ 5 Hz，电流强度宜从小到大逐渐加大，以引起肌肉明显收缩，患者能够耐受而无痛苦或者以患者下肢出现酸、麻、胀、轻度触电样等感觉为度。对高位损伤的患者强度不宜过大。每日治疗 1 次，每次 30 min，30 次为 1 个疗程。1 个疗程结束后，可休息 1 ~ 2 周再进行下 1 个疗程的治疗。

（三）其他传统康复疗法

1. 中药疗法

（1）督脉受损，瘀血阻络：方用通督化瘀汤（当归、赤芍、桃仁、红花各 10 g，三七粉 3 g，延胡索 15 g，大黄 8 g，川断、川牛膝各 15 g，炮附子 10 g），水煎服，每日 1 剂。

（2）督脉受损，肾阳不足：可用松弛性瘫痪康（鹿茸 15 g，鹿角 30 g，干熟地 80 g，生地 20 g，川牛膝 25 g，杜仲 30 g，山萸肉 25 g，炮附子 20 g，肉苁蓉 20 g，枸杞子 30 g，鸡血藤 25 g，酒当归 30 g，炙地龙 15 g，五味子 15 g），共为末，炼蜜为丸，麝香为衣，每丸 10 g，每次 1 丸，温开水服下，每日 2 ~ 3 次。

（3）阳损及阴，虚风内动：可用痉挛性瘫痪康（鹿茸 15 g，鹿角 20 g，山萸肉 20 g，干熟地 20 g，生地黄 20 g，乳香 10 g，没药 10 g，五灵脂 15 g，酒当归 20 g，炮川乌 10 g，炙马钱子 0.4 g，白附子 9 g，全蝎 2 条，乌蛇肉 10 g，白芍 60 g，鸡血藤 15 g），共为末，炼蜜为丸，麝香为衣，每丸 9 g，每次 1 丸，温开水服下，每日 2 ~ 3 次。

2. 灸法

灸法以温通经脉、散寒解痉、舒筋止痛、扶正祛邪为原则，一般根据痉挛部位选择穴位，下肢痉挛取肾俞、委阳、浮郄、承山，隔姜灸或温和灸，每日 1 次，每穴 10 ~ 15 min。

3. 拔罐疗法

可参照毫针刺法局部取穴，也可用刺络拔罐法；选用大号玻璃罐在股四头肌和肱二头肌的相应皮肤区行闪罐，刺激量以皮肤充血红润为度；或者取督脉、背部膀胱经为主，外涂红花油走罐、闪罐或皮肤针叩刺后闪罐，每日 1 次，10 次为 1 个疗程。

四、注意事项

（1）脊髓损伤初期，推拿手法宜轻柔，不可用强刺激手法；已有肌肉痉挛者，推拿重点应放在其拮抗肌上，以恢复拮抗肌的肌力为主；背部推拿时，应在不影响脊柱稳定性的前提下进行；运用摇法时，注意幅度、频率和力度等。

（2）自主神经过于反射亢进者，慎用针刺治疗。对于体质瘦弱者，针刺眼区、项部的风府等穴及脊柱部的腧穴，要掌握一定的角度，不宜大幅度地提插、捻转和长时间留针，以免伤及重要组织器官；胸胁腰背部腧穴，不宜深刺、直刺。对尿潴留患者小腹部的腧穴，应掌握适当的针刺方向、角度、深度等，以免误伤膀胱等器官。

（3）由于脊髓损伤患者存在不同程度的感觉障碍，施灸法时要注意患者的皮肤温度和颜色，避免造成烫伤。

（4）电针的电流调节应逐渐从小到大，不可突然增强，以免造成弯针、折针、晕针等情况。应避免电针电流回路经过心脏，安装心脏起搏器者禁用电针。

（5）皮肤针叩刺时，重刺而出血者，应及时清洁和消毒，防止感染；拔火罐时应注意勿灼烫伤皮肤。

（6）要积极预防和及时处理并发症。

（7）在开展传统康复疗法治疗脊髓损伤的同时，要积极应用现代康复的技术，如肌力增强术、关节活动术、关节松动术、体位训练（图10-2）、轮椅训练（图10-3）等让患者利用尚有功能的肌肉，完成尽可能独立地进行自理生活的各种活动，使患者最大限度地恢复日常生活活动和工作、学习娱乐等。

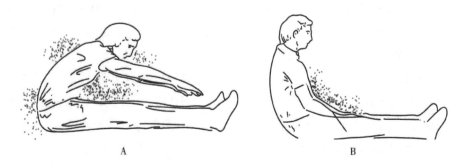

图 10-2　正确与错误的床上坐位

A. 正确的直腿坐姿；B. 不正确的直腿坐姿

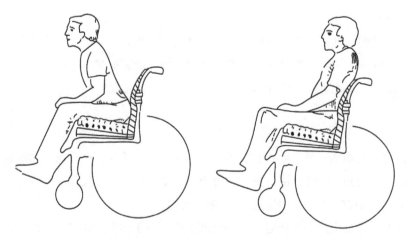

图 10-3　两种正确的轮椅上坐位姿势

（林培挺）

第九节　骨折

一、概述

骨折是指骨或软骨的完整性和连续性中断，多见于交通事故、运动损伤及其他生活中发生的意外事故。骨折属中医学"骨折病"范畴，多因肝肾不足、气血亏虚、瘀血阻滞于关节、肌肉而引发。

骨折的分类方法很多，如根据骨折的原因，可分为外伤性骨折、病理性骨折、疲劳性骨折；按照骨折处皮肤、筋膜或骨膜的完整性，可分为闭合性骨折、开放性骨折；根据骨折的程度和形态，可分为不完全骨折、完全骨折；根据骨折断端稳定程度，可分为稳定性骨折、不稳定性骨折。

（一）临床表现

大多数骨折一般只引起局部症状，严重骨折和多发性骨折可导致全身反应。全身表现多为休克和发热，局部表现包括局部疼痛、肿胀、功能障碍、畸形、异常活动、骨擦音。在一些复杂的损伤中，骨折伴有或所致的重要组织或重要器官损伤（如血管、神经、脊髓损伤），以及在治疗过程中出现的一些并发症（如下肢深静脉血栓、创伤性骨关节炎、缺血性骨坏死、关节僵硬、骨不连、畸形愈合），对患者的康复及预后有着重大的影响，我们在临床诊治过程中尤其要引起注意。

（二）骨折的愈合

（1）骨折愈合过程：是一个连续而复杂的过程，从组织学和细胞学的变化，通常将其分为三期：血肿炎症机化期、原始骨痂形成期、骨痂改造塑形期。在康复治疗中，我们多应用基于瘢痕形成的骨折康复分期，即急性肿胀期（损伤/手术后2周）、炎症期（损伤/术后2~6周）、纤维化期（损伤/术后6~12周）、晚期（损伤/术后3~6月）。了解骨折康复分期，对损伤或术后的康复治疗具有指导作用。

（2）骨折愈合时间：影响骨折愈合的因素很多，包括全身因素，如年龄、健康状况；局部因素，如骨折的类型、骨折部位的血液供应、软组织损伤程度、软组织嵌入、感染；治疗方法的影响，如反复多次的手法复位、术中软组织或骨膜剥离过多、骨质缺损、骨牵引力量过大、骨折固定不牢、不恰当的功能训练。受上述因素的影响，骨折愈合时间各异。不同部位骨折愈合时间有所差异。

（3）临床愈合标准：骨折断端无压痛，无纵向击痛；局部无异常活动；X线显示骨折处有连续性骨痂，骨折线模糊；在解除外固定的情况下，上肢平举1 kg重物达1 min；平地连续独立行走3 min，不少于30步。

（三）治疗原则

（1）复位：是骨折治疗的首要步骤，也是骨折固定和康复治疗的基础，复位方法有手法复位和切开复位。

（2）固定：是骨折愈合的关键，固定方法包括外固定和内固定。

（3）康复治疗：是恢复肢体功能的重要保证。鼓励患者早期进行康复治疗，在医务人员指导下，充分发挥患者的积极性，采用综合治疗手段，循序渐进，促进骨折愈合和功能恢复，防止并发症发生。

二、康复评定方法

（一）骨折复位标准

1. 解剖复位

骨折端可通过复位恢复正常的解剖关系，对位和对线完全良好时，称解剖复位。复位越好位置越稳定、骨折愈合越快。骨折对线是指骨折后骨的中轴线（力线）是否有成角，对线好，中轴线应为直线，断端成角称为对线不良。骨折对位是指以骨折近端为准来判断骨折远端的移位方向和程度，只有对位正确，才可以保证后期骨愈合。骨折断端的移位称为对位不良。

2. 功能复位

复位后，两骨折端虽未恢复至正常的解剖关系，但在骨折愈合后对肢体功能无明显影响者，称功能复位。由于种种原因不能达到解剖复位的，可尽量达到功能复位。

3. 可接受骨折畸形愈合范围

骨折后，由于手术等因素常有一定的肢体畸形，但对整体运动功能影响不大，超出此范围，往往需要手术矫正。可接受畸形愈合范围：①缩短移位。成人下肢骨折移位范围一般在 1 ~ 2 cm，大于 2.5 cm 会出现跛行，上肢缩短 2 cm，对功能影响不大。②成角畸形。具有生理弧度的骨干，可接受与其弧度相一致的 10° 以内的成角畸形，如成人股骨成角畸形超过 15°，胫骨成角畸形超过 12°，则可为其上下关节带来影响。③侧方移位。成人 1/2 侧方移位，不伴有其他畸形，对功能无影响，如胫骨、尺桡骨 1/2 的横移位，对功能无影响。④旋转畸形。上肢各骨干可允许 10° ~ 15° 旋转移位而不影响功能；前臂旋前、旋后减少 15° 亦无明显影响；股骨干骨折 10° ~ 15° 旋转移位可以部分或完全代偿；胫骨骨折，其上下关节均无代偿能力，10° 的旋转畸形即可造成功能影响。

（二）骨折愈合标准

1. 临床愈合标准

（1）局部无压痛，无纵向叩击痛。

（2）局部无异常活动。

（3）X 线照片显示骨折线模糊，有连续性骨痂通过骨折线。

（4）功能测定，在解除外固定情况下，上肢能平举 1 kg 重物达 1 min，下肢能连续步行 3 min，并不少于 30 步。

（5）连续观察 2 周骨折处不变形，则观察的第 1 天即为临床愈合日期。

（2）（4）两项的测定必须慎重，以不发生变形或再骨折为原则。

2. 骨性愈合标准

（1）具备临床愈合标准的条件。

（2）X 线照片显示骨小梁通过骨折线。

（三）肢体周径测量

肢体周径测量可了解肢体肿胀及肌肉萎缩情况，应双侧对比测量。

1. 肌肉情况

上臂通常测量肱二头肌最大膨隆部，前臂测量前臂近侧最大膨隆部，大腿一般测量臀横纹以下周径及大腿中部髌骨上缘 10 cm 处周径，小腿可测量最粗部位及内外踝上方最细部位周径。

2. 肿胀情况

除上述关键部位外，可根据患者情况，测量最肿胀部位周径，与对侧相同位置周径做比较，可更全面地反映肿胀情况。

三、中医康复治疗

中医学对骨折早有认识，甲骨文中已有"疾骨""疾胫"等病名，《周礼·天官》有"疡医掌折疡祝药、刮杀之齐"的记载。晋代《肘后备急方》中首次介绍了用牵引等手法整复关节脱位。《理伤续断方》中记载的揣、摸、拔伸等正骨手法和肩、髋关节脱位的复位手法，首次运用杠杆力学原理，对后世影响深远。清代《医宗金鉴》总结前人正骨手法的经验，概括出摸、接、端、提、按、摩、推、拿 8 种手法。1949 年后，中医与中西医结合工作者提出"动静结合、筋骨并重、内外兼治、医患合作"原则，采用中药治疗、手法整复、功能锻炼等，在促进骨折的愈合和功能恢复方面积累了丰富的经验。

（一）中药治疗

（1）中药内服，应分三期辨证治疗。早期宜活血化瘀，行气止痛；中期应和营生新，接骨续筋；晚期则补养气血，补益肝肾。其具体治则是：①攻下逐瘀法；②行气消瘀法；③清热凉血法；④和营止痛法；⑤接骨续筋法；⑥舒筋活络法；⑦补气养血法；⑧补养脾肾法；⑨补益肝肾法；⑩温经通络法。剂型以中药煎剂为主，还可以是丸药、散剂、片剂、颗粒剂、胶囊等。

（2）中药外用，常以中药水煎取汁，局部熏洗，为热敷熏洗法，古称"淋拓""淋洗""淋渫"。先用热气熏蒸患处，待水温稍减后用药水浸洗患处，每天 2 次，每次 15～30 min。热敷熏洗法具有活血止痛、舒筋活络、滑利关节、增加关节活动度的作用，适用于骨折后期、骨痂形成、外固定拆除后、关节僵硬及屈伸活动不利者。如四肢损伤洗方，或艾叶、细辛、炙川草乌、伸筋草、透骨草、海桐皮、山柰等，水煎取汁局部熏洗。热敷熏洗后，配合体育疗法和手法治疗，可大大增加疗效，对骨折周围邻近关节僵硬、活动范围减少者效果显著。也可将中药用乙醇、醋浸泡，取汁外擦患处关节和肌肉。本法具有活血止痛、舒筋活络、追风祛寒的作用。

（二）针灸治疗

骨折的针灸治疗在古医籍中未见记载。现代临床报道始于20世纪60年代，其后广泛应用于骨折及相关病症的治疗。除传统针灸外，尚有电针、拔罐及穴位注射等。

（三）推拿疗法

1949年后提出的新正骨八法，分别为"手摸心会""拔伸牵引""旋转屈伸""提按端挤""摇摆触碰""夹击分骨""折顶回旋""按摩推拿"，为现代临床正骨的基本方法。

按摩推拿是骨折后期功能恢复的一种重要的康复措施，主要用于骨折后期、外固定已拆除后、关节僵硬、肌肉萎缩等。任何一种手法都能不同程度地影响肌肉，并能反射性调节和改善中枢神经系统的功能，且能使肌肉毛细血管开放增多，局部血液循环加速，从而改善组织营养，促进关节滑液的分泌和关节周围血液、淋巴液循环，使局部温度升高。因而推拿按摩具有活血化瘀、消肿止痛、舒筋活络、缓解痉挛、松解粘连、祛风散寒、蠲痹除湿的作用。推拿按摩手法按其主要作用部位、功用及操作的不同，可分为舒筋通络法和活络关节法两大类。

1. 舒筋通络法

本法是术者施用一定的手法作用于肢体，从而达到疏通气血、舒筋活络、消肿止痛的目的，常用手法有以下几个。

（1）按摩法：①轻度按摩法，具有消瘀退肿、镇静止痛、缓解肌肉痉挛的功能，适用于全身各部。②深度按摩法，包括一指禅推法，具有舒筋活血、祛瘀生新的作用，对消肿和减轻患部的疼痛很有效；还可以解除痉挛，使粘连的肌腱、韧带及瘢痕组织软化、分离和松解。本法常由轻度按摩法转入，或在点穴法前后，或结合点穴法进行，是骨折后期康复的最基本手法之一。

（2）揉擦法：具有活血化瘀、消肿止痛、温经通络、缓解痉挛、松解粘连、软化瘢痕的作用。本法常用于四肢骨折后期肌肉、肌腱僵硬者。

（3）拿捏法（包括弹筋法和捻法）：具有缓解肌肉痉挛、松解粘连、活血消肿、祛瘀止痛等作用。本法常用于关节筋腱部的治疗。

（4）点穴法：点穴按摩与针刺疗法有类似的作用。通过点穴按摩可以疏通经络、调和气血和增进脏腑功能，适用于骨折后期、脏腑气血功能失调而采取的主要治疗手法之一。

（5）抖法和搓法：常运用于手法的结束阶段，整理收功时使用，具有进一步放松肢

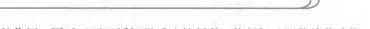

体、舒筋活血、理顺经络的作用，同时还可以缓解强手法的刺激，能很好地调节关节功能。

2. 活络关节法

本法是术者运用手法作用于关节处，从而促使关节功能改善的一种方法。本法常在舒筋活络手法施用的基础上进行，常用的方法有以下几种。

（1）屈伸关节法（包括内收外展法）：对各种骨折后期造成的关节屈伸收展功能障碍者均可应用。屈伸关节法对筋络挛缩、韧带及肌腱粘连、关节强直均有松解作用，多用于膝、踝、肩、肘等关节。若能在熏洗疗法之后应用此法疗效更佳。但使用屈伸关节法时，要遵循"循序渐进"的原则，切忌暴力屈伸，以防再骨折。

（2）旋转摇晃法：具有松解关节滑膜、韧带及关节囊粘连的作用，尤其适用于关节僵硬、功能障碍尚未完全定型及关节错缝者，对骨折尚未愈合者忌用。本法和屈伸关节法是治疗关节粘连的主要手法，常配合应用。使用旋转摇晃法，动作要协调，力度要适中，对有明显骨质疏松的关节要慎重，防止骨折的发生。

（3）拔伸牵引法：具有松解挛缩的肌腱和关节囊的作用，从而达到疏松筋脉、行气活血的目的。本法常用于骨折后期关节、肌腱、筋膜挛缩、关节粘连而导致功能障碍的治疗。

（四）传统体育疗法

导引和功能锻炼是中医骨伤特色之一。传统体育疗法能促进骨折的愈合和肢体功能的康复，具有良好的效果。

1. 四肢骨折小夹板固定后的康复练功

四肢的康复练功以恢复原有的生理功能为主，上肢的康复练功以增强手的握力为主，下肢以增强负重步行能力为主，在练功中要注意循序渐进。由于小夹板的应用，在骨折后1～2周即可开始练功，但应按照骨折部位的稳定程度，逐步增加活动量和活动范围。同时必须严格避免对骨折愈合不利的各种活动。具体的练功方法按骨折愈合的不同阶段进行，注意以健肢带动患肢，使动作协调，相称自如。

（1）第一阶段：骨折后1～2周，骨折处疼痛、肿胀尚未完全消退，练功的目的是促进血脉流通，使肿胀消退，防止肌肉萎缩和关节粘连僵硬。练功的主要方式：上肢，以练握拳、吊臂、提肩和一定范围的关节伸屈活动为主，如桡骨、尺骨骨折后的关节屈伸活动，可做小云手、大云手、反转手等；下肢，可做距小腿关节的背屈，股四头肌的等长收缩活动，带动整个下肢用力，而后再放松，如胫、腓骨骨干骨折后的练功以抬腿、屈膝为主。

（2）第二阶段：骨折后3～4周，骨折处肿胀、疼痛已消失，上肢伤者可用力握拳，进行关节屈伸活动，下肢伤者可下床扶拐缓缓步行。

（3）第三阶段：骨折后5～10周，骨折已逐渐愈合，可逐步加大关节活动量，到7周后进行正常的体操活动。

2. 太极拳

如上肢骨折后，在骨折6周后可选练简化太极拳，可反复多练上肢的招式，如云手、倒卷肱等。如下肢骨折者，一般 8 周后脱拐行走时可开始练习，运动量和活动范围由小到大；同时结合散步等活动，下肢的功能基本恢复后可做上楼梯、登山等锻炼。

四、现代康复治疗

根据基于瘢痕形成的骨折分期，在不同时期采取不同的治疗方案，强调个性化治疗。

（一）急性肿胀期（损伤／手术后 2 周）

疼痛和肿胀是骨折复位固定后最主要的症状和体征，持续性肿胀是骨折后致残的主要原因。急性期的治疗以镇痛、控制肿胀、减轻炎症反应、关节活动度训练为主。医师根据骨折固定强度制定一个安全角度，进行关节活动度（ROM）练习，强调规律的训练和主动练习。

1. 镇痛

骨折后疼痛机制十分复杂，损伤后局部炎症反应所释放的炎症刺激因子可引起疼痛，肢体肿胀也可加重疼痛。可应用解热消炎镇痛药，如对乙酰氨基酚、保泰松双氯芬酸等。术后疼痛严重者可应用阿片类药物，如吗啡、哌替啶；非阿片类药物，如曲马朵等。同时应用针灸、中药内服外用、经皮神经电刺激疗法（TENS）等，有辅助镇痛效果。对于伴有焦虑、抑郁等心理问题的疼痛患者，联合应用心理治疗、抗焦虑药或抗抑郁药，效果更佳。

2. 控制肿胀

骨折及术后局部肢体肿胀原因多见于软组织损伤、手术时创伤应激反应、制动等，应在固定或手术后给予局部冰敷、患肢抬高、主动运动等。为了使肢体抬高有效，肢体的远端必须高于近端，近端要高于心脏平面。主动运动是最有效、最可行、花费最少的方法。骨折固定部位进行肌肉有节奏的等长收缩，以防止肌肉失用性萎缩，并使骨折断端挤压产生应力，有利于骨折愈合。无痛时可逐渐增加用力程度，每次收缩持续 5 s，每次练习收缩 20 次，每天进行 3 ~ 4 次。开始时，可嘱患者在健侧肢体试练习，以检验肌肉收缩情况。采用手法淋巴引流技术，以轻柔的力量顺着淋巴的方向慢慢推压，有助于淋巴回流。近年来新兴的肌肉效贴技术，用爪型贴布呈网状覆盖肿胀区域，也有一定的效果。

3. 关节活动度训练

如有可靠的内固定，术后 1 ~ 2 d 开始连续关节被动运动治疗仪治疗，可获良好的效果。手术医师根据骨折固定强度制定一个安全角度，进行 ROM 练习，强调规律的训练和主动关节活动度（AROM）练习。

4. 加强术后康复护理及健康宣教

对健肢和躯干应尽可能维持其正常活动，可能时应尽早起床。必须卧床的患者，尤其是年老体弱者，应每天做床上保健操，重视踝泵的作用，以改善全身情况，防止压力性损伤、深静脉血栓、呼吸系统疾患等并发症。

（二）炎症期（损伤／术后 2 ~ 6 周）

这段时间瘢痕组织大量增生的同时又无序排列，也具有很好的延展性，进行干预可以

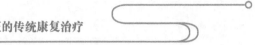

获得可能的最大关节活动度。

1. ROM 训练

若允许则进行 ROM 的被动运动。其治疗的重点是"自我被动牵伸"，配合使用重量牵引、动态 / 静态进展支具，这个阶段支具的使用是最有效地获得 ROM 的手段，也是决定最终结果的关键阶段。屈曲比较容易恢复，一般在术后 2 ~ 3 个月，伸展通常需要 4 ~ 6 个月甚至更长时间。建议睡前训练伸，夜间佩戴伸肘支具，第 2 天上午进行屈曲活动度练习。

2. 肌力训练

不可忽略力量训练，力量训练不仅可以让肌肉恢复力量，也可以最大限度地改善 ROM。关节内骨折，常遗留严重的关节功能障碍，为减轻障碍程度，在固定 2 ~ 3 周后，如有可能应每天短时取下外固定装置，在保护下进行受损关节不负重的主动运动，并逐步增加关节活动范围，运动后继续维持固定。这样可促进关节软骨的修复，利用相应关节面的研磨塑形，并减少关节内的粘连。每次运动 6 ~ 10 次，每天进行 1 ~ 2 次。鼓励患者多在 ADL 中使用患肢。

3. 物理因子治疗

物理因子治疗能改善肢体血液循环，消炎、消肿，减轻疼痛，减少粘连，防止肌肉萎缩，促进骨折愈合。

（1）温热疗法：传导热疗（如蜡疗）、辐射热疗（如红外线光浴）均可应用。

（2）超短波疗法或低频磁疗：可使成骨再生区代谢过程加强，纤维细胞和成骨细胞提早出现。对软组织较薄部位的骨折（如手、足部骨折）更适合用低频磁场治疗，而深部骨折适合超短波治疗。此法可在石膏外进行，但有金属钢板内固定时禁用。

（3）音频电或超声波治疗：可减少瘢痕与粘连，促进骨痂生长。

（三）纤维化期（损伤 / 术后 6 ~ 12 周）

纤维化期依然是康复治疗的有效期，瘢痕组织完全形成并受运动和应力的影响进行纤维重组。此期的康复目标主要是消除残存的肿胀，软化和牵伸挛缩的纤维组织，增加关节活动范围和肌力，重新训练肌肉的协调性和灵巧性。治疗方法主要是通过运动疗法，促进肢体运动功能的恢复。基本运动功能恢复不全，影响日常生活活动能力时，需进行 ADL 训练和步行功能训练，以适当的物理因子疗法做辅助，装配矫形器、拐杖、手杖、轮椅等作为必要的功能替代工具。

1. 恢复关节活动度

（1）主动运动：受累关节进行各运动轴方向的主动运动，轻柔牵伸挛缩、粘连的组织。运动时应遵守循序渐进的原则，运动幅度逐渐增大。每个动作重复多遍，每天数次。

（2）助力运动和被动运动：刚去除外固定的患者可先采用主动助力运动，以后随着关节活动范围的增加而相应减少助力。对组织挛缩、粘连严重者，可应用被动运动，但被动运动方向与范围应符合解剖及生理功能，动作应平稳、缓和，有节奏，以不引起明显疼痛为宜。

（3）关节松动技术：是关节僵硬挛缩的核心康复策略。对僵硬的关节，可配合热疗进行手法松动。治疗师一手固定关节近端，另一手握住关节远端，在轻度牵引下，按其远端需要的方向（前或后、内或外、外展或内收、旋前或旋后）松动，使组成关节的骨端能在关节囊和韧带等软组织的弹性范围内发生移动。如手的掌指关节可有被动的前后滑动、侧向滑动、外展内收和旋前旋后滑动。对于中度或重度关节挛缩者，可在运动与牵引的间歇期，配合使用动态或静态牵伸支具，以减少纤维组织的回缩，维持治疗效果。随着关节活动范围的逐渐增加，支具的形状和角度也做相应的调整。依然强调长时间规律地佩戴支具以获得对软组织的最大量的牵伸。

（4）关节功能牵引：轻度的关节活动障碍经过主动、助力及被动运动练习，可以逐步消除。存在较牢固的关节挛缩粘连时，做关节功能牵引，特别是加热牵引，可能是目前最有效的方法。

2. 恢复肌力

逐步增加肌肉训练强度，引起肌肉的适度疲劳。不可忽视抗阻训练对增加 ROM 的作用。骨折如不伴有周围神经损伤或特别严重的肌肉损伤，肌力在 3 级以上，则肌力练习应以抗阻练习为主，以渐进抗阻练习的原则做等长、等张肌肉收缩练习或等速收缩练习。等张、等速收缩练习的运动幅度随关节活动度的恢复而增加。肌力练习应在无痛的运动范围内进行，若关节内有损伤或其他原因所致运动达一定幅度时有疼痛，则应减小运动幅度。受累的肌肉应按关节运动方向依次进行练习，并达到肌力与健侧相等或相差小于 10％ 为止。肌力的恢复为运动功能的恢复提供必要条件，同时亦可恢复关节的稳定性，防止关节继发退行性变，这对下肢负重关节尤为重要。

3. 物理因子治疗

局部紫外线照射，可促进钙质沉积与镇痛。红外线、蜡疗可作为手法治疗前的辅助治疗，具有促进血液循环、软化纤维瘢痕组织的作用。音频电、超声波疗法可软化瘢痕、松解粘连。局部按摩对促进血液循环、松解粘连有较好的作用。治疗结束后冷敷 15 ~ 20 min 有利于消肿止痛。

4. 恢复 ADL 能力及工作能力

可采用作业治疗和职业前训练，改善动作技能与体能，从而恢复至患者伤前的 ADL 能力及工作能力。

5. 平衡及协调功能练习

应逐步增加动作的复杂性、精确性，加强速度的练习与恢复静态、动态平衡及防止跌倒的练习。在下肢骨折后，肌力及平衡协调功能恢复不佳，是引起距小腿关节损伤或因跌倒引起再次骨折及其他损伤的重要原因，对老年人威胁更大，需特别注意。

（四）晚期（损伤／术后 3 ~ 6 月）

晚期瘢痕纤维重组完成，康复治疗效果进展缓慢，仅有轻度和中度改善，坚持力量训练，根据康复目标及 ROM 情况，决定是否使用支具。只要 ROM 还可以增加，继续使用支

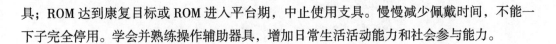

具；ROM 达到康复目标或 ROM 进入平台期，中止使用支具。慢慢减少佩戴时间，不能一下子完全停用。学会并熟练操作辅助器具，增加日常生活活动能力和社会参与能力。

附：常见骨折的康复

（1）肱骨干骨折：骨折整复以后，使用长臂管型石膏固定（起于腋窝皱襞，止于掌指关节端）于肘关节屈曲90°，前臂中立位，用颈腕吊带将患肢悬吊于胸前，胸侧壁应置衬垫以利于远端外展，固定 8 ～ 10 周。

肱骨干中下 1/3 骨折易合并桡神经损伤。肱骨中段骨折不愈合率较高，应定期复查 X 线，若骨折断端出现分离现象，应及时矫正。早期多做伸指、握拳、耸肩活动，避免患者在直立位练习肩外展，预防发生肩关节和肘关节僵硬，特别是老年患者。

（2）肱骨髁上骨折：常发生于儿童，预后良好，但常容易合并血管、神经损伤及肘内翻畸形。伸展型骨折复位后，用石膏托固定患肢于90°屈曲功能位 4 ～ 6 周，屈曲型则固定于肘关节伸直位。治疗中应严密观察有无血运障碍，其早期表现为剧痛、桡动脉搏动消失、皮肤苍白、麻木及感觉异常，若处理不及时，可发生前臂肌肉缺血性坏死，造成严重残疾。外固定解除后，主动做肘关节屈伸练习，伸直型骨折主要练习屈肘位的肌肉等张收缩，屈曲型骨折主要练习伸位的肌肉等张收缩。禁止暴力被动屈伸活动，以避免骨化性肌炎的发生。

（3）尺、桡骨干双骨折：治疗较为复杂，预后差。稳定性骨折经复位后，石膏固定时间一般 8 ～ 10 周，并根据临床愈合程度决定拆除时间，切勿过早。不稳定性骨折需手术切开复位内固定。外固定期间或骨折尚未愈合前，不宜进行前臂旋转练习。外固定解除后，可逐步进行主动前臂旋转和腕关节屈伸练习。

（4）股骨干骨折：治疗中易出现各种并发症，可影响下肢负重及关节活动。康复重点是预防膝关节粘连，应尽早开始股四头肌肌力练习和膝关节功能练习。在骨折未愈合前，禁止做直腿抬高运动。术后第 2 天即可开始练习四头肌等长收缩、距小腿关节主动活动和髌骨被动活动。股骨骨折畸形愈合：股骨干骨折成角畸形 > 15°、旋转畸形 > 20°，或缩短畸形 > 2.5 cm，均应手术矫正。

（5）胫腓骨干骨折：治疗目的是恢复小腿长度及纠正骨折断端间的成角与旋转移位，以免影响日后膝、距小腿关节的负重功能和发生创伤性关节炎。为了保证下肢的功能不受影响，成人的患肢缩短应 < 1 cm，成角畸形应 < 5°，两骨折端对位应在 2/3 以上。膝关节保持伸直中立位，防止旋转。骨折固定后开始距小腿关节伸屈练习和股四头肌肌力练习。避免平卧位练习直腿抬高，或者屈膝位练习主动伸膝，否则会产生骨折剪力、成角、扭转应力，从而影响骨折愈合。根据骨折愈合程度，可扶双拐逐渐进行分级负重练习。

（林培挺）

第十节　常见症状的康复

临床中常见症状影响着患者的康复，如痉挛、神经源性膀胱、神经源性大肠、言语功能障碍、吞咽功能障碍、慢性疼痛等。因此，掌握临床常见症状的评定、治疗对患者整体康复至关重要。

一、痉挛

痉挛是中枢神经系统疾病的常见并发症，是临床康复治疗中的难题。严重的痉挛会导致患者出现运动功能障碍，影响患者姿势与平衡，可导致患者转移困难、无法行走，更有甚者会影响到患者的日常生活活动能力，致使患者终生需要照顾。痉挛所造成的不利影响给患者及家庭带来巨大痛苦，极大影响生活质量。

痉挛是指由不同的中枢神经系统疾病引起的，表现为肌肉的不自主收缩反应和速度依赖性的牵张反射亢进。脑或脊髓损伤后，高级中枢对脊髓牵张反射的调控发生障碍，使牵张反射兴奋性增高，或反应过强，表现为随着牵张速度的增高而使肌张力升高。痉挛属于上运动神经元综合征，常见于脑卒中、脊髓损伤、脊髓病、脑瘫、多发性硬化等多种中枢神经系统疾病。关于痉挛的流行病学研究还有待进一步深入，约 1/3 的脑卒中患者、60% 的重度多发性硬化患者及 75% 重度创伤性脑损伤后身体残疾的患者会发生肌痉挛。

痉挛的临床特征主要以牵张反射异常为主。牵张反射异常，紧张性牵张反射的速度依赖性增加，具有选择性，并由此导致肌群间的失衡，进一步引发协同运动障碍。临床上可表现为肌张力增高、腱反射活跃或亢进、阵挛、被动运动阻力增加、运动协调性降低。

（一）康复评定

1. 痉挛评定量表

痉挛的评定多是通过量表进行评定。通过量表评定可以对痉挛是否干扰生活自理能力、坐或站立平衡及移动的能力进行评定，如改良 Ashworth 痉挛评定量表，临床痉挛指数，改良 Tardieu 量表和 Oswestry 等级量表等，最常应用的是改良 Ashworth 痉挛评定量表（表 10-3）。

2. 痉挛频率量表

如 Penn 痉挛频率量表，可用于评定脊髓损伤患者每小时双下肢痉挛出现的频率，了解患者痉挛的程度。

3. 运动障碍综合评定量表

此类量表需要结合病史和神经肌肉的功能检查，分析造成运动功能障碍的原因来自肌力减弱，还是痉挛或肌张力过强，如 Brunnstrom 评定法、Fugl-Meryer 评定量表、功能独立性量表（FIM）、Barthel 指数及 Rivermead 运动指数等。

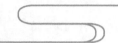

表 10-3　改良 Ashworth 痉挛评定量表

等级	标准
0	无肌张力增加，被动活动患侧肢体无阻力
I	肌张力稍增加，被动活动患侧肢体时，在 ROM 终末端有轻微的阻力
I$^+$	肌张力稍增加，被动活动患侧肢体时，在前 1/2 ROM 中出现轻微卡住，后 1/2 ROM 中始终有轻微的阻力
II	肌张力轻度增加，被动活动患侧肢体时，在大部分 ROM 内均有阻力，但仍可以活动
III	肌张力中度增加，被动活动患侧肢体时，在整个 ROM 内均有阻力，活动较困难
IV	肌张力高度增加，患侧肢体僵硬，阻力很大，被动活动很困难

4. 生物力学评定方法

痉挛的生物力学评定方法的主要目的是对痉挛肢体的位相性牵张反射和紧张性牵张反射进行量化，如钟摆试验、屈肌维持试验、便携式测力计方法和等速装置评定法。钟摆试验较为常用，主要对下肢进行痉挛评定，尤其是股四头肌和腘绳肌。通过观察痉挛肢体从抬高体位沿重力方向下落的过程中，肢体由摆动到停止的情况，分析痉挛妨碍自由的状态进行评定。

5. 电生理评定方法

电生理评定方法可作为痉挛临床评定的定量方法，主要方法有表面电极肌电图、H 反射、F 波反应、紧张性振动反射、屈肌反射、腰骶激发电位和中枢传导等。

（二）康复治疗

1. 中药治疗

（1）邪滞经络：羌活胜湿汤加减，方用葛根、木瓜、全蝎、桂枝、蜈蚣等。

（2）痰火阻络：化痰通络汤加减，方用半夏、胆南星、石菖蒲、茯苓、牡丹皮、玄参、竹茹、陈皮等。

（3）肝风内动：四物汤合芍药甘草汤加减，方用当归、川芎、熟地黄、全蝎、地龙、蜈蚣、天麻、钩藤等。

（4）气血两虚：八珍汤合芍药甘草汤加减，方用人参、茯苓、白术、甘草、芍药、熟地黄、当归、川芎等。

2. 针刺治疗

（1）常规针刺。主穴：阳陵泉、足三里（双侧）。辨证取穴：气虚血瘀者，加气海、三阴交、脾俞、膈俞等穴；阴虚阳亢者，加太冲、太溪、风池、肝俞等穴；风痰阻络者，加风池、丰隆、阴陵泉、脾俞等穴；气滞血瘀者，加血海、膈俞、合谷等穴。对于偏瘫痉挛患者，上肢可加肩髃、外关、曲池等穴，下肢可加环跳、阳陵泉等穴。

（2）拮抗针法。①上肢，取肩髃、臑会、天井、手三里、外关、中渚、合谷穴。操作方法：令患者侧卧位，局部皮肤常规消毒，穴位刺入 0.5 ~ 1.5 寸，针刺得气后将取臑会与天井、手三里与外关分别连接电针仪，近端穴位为正极，远端穴位为负极，选用疏波，电流强度以患者耐受为度，每天 1 次，每次 30 min，每周 6 次。②下肢，取髀关、伏兔、血海、梁门、阳陵泉、足三里、悬钟穴。操作方法：令患者侧卧位，局部皮肤常规消毒，穴位刺入 0.5 ~ 1.5 寸，针刺得气后将取髀关与血海、阳陵泉与悬钟分别连接电针仪，近端穴位为正极，远端穴位为负极，选用疏波，电流强度以患者耐受为度，每天 1 次，每次 30 min，每周 6 次。

3. 艾灸治疗

以痉挛侧穴位为主，取穴为足三里、曲池、悬钟。肘关节：能屈不能伸者，可灸手三里、上肢井穴等；能伸不能屈者，可灸内关、曲泽、上肢井穴等。下肢：能伸不能屈者，可灸阴陵泉、太溪、下肢井穴等；能屈不能伸者，可灸阳陵泉、昆仑、下肢井穴等。

4. 推拿疗法

推拿是传统康复疗法的一部分，具有促进血液循环、松解软组织粘连的作用，同时还可调节神经功能，因此在一定程度上可缓解痉挛。常用的手法包括滚法、拿法、按法、捏法、推法、揉法、拍法等。

二、神经源性膀胱

神经源性膀胱不是单一疾病，中枢性疾病、周围性神经病变、手术和外伤等造成神经系统损伤及一些累及神经系统的感染性疾病等，都可能导致膀胱功能失常，并产生一系列并发症。

神经源性膀胱是因多种神经系统疾病或外伤、药物、认知功能障碍、减少活动等所引起的功能障碍的膀胱，最终表现为尿失禁或尿潴留。神经源性膀胱是脊髓损伤常见的并发症之一。

（一）分型

神经源性膀胱的分类不同致其临床特征不尽相同，分类方法较多。

（1）Lapides 分类：分为感觉麻痹性膀胱、运动麻痹性膀胱、自主性膀胱、反射性膀胱、无抑制性膀胱。

（2）Bors-Comarr 分类：分为感觉神经元病变、运动神经元病变、感觉-运动神经元病变、混合性病变。此分类法主要基于外伤性脊髓损伤患者的临床表现，因此仅适用于髓损伤所指的神经源性排尿功能障碍。

（3）Hald-Bradley 分类：分为脊上病变、骶上病变、骶下病变、周围自主神经病变、肌肉病变。

（4）Wein 分类：分为失禁型障碍、潴留型障碍和潴留失禁型障碍。此法是根据尿流动力学和尿道功能分类。

（5）Madersbacher 分类系统：由欧洲泌尿协会（EAU）提供，根据尿流动力学和临床症状，基于逼尿肌和括约肌运动情况进行功能分类。本分类方法已经被实践证实对发现危险因素及帮助确定治疗方案有非常重要的意义。

（二）康复评定

1. 病史

全面了解患者一般情况和排尿情况，如尿急、尿频、尿次/天、间断、滴尿、潴留、尿量、颜色、臭味；是否用辅助用具；家属及个人史，如肾病、糖尿病、泌尿系统感染、神经性疾病、外伤、性功能、排便等；药物使用，如是否使用镇静剂、利尿剂、钙通道阻滞剂、抗乙酰胆碱、肾上腺素能阻滞剂等。

2. 体格检查

应循序进行全身系统体检，并对神经系统及腹部、泌尿、生殖器、直肠肛门等重点检查。

3. 实验室检查

尿常规、细菌计数、细菌培养、药敏实验、血尿素氮、血肌酐。

4. 尿流动力学检查

根据流体力学原理，采用电生理学方法和传感技术，来研究储尿和排尿的生理过程及其功能障碍。其主要参数包括尿流率测定、膀胱压力容积测定、尿道压力分布测定、括约肌肌电图等。

5. 其他

尿流动力学和 B 超或 X 线同步联合检查、膀胱镜检查、影像检查等。

（三）康复治疗

神经源性膀胱属祖国医学"癃闭"范畴，祖国医学对神经源性膀胱的治疗，主要包括中药、针刺等方法。

1. 中药治疗

（1）膀胱湿热证：八正散加减。黄柏、栀子、瞿麦、萹蓄、茯苓、车前子等。

（2）肺热壅盛证：清肺饮加减。黄芩、桑白皮、鱼腥草、麦冬、地骨皮等。

（3）浊瘀阻塞证：代抵当丸加减。当归尾、桃仁、莪术、郁金等。

（4）脾气不升证：补中益气汤合春泽汤加减。党参、黄芪、白术、升麻、柴胡、茯苓、泽泻等。

（5）肝郁气滞证：沉香散加减。沉香、陈皮、柴胡、青皮、乌药、郁金、车前子、冬葵子等。

2. 针刺疗法

（1）膀胱湿热证：主穴取次髎、会阳，配以中极、阴陵泉等。

（2）脾气不升证：主穴取次髎、会阳，配以脾俞、太渊、三阴交、足三里等。

（3）气虚血瘀证：可取膈俞、肝俞、肾俞、气海、会阳、委阳等。

（4）肾气不足证：以次髎、会阳为主穴，配以肾俞、太溪、气海等。

三、神经源性大肠

神经源性大肠是神经系统疾病中常见的并发症，是严重影响患者日常生活质量和身心健康的一个问题。

神经源性大肠是因多种神经系统疾病或外伤、药物、认知功能障碍、减少活动所引起的排便功能障碍，最终表现为排便失控。排便功能障碍包括排便困难、时间延长、排便疼痛、便秘、腹泻、计划外的排便等。

正常排便时，排便指令由皮质经过脊髓下达到位于 S2～S4 的排便中枢，使整个大肠产生集团运动，将肠内容物推送至乙状结肠，再至直肠。乙状结肠和直肠收缩及增加腹压，同时肛提肌收缩和肛门内、外括约肌松弛而产生排便。脊髓损伤影响了神经系统的传导通路，形成神经源性肠道，导致大便失禁、便秘。

（一）分型

神经源性大肠分类不同，其临床特征不尽相同，主要分类包括反射性大肠和迟缓性大肠。

（1）反射性大肠。S2～S4 以上的脊髓损伤所致，主要表现为排便反射存在，可通过反射自动排便，但缺乏主动控制能力。其主要特征为：①局部刺激即可解出大便；②大便时间一般每次在半小时内即可完成，且量和稠度合适；③每次大便间隔时间基本规律。

（2）迟缓性大肠。S2～S4 以下的脊髓损伤（含 S2～S4）和马尾神经损伤所致，主要表现为缺乏排便反射。其主要特征为：①局部刺激不能解出大便。②两次排便间隔有大便失禁。

（二）康复评定

对肠道功能进行详细的系统评定，对神经源性大肠的康复治疗及随访具有重要的意义。其主要评定内容包括排便次数、排便量、粪便性状、每次大便所需时间及括约肌功能，常用方法包括肛门直肠指诊、结肠传输实验、肛肠测压实验、盆底肌电图检等。

（三）康复治疗

神经源性大肠属祖国医学"便秘""泄泻"范畴，对神经源性大肠的中医康复疗法主要包括中药、针刺、艾灸等。

1. 中药治疗

（1）便秘。①热秘：麻子仁丸加减。大黄、枳实、厚朴、麻子仁、杏仁等。②冷秘：温脾汤加减。附子、大黄、党参、干姜、当归、肉苁蓉等。③气虚秘：黄芪汤加减。黄芪、麻子仁、白蜜、陈皮等。④血虚秘：润肠丸加减。当归、生地、麻子仁、桃仁、枳壳等。

（2）泄泻。①脾胃虚弱证：参苓白术散加减。党参、白术、茯苓、陈皮、桔梗、扁豆、山药、莲子等。②肾阳虚衰证：四神丸加减。补骨脂、肉豆蔻、吴茱萸、五味子、附子、炮姜等。

2. 针刺疗法

（1）便秘：主穴取天枢、支沟、水道、归来、丰隆。热秘者，加合谷、内庭；气秘者，加太冲、中脘；虚秘者，加脾俞、气海。

（2）泄泻：主穴取神阙、天枢、大肠俞、上巨虚、三阴交。脾胃虚弱证，加脾俞、足三里；脾气下陷证，加百会；肾阳亏虚证，加肾俞、命门、关元。

3. 艾灸疗法

以上诸穴，除常规针刺外，可神阙穴用隔盐灸或隔姜灸治疗。

四、慢性疼痛

疼痛是患者最多、最常见的主诉，是临床常见的症状之一。疼痛是一种与实际的或潜在的损害有关的不愉快的感觉和情绪体验，是躯体感觉、情绪、认知及与其他因素有关的一种主观感受。慢性疼痛是一类常见的临床症状和疾病，大多数学者将其定义为持续6个月以上的疼痛，也有学者以3个月为界，常伴有精神、心理的改变，严重地影响了患者的生活及工作质量。

根据相关资料报道，疼痛在普通人群中的发生率为20%～45%。慢性疼痛多见于女性，受慢性疼痛困扰人口的比例在发达国家总人口中高达30%，我国有1亿以上慢性疼痛患者。疼痛的病因很多，不仅是由躯体障碍所致，更是受到生理、病理、心理、认知、环境和社会因素的联合影响。慢性疼痛的发病机制十分复杂，可能与神经生理改变、局部组织病理改变、周围神经功能失调、生物力学方面的异常及社会心理因素等有关。

与急性疼痛相比，慢性疼痛主要存在三大方面的差别。

（1）心理反应不同：急性疼痛常伴随着焦虑，慢性疼痛常伴随着抑郁。

（2）产生疼痛之外的各种失能表现：①疼痛组织的代谢改变；②运动控制不良；③神经功能不良；④中枢神经系统功能不良；⑤自我感觉差；⑥心理障碍。

（3）一旦慢性疼痛形成之后，则疼痛完全缓解的可能性极小。

（一）康复评定

因疼痛由多因素造成，且病因复杂，所以应对每一位慢性疼痛患者进行全面的评定。

1. 病史

病史询问非常重要，应对患者神经肌肉及骨骼系统、胃肠道、泌尿生殖系统及神经心理学方面的情况进行全面的回顾。必要时，应根据相关的疾病情况进行针对性的提问。

2. 体格检查

正确、全面而系统的检查有助于对患者疾病做出正确诊断和进行有效治疗。

3. 疼痛评定的内容与方法

临床常用的疼痛评定方法：目测类比评分法、数字疼痛评分法、口述分级评分法、McGill 疼痛问卷、行为评定法等，具体内容详见本书相关章节。

（二）康复治疗

1. 中药治疗

依据中医理论进行辨证论治，常用活血化瘀、行气止痛方剂或补气补血、温经散寒止痛方剂等。

2. 针灸疗法

针灸治疗以体针疗法常用，取穴原则为近取法、远取法、近取与远取结合法、随证取穴法等。

3. 推拿疗法

对关节或肌肉进行推拿治疗，可疏通经络，促进气血运行，有助于肌肉的放松，改善异常收缩，纠正关节的紊乱，减轻活动时的疼痛。

4. 拔罐疗法

拔罐疗法可达到逐寒祛湿、疏通经络、促进局部血液循环，达到消肿止痛、恢复功能的目的。

（林培挺）

病案一　脑中风案

一、病历摘要

姓名：赵××　　　　性别：女　　　年龄：64 岁

主诉：左侧肢体无力伴言语欠清 12 天。

现病史：患者于 2021-06-16 出现头晕、左上肢麻木乏力感，06-19 症状加重伴言语含糊来诊，诊断为"急性脑梗死"，经综合积极治疗后病情稳定，为求进一步系统康复治疗来我科住院。神清，伴言语欠清，左上肢可于床面平移，不能抬举，左手无抓握动作，左下肢可抬离床面，但抗重力差，不能独立站立，步行困难，偶有饮水呛咳，无发热，无头痛、头晕，无咳嗽、咳痰等，眠差，纳可，大便偏干结难解，小便正常。

既往史：有"糖尿病"病史 21 年，血糖控制欠佳；有"原发性高血压、双肾结石、双肾囊肿"病史。

二、查体

体格检查：神清，轻度构音障碍，查体可配合；双侧瞳孔等大等圆，对光反射灵敏，双眼球各向运动自如，双侧额纹对称，左侧鼻唇沟稍浅，伸舌稍左偏；左上肢肌力 2 级，左手肌力 0 级，左下肢肌力 3 - 级，左侧肢体肌张力大致正常，右侧肢体肌力、肌张力及感觉正常，病理征（－）。

辅助检查：2021-06-16 我院急诊头颅 CT 示，考虑左侧基底核区 - 放射冠腔隙性脑梗死，脑动脉硬化。2021-06-20 于我院神经内科查头颅 MR + MRA 示：①脑桥急性期腔隙性脑梗死；②脑白质异常信号，Fazekas Ⅱ 级；③脑萎缩，左侧基底核 - 放射冠区多发陈旧腔梗死灶。07-05 头颅 DTI 序列示，DTI 序列纤维束重建显示右侧大脑半球纤维束较对侧稍稀疏、减少。

三、诊断

中医诊断：中风 - 中经络。

西医诊断：1. 脑梗死恢复期（脑桥）（左侧偏瘫，左侧偏身感觉障碍，左侧肩痛，构音障碍，吞咽障碍）；2. 糖尿病；3. 原发性高血压；4. 高脂血症。

四、诊疗经过

1. 入院康复评定

MMSE、MoCA 评分提示认知大致正常；MCAF 评分提示无失语；Frenchay 构音障碍评定提示轻度障碍；吞咽功能评定提示轻度吞咽障碍；Brunnstrom 评定（左侧肢体）：上肢 Ⅱ，手 Ⅰ，下肢 Ⅲ；功能独立性评定（FIM）量表提示中度依赖；Hoffer 步行能力分级： Ⅰ 级（不能步行）；Holden 步行功能分类：0 级（无功能）；运动功能评分、Berg 平衡评定量提示功能明显低下；偏瘫上肢功能七级评估分级表：第一级。

2. 诊疗计划

入院后予完善康复评定，监测血压、血糖，予积极脑卒中二级预防，制定康复治疗方案：针刺、PT、下肢功率车训练、中频、神经肌肉电刺激、气压、OT、经颅磁刺激、吞咽机训练及中药热罨包等综合康复治疗。

3. 针灸处方

人中、内关、三阴交（主方一），内关、印堂、上星透百会、三阴交（主方二），极泉、尺泽、委中（辅穴），肩髃、风市、太冲、悬钟（辅加穴）。

方义：选用人中、内关、三阴交；内关、印堂、上星透百会、三阴交侧重于醒脑开窍、滋补肝肾，通过调元神、利脑窍、补肝肾、充脑髓，达到以神导气、以气通经的功效；

极泉、尺泽、委中则侧重于疏通经脉、调和气血，通过经络通畅、气血顺调，达到气行血和、神安窍利，以利于痿废功能的康复；配以肢体经络腧穴以疏通上、下肢经脉。

操作方法：主方一，先刺双侧内关，继刺人中；内关直刺 0.5 ~ 1.0 寸，采用提插捻转结合的泻法。配合提插，施手法 1 min。人中向鼻中隔方向斜刺 0.3 ~ 0.5 寸，采用雀啄泻法，针体刺入穴位后，将针体向一个方向捻转 360°，使肌纤维缠绕在针体上，再施雀啄手法，以流泪或眼球湿润为度。主方二，先刺内关，手法操作同上，再刺印堂，继刺上星。印堂穴刺入皮下后使针直立，采用轻雀啄泻法，以流泪或眼球湿润为度。上星沿皮刺透向百会，施用小幅度、高频率、捻转补法，行手法 1 min。三阴交沿胫骨内侧缘与皮肤呈 45° 角斜刺，进针 0.5 ~ 1.0 寸，针尖深部刺到原三阴交穴的位置上，采用提插补法，即快进慢退，或者可以形容为重按轻提。针感到足趾，下肢出现不能自控的运动，以患肢抽动 3 次为度。三阴交仅刺患侧，不刺健侧。

辅穴极泉穴的定位将其延经下移 1 ~ 2 寸，避开腋毛，在肌肉丰厚的位置取穴。直刺 1 ~ 1.5 寸，施用提插泻法，以上肢抽动 3 次为度。尺泽直刺进针 0.5 ~ 0.8 寸，用提插泻法，针感从肘关节传到手指或手动外旋，以手外旋抽动 3 次为度。委中取仰卧位抬起患肢取穴，术者用左手握住患肢距小腿关节，以术者肘部顶住患肢膝关节，刺入穴位后，针尖向外 15°，进针 1 ~ 1.5 寸，施用提插泻法，以下肢抽动 3 次为度。

4. 目前情况

患者经综合治疗后神清，言语较前清晰，左上肢可抬离床面、抬举至肩，左手抓握较前有力，左下肢抗重力较前有力，可独立站立并于搀扶下缓慢步行，无饮水呛咳，未诉其他特殊不适，纳眠可，大小便正常。查体：神清，言语较前清晰、流利，左上肢肌力 3 + 级，左手肌力 3 - 级，左下肢肌力 3 + 级，左侧肢体肌张力大致正常，余大致同前。截至发稿，患者仍在住院系统治疗中。

五、讨论

"醒脑开窍"针刺法是国医大师石学敏院士 1972 年设立的治疗中风病的大法。"醒脑开窍"法以脑府立论，依"主不明则十二官危"的理论根据，历经近 50 年的临床与基础研究，已经形成以"醒脑开窍"针刺法为主的一套科学的、系统的、规范的中风病综合诊疗体系。"醒脑开窍"针法是中医脑科学、针灸"治神"理论的典范。临床应用范围进一步拓展至各种急症、顽固性疼痛、脑病、泌尿生殖及各种疑难杂症，疗效显著。针灸治疗中风偏瘫具有明显优势，尤其是早期、松弛性瘫痪期，是目前不可代替的重要治疗方案。但因为中风的病因病机较为复杂，中风致死率、中风遗留的功能障碍致残率较高，需要运用综合的中西医结合治疗方案才能取得最佳的临床疗效，让患者最大限度获益，不可单靠某一种中医或西医治疗方法和治疗方案。

（林培挺）

病案二 中风案（偏瘫、构音障碍）

一、病历摘要

姓名：郭×× 性别：男 年龄：42 岁

主诉：右侧肢体无力、言语不清 13 天。

现病史：患者 2021-07-06 无明显诱因出现言语不能，右侧肢体乏力，尚可行走，呈持续性无力，头颅 CTA 示左侧基底核 - 放射冠区脑梗死，左侧大脑中动脉 M1 段近端以远闭塞，经积极治疗后病情稳定，转至我科系统康复。目前患者言语不清，右上肢及手指无动作，右下肢可床边平移，抬举无力，胃纳一般，小便正常，大便不畅，2 ~ 3 日 1 行，质粘。

既往史：既往有原发性高血压、糖尿病、脑梗死等病史。

二、查体

体格检查：神清，认知、言语理解大致正常，表达语音欠清晰，双侧瞳孔等大等圆，对光反射灵敏，伸舌右偏，右侧上肢近端肌力 1 级、远端 0 级，右侧下肢近端肌力 2 级、远端 1 级；左侧肢体肌力 5 级，右侧巴氏征（+）；舌淡，舌中根苔白厚偏黄，脉沉细涩。

辅助检查：东莞某医院查头部血管 CTA 示左侧基底核 - 放射冠区脑梗死，左侧大脑中动脉 M1 段近端以远闭塞。头颅 MR 示左侧基底核区、额叶、顶叶多发脑梗死；颅内及颈部血管壁成像示左侧大脑中动脉 M1 段斑块伴血管闭塞，伴左侧基底核区 - 放射冠大范围亚急性期脑梗死。

三、诊断

中医诊断：中风 - 中经络（气虚血瘀）。

西医诊断：1. 脑梗死亚急性期（右侧偏瘫、构音障碍）；2. 左侧大脑中动脉 M1 段闭塞；3. 原发性高血压；4. 糖尿病。

四、诊疗经过

1. 入院康复评定

MMSE、MoCA 提示认知大致正常；MCAF 提示无失语；Frenchay 构音障碍评定提示中重度构音障碍；吞咽功能评定正常；Brunnstrom 评定（右侧肢体）：上肢 Ⅰ，手 Ⅰ，下肢 Ⅱ；功能独立性评定量表：极重度依赖；Hoffer 步行能力分级：Ⅰ 级（不能步行）；Holden 步行功能分类：0 级（无功能）；运动功能评分、Berg 平衡评定提示明显障碍；偏瘫上肢功能评估：第一级。

2. 诊疗方案

行积极脑卒中二级预防。

3. 中医治疗方案

患者右侧半身不遂、舌强语謇、口角歪斜，无意识障碍，面色淡白，平素气短乏力，心悸自汗，大便不畅，2～3 日 1 行，质粘，舌淡，舌中根苔白厚偏黄，脉沉细涩。

（1）针灸：醒脑开窍、行气活血。以针刺为主，平补平泻。

处方：百会、神庭；内关、极泉、尺泽；委中、风市、足三里、三阴交、悬钟；关元、气海。

方义：督脉入络脑，百会、神庭均为督脉要穴，可调脑神、通脑络；心主血脉，内关为心包经络穴，可调理心气，促进气血的运行；三阴交为足三阴经交会穴，可滋补肝肾；极泉、尺泽、委中、风市、足三里、悬钟可疏通肢体经络；关元、气海为任脉之要穴，可培补元气。

（2）理法方药：本着"急则治其标，缓则治其本"的原则，目前患者大便不畅，数日方解，质粘，舌淡，舌中根苔白厚偏黄，脉沉细涩，其本为气血不足，标为痰湿中阻、痰热郁结，当先处以大柴胡汤以通腑涤肠，泄热化痰，具体方药如下：

柴胡 10 g	黄芩 15 g	白芍 10 g	法半夏 10 g
枳实 10 g	大枣 10 g	大黄 5 g	厚朴 10 g
陈皮 10 g	石菖蒲 15 g	党参片 10 g	白扁豆 15 g
黄柏 10 g	赤芍 10 g	姜竹茹 10 g	

共 5 剂，代煎，饭后分 2 次温服。

药后大便通畅，日一行，质软成形，舌淡，苔薄白，脉沉细缓。痰湿热已除，当治以益气活血，祛瘀通络，处以补阳还五汤，具体方药如下：

黄芪 30 g	酒当归 10 g	赤芍 10 g	白芍 15 g
地龙 5 g	川芎 10 g	燀桃仁 10 g	炙甘草 5 g
茯苓 15 g	石菖蒲 15 g	红花 10 g	厚朴 10 g

共 10 剂，代煎，饭后分 2 次温服。

患者经综合治疗 3 周后言语较前明显清晰，对答及交流基本正常，右下肢可离床面，抗阻力有力，可于家人搀扶下缓慢步行，右上肢可抬举，手指可活动，余无特殊不适；根据病情，逐渐增加黄芪为 120 g，截至发稿，仍在住院治疗中。

4. 中期康复评定

Frenchay 构音障碍评定提示轻度构音障碍；Brunnstrom 评定（右侧肢体）：上肢Ⅲ，手Ⅱ，下肢Ⅳ；功能独立性评定量表：中度依赖；Hoffer 步行能力分级：Ⅱ级（治疗性步行）；Holden 步行功能分类：Ⅱ级；偏瘫上肢功能评估：第二级。

五、讨论

目前中风（脑血管疾病）高发，趋向年轻化，临床上年龄在二三十岁的脑中风患者并不少，提示中风并非老年人所专有。随着社会发展，都市快节奏生活方式，生活压力较大，心理较为复杂，导致机体气血逆乱，又长期使用空调、冷饮、饮食高热量、无节制，缺乏有效运动出汗，五脏六腑功能虚弱，气血相对不足，好发为中风。一旦中风，如果不及时救治，轻则留下肢体功能障碍，重则导致死亡。大多数中风患者会遗留肢体功能后遗症，如半身不遂、偏身麻木、舌强语謇、口角歪斜等，严重影响日常生活及工作，成为家庭和社会的负担。因此，临床上对于中风的治疗，急性期通常争分夺秒，于卒中中心救治，待病情稳定后尽早开始早期康复治疗，而后进行积极的中西医结合康复治疗，而中医针灸对于改善患者预后，提高偏瘫肢体功能，促进功能恢复具有不可代替的优势，配合中药内服，能比单纯的西医或理疗康复效果好很多。

（林培挺）

病案三　亨特综合征

一、病历摘要

姓名：陈××　　　性别：女　　　年龄：62 岁

主诉：头痛 1 周，右侧面部活动差 3 天。

现病史。患者 1 周前出现头痛，主要为右侧头部持续性刺痛感，3 天前出现右侧面部活动差，表现为右眼睑闭合不全、口角向左歪斜、右面部表情消失，伴右侧外耳道红肿、多发疱疹样物，右乳突部疼痛，左耳耳道流脓，入我院神经内科治疗，入院时量体温38.7℃，无咳嗽，无鼻塞、流涕，无肌肉酸痛，无腹泻、腹痛等不适。2020-03-18 病情控制后转入我科康复治疗，转科情况：患者右耳、右乳突部疼痛明显，左耳流脓较前减轻，右眼睑闭合不全、口角歪斜，伴右侧头痛，无口舌发麻，无味觉减退，无发热、恶寒，无腹泻、腹痛等，平素眠差，入睡困难，易醒，大小便正常。查体：神清，右侧额纹、鼻唇沟变浅，右侧眼睑闭合不全、乏力，口角左歪，伸舌居中，鼓腮漏气，右侧乳突下压痛。左侧外耳道再发流脓，量少。

既往史：10 余年前双耳慢性分泌性中耳炎、曲霉菌感染，仍不定期反复双耳流脓，予对症处理后可改善；有原发性高血压多年。

二、查体

体格检查：T 38.7℃，BP 142/85 mmHg。右侧外耳道红肿、可见多发疱疹样物，左耳可见流脓性分泌物。右侧额纹、鼻唇沟变浅，伸舌居中。四肢肌力、肌张力正常。

辅助检查：2020-03-07 我院门诊头颅 + 胸部 CT 平扫未见异常，血常规、CRP 未见异常。转入我科查面神经肌电图提示，右侧面神经呈周围性重度病损异常肌电改变。

三、诊断

中医诊断：面瘫。
西医诊断：1. 亨特综合征；2. 左耳慢性分泌性中耳炎。

四、诊疗经过

早期予抗病毒、激素抑制炎症反应、营养神经、护胃等处理，并配合早期康复理疗治疗。

2020-03-18 转科：住院 11 天后病情控制后转入我科康复治疗。

转科情况：患者右耳、右乳突部疼痛明显，左耳流脓较前减轻，右眼睑闭合不全、口角歪斜，伴右侧头痛，无口舌发麻，无味觉减退，无发热、恶寒，无腹泻、腹痛等，平素眠差，入睡困难，易醒，大小便正常。查体示，神清，右侧额纹、鼻唇沟变浅，右侧眼睑闭合不全、乏力，口角左歪，伸舌居中，鼓腮漏气，右侧乳突下压痛。左侧外耳道再发流脓，量少。

早期康复评定：面神经炎功能障碍分级：4级（中、重度功能障碍）；面神经炎面部肌力分级：2级（相当于正常力的25%）。

综合疗法：针灸、中频、超短波、超激光、面瘫推拿手法、闪罐等综合康复治疗，配合中药内服。

1. 针灸处方

治则：活血通络、疏调经筋，针灸并用，平补平泻。

处方：以面颊局部和足阳明经腧穴为主，阳白、四白、颊车、地仓、翳风（针刺 + 灸法）、合谷。

手法：前2周针刺以浅刺激，3周后开始用透刺法。

方义：取面部俞穴可疏调局部经筋气血；合谷为循经远端选穴（面口合谷收），翳风穴祛风通络；抬眉困难加攒竹；鼻唇沟变浅加迎香；恢复期加足三里补益气血、舒养经筋，面部闪罐，隔日一次。

2. 中药处方

考虑风痰痹阻患侧经络、气血失和、气滞血瘀，治以疏风化痰、行气和血、活血通络，方以牵正散＋桃红四物汤加减。

全蝎 5 g	炒僵蚕 10 g	制白附子 10 g	燀桃仁 10 g
红花 10 g	当归 10 g	川芎 15 g	熟地黄 10 g
白芍 10 g	生地黄 10 g	茯苓 15 g	白术 10 g
丹参 10 g	大枣 10 g	防风 5 g	

共 10 剂，饭后分 2 次温服，早晚各 1 次。

五、出院情况

经治疗后患者右侧口眼歪斜均较前明显好转，恢复约 9 成，无耳后疼痛，无外耳道流脓，纳眠一般，大小便正常；查体：神清，双侧额纹基本对称，双侧皱眉有力，右侧鼻唇沟较前明显加深，右侧眼睑闭合有力，可完全闭合，口角左歪较前明显改善，右侧咧嘴较前有力；双侧外耳道干洁，无流脓。

出院康复评定：面神经炎功能障碍分级：2－级（轻度功能障碍）；面神经炎面部肌力分级：4＋级（＞正常力的 75%）。

六、讨论

周围性面瘫的预后与面神经的损伤程度密切相关，一般而言，无菌性炎症导致的面瘫预后较好，而由病毒导致的面瘫（如亨特氏面瘫）预后较差；针灸治疗面瘫具有良好疗效，是目前治疗本病安全有效的首选方法。本病例患者为老年女性患者，年老体弱，加之近 10 余年反复双耳中耳炎发作，此次发病为病毒直接侵犯面神经，致面神经严重受损，口眼歪斜非常明显，伴有发热、头痛、耳后疼痛、耳痛等，早期用抗病毒方法控制炎症反应，后转至我科行传统中医治疗。中医学认为本病多为劳作过度，机体正气不足，脉络空虚，卫外不固，风寒或风热乘虚入中面部经络，致气血痹阻，经筋功能失调，筋肉失于约束，出现㖞僻。周围性面瘫包括眼部和口颊部筋肉症状，由于足太阳经筋为"目上冈"，足阳明经筋为"目下冈"，故眼睑不能闭合为足太阳和足阳明经筋功能失调所致；口颊部主要为手太阳和手、足阳明经筋所主，口歪主要系该三条经筋功能失调所致。本案恢复期运用纯中医治疗，采用针药结合治疗手段，口眼歪斜恢复九成以上，疗效非常显著。

（林培挺）

病案四　腰椎间盘突出案

一、病历摘要

姓名：钟××　　　性别：女　　年龄：57 岁

主诉：左侧腰腿麻痛、乏力半月余。

现病史：患者左侧腰腿麻痛、乏力，吹空调或阴雨天气时麻痛加重，站立位时左下肢麻木感加重，弯腰及行走活动受限，右侧拇指关节弹响伴疼痛，纳一般，眠差，小便正常，大便粘腻。

既往史：既往常有腰腿痛，且有原发性高血压、高脂血症、动脉硬化、脑梗死后遗症等慢性病史多年。

二、查体

体格检查：神清，腰椎生理曲度变浅，L1、L3 ~ L5 棘突及左侧椎旁压痛（＋），并引起左侧臀腿部麻木感加重，臀部肌肉压痛（＋），左侧直腿抬高试验（＋），加强试验（＋），"4"字试验、股神经牵拉试验（－），弯腰及行走活动受限；右侧肢体肌力、肌张力及感觉正常，左侧霍夫曼征（＋），左下肢肌力 4 级，肌张力稍高，感觉较右侧减退；舌淡暗，苔少，脉细弱。

辅助检查：腰椎 MR 示：①L4/5 ~ L5/S1 椎间盘突出；②腰椎退行性变，L3 椎体下缘、L5 椎体上缘许莫氏结节形成并终板炎改变。头颈部血管 CTA 示：①双侧颈总动脉分叉处动脉硬化，左侧中度狭窄，右侧轻度狭窄；②脑动脉硬化，双侧大脑中动脉狭窄。颅脑 MR 示脑干小软化灶。

三、诊断

中医诊断：腰痛（肝肾不足、风湿痹阻）。

西医诊断：1. 腰椎间盘突出症；2. 双侧大脑中动脉狭窄；3. 双侧颈动脉狭窄；4. 脑梗死后遗症。

四、诊疗经过

1. 入院康复评定

腰椎病症状评定量表：16 分。简明疼痛评估量表（BPI）：疼痛程度 7 ~ 8 分，疼痛影响 7 ~ 10 分。

2. 诊疗计划

予针灸、中频、低频、微波、超激光、腰部推拿、手指点穴等综合康复治疗。

（1）中药处方：患者左侧腰腿麻痛、乏力，吹空调或阴雨天气时麻痛加重，大便粘腻，舌淡暗，苔少，脉细弱，辨证属于肝肾不足、风湿痹阻，处予独活寄生汤加减以祛风湿，止痹痛，益肝肾，补气血，具体方药如下：

独活 15 g	桑寄生 15 g	盐杜仲 15 g	细辛 3 g
秦艽 10 g	川牛膝 15 g	茯苓 15 g	党参片 10 g
川芎 10 g	当归 10 g	炙甘草 10 g	白芍 10 g
炙黄芪 15 g	羌活 10 g	醋延胡索 10 g	

共 10 剂，代煎，饭后分 2 次温服。

（2）针灸治疗：祛风除湿、补益肝肾、温经散寒、活血通络，针灸并用，先泻后补法。

处方：以督脉和足太阳膀胱经俞穴为主。选用委中、脊中、腰阳关、肝俞、肾俞（针刺＋灸法）、大肠俞、丰隆、阿是穴等。

3. 出院康复评定

腰椎病症状评定量表：25 分（基本恢复正常功能）。简明疼痛评估量表（BPI）：疼痛程度 1 ~ 2 分，疼痛影响 1 ~ 2 分。

五、出院情况

患者经治疗后左侧腰腿麻痛感较前明显好转，恢复约九成，乏力感较前减轻，行走久时左下肢方感麻木明显减轻，弯腰及行走活动较前明显改善，右侧拇指关节疼痛明显好转，关节活动已无卡顿弹响，无其他特殊不适；查体：L1、L3 ~ L5 棘突及左侧椎旁无明显压痛，重按无引起左侧臀腿部麻木感加重，臀部肌肉压痛明显减轻，左小腿外侧无压痛，左侧直腿抬高试验（ - ），加强试验（ - ），弯腰及行走活动较前明显好转。

六、讨论

本病例为老年女性患者，既往有多种基础病，常有腰腿痛、关节屈伸不利，且有中风病史，望闻问切，四诊合参，辨证属于肝肾不足、风湿痹阻，而独活寄生汤为治疗久痹致肝肾两虚、气血不足证之常用方。配合针灸祛风除湿、疏通经络、益气活血、补益肝肾，可明显改善腰腿及关节疼痛、活动不利等症状，本方剂配合针灸，常用于治疗慢性关节炎、风湿性关节炎、类风湿关节炎、风湿性坐骨神经痛、腰肌劳损、骨质增生症、腰椎间盘突出症、小儿麻痹等属风寒湿痹日久，正气不足者。

（林培挺）

病案五　腰腿痛案

一、病历摘要

姓名：雷××　　　性别：男　　　年龄：50岁

主诉：反复腰痛伴右下肢麻痛4月余，复发加重1周。

现病史：腰痛伴右下肢麻痛，尤以大腿外侧疼痛为著，遇冷时疼痛加重，弯腰及行走活动受限，无鞍区麻木及大小便失禁等，伴后背正中轻微疼痛感，无发热，无咳嗽、咽痛、胸闷、气促等，疼痛影响睡眠，胃纳可，二便正常。

二、查体

体格检查：胸5～7棘突及棘突旁轻压痛，腰椎生理曲度变浅，L3～S1棘突及右侧腰肌压痛（＋），重按可引起右侧大腿外侧麻痛加重，右侧臀肌压痛，右侧直腿抬高试验60°（＋），加强试验（＋），股神经牵拉试验（－），腰部及行走活动受限；四肢肌力及肌张力正常；舌淡胖，苔白厚，脉沉紧。

辅助检查：腰椎CT示，L3/4椎间盘膨出；L4/5椎间盘膨出并突出，椎管狭窄；L5/S1椎间盘突出；腰椎轻度骨质增生。

三、诊断

中医诊断：腰痛（风湿痹阻）。

西医诊断：1.腰椎间盘突出症；2.继发性腰椎管狭窄。

四、诊疗经过

1. 针灸治疗

治则：祛风胜湿、温经散寒、活血通络，针灸并用，先泻后补法。

处方：以督脉和足太阳膀胱经俞穴为主，选用委中、脊中、腰阳关、肾俞（针刺＋灸法）、大肠俞、丰隆、阿是穴等。

2. 中医方药

处方：羌活胜湿汤＋桃红四物汤加减。其具体方药如下：

羌活15 g	独活15 g	蔓荆子10 g	防风10 g
川芎10 g	甘草5 g	燀桃仁10 g	红花10 g
丹参10 g	醋延胡索15 g	白芍30 g	大枣10 g

茯苓 15 g　　　　麻黄 5 g　　　　薹本 10 g　　　　熟地 10 g

共 10 剂，每日 1 剂，饭后分 2 次温服。

患者经综合治疗后腰腿麻痛明显改善，恢复九成以上，弯腰及转身各向活动明显利索，未诉其他特殊不适。

五、讨论

患者为中老年人，既往便有反复腰痛病史，长期喜好饮冷、吹空调，腰痛以阴雨天气时明显，腰部冷痛重着、下肢酸麻，痛连右下肢，证属风寒湿痹，针灸治以温经散寒、活血通络，先泻风湿之邪，配以温通散寒，再治以补法以补益经气，气血得充；配合羌活胜湿汤以辛苦温散、祛风胜湿，使客于肌表之风湿随汗而解；病久腰腿部经络瘀滞，配以桃红四物汤以行气祛瘀活血，使瘀血祛、新血生、气机畅，化瘀生新，腰腿部经络得以疏通，筋经舒畅，病得以解除，获得满意疗效。

（林培挺）

病案六　痿证（肌萎缩侧索硬化症案）

一、病历摘要

姓名：李××　　　性别：女　　　年龄：68 岁

主诉：双下肢无力 2 年，加重伴行走困难 3 月。

现病史：患者 2 年前于外院诊断为"肌萎缩侧索硬化症"，持续口服"利鲁唑"治疗，症状缓慢进展；患者神清，轻度构音障碍，四肢无力，活动迟缓，肌肉纤颤，伴双颈肩疼痛，抬头困难，不能独立站立，步行困难，呼气困难，饮水呛咳，无气促、出冷汗，无发热，无头痛、头晕，夜间需吸氧方能安眠，纳一般，大小便正常。

既往史：既往有"2 型糖尿病"病史。

二、查体

体格检查：神清，体形肥胖，肌肉松软无力，轻度构音障碍，心肺腹未见明显异常；听理解可，双侧瞳孔等大等圆，对光反射灵敏，双眼球各向运动自如，未见眼震，双侧额纹、鼻唇沟基本对称，口角正常，伸舌居中，双侧咽反射正常；四肢未见肌肉萎缩及肥大，未见不自主运动；左侧肢体肌力 3- 级，右侧肢体肌力 4 级，肌张力及感觉大致正常，病理征（±）。舌肌纤颤，舌淡胖，苔薄，脉细弱。

辅助检查：2020-10-22 外院肌电图报告示：①广泛神经源性损害；②未见神经运动传导阻滞；③重复电刺激未见异常。2021-07-15 头颅 MR 示，脑白质脱髓鞘，Fazekas Ⅱ 级；脑萎缩。2021-07-20 复查肌电图示：①四肢神经源性损害病变（以周围神经运动神经、轴索损害为主，伴有脱髓鞘损害，病损并累及周围神经近段端）；②胸髓段下运动神经元损害；③双侧胸锁乳突肌肌电检查未见异常肌电改变。07-18 颈椎 + 胸椎 MR 示：①颈椎椎间盘变性，颈 5/6 椎间盘膨出并突出，颈 3/4、4/5 椎间盘轻度突出；②颈椎骨质增生；③胸椎椎间盘变性，胸 5/6、8/9 间盘轻度突出；④胸椎骨质增生，考虑胸 10 椎体及胸 11 椎体上份小海绵状血管瘤；⑤胸 10/11 双侧黄韧带增厚伴硬膜囊受压。

三、诊断

中医诊断：痿证。
西医诊断：肌萎缩侧索硬化症。

四、诊疗经过

1. 入院康复评定

认知、失语评估大致正常；轻度构音障碍；吞咽功能评定提示轻度吞咽障碍；四肢肌力 4 - 级；功能独立性评定提示中度依赖；Hoffer 步行能力分级：Ⅱ级（非功能性步行）；Holden 步行功能分类：Ⅰ级（需大量持续性的帮助）；运动功能评分、Berg 平衡评定提示肢体运动功能低下；偏瘫上肢功能七级评估分级表：第二级。

2. 诊疗计划

（1）予继续利鲁唑口服，补充维生素，控制血糖；配合肢体康复治疗：针刺、PT + 中医推拿、电脑中频治疗、神经肌肉电刺激、气压、OT、吞咽功能障碍训练、功能性电刺激治疗。

（2）中医处方：患者为老年女性，年老体衰，形体肥胖，肌肉松弛无力，抬颈乏力，呼吸不畅，气短，四肢无力，活动迟缓，站立及步行困难，舌肌纤颤，舌淡胖，苔薄，脉细弱。四诊合参，辨证属于气血不足，阳气衰微，处予补中益气汤加味，具体方药如下：

党参片 15 g	黄芪 60 g	白术 20 g	炙甘草 15 g
当归 15 g	陈皮 15 g	升麻 10 g	北柴胡 10 g
葛根 20 g	桂枝 15 g	白芍 30 g	麻黄 5 g
川芎 10 g	枸杞子 10 g	龙眼肉 10 g	

共 10 剂，代煎，饭后分 2 次温服。逐渐加大黄芪剂量到 120 g。

（3）针灸治疗：脾胃虚弱、肝肾亏虚者，补益气血、需养筋脉，针灸并用，补法。

处方：以督脉、手、足阳明经穴和夹脊穴为主。

百会、人中、神庭、关元、气海；肝俞、肾俞、腰阳关（前后交替针刺、补法）。

上肢：肩髃、曲池、手三里、合谷、外关、大椎、颈、胸夹脊。

下肢：髀关、伏兔、足三里、丰隆、风市、阳陵泉、三阴交、腰夹脊。

方义：阳明经多气多血，主润宗筋。选上、下肢阳明经穴位，可疏通经络，调理气血，取"治痿独取阳明"之意；夹脊穴位于督脉之旁，又与膀胱经第一侧线的脏腑背俞穴相通可调脏腑阴阳，通行气血；外关、风市分属手、足少阳经，辅佐阳明经通行气血，阳陵泉乃筋之会穴，能通调诸筋。三阴交可健脾补肝益肾，以达强筋、壮骨、起痿之目的。

3. 目前情况

患者精神状态较前改善，四肢较前有力，可使用助行器缓慢步行，抬头有力，呼吸较前顺畅，纳眠可，大小便正常。但因患者病久，心理较为焦虑、忧愁，自觉救治无望，较为悲观，心情较为低落、沉重，一定程度上影响患者康复效果。多方耐心安慰、鼓励，加强家庭及社会关爱支持。

五、讨论

肌萎缩侧索硬化（ALS）也叫运动神经元病（MND），是上运动神经元和下运动神经元损伤之后，导致包括球部、四肢、躯干、胸部腹部的肌肉逐渐无力和萎缩。肌萎缩侧索硬化的病因至今不明。20% 的病例可能与遗传及基因缺陷有关。目前主要理论有神经毒性物质累积、自由基使神经细胞膜受损、神经生长因子缺乏等。目前缺乏有效的根治方法，多为对症治疗和生命支持。我康复科通常选用中西医结合方法治疗，一方面能控制病情进一步恶化，保证生命体征平稳，病情稳定；另一方面，可通过中医针灸及中药补益肝肾，补益气血，舒经通络，促进机体气血恢复，功能康复，改善功能障碍。补中益气汤出自《脾胃论》，主要功效为补中益气，常用于中气下陷、脾胃虚弱、气虚发热、体倦乏力、肢体无力、食少腹胀、久泻脱肛、子宫脱垂等症状。多项临床研究表明，补中益气汤对于治疗重症肌无力、神经病变之肌肉无力等病证具有良好的临床疗效。

（林培挺）

病案七　骨折术后康复案

一、病历摘要

姓名：罗××　　　性别：男　　　年龄：27 岁

主诉：外伤后左下肢疼痛并运动受限约 2 个月。

现病史：患者因车祸行手术治疗，现左膝肿胀、疼痛，左下肢轻度皮温升高，左膝关节运动受限，左距小腿关节及左髋关节运动稍受限。

二、查体

专科检查：左股骨外、内侧可见手术瘢痕，伤口愈合好，左膝关节肿胀，膝关节压痛（＋），左膝、左股骨下段前侧皮温稍高，左股四头肌稍萎缩，左膝活动明显受限，膝关节主动运动角度约 30°，左足背动脉波动可触及，较右侧稍减弱。左踝、左髋关节活动较右侧稍差。舌淡红，苔薄白，脉弦细稍涩。

辅助检查：2021-05-21 左膝 CT＋三维重建提示，左股骨下段多发粉碎性骨折，累及关节；左胫骨上端前缘小撕脱骨折。2021-07-10 左股骨正侧位片提示，左股骨下段粉碎骨折术后复查，与 2021-06-21 对比，现片示左股骨下段断端对位对线较前相仿，内固定在位，骨折线透亮，无松动及断裂，周围软组织肿胀较前减轻。

三、诊断

中医诊断：骨折（气滞血瘀）。

西医诊断：1. 左膝挫裂外固定术后（左膝关节活动度障碍、负重及步行困难）；2. 左股骨下段粉碎性骨折内、外固定术后。

四、诊疗经过

1. 入院康复评定

简明疼痛评估量表：疼痛程度 6 ~ 8 分，对日常生活和工作的影响 7 ~ 9 分。

2. 诊疗方案

予针灸、推拿、中频、超激光等综合康复物理治疗。

中医处方：患者青年男性，既往体健，无基础病，有明确的外伤骨折手术史，目前主要以骨折处肿胀疼痛、活动受限为主，辨证属于骨折后气滞血瘀证，予身痛逐瘀汤加味以活血祛瘀、痛经止痛，具体方药如下：

燀桃仁 10 g	红花 10 g	当归 10 g	川芎 10 g
甘草 5 g	醋没药 10 g	五灵脂 10 g	醋香附 10 g
川牛膝 10 g	羌活 10 g	秦艽 10 g	地龙 10 g
三七 10 g	党参片 10 g	大枣 10 g	枸杞子 10 g

共 10 剂，代煎，饭后分 2 次温服。

目前情况：患者经综合康复治疗后左膝肿痛明显改善，左下肢轻松有力，左下肢可负重 1/2 重力缓慢步行，左膝关节活动明显利索，左膝关节主动及被动活动度提高到 85° ～ 90°。

3. 目前康复评定

简明疼痛评估量表：疼痛程度 1 ～ 2 分，对日常生活和工作的影响 5 ～ 6 分。

五、讨论

车祸引起的骨折病例较多，有些骨科外科医师注重手术成功，为了保证术后内、外固定及早期消炎消肿，往往叮嘱患者切勿过早活动或康复，一般建议 2 ～ 3 月卧床休息，或非负重活动，导致患者错过最佳的功能康复时机，忽视患者术后功能康复。而我们作为康复科医生，更加注重患者功能康复，我们的观点多为只要患者病情稳定，便可以进行早期康复治疗，且尽可能早地进行肢体功能活动、康复锻炼，促进患者肢体功能恢复，早日回归正常生活和工作。而康复医生除了运用中西医结合的康复治疗方案（如针灸、推拿、理疗等）外，又常常忽视中医中药的运用。采取中西医结合，内治、外治结合，可获得更好的临床疗效，缩短患者康复时间。王清任《医林改错》的逐瘀汤类方中的身痛逐瘀汤，便是治疗肢体骨折术后气滞血瘀、经脉阻滞非常有效的方剂。《医林改错》："身痛逐瘀汤，秦艽一钱，川芎二钱，桃仁三钱，红花三钱，甘草二钱，羌活一钱，没药二钱，当归三钱，灵脂（炒）二钱，香附一钱，牛膝三钱，地龙（去土）二钱。水煎服。若微热，加苍术、黄柏；若虚弱，量加黄芪一二两。"《医林改错注释》：方中秦艽、羌活祛风除湿，桃仁、红花、当归、川芎活血祛瘀，没药、灵脂、香附行血气、止疼痛，牛膝、地龙疏通经络以利关节，甘草调和诸药。本病例患者经过综合康复治疗、配合中药内服，骨折肢体明显消肿止痛，关节活动较前明显利索。目前仍在院康复中。

（林培挺）

病案八　癃闭案（术后小便异常、神经源性膀胱）

一、病历摘要

姓名：房××　　　性别：女　　　年龄：76岁

主诉：左侧肢体无力伴言语欠清44天。

现病史：患者于2021-02-24晚上突发肢体乏力摔倒，次日凌晨突发神志不清，呼之不应，小便失禁，家属送至我院急诊，并收住神经内科，查头颅MR示考虑双侧放射冠、额顶叶、右侧枕叶、脑干缺血灶（亚急性），予告病重，积极抢救治疗；患者家属要求转上级医院，02-25转至外院，完善头颅MR提示双侧-侧窦区硬脑膜动静脉瘘，于03-15在脑血管外科行"右侧-侧窦区硬脑膜动静脉瘘栓塞术"，术程顺利，术后配合早期康复治疗，病情稳定后出院。患者为求系统康复治疗来我院住院。入院症状提示，神情，精神可，言语流利，对答切题，面色㿠白，全身皮肤清亮松弛，气少短，无诉腰痛、腹痛、腹胀，纳眠可，汗出正常，留置尿管，拔除尿管后间断导尿，小便无自知（充盈尿胀、尿意均无感觉），导尿量多，色淡黄色，大便急，成形，量少多次。

二、查体

体格检查：T 37.2℃，P 91次/min，R 23次/min，BP 144/72 mmHg；神清，部分认知障碍，构音障碍，部分听理解可；双侧瞳孔等大等圆，对光反射灵敏，双眼各向运动正常，无眼震，双侧额纹、鼻唇沟对称，伸舌居中，双侧咽反射正常，腹部平，肠鸣音正常，脐周可扪及硬块，边界清楚，无压痛、反跳痛，无移动性浊音；左肩及上臂压痛，被动活动时明显，左上肢肌力2-级，轻度肿大、肤温稍高，左下肢肌力3-级，肌张力降低，感觉大致正常；右侧肢体肌力5-级，肌张力及感觉正常。舌淡暗，舌中根苔白厚，双尺脉沉，关脉滑。

辅助检查：尿动力学检查示：①患者充盈期膀胱感觉异常，储尿后期频发逼尿肌无抑制性收缩患者有轻微尿急感，膀胱容量>600 mL，为不安全膀胱，建议持续开放尿管；②储尿期逼尿肌过度活动，引起漏尿，但仍无法自主排出尿液；③患者漏尿症状为充溢性尿失禁；④患者考虑为神经源性膀胱。

三、诊断

中医诊断：1. 中风（中经络）；2. 癃闭。

西医诊断：1. 双侧-侧窦区硬脑膜动静脉瘘术后（认知障碍、构音障碍、左侧偏瘫、左侧肩手综合征）；2. 脑梗死恢复期；3. 双下肢静脉血栓；4. 右膝关节置换术后；5. 泌尿系感

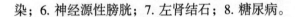

染；6. 神经源性膀胱；7. 左肾结石；8. 糖尿病。

四、诊疗经过

予积极脑卒中二级预防，营养神经、改善循环、抗感染、改善膀胱功能等治疗；配合脑卒中后功能障碍康复治疗：针刺、PT、中频、神经肌肉电刺激、手部机器人（非脑机接口）、认知训练、超激光、超声波、下肢功率车训练等综合康复治疗。

中医康复治疗方案：

1. 针灸疗法

（1）针灸并用，补法。

（2）取穴：关元、三阴交、阴陵泉、膀胱俞＋肾俞、命门、太溪。

（3）耳穴压豆：膀胱、肾、三焦、尿道、交感。

（4）脐疗：五苓散＋附子饼，5～10 min。

（5）灸法：雀啄灸。

2. 中医中药

（1）辨证：脾肾阳虚，气化不利。

（2）治疗原则：腑以通为用，用通利之法，补脾益肾、兼清浊瘀。

急则治其标：予针刺（中极穴、三焦俞、肾俞、命门）、灸法（中极、三焦俞）、导尿等急通小便。

缓则治其本：温补脾肾，化气行水，处以春泽汤＋真武汤加减为主。

具体方药如下：

桂枝 10 g	茯苓 15 g	泽泻 10 g	猪苓 10 g
白术 15 g	党参片 15 g	黑顺片 10 g（先煎 1 h）	
干姜 5 g	白芍 10 g	肉桂 5 g（后下）	川牛膝 10 g
陈皮 10 g	川芎 10 g		

共 10 剂，代煎，饭后分 2 次温服；继而予金匮肾气丸中成药巩固。

五、出院情况

患者神清，精神状态良好，认知较前明显清晰，言语清晰，听理解力较前明显改善，无发热，左上肢可抬举过肩，手指可屈曲，左下肢抗重力较前明显有力，端坐较前平稳，可自行拄拐步行，无饮水呛咳，纳眠一般，大便正常，可自行解小便，淡黄色量可，夜尿 2 次；查体：神情，腹部平软，肠鸣音正常，脐周无扪及硬块，无压痛、反跳痛等；左侧肢体肌力 4 级，余大致同前。生活基本自理。

六、讨论

尿潴留，中医诊断属于癃闭，癃闭是以小便量少，排尿困难，甚则小便闭塞不通为主症的一种病证。其中小便不畅，点滴而短少，病势较缓者称为癃；小便闭塞，点滴不通，病势较急者称为闭。其病因病机多为外邪侵袭（湿热、寒湿）、饮食不节（湿热下注）、情志内伤（气滞致水液气化失调）、瘀浊内停（瘀浊阻滞）、体虚久病（肾气不足、命门火衰），导致膀胱气化功能失调。病位在膀胱和肾。癃闭与肺、肝、脾、肾均有密切关系。辨证要点为首辨虚实（实证：湿热、瘀浊、肺热、肝郁等；虚证：脾肾虚衰）（本病例辨证属虚证为主，兼有瘀浊），二辨病情缓急（本病例病情较急）、病势轻重（平缓）（本病例病势缓）。

本病例患者为脑卒中、脑动静脉漏术后长时间插尿管，尿不出，间断导尿；初见面色㿠白，全身皮肤清亮松弛，气少短，无诉腰痛、腹痛、腹胀，纳眠可，汗出正常，小便无自知（充盈尿胀、尿意均无感觉），导尿量多，色淡黄色，大便急，成形，量少多次；舌暗淡，舌中根苔白厚，双尺脉沉，关脉滑。辨证为脾肾阳虚，气化不利。治疗原则：腑以通为用，用通利之法，补脾益肾、兼清浊瘀；本着急则治其标的原则：予针刺（中极穴、三焦俞、肾俞、命门）、灸法（中极、三焦俞）、导尿等急通小便；缓则治其本：温补脾肾，化气行水，处以春泽汤＋真武汤加减为主。患者经综合治疗后神清，精神状态良好，左侧肢体较前明显有力，大便正常，可自行解小便，淡黄色量可，夜尿 2 次，生活基本自理，获得满意疗效。

（林培挺）

病案九　呕吐头晕案

一、病历摘要

姓名：陈××　　性别：男　　年龄：4 岁

主诉：突发呕吐、头晕 30 min。

现病史：患儿家属代诉患儿 30 min 前无明显诱因突发呕吐、头晕，呕吐胃内容物 3 次，精神疲倦，无发热，但体感温高，轻微怕风，无腹痛、腹胀，近期夜间做噩梦较多（听到磨牙及梦话），纳食较差，小便色黄味浓，今日未解大便。发病前曾于室外游泳池游泳。

二、查体

腹部按压紧张，腹温稍高，余无特殊；舌尖红，舌中根苔白厚偏黄（图10-4），食指络脉正常。

三、诊断

1. 呕吐（外感时邪，内滞食积）；2. 眩晕。

四、诊疗经过

辨证：正当岭南暑热季节，患儿少阳郁热上蒸，中焦脾胃积食湿蕴，气机升降失常，逆而上冲发为本病，治以清解少阳郁热，健运中焦脾胃、消食导滞。

处方：小柴胡汤 + 银翘 + "焦三仙"。

柴胡 15 g	黄芩 10 g	法半夏 10 g	党参 10 g
生甘草 10 g	银花 10 g	连翘 10 g	山楂 10
鸡内金 10 g	神曲 10 g	茯苓 10 g	陈皮 10 g
大枣 5 g	生姜（自备）3 片		

共 3 剂，一天喝 3 次，饭后半小时喝，一次喝 100 ~ 150 mL。

当天喝完两次中药后呕吐、头晕已改善七八成，当晚夜寐安宁，无说梦话；3 剂口服完后，呕吐、头晕全消，纳眠正常，胃口恢复，小便恢复正常，舌淡红色，苔白（图10-5）。

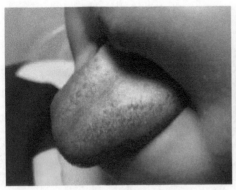
图 10-4　舌象（治疗前）

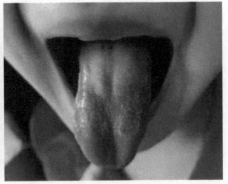
图 10-5　舌象（治疗后）

五、讨论

本案患儿为笔者朋友之子，从小找笔者看病，朋友健康理念较强，平时比较注重"防微杜渐"，对自身及家人的健康情况比较了解，所以沟通顺畅，这是良好医患关系的基础。

本着对患儿平素身体情况较好的了解，此次发病时正值岭南暑热季节，天气炎热，患儿发病前曾室外游泳，察看舌象，舌尖红，舌中根苔白厚偏黄，考虑暑热天气，上焦心肺热胜于上，而中焦脾胃虚弱，难以乘运上焦之阳热下济肝肾，加之卫气较弱、感受时令之邪，水谷停滞，阻滞气机，致少阳郁热上蒸，中焦脾胃积食湿蕴，气机升降失常，逆而上冲发为本病，治以清解少阳郁热，健运中焦脾胃、消食导滞，处予和解少阳之方小柴胡汤。考虑患儿稚嫩，脏腑功能尚未发育完全，予加用"焦三仙"以帮助消食导滞，辨证准确，药到病除。

（林培挺）

参考文献

[1]冯翠军. 实用中医内科诊疗［M］. 天津：天津科学技术出版社，2018.

[2]郑世章. 中医内科疾病诊治思维［M］. 北京：科学技术文献出版社，2019.

[3]王一东. 中医内科临床实践［M］. 武汉：湖北科学技术出版社，2018.

[4]倪青，王祥生. 实用现代中医内科学［M］. 北京：中国科学技术出版社，2019.

[5]陈朝俊，杨沛群. 实用中医内科临床方证［M］. 广州：广东科技出版社，2017.

[6]徐承德. 实用中医内科诊疗学［M］. 上海：上海交通大学出版社，2018.

[7]宋一同. 中医康复学［M］. 北京：中国纺织出版社，2018.

[8]孙丰卿. 中医内科临床诊疗［M］. 北京：中国原子能出版社，2017.

[9]张瑞海. 临床中医内科疾病诊断与治疗［M］. 天津：天津科学技术出版社，
2018.

[10]蒋相虎. 实用中医内科辨证精要［M］. 哈尔滨：黑龙江科学技术出版社，2020.

[11]苏振州，孟文高，李继龙. 中医内科临床诊疗［M］. 南昌：江西科学技术出版
社，2018.

[12]魏玉香. 常见脑病的中医治疗与康复［M］. 第3版. 北京：中国中医药出版
社，2017.

[13]苏小军. 新编中医内科学［M］. 上海：上海交通大学出版社，2018.

[14]孙京喜，刘汝安，韩明. 中医疾病综合诊疗常规［M］. 北京：中国纺织出版社，
2019.

[15]魏文先. 现代中医内科诊疗策略［M］. 天津：天津科学技术出版社，2017.

[16]刘玉臻. 临床中医综合诊疗与康复［M］. 北京：科学技术文献出版社，2019.

[17]杜培学. 临床常见病针灸推拿与康复治疗［M］. 上海：上海交通大学出版社，
2018.

[18]徐建波. 临床针灸推拿临证精要［M］. 西安：西安交通大学出版社，2018.

[19]雷胜龙，戴其军，瞿联霞. 中医康复性理论研究［M］. 昆明：云南科技出版社，
2017.

[20]唐强，王玲姝. 中医康复辨治思路与方法［M］. 北京：科学出版社，2018.